MEIN GESUNDHEITS-CHECK

Symptome erkennen,
Krankheitsbilder verstehen
und gezielt behandeln

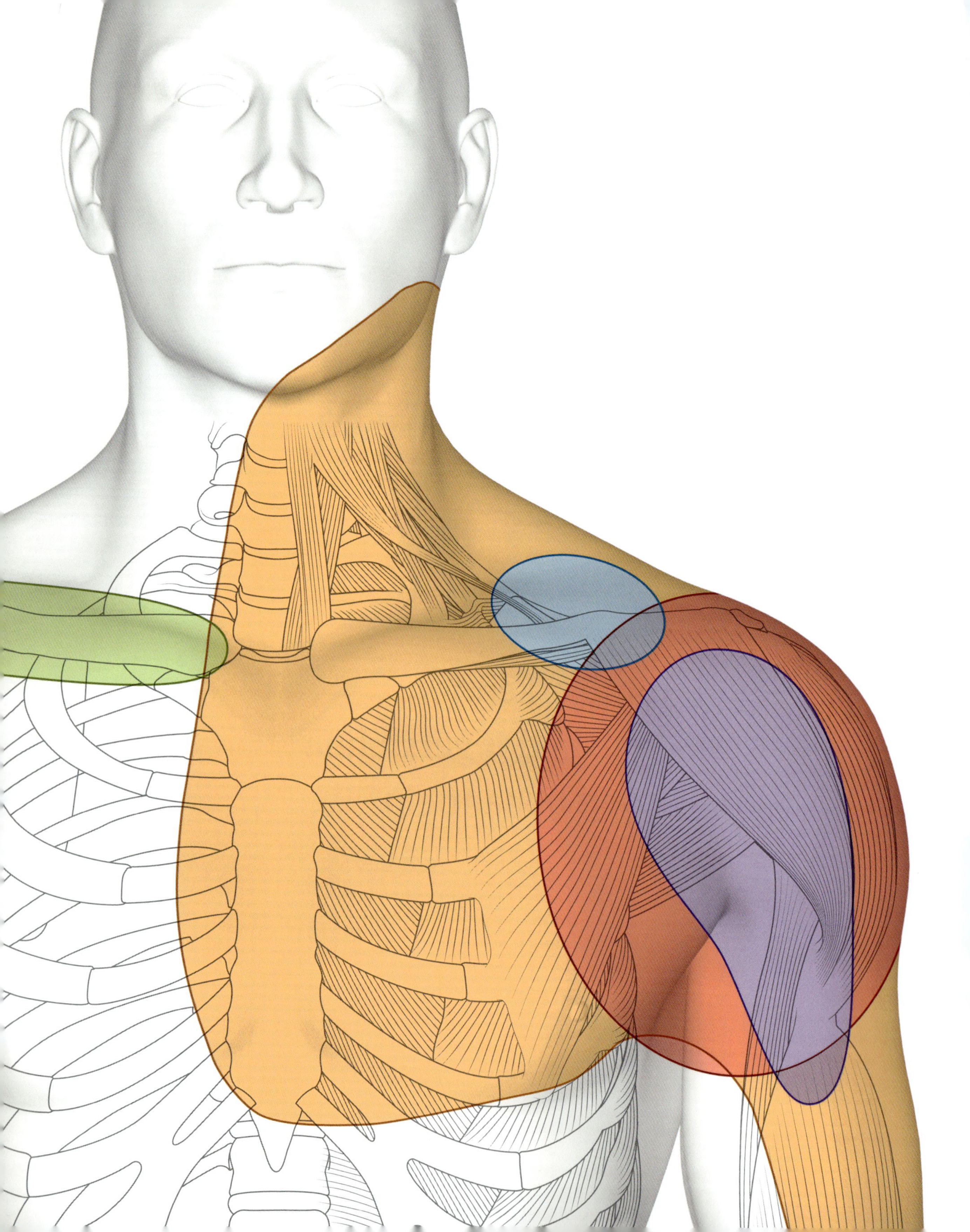

MEIN GESUNDHEITS-CHECK

Symptome erkennen,
Krankheitsbilder verstehen
und gezielt behandeln

DK

DK London / Delhi

Neuausgabe
Lektorat
Miezan van Zyl, Angeles Gavira, Liz Wheeler, Jonathan Metcalf

Gestaltung und Bildredaktion
Francis Wong, Michael Duffy, Karen Self

Herstellung
Gillian Reid, Meskerem Berhane

Erstausgabe
Lektorat
Janet Mohun, Lili Bryant, Miezan van Zyl, Angeles Gavira, Liz Wheeler, Jonathan Metcalf, Suefa Lee, Rohan Sinha

Gestaltung und Bildredaktion
Duncan Turner, Gregory McCarthy, Michael Duffy, Karen Self, Rupanki Arora Kaushik, Anjali Sachar, Sonakshi Singh, Simar Dhamija, Jaypal Chauhan, Nand Kishor Acharya, Rakesh Kumar, Aditya Katyal, Sudakshina Basu, Taiyaba Khatoon

Herstellung
David Almond, Anna Vallarino, Balwant Singh, Pankaj Sharma

British Medical Association
Dr. Chaand Nagpaul, Dr Andrew Dearden, Dr Anthea Mowat

Fachberatung BMA
Dr. Michael Peters

Für die deutsche Ausgabe:
Verlagsleitung Monika Schlitzer
Programmleitung Heike Faßbender
Redaktionsleitung Dr. Kerstin Schlieker
Projektbetreuung Manuela Stern
Herstellungsleitung Dorothee Whittaker
Herstellungskoordination Bianca Isack
Herstellung Evely Xie
Umschlaggestaltung Kral & Kral Design, München

Titel der englischen Originalausgabe:
Medical Symptoms Visual Guide
(Erstausgabe 2018: What's wrong with me?)

Übersetzung Karin Hofmann
Lektorat Dr. Doortje Cramer-Scharnagl

Neuausgabe
Übersetzung Karin Hofmann
Lektorat Anke Wellner-Kempf

ISBN 978-3-8310-4691-1

Druck und Bindung TBB, a. s., Slowakei

FSC www.fsc.org MIX Papier | Fördert gute Waldnutzung FSC® C018179

www.dk-verlag.de

Hinweis
Die Informationen und Ratschläge in diesem Buch sind von den Autoren und vom Verlag sorgfältig erwogen und geprüft, dennoch kann eine Garantie nicht übernommen werden. Der Verlag ist nicht in der Lage, eine individuelle medizinische Beratung vorzunehmen. Das Buch kann den Rat und die Behandlung eines Arztes nicht ersetzen. Konsultieren Sie im Zweifelsfall einen Arzt oder Heilpraktiker. Eine Haftung der Autoren bzw. des Verlags und seiner Beauftragten für Personen-, Sach- und Vermögensschäden ist ausgeschlossen.

INHALT

TEIL 1
ALLGEMEINE BESCHWERDEN

TEIL 2
SYMPTOME VON KOPF BIS FUSS

TEIL 3
VERZEICHNIS DER ERKRANKUNGEN

AUTOREN

Dina Kaufman
Allgemeinmedizinerin in London mit Schwerpunkt Frauengesundheit und Psychologie

Michael Dawson
Ehemals Allgemeinmediziner in Shropshire, heute staatlicher Ausbilder und Mentor

Mike Wyndham
Allgemeinmediziner seit 35 Jahren mit speziellem Interesse an medizinischer Fortbildung für Hausärzte, Hautkrankheiten sowie der Anwendung von bildgebenden Verfahren in der medizinischen Praxis

Martyn Page
Freiberuflicher Autor und Lektor in London

Kristina Routh
Medizinerin und Fachärztin für Sozialmedizin

HINWEIS

Die Inhalte dieses Buches wurden mit größtmöglicher Sorgfalt erstellt und sind nach Kenntnis der Autoren zum Zeitpunkt der Veröffentlichung korrekt und aktuell. Die Informationen zu den behandelten Themen können jedoch eine professionelle medizinische oder pharmazeutische Beratung nicht ersetzen. Bitte wenden Sie sich bei gesundheitlichen Fragen oder Beschwerden an einen Arzt und konsultieren Sie Ihren behandelnden Arzt, bevor Sie eine medizinische Verordnung verändern oder beenden oder eine medizinische Behandlung aufnehmen. Befolgen Sie den Rat Ihres Arztes und zögern Sie eine ärztliche Konsultation oder Behandlung aufgrund von in diesem Buch enthaltenen Informationen nicht hinaus. Die Erwähnung von Produkten, Behandlungen oder Organisationen in diesem Buch stellt keine Empfehlung oder Bewerbung derselben dar.

GENDER-HINWEIS

DK erkennt alle Geschlechtsidentitäten an, einschließlich nichtbinärer, genderfluider und neutraler Geschlechtszugehörigkeit. Bitte beachten Sie, dass in diesem Buch der Begriff »Frauen« für Personen verwendet wird, die bei der Geburt aufgrund ihrer Geschlechtsorgane als weiblich eingestuft wurden, und die Bezeichnung »Männer« für Personen, die bei der Geburt aufgrund ihrer Geschlechtsorgane als männlich eingestuft wurden.

HINWEIS ZU HAUTVERFÄRBUNGEN

Ein Ausschlag oder eine Verfärbung der Haut kann bei verschiedenen Hauttönen unterschiedlich aussehen. So erscheint ein Hitzeausschlag auf heller Haut typischerweise als Ansammlung kleiner rosa oder roter Flecken, auf brauner oder schwarzer Haut jedoch oft grau oder weiß. In diesem Buch werden Hautausschläge und Verfärbungen allgemein so beschrieben, wie sie auf heller Haut erscheinen. Bei dunkleren Hauttönen sind sie möglicherweise leichter auf Handflächen, Fußsohlen, Lippen, Zunge oder unter den Augenlidern zu erkennen, falls einer dieser Bereiche betroffen ist. Bei bestimmten Krankheiten können sich die Haut und das Weiß der Augen verfärben (bei Gelbsucht erscheint es beispielsweise gelb). Die Augenverfärbung sollte unabhängig von der Hautfarbe einer Person erkennbar sein.

GEBRAUCHS-ANLEITUNG

Das Buch ist in drei Teile gegliedert. Teil 1 beschäftigt sich mit allgemeinen Beschwerden, die nicht auf einen bestimmten Bereich des Körpers zurückgeführt werden können. Teil 2 besteht aus einer Reihe von bebilderten Diagnoseanleitungen. Sie helfen, Symptome zuzuordnen, die an bestimmten Stellen des Körpers auftreten. Von dort führen Querverweise zu leicht verständlichen Beschreibungen der ursächlichen Störungen in Teil 3.

Jede Störung ist mit einer Bewertung versehen, die angibt, wie dringend eine Behandlung erforderlich ist. Potenziell lebensgefährliche Zustände und Krankheiten sind eindeutig gekennzeichnet.

BEDEUTUNG DER SYMBOLE

Verschiedene Symbole kennzeichnen, ob und mit welcher Dringlichkeit medizinische Hilfe notwendig ist.

Symptome erfordern normalerweise keine Behandlung oder nur, falls die Beschwerden anhalten oder spezielle Patientengruppen wie zum Beispiel Kinder betreffen.

Wenn im Text nicht anders angegeben, sollte ein Arzt (oder gegebenenfalls ein Zahnarzt) innerhalb einiger Tage zurate gezogen werden.

Suchen Sie so bald wie möglich ärztlichen Rat oder Hilfe, entweder telefonisch oder direkt in einer Praxis oder im Krankenhaus. Falls die Symptome auf einen medizinischen Notfall hinweisen, wird dies im Text vermerkt.

Suchen Sie umgehend medizinische Hilfe, falls Sie oder andere von den angegebenen Symptomen betroffen sind. Es besteht akute Lebensgefahr.

Hautsymptome wie Hautausschläge, Flecken oder Verfärbungen können bei dunklerer Haut anders aussehen oder schwerer zu erkennen sein, siehe S. 8.

TEIL 1 ALLGEMEINE BESCHWERDEN

Dieser Teil des Buches befasst sich mit allgemeinem Unwohlsein und Symptomen, die den Körper als Ganzes betreffen, wie zum Beispiel Übelkeit und Erbrechen.

Symptome sind, sofern möglich, gruppiert, um die Zuordnung zu erleichtern.

Kästen fassen Symptome nach bestimmten Kriterien zusammen, zum Beispiel nach altersbedingten oder geschlechtsspezifischen Beschwerden.

Betroffene Organe werden dargestellt, um die Ursachen der Störungen zu veranschaulichen.

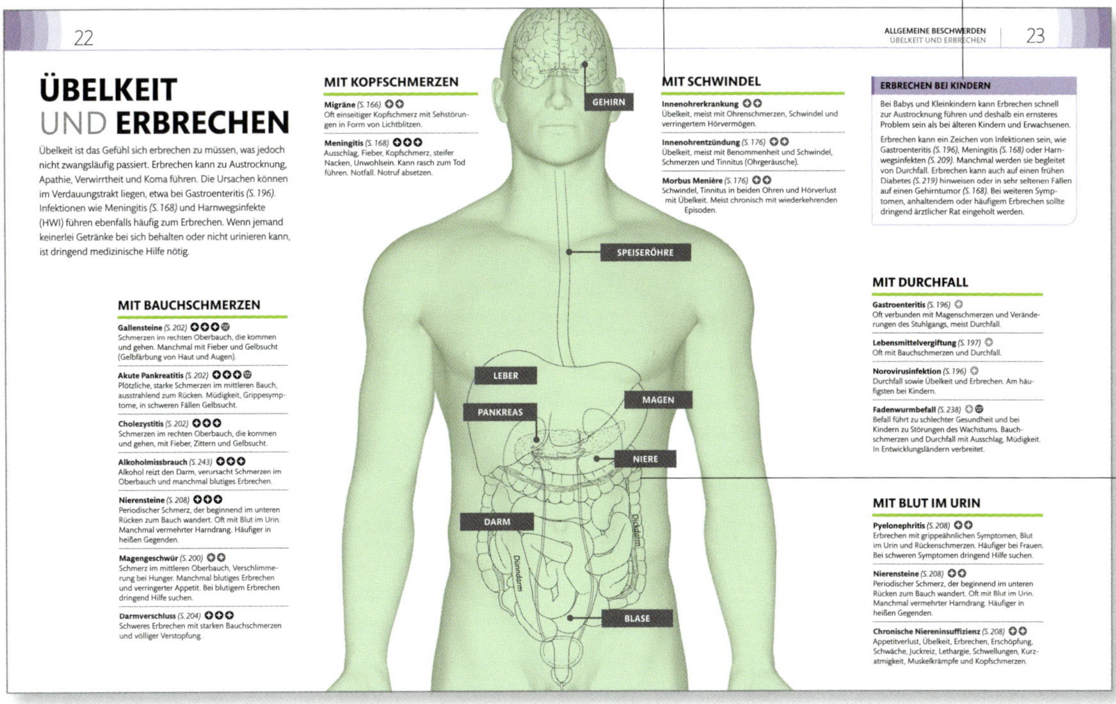

22

ÜBELKEIT UND ERBRECHEN

Übelkeit ist das Gefühl sich erbrechen zu müssen, was jedoch nicht zwangsläufig passiert. Erbrechen kann zu Austrocknung, Apathie, Verwirrtheit und Koma führen. Die Ursachen können im Verdauungstrakt liegen, etwa bei Gastroenteritis *(S. 196)*. Infektionen wie Meningitis *(S. 168)* und Harnwegsinfekte (HWI) führen ebenfalls häufig zum Erbrechen. Wenn jemand keinerlei Getränke bei sich behalten oder nicht urinieren kann, ist dringend medizinische Hilfe nötig.

MIT KOPFSCHMERZEN

Migräne *(S. 166)*
Oft einseitiger Kopfschmerz mit Sehstörungen in Form von Lichtblitzen.

Meningitis *(S. 168)*
Ausschlag, Fieber, Kopfschmerz, steifer Nacken, Unwohlsein. Kann rasch zum Tod führen. Notfall. Notruf absetzen.

MIT BAUCHSCHMERZEN

Gallensteine *(S. 202)*
Schmerzen im rechten Oberbauch, die kommen und gehen. Manchmal mit Fieber und Gelbsucht (Gelbfärbung von Haut und Augen).

Akute Pankreatitis *(S. 202)*
Plötzliche, starke Schmerzen im mittleren Bauch, ausstrahlend zum Rücken. Müdigkeit, Grippesymptome, in schweren Fällen Gelbsucht.

Cholezystitis *(S. 202)*
Schmerzen im rechten Oberbauch, die kommen und gehen, mit Fieber, Zittern und Gelbsucht.

Alkoholmissbrauch *(S. 243)*
Alkohol reizt den Darm, verursacht Schmerzen im Oberbauch und manchmal blutiges Erbrechen.

Nierensteine *(S. 208)*
Periodischer Schmerz, der beginnend im unteren Rücken zum Bauch wandert. Oft mit Blut im Urin. Manchmal vermehrter Harndrang. Häufiger in heißen Gegenden.

Magengeschwür *(S. 200)*
Schmerz im mittleren Oberbauch, Verschlimmerung bei Hunger. Manchmal blutiges Erbrechen und verringerter Appetit. Bei blutigem Erbrechen dringend Hilfe suchen.

Darmverschluss *(S. 204)*
Schweres Erbrechen mit starken Bauchschmerzen und völliger Verstopfung.

ALLGEMEINE BESCHWERDEN
ÜBELKEIT UND ERBRECHEN
23

MIT SCHWINDEL

Innenohrerkrankung
Übelkeit, meist mit Ohrenschmerzen, Schwindel und verringertem Hörvermögen.

Innenohrentzündung *(S. 176)*
Übelkeit, meist mit Benommenheit und Schwindel, Schmerzen und Tinnitus (Ohrgeräusche).

Morbus Menière *(S. 176)*
Schwindel, Tinnitus in beiden Ohren und Hörverlust mit Übelkeit. Meist chronisch mit wiederkehrenden Episoden.

ERBRECHEN BEI KINDERN

Bei Babys und Kleinkindern kann Erbrechen schnell zur Austrocknung führen und deshalb ein ernsteres Problem sein als bei älteren Kindern und Erwachsenen.

Erbrechen kann ein Zeichen von Infektionen sein, wie Gastroenteritis *(S. 196)*, Meningitis *(S. 168)* oder Harnwegsinfekten *(S. 209)*. Manchmal werden sie begleitet von Durchfall. Erbrechen kann auch auf einen frühen Diabetes *(S. 219)* hinweisen oder in sehr seltenen Fällen auf einen Gehirntumor *(S. 168)*. Bei weiteren Symptomen, anhaltendem oder häufigem Erbrechen sollte dringend ärztlicher Rat eingeholt werden.

MIT DURCHFALL

Gastroenteritis *(S. 196)*
Oft verbunden mit Magenschmerzen und Veränderungen des Stuhlgangs, meist Durchfall.

Lebensmittelvergiftung *(S. 197)*
Oft mit Bauchschmerzen und Durchfall.

Norovirusinfektion *(S. 196)*
Durchfall sowie Übelkeit und Erbrechen. Am häufigsten bei Kindern.

Fadenwurmbefall *(S. 238)*
Befall führt zu schlechter Gesundheit und bei Kindern zu Störungen des Wachstums. Bauchschmerzen und Durchfall mit Ausschlag, Müdigkeit. In Entwicklungsländern verbreitet.

MIT BLUT IM URIN

Pyelonephritis *(S. 208)*
Erbrechen mit grippeähnlichen Symptomen, Blut im Urin und Rückenschmerzen. Häufiger bei Frauen. Bei schweren Symptomen dringend Hilfe suchen.

Nierensteine *(S. 208)*
Periodischer Schmerz, der beginnend im unteren Rücken zum Bauch wandert. Oft mit Blut im Urin. Manchmal vermehrter Harndrang. Häufiger in heißen Gegenden.

Chronische Niereninsuffizienz *(S. 208)*
Appetitverlust, Übelkeit, Erbrechen, Erschöpfung, Schwäche, Juckreiz, Lethargie, Schwellungen, Kurzatmigkeit, Muskelkrämpfe und Kopfschmerzen.

TEIL 2 SYMPTOME VON KOPF BIS FUSS

In diesem Teil sind Beschwerden nach den Körperteilen zusammengefasst, in denen sie auftreten – angefangen beim Kopf bis zu den Füßen. Farbige Flächen markieren die betroffenen Stellen.

Symptome, die dringender Abklärung bedürfen, sind eindeutig gekennzeichnet.

Symptome, die nicht an einer bestimmten Stelle des dargestellten Körperteils auftreten, sind nicht mit farbigen Flächen versehen.

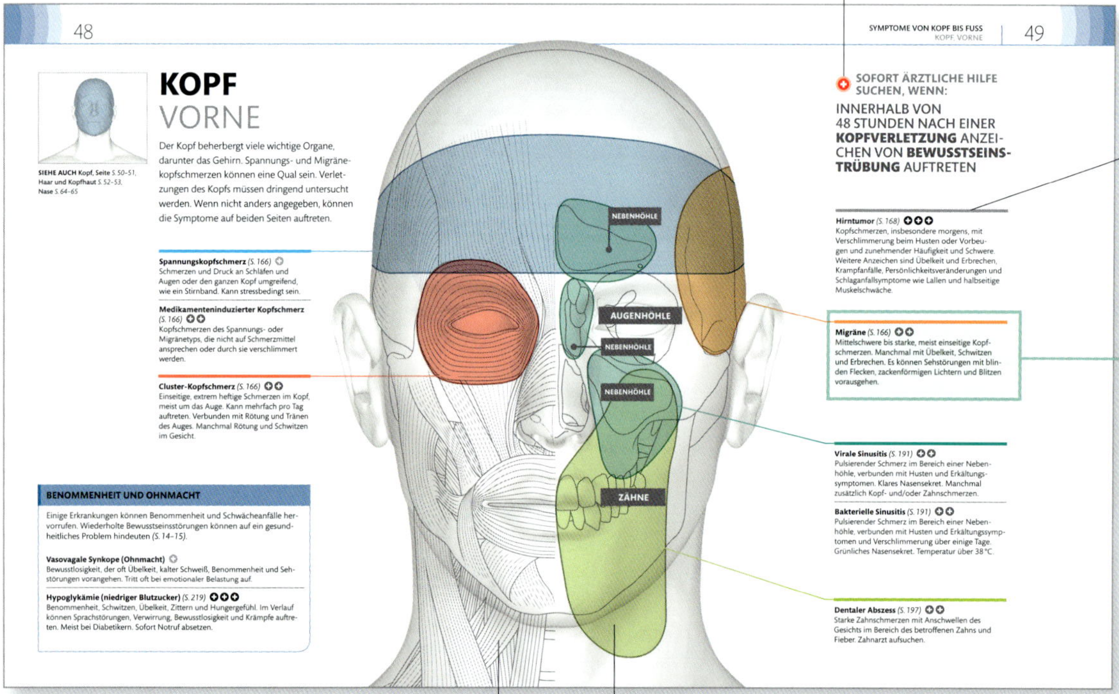

48

SYMPTOME VON KOPF BIS FUSS
KOPF, VORNE | 49

KOPF
VORNE

Der Kopf beherbergt viele wichtige Organe, darunter das Gehirn. Spannungs- und Migränekopfschmerzen können eine Qual sein. Verletzungen des Kopfs müssen dringend untersucht werden. Wenn nicht anders angegeben, können die Symptome auf beiden Seiten auftreten.

SIEHE AUCH Kopf, Seite *S. 50–51,* **Haar und Kopfhaut** *S. 52–53,* **Nase** *S. 64–65*

Spannungskopfschmerz *(S. 166)*
Schmerzen und Druck an Schläfen und Augen oder den ganzen Kopf umgreifend, wie ein Stirnband. Kann stressbedingt sein.

Medikamenteninduzierter Kopfschmerz *(S. 166)*
Kopfschmerzen des Spannungs- oder Migränetyps, die nicht auf Schmerzmittel ansprechen oder durch sie verschlimmert werden.

Cluster-Kopfschmerz *(S. 166)*
Einseitige, extrem heftige Schmerzen im Kopf, meist um das Auge. Kann mehrfach pro Tag auftreten. Verbunden mit Rötung und Tränen des Auges. Manchmal Rötung und Schwitzen im Gesicht.

BENOMMENHEIT UND OHNMACHT

Einige Erkrankungen können Benommenheit und Schwächeanfälle hervorrufen. Wiederholte Bewusstseinsstörungen können auf ein gesundheitliches Problem hindeuten *(S. 14–15).*

Vasovagale Synkope (Ohnmacht)
Bewusstlosigkeit, der oft Übelkeit, kalter Schweiß, Benommenheit und Sehstörungen vorangehen. Tritt oft bei emotionaler Belastung auf.

Hypoglykämie (niedriger Blutzucker) *(S. 219)*
Benommenheit, Schwitzen, Übelkeit, Zittern und Hungergefühl. Im Verlauf können Sprachstörungen, Verwirrung, Bewusstlosigkeit und Krämpfe auftreten. Meist bei Diabetikern. Sofort Notruf absetzen.

SOFORT ÄRZTLICHE HILFE SUCHEN, WENN:

INNERHALB VON 48 STUNDEN NACH EINER **KOPFVERLETZUNG** ANZEICHEN VON **BEWUSSTSEINSTRÜBUNG** AUFTRETEN

Hirntumor *(S. 168)*
Kopfschmerzen, insbesondere morgens, mit Verschlimmerung beim Husten oder Vorbeugen und zunehmender Häufigkeit und Schwere. Weitere Anzeichen sind Übelkeit und Erbrechen, Krampfanfälle, Persönlichkeitsveränderungen und Schlaganfallsymptome wie Lallen und halbseitige Muskelschwäche.

Migräne *(S. 166)*
Mittelschwere bis starke, meist einseitige Kopfschmerzen. Manchmal mit Übelkeit, Schwitzen und Erbrechen. Es können Sehstörungen mit blinden Flecken, zackenförmigen Lichtern und Blitzen vorausgehen.

Virale Sinusitis *(S. 191)*
Pulsierender Schmerz im Bereich einer Nebenhöhle, verbunden mit Husten und Erkältungssymptomen. Klares Nasensekret. Manchmal zusätzlich Kopf- und/oder Zahnschmerzen.

Bakterielle Sinusitis *(S. 191)*
Pulsierender Schmerz im Bereich einer Nebenhöhle, verbunden mit Husten und Erkältungssymptomen und Verschlimmerung über einige Tage. Grünliches Nasensekret. Temperatur über 38 °C.

Dentaler Abszess *(S. 197)*
Starke Zahnschmerzen mit Anschwellen des Gesichts im Bereich des betroffenen Zahns und Fieber. Zahnarzt aufsuchen.

Anatomische Darstellungen veranschaulichen die beteiligten Strukturen.

Querverweise zeigen auf Beschreibungen in Teil 3. Symbole kennzeichnen die Dringlichkeit (siehe S. 9).

Farbige Bereiche markieren, wo Symptome auftreten können. Wenn nicht anders angegeben, beziehen sie sich auf beide Körperseiten.

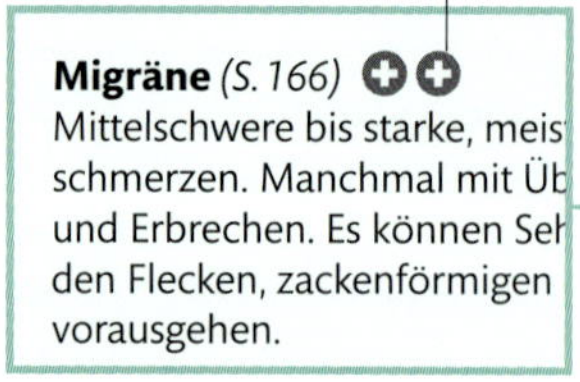

Migräne *(S. 166)*
Mittelschwere bis starke, meis
schmerzen. Manchmal mit Üb
und Erbrechen. Es können Seh
den Flecken, zackenförmigen
vorausgehen.

Symptomzuordnung
Zu jedem Bereich sind mögliche Erkrankungen inklusive leicht verständlicher Beschreibungen der Symptome aufgelistet, die Sie mit Ihren Beschwerden vergleichen können.

TEIL 3 VERZEICHNIS DER ERKRANKUNGEN

In diesem Abschnitt sind, nach Körperteilen gegliedert, alle Erkrankungen, ihre Ursachen sowie mögliche Behandlungen beschrieben.

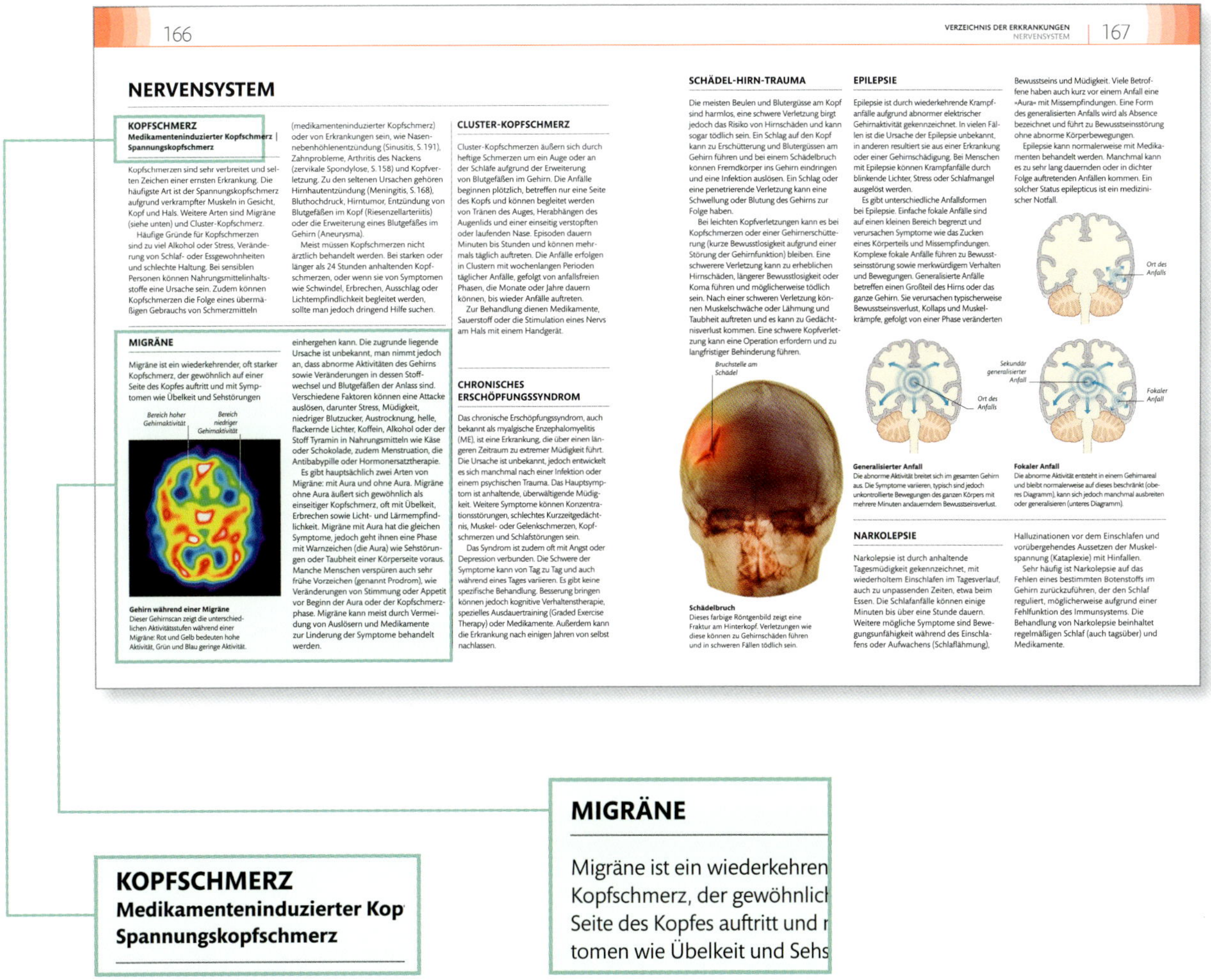

166

VERZEICHNIS DER ERKRANKUNGEN
NERVENSYSTEM
167

NERVENSYSTEM

KOPFSCHMERZ
Medikamenteninduzierter Kopfschmerz | Spannungskopfschmerz

Kopfschmerzen sind sehr verbreitet und selten Zeichen einer ernsten Erkrankung. Die häufigste Art ist der Spannungskopfschmerz aufgrund verkrampfter Muskeln in Gesicht, Kopf und Hals. Weitere Arten sind Migräne (siehe unten) und Cluster-Kopfschmerz.

Häufige Gründe für Kopfschmerzen sind zu viel Alkohol oder Stress, Veränderung von Schlaf- oder Essgewohnheiten und schlechte Haltung. Bei sensiblen Personen können Nahrungsmittelinhaltsstoffe eine Ursache sein. Zudem können Kopfschmerzen die Folge eines übermäßigen Gebrauchs von Schmerzmitteln (medikamenteninduzierter Kopfschmerz) oder von Erkrankungen sein, wie Nasennebenhöhlenentzündung (Sinusitis, S. 191), Zahnprobleme, Arthritis des Nackens (zervikale Spondylose, S. 158) und Kopfverletzung. Zu den seltenen Ursachen gehören Hirnhautentzündung (Meningitis, S. 168), Bluthochdruck, Hirntumor, Entzündung von Blutgefäßen im Kopf (Riesenzellarteriitis) oder die Erweiterung eines Blutgefäßes im Gehirn (Aneurysma).

Meist müssen Kopfschmerzen nicht ärztlich behandelt werden. Bei starken oder länger als 24 Stunden anhaltenden Kopfschmerzen, oder wenn sie von Symptomen wie Schwindel, Erbrechen, Ausschlag oder Lichtempfindlichkeit begleitet werden, sollte man jedoch dringend Hilfe suchen.

MIGRÄNE

Migräne ist ein wiederkehrender, oft starker Kopfschmerz, der gewöhnlich auf einer Seite des Kopfes auftritt und mit Symptomen wie Übelkeit und Sehstörungen einhergehen kann. Die zugrunde liegende Ursache ist unbekannt, man nimmt jedoch an, dass abnorme Aktivitäten des Gehirns sowie Veränderungen in dessen Stoffwechsel und Blutgefäßen der Anlass sind. Verschiedene Faktoren können eine Attacke auslösen, darunter Stress, Müdigkeit, niedriger Blutzucker, Austrocknung, helle, flackernde Lichter, Koffein, Alkohol oder der Stoff Tyramin in Nahrungsmitteln wie Käse oder Schokolade, zudem Menstruation, die Antibabypille oder Hormonersatztherapie.

Es gibt hauptsächlich zwei Arten von Migräne: mit Aura und ohne Aura. Migräne ohne Aura äußert sich gewöhnlich als einseitiger Kopfschmerz, oft mit Übelkeit, Erbrechen sowie Licht- und Lärmempfindlichkeit. Migräne mit Aura hat die gleichen Symptome, jedoch geht ihnen eine Phase mit Warnzeichen (die Aura) wie Sehstörungen oder Taubheit einer Körperseite voraus. Manche Menschen verspüren auch sehr frühe Vorzeichen (genannt Prodrom), wie Veränderungen von Stimmung oder Appetit vor Beginn der Aura oder der Kopfschmerzphase. Migräne kann meist durch Vermeidung von Auslösern und Medikamente zur Linderung der Symptome behandelt werden.

Bereich hoher Gehirnaktivität
Bereich niedriger Gehirnaktivität

Gehirn während einer Migräne
Dieser Gehirnscan zeigt die unterschiedlichen Aktivitätsstufen während einer Migräne: Rot und Gelb bedeuten hohe Aktivität, Grün und Blau geringe Aktivität.

CLUSTER-KOPFSCHMERZ

Cluster-Kopfschmerzen äußern sich durch heftige Schmerzen um ein Auge oder an der Schläfe aufgrund der Erweiterung von Blutgefäßen im Gehirn. Die Anfälle beginnen plötzlich, betreffen nur eine Seite des Kopfs und können begleitet werden von Tränen des Auges, Herabhängen des Augenlids und einer einseitig verstopften oder laufenden Nase. Episoden dauern Minuten bis Stunden und können mehrmals täglich auftreten. Die Anfälle erfolgen in Clustern mit wochenlangen Perioden täglicher Anfälle, gefolgt von anfallsfreien Phasen, die Monate oder Jahre dauern können, bis wieder Anfälle auftreten.

Zur Behandlung dienen Medikamente, Sauerstoff oder die Stimulation eines Nervs am Hals mit einem Handgerät.

CHRONISCHES ERSCHÖPFUNGSSYNDROM

Das chronische Erschöpfungssyndrom, auch bekannt als myalgische Enzephalomyelitis (ME), ist eine Erkrankung, die über einen längeren Zeitraum zu extremer Müdigkeit führt. Die Ursache ist unbekannt, jedoch entwickelt es sich manchmal nach einer Infektion oder einem psychischen Trauma. Das Hauptsymptom ist anhaltende, überwältigende Müdigkeit. Weitere Symptome können Konzentrationsstörungen, schlechtes Kurzzeitgedächtnis, Muskel- oder Gelenkschmerzen, Kopfschmerzen und Schlafstörungen sein.

Das Syndrom ist zudem oft mit Angst oder Depression verbunden. Die Schwere der Symptome kann von Tag zu Tag und auch während eines Tages variieren. Es gibt keine spezifische Behandlung. Besserung bringen können jedoch kognitive Verhaltenstherapie, spezielles Ausdauertraining (Graded Exercise Therapy) oder Medikamente. Außerdem kann die Erkrankung nach einigen Jahren von selbst nachlassen.

SCHÄDEL-HIRN-TRAUMA

Die meisten Beulen und Blutergüsse am Kopf sind harmlos, eine schwere Verletzung birgt jedoch das Risiko von Hirnschäden und kann sogar tödlich sein. Ein Schlag auf den Kopf kann zu Erschütterung und Blutergüssen am Gehirn führen und bei einem Schädelbruch können Fremdkörper ins Gehirn eindringen und eine Infektion auslösen. Ein Schlag oder eine penetrierende Verletzung kann eine Schwellung oder Blutung des Gehirns zur Folge haben.

Bei leichten Kopfverletzungen kann es bei Kopfschmerzen oder einer Gehirnerschütterung (kurze Bewusstlosigkeit aufgrund einer Störung der Gehirnfunktion) bleiben. Eine schwerere Verletzung kann zu erheblichen Hirnschäden, längerer Bewusstlosigkeit oder Koma führen und möglicherweise tödlich sein. Nach einer schweren Verletzung können Muskelschwäche oder Lähmung und Taubheit auftreten und es kann zu Gedächtnisverlust kommen. Eine schwere Kopfverletzung kann eine Operation erfordern und zu langfristiger Behinderung führen.

Bruchstelle am Schädel

Schädelbruch
Dieses farbige Röntgenbild zeigt eine Fraktur am Hinterkopf. Verletzungen wie diese können zu Gehirnschäden führen und in schweren Fällen tödlich sein.

EPILEPSIE

Epilepsie ist durch wiederkehrende Krampfanfälle aufgrund abnormer elektrischer Gehirnaktivität gekennzeichnet. In vielen Fällen ist die Ursache der Epilepsie unbekannt, in anderen resultiert sie aus einer Erkrankung oder einer Gehirnschädigung. Bei Menschen mit Epilepsie können Krampfanfälle durch blinkende Lichter, Stress oder Schlafmangel ausgelöst werden.

Es gibt unterschiedliche Anfallsformen bei Epilepsie. Einfache fokale Anfälle sind auf einen kleinen Bereich begrenzt und verursachen Symptome wie das Zucken eines Körperteils und Missempfindungen. Komplexe fokale Anfälle führen zu Bewusstseinsstörung sowie merkwürdigem Verhalten und Bewegungen. Generalisierte Anfälle betreffen einen Großteil des Hirns oder das ganze Gehirn. Sie verursachen typischerweise Bewusstseinsverlust, Kollaps und Muskelkrämpfe, gefolgt von einer Phase veränderten Bewusstseins und Müdigkeit. Viele Betroffene haben auch kurz vor einem Anfall eine »Aura« mit Missempfindungen. Eine Form des generalisierten Anfalls wird als Absence bezeichnet und führt zu Bewusstseinsstörung ohne abnorme Körperbewegungen.

Epilepsie kann normalerweise mit Medikamenten behandelt werden. Manchmal kann es zu sehr lang dauernden oder in dichter Folge auftretenden Anfällen kommen. Ein solcher Status epilepticus ist ein medizinischer Notfall.

Ort des Anfalls
Sekundär generalisierter Anfall
Ort des Anfalls
Fokaler Anfall

Generalisierter Anfall
Die abnorme Aktivität breitet sich im gesamten Gehirn aus. Die Symptome variieren, typisch sind jedoch unkontrollierte Bewegungen des ganzen Körpers mit mehrere Minuten andauerndem Bewusstseinsverlust.

Fokaler Anfall
Die abnorme Aktivität entsteht in einem Gehirnareal und bleibt normalerweise auf dieses beschränkt (oberes Diagramm), kann sich jedoch manchmal ausbreiten oder generalisieren (unteres Diagramm).

NARKOLEPSIE

Narkolepsie ist durch anhaltende Tagesmüdigkeit gekennzeichnet, mit wiederholtem Einschlafen im Tagesverlauf, auch zu unpassenden Zeiten, etwa beim Essen. Die Schlafanfälle können einige Minuten bis über eine Stunde dauern. Weitere mögliche Symptome sind Bewegungsunfähigkeit während des Einschlafens oder Aufwachens (Schlaflähmung), Halluzinationen vor dem Einschlafen und vorübergehendes Aussetzen der Muskelspannung (Kataplexie) mit Hinfallen.

Sehr häufig ist Narkolepsie auf das Fehlen eines bestimmten Botenstoffs im Gehirn zurückzuführen, der den Schlaf reguliert, möglicherweise aufgrund einer Fehlfunktion des Immunsystems. Die Behandlung von Narkolepsie beinhaltet regelmäßigen Schlaf (auch tagsüber) und Medikamente.

Name der Erkrankung
Die Namen der Krankheiten aus Teil 1 und 2 finden sich als Haupt- oder Unterüberschriften der Beschreibungen wieder.

Beschreibung
Klare, kurze Beschreibungen jeder Erkrankung geben einen Überblick über das Problem.

TEIL 1

ALLGEMEINE BESCHWERDEN

SCHWINDEL UND OHNMACHT

Es besteht meist kein Grund zur Sorge, wenn man sich gelegentlich etwas wackelig auf den Beinen fühlt. Weniger alltäglich sind starke Benommenheit und Schwindel, als würde sich die Umgebung im Kreis drehen. Gründe dafür können die Einnahme von Medikamenten oder zu viel Alkohol sein. Häufige Schwächeanfälle und Bewusstlosigkeit ohne erkennbaren Grund können jedoch auf ein gesundheitliches Problem hinweisen.

SOFORT ÄRZTLICHE HILFE SUCHEN BEI:

KURZATMIGKEIT ODER **ANHALTENDEN BRUSTSCHMERZEN**

BEWUSSTLOSIGKEIT

SCHWINDEL

Benigner paroxysmaler Lagerungsschwindel *(S. 175)*
Plötzlich auftretender Schwindel bei Bewegungen des Kopfes, ohne damit verbundene Ohrgeräusche oder Hörverlust.

Innenohrentzündung *(S. 176)*
Durch Kopfbewegungen verschlimmerter Schwindel, Tinnitus und Hörverlust, manchmal verbunden mit Fieber und Druckgefühl im Ohr.

Morbus Menière *(S. 176)*
Anfälle von Schwindel, Hörverlust und Tinnitus, die zwischen einigen Minuten und mehreren Tagen andauern. Wiederholte Anfälle über Tage bis Jahre.

Akustikusneurinom *(S. 176)*
Einseitiger, langsam fortschreitender Hörverlust mit Tinnitus. Parallel können sich Gleichgewichtsstörungen mit Kopfschmerzen und Taubheit der betroffenen Gesichtshälfte entwickeln.

MEDIKAMENTE

Bestimmte Medikamente oder Medikamentenkombinationen können zu Benommenheit und Schwächegefühlen führen. Zu den häufigsten Verursachern dieser Nebenwirkungen gehören bestimmte Antidepressiva, Antiepileptika, viele Antihypertensiva (Mittel, die den Blutdruck senken) und Beruhigungsmittel.

SCHWANGERSCHAFT

Schwächegefühle treten während einer Schwangerschaft recht häufig auf und sind meist kein Grund zur Sorge. Auslöser sind hormonelle Veränderungen, die niedrigen Blutdruck hervorrufen. Bei häufigen Anfällen von Schwäche oder Ohnmacht sollte jedoch ein Arzt aufgesucht werden.

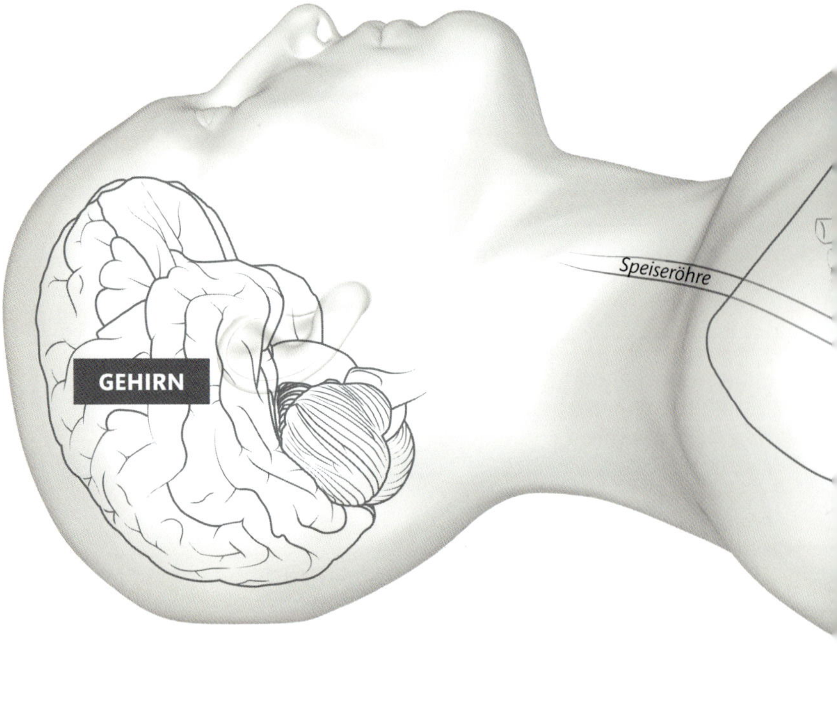

SCHWÄCHEANFÄLLE UND OHNMACHT

Anämie *(S. 186)*
Müdigkeit und Schwächegefühle, blasse Haut, Herzrasen und Kopfschmerzen.

Hypotonie (niedriger Blutdruck) *(S. 183)*
Benommenheit, verschwommenes Sehen, Schwäche, Übelkeit, Palpitation (Herzklopfen) und Ohnmacht. Symptome halten nur kurz an und treten verstärkt nach dem Aufstehen oder bei langem Stehen auf. Sind Betroffene im fortgeschrittenen Alter oder halten die Symptome an, Arzt aufsuchen.

Herzrhythmusstörungen (Arrhythmie) *(S. 181)*
Benommenheit mit Gefühl eines schnellen oder langsamen, unregelmäßigen Herzschlags. Wenn anhaltend, Arzt aufsuchen. Sofort zum Arzt, wenn Kurzatmigkeit oder Brustschmerzen dazukommen.

Herzklappenfehler *(S. 182)*
Benommenheit, schneller und unregelmäßiger Herzschlag, Kurzatmigkeit, Müdigkeit und Anschwellen der Knöchel und Füße. Falls Kurzatmigkeit und Brustschmerz vorhanden, sofort einen Arzt aufsuchen.

Hypoglykämie *(S. 219)*
Benommenheit, Schwitzen, Übelkeit, Zittern und Hunger. Fortgeschritten mit Lallen, Verwirrtheit, Ohnmacht und Krampfanfällen. Tritt meist bei Diabetikern auf. Notfall. Notruf absetzen.

Transitorische ischämische Attacke (TIA) *(S. 169)*
Symptome wie Schlaganfall (siehe unten), verschwinden jedoch innerhalb von 24 Stunden. Notfall. Notruf absetzen.

Schlaganfall *(S. 169)*
Benommenheit, Verlust von Gleichgewicht und Koordination mit plötzlich auftretenden Symptomen, darunter Erschlaffen einer Gesichtshälfte, halbseitige Lähmung oder Muskelschwäche, Sprech- und Schluckschwierigkeiten, Doppelsehen. Notfall, Notarzt verständigen.

Leichtes Schädel-Hirn-Trauma *(S. 167)*
Schwellung oder Blutung an betroffener Stelle, leichte Kopfschmerzen, Übelkeit, leichte Benommenheit.

Schweres Schädel-Hirn-Trauma *(S. 167)*
Tiefer gehende Verletzungen mit Bewusstlosigkeit, Erbrechen, Krampfanfall oder Wesensveränderung erfordern sofortige Maßnahmen. Notfall. Notruf absetzen.

Hitzeschaden *(S. 239)*
Benommenheit mit Kopfschmerz, Schwäche, Durst, Krämpfen, Übelkeit, Herzrasen. Dunkel gefärbter Urin.

Spondylose *(S. 158)*
Benommenheit, Doppelsehen bei schnellen Kopfbewegungen, leichte bis mittelschwere Schmerzen im Nackenbereich.

Krampfanfall *(S. 167)*
Anfall von Bewusstlosigkeit und unkontrollierbarem Muskelzucken. Dringend Arzt aufsuchen, falls erstmalig auftretend oder wenn der Betroffene nicht innerhalb von 5 Minuten zu sich kommt.

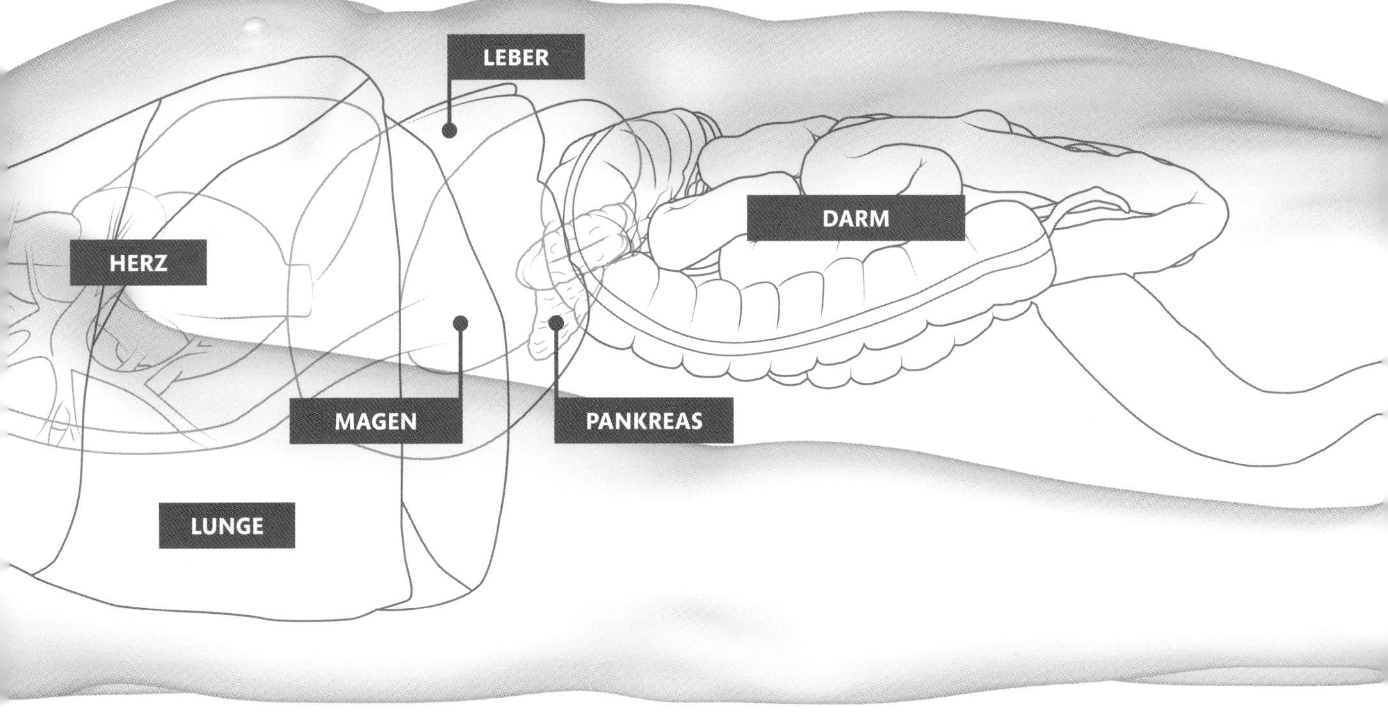

KRAMPFANFÄLLE

Krampfanfälle entstehen durch abnormale elektrische Aktivitäten im Gehirn. Sie können unfreiwillige Muskelkontraktionen und in schweren Fällen krampfhafte Bewegungen der Gliedmaßen und des Rumpfs hervorrufen, begleitet von einem Verlust des Bewusstseins.

SOFORT ÄRZTLICHE HILFE SUCHEN, WENN:

KRAMPFANFÄLLE **ERSTMALIG** BEI JEMANDEM AUFTRETEN

DER ANFALL **LÄNGER ALS 5 MINUTEN** DAUERT

JEMAND NACH EINEM ANFALL **DAS BEWUSSTSEIN NICHT VOLLSTÄNDIG ZURÜCKERLANGT**

MEHRFACHE ANFÄLLE

Epilepsie *(S. 167)*
Anfallsformen reichen von kurzzeitigem Bewusstseinsverlust mit Zuckungen von Gesicht und Gliedmaßen bei Absence-Anfällen bis hin zu generalisierten Anfällen mit Ohnmacht und unkontrollierbaren Krämpfen. Bei einem Erstanfall oder wenn die Person nicht innerhalb von 5 Minuten das Bewusstsein zurückerlangt, ist dringend medizinische Hilfe zu suchen.

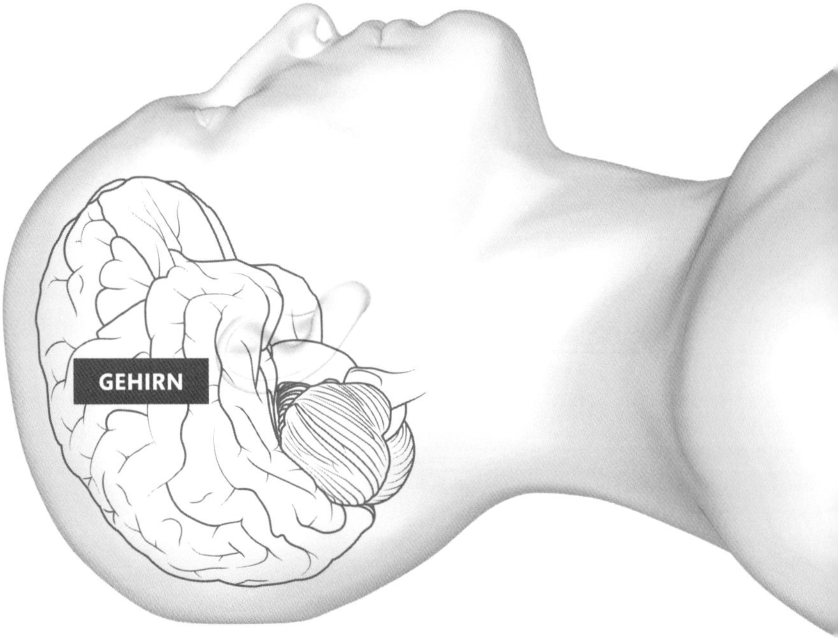

EINMALIGER ANFALL

Schädel-Hirn-Trauma *(S. 167)*
Kopfschmerz, Schwindel, Verwirrung, Übelkeit und Erbrechen können gefolgt sein von Krämpfen und Ohnmacht. Schwellung oder Blutung aus der Wunde, zudem Austritt von Blut oder klarer Flüssigkeit aus Ohren möglich. Oft keine Erinnerung an den Unfall. Symptome können sich Stunden oder Tage nach dem Unfall entwickeln.

Schlaganfall *(S. 169)*
Benommenheit, Verlust von Gleichgewicht und Koordination mit plötzlich auftretenden Symptomen, darunter Erschlaffen einer Gesichtshälfte, halbseitige Lähmung oder Muskelschwäche, Sprech- und Schluckschwierigkeiten, Doppelsehen. Notfall. Notruf absetzen.

Hohes Fieber
Krämpfe, Temperatur über 38 °C mit Schüttelfrost, Kopfschmerzen, Schwäche, Koordinationsstörungen, Müdigkeit, Übelkeit, Erbrechen und Verwirrtheit.

Schwerer Hitzschlag *(S. 239)*
Verwirrung, Orientierungslosigkeit, schnelle und flache Atmung, Krämpfe, Ohnmacht.

Alkoholvergiftung *(S. 239)*
Krämpfe und Ohnmacht können auf Verwirrtheit, Lallen, Koordinationsverlust, Erbrechen und flache Atmung folgen. Notfall. Notruf absetzen.

Medikamentenüberdosis *(S. 239)*
Übelkeit, Erbrechen, Bauchschmerzen, Durchfall, Herzrasen, Brutschmerzen, Atemlosigkeit und Verwirrung können Krämpfen und Ohnmacht vorausgehen. Unter Umständen tödlich. Notruf absetzen.

Abrupter Drogen- oder Alkoholentzug
Ruhelosigkeit, Zittern, Schwitzen, Bauchkrämpfe, Durchfall, Übelkeit und Erbrechen, Halluzinationen und Verwirrtheit bis hin zu Krampfanfällen. Notfall. Notruf absetzen.

Enzephalitis *(S. 168)*
Meist grippeartige Symptome wie Fieber und Kopfschmerzen, gefolgt von Verwirrtheit, Schwindel, Benommenheit, Krampfanfällen und Koma. Notfall. Notruf absetzen.

Hypoglykämie *(S. 219)*
Benommenheit, Schwitzen, Übelkeit, Zittern und Hungergefühl. Fortgeschritten mit Lallen, Verwirrtheit und Ohnmacht. Tritt meist bei Diabetikern auf. Schwere Fälle können unbehandelt zu Krampfanfällen führen. Notfall. Notruf absetzen.

Meningitis *(S. 168)*
Steifer Nacken, Fieber, starkes Unwohlsein, Lichtempfindlichkeit. Manchmal roter, punktförmiger Ausschlag, der sich bei Druck nicht entfärbt. Schwere Fälle führen ohne schnelle Behandlung oft zu Krampfanfällen. Kann schnell zum Tod führen. Notfall. Notruf absetzen.

Hirntumor *(S. 168)*
Krampfanfälle mit Kopfschmerzen, die beim Vorbeugen oder Husten zunehmen, morgens verstärkt auftreten und mit zunehmender Häufigkeit und Schwere vorkommen. Andere Anzeichen sind Übelkeit und Erbrechen, Wesensveränderungen und Symptome wie bei Schlaganfall, darunter Lallen, Schwäche oder halbseitige Lähmung des Körpers.

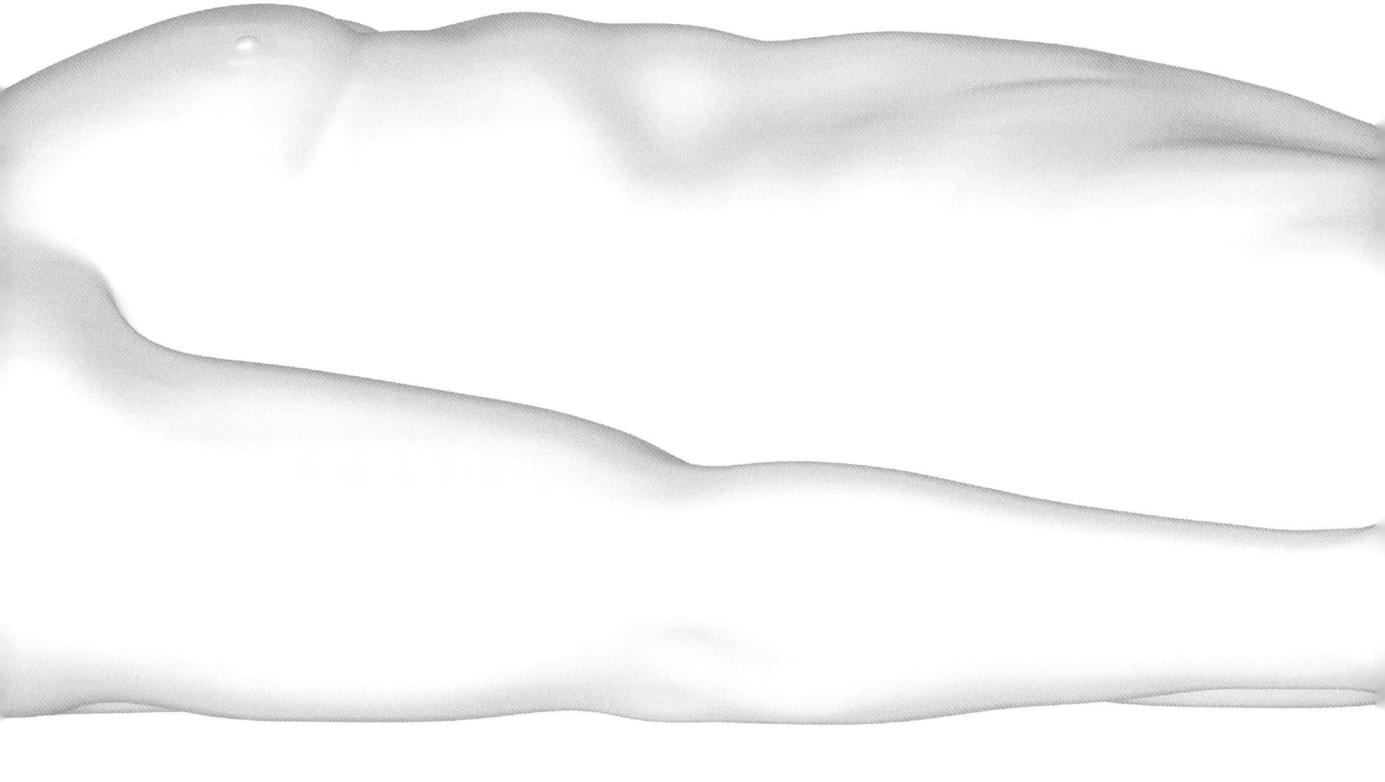

SCHMERZEN

Schmerzen können von kurzer Dauer oder anhaltend sein und sich je nach Ursache und Ort des Auftretens scharf, brennend, stechend oder drückend anfühlen. Schmerzen werden als chronisch bezeichnet, wenn sie länger als drei Monate andauern und etwa von Muskeln, Knochen, Nerven, Gelenken und inneren Organen ausgehen.

MUSKEL- UND GELENKSCHMERZEN

Arthritis *(S. 157)*
Schmerzen, Schwellungen und Bewegungseinschränkungen eines Gelenks können von verschiedenen Formen der Arthritis herrühren, darunter die rheumatoide, bakterielle, reaktive und psoriatische Arthritis. Steifheit der Gelenke insbesondere morgens. Entzündete Gelenke können gerötet oder geschwollen sein. Oft betroffen sind Hände, Knie, Hüfte und Wirbelsäule.

Polymyalgia rheumatica *(S. 161)*
Muskelschmerzen insbesondere morgens, Fieber, nächtliches Schwitzen, extreme Erschöpfung, manchmal starke Kopfschmerzen und schmerzende Kopfhaut.

Fibromyalgie *(S. 162)*
Brennende Schmerzen, die wandern können. Verschlimmerung bei Aktivität, Stress und Wetterveränderungen. Steifheit und Kribbeln der Muskeln, Müdigkeit.

Systemischer Lupus erythematodes *(S. 189)*
Geschwollene, schmerzende Gelenke, extreme Müdigkeit, Ausschlag an Handgelenken, Händen und im Gesicht (meist roter, schmetterlingsförmiger Ausschlag auf Nase und Wangen), der schmerzen oder jucken kann und sich manchmal durch Sonnenlicht verschlimmert.

Borreliose *(S. 236)*
Sich ausbreitender, kreisrunder Ausschlag um die Bissstelle einer Zecke, grippeähnliche Symptome, Erschöpfung, Kopfschmerzen, Fieber, steifer Nacken, Muskel- und Gelenkschmerzen.

KREBSBEDINGTE SCHMERZEN

Schmerzen bei Krebs sind abhängig vom Sitz des Tumors. Ein Tumor in der Niere kann auf andere Organe drücken und Schmerzen im unteren Rücken und der Seite verursachen. Darmkrebs kann die Bewegung des Stuhls durch den Darm behindern und so zu schmerzhaften Bauchkrämpfen führen. Knochenkrebs *(S. 155)* ist durch drückende Schmerzen gekennzeichnet, die nachts zunehmen können. Gehirntumoren *(S. 168)* üben Druck auf das Gehirn aus und verursachen starke Kopfschmerzen. Brustkrebs *(S. 216)* ist meist schmerzlos.

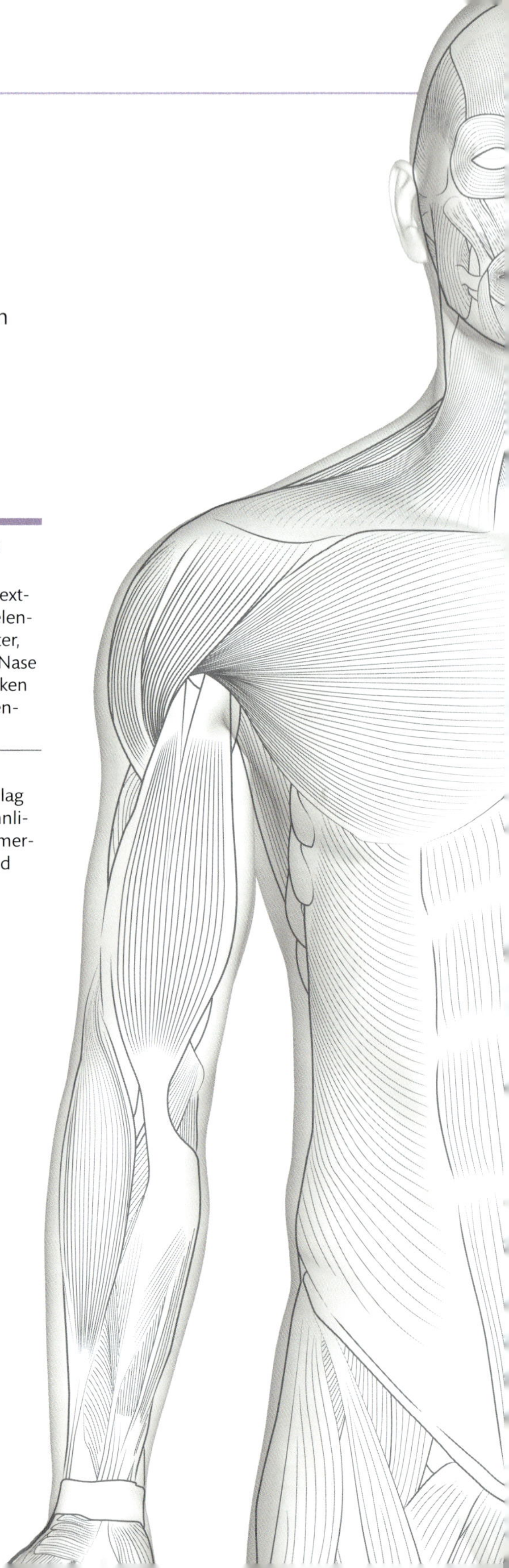

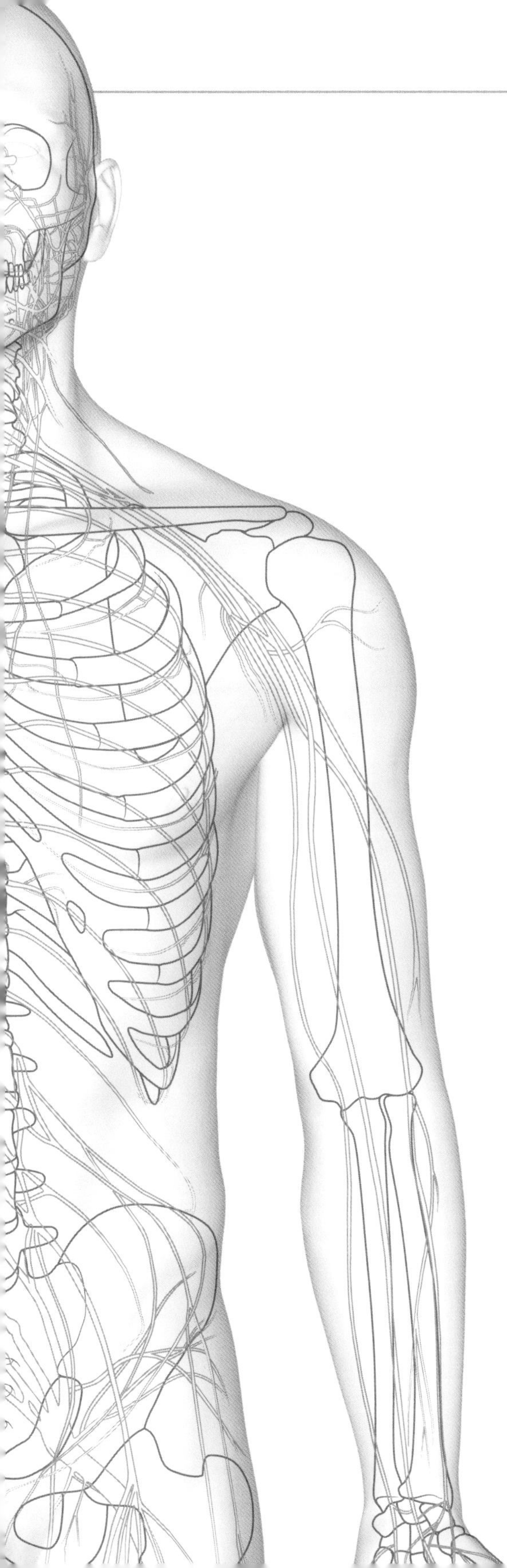

KNOCHENERKRANKUNGEN

Paget-Syndrom *(S. 155)*
Kann jeden Knochen des Körpers betreffen, tritt jedoch meist in Becken, Schlüsselbein, Rückgrat, Schädel oder Beinknochen auf. Knochen schmerzen, sind geschwächt, deformiert und weisen Brüche und Arthrosen der anschließenden Gelenke auf. Beginnt selten vor dem 55. Lebensjahr. Männer erkranken häufiger als Frauen.

NERVENSCHMERZEN

Diabetische Neuropathie *(S. 219)*
Brennender Schmerz, Kribbeln, Taubheit, Koordinationsverlust, in der Folge Fallneigung. Betrifft meist Beine und Füße, manchmal auch Arme und Hände. Tritt bei unzureichend reguliertem Diabetes auf.

Periphere Neuropathie *(S. 172)*
Brennender Schmerz, Kribbeln, Taubheit, Koordinationsverlust, in der Folge Fallneigung. Betrifft meist Beine und Füße, manchmal auch Arme und Hände.

Ernährungsbedingte Neuropathie *(S. 172)*
Brennender Schmerz, Kribbeln, Taubheit. Symptome beginnen oft in den Fingerspitzen und breiten sich entlang der Gliedmaßen aus. Wunde, gerötete Zunge, Symptome von Anämie (z. B. Erschöpfung).

Komplexes regionales Schmerzsyndrom *(S. 172)*
Durch eine Verletzung ausgelöste, starke, anhaltende Schmerzen, meist in einer Extremität. Die darüberliegende Haut kann empfindlich, geschwollen und gerötet sein.

BEWEGLICHKEIT

Einschränkungen der Beweglichkeit können aus chronischen Erkrankungen der Muskeln, Nerven und Gelenke resultieren. Auch Schmerzen hemmen die Bewegungsfähigkeit. Stürze sind in erster Linie durch Gleichgewichtsstörungen bedingt, doch auch Schwierigkeiten bei der Bewegung der Gliedmaßen können das Fallrisiko erhöhen.

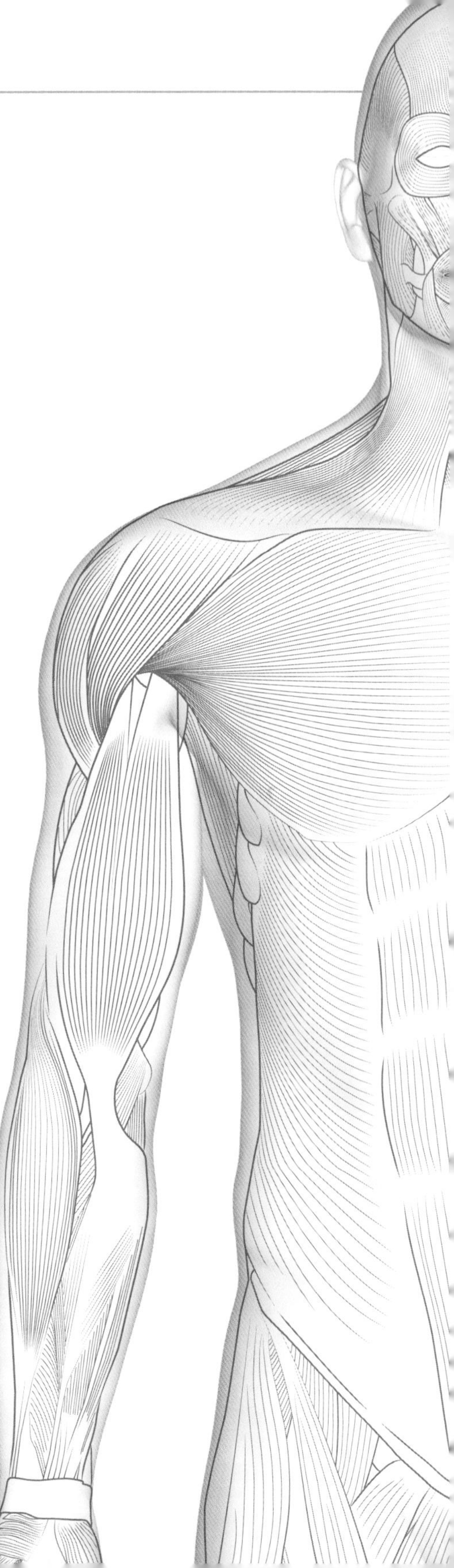

EINSEITIGES HINKEN

Ischialgie *(S. 173)*
Schmerz im unteren Rücken, der entlang des Beins zur Wade oder großen Zehe ausstrahlt. In schweren Fällen Schwäche, Taubheit oder Lähmung von Gesäß, Bein oder Fuß der betroffenen Seite, resultierend in einseitigem Absacken der Hüfte und Beugung des Körpers zu dieser Seite.

Poliomyelitis *(S. 234)*
Meist einseitige Lähmung, mit zur betroffenen Seite gekrümmter Haltung. Beim Gehen ausgleichendes Schwingen zur anderen Seite und betontes Anheben des betroffenen Beins.

Schlaganfall *(S. 169)*
Plötzlich auftretendes Nachlassen der Muskelspannung im Gesicht, manchmal mit Behinderung der Sprache und Schwäche oder Lähmung einer Körperseite. Außerdem Muskelsteifheit der betroffenen Seite und Störungen von Koordination und Gleichgewicht. Notfall. Notruf absetzen.

ALLGEMEINE MUSKULÄRE STÖRUNGEN

Muskelkrämpfe *(S. 161)*
Plötzliche, unkontrollierbare und Sekunden bis Minuten anhaltende Kontraktion eines Muskels, resultierend in starken Schmerzen und vorübergehender Bewegungsunfähigkeit. Schmerzen in betroffenem Muskel können danach eine Weile anhalten. Häufig nachts bei erschöpften Muskeln.

Restless-Legs-Syndrom *(S. 162)*
Unangenehmer Bewegungsdrang der Beine, v. a. bei Entspannung. Tritt oft bei Anämie, chronischer Niereninsuffizienz, Parkinson, Diabetes, Rheuma oder Schwangerschaft auf.

Polymyalgia rheumatica *(S. 189)*
Steifheit, Schmerz wie bei Muskelkater, besonders am Morgen. Nacken, Schulter, Oberarm und Hüfte können betroffen sein. Kann zu Schwierigkeiten beim Aufstehen oder beim Heben der Arme führen.

Chronisches Erschöpfungssyndrom *(S. 166)*
Nicht anstrengungsbedingte, starke Erschöpfung, Schlafstörungen, Störungen von Gedächtnis und Konzentration, Schmerzen in Gelenken und Kopf. Oft mit Schwindel und Gleichgewichtsstörungen.

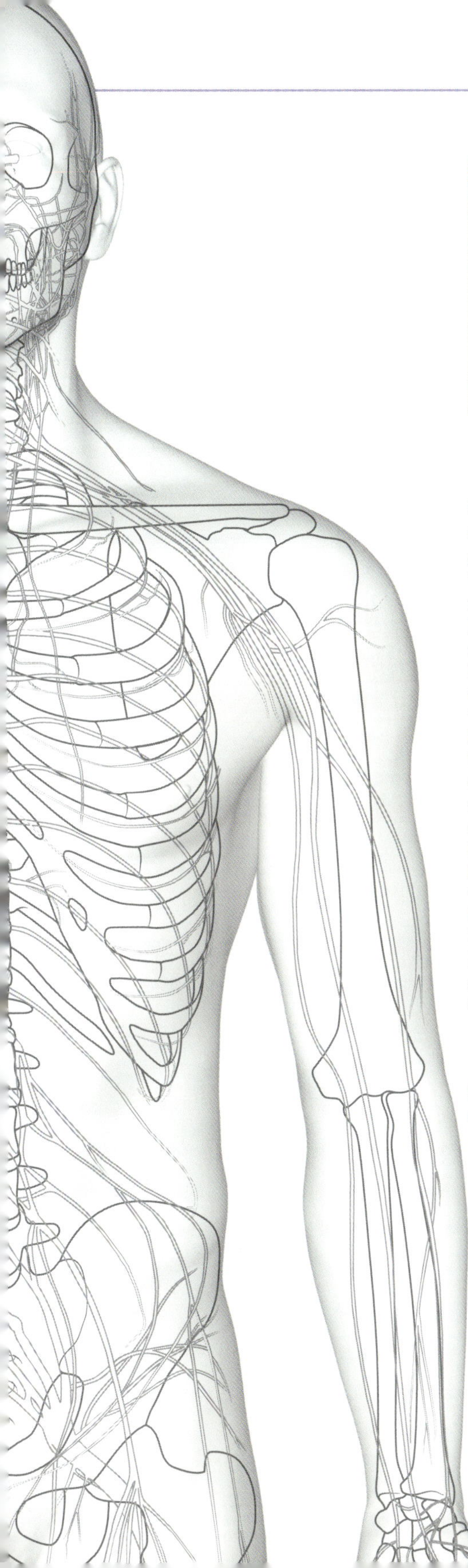

MEDIKAMENTENBEDINGTE FALLNEIGUNG

Unsicherheit und Stürze treten häufiger auf, wenn man vier oder mehr unterschiedliche Medikamente einnimmt, weil Nebenwirkungen und Interaktionen die Gehirnfunktion beeinträchtigen können. Medikamente zur Behandlung von Bluthochdruck, Depressionen, Übelkeit und Schlafstörungen weisen häufig Gleichgewichtsstörungen als Nebenwirkung auf. Andere Mittel können einen Abfall des Kaliumspiegels im Blut hervorrufen, was zu Müdigkeit, Schwäche und Beinkrämpfen führen kann. Viele chronische Erkrankungen steigern ebenfalls das Fallrisiko.

GENERELLE BEEINTRÄCHTIGUNGEN DER NERVEN

Alzheimer-Krankheit *(S. 170)*
Vorsichtiger, langsamer Gang mit ausladenden Armbewegungen wie beim Gehen auf Eis. Verbunden mit Störungen von Gedächtnis und Urteilsvermögen, Stimmungsschwankungen, Angst, Unruhe, Verwirrung, Wahnvorstellungen und Verhaltensänderungen.

Multiple Sklerose *(S. 171)*
Unkoordinierter Gang, mit der Ferse zuerst auftretend, dann ein doppeltes Tippen mit den Zehen. Schwierigkeiten, einen Fuß vor den anderen zu setzen. Zudem Doppelsehen, Erschöpfung, Sprachstörungen und Inkontinenz.

Parkinson-Krankheit *(S. 171)*
Unwillkürliches Zittern in Ruhe (oft der Hände), Bewegungsverlangsamung, Steifheit, schlurfender Gang, gebeugte Haltung, leerer Gesichtsausdruck, Schlaflosigkeit, Depression.

Motoneuron-Krankheit *(S. 171)*
Rasch voranschreitende Muskelschwäche und -abbau, vornehmlich der unwillkürlichen Muskulatur, mit Neigung zum Stolpern, später Verlust der Fähigkeit, zu laufen, zu greifen und sogar zu schlucken. Manchmal Demenz und Lachen/Weinen ohne Anlass.

Spinale Muskelatrophie *(S. 162)*
Muskelschwäche, schlaffe Gliedmaßen, Zuckungen und meist zunehmender Grad an Beweglichkeitseinschränkung. Kann sich bei Kleinkindern in Problemen beim Husten und Weinen äußern, wenn Atemmuskulatur betroffen.

Chorea Huntington *(S. 171)*
Ruckartige Bewegungen mit zögerlichem Anheben der Beine und ständig gebeugten Knien. Oft unkontrollierte Arm- und Kopfbewegungen.

GENERELLE BESCHWERDEN DER GELENKE

Arthritis *(S. 157)*
Schmerzen, Schwellungen und Bewegungseinschränkungen eines Gelenks können von verschiedenen Formen der Arthritis herrühren, darunter die rheumatoide, bakterielle, reaktive und psoriatische Arthritis. Steifheit der Gelenke insbesondere morgens, entzündete Gelenke können gerötet oder geschwollen sein. Oft betroffen sind Hände, Knie, Hüfte und Rückgrat.

Morbus Bechterew *(S. 158)*
Zunehmende und anhaltende Schmerzen im unteren Rücken, steifes Rückgrat, entzündete Gelenke und Sehnen und Erschöpfung, resultierend in starken Bewegungseinschränkungen. In schweren Fällen gebeugte Haltung. Häufiger bei Männern.

Systemischer Lupus erythematodes *(S. 189)*
Geschwollene, schmerzende Gelenke, extreme Müdigkeit, Ausschlag an Händen und im Gesicht (meist roter, schmetterlingsförmiger Ausschlag auf Nase und Wangen).

ÜBELKEIT UND ERBRECHEN

Übelkeit ist das Gefühl sich erbrechen zu müssen, was jedoch nicht zwangsläufig passiert. Erbrechen kann zu Austrocknung, Apathie, Verwirrtheit und Koma führen. Die Ursachen können im Verdauungstrakt liegen, etwa bei Gastroenteritis *(S. 196)*. Infektionen wie Meningitis *(S. 168)* und Harnwegsinfekte (HWI) führen ebenfalls häufig zum Erbrechen. Wenn jemand keinerlei Getränke bei sich behalten oder nicht urinieren kann, ist dringend medizinische Hilfe nötig.

MIT KOPFSCHMERZEN

Migräne *(S. 166)*
Oft einseitiger Kopfschmerz mit Sehstörungen in Form von Lichtblitzen.

Meningitis *(S. 168)*
Ausschlag, Fieber, Kopfschmerz, steifer Nacken, Unwohlsein. Kann rasch zum Tod führen. Notfall. Notruf absetzen.

MIT BAUCHSCHMERZEN

Gallensteine *(S. 202)*
Schmerzen im rechten Oberbauch, die kommen und gehen. Manchmal mit Fieber und Gelbsucht (Gelbfärbung von Haut und Augen).

Akute Pankreatitis *(S. 202)*
Plötzliche, starke Schmerzen im mittleren Bauch, ausstrahlend zum Rücken. Müdigkeit, Grippesymptome, in schweren Fällen Gelbsucht.

Cholezystitis *(S. 202)*
Schmerzen im rechten Oberbauch, die kommen und gehen, mit Fieber, Zittern und Gelbsucht.

Alkoholmissbrauch *(S. 243)*
Alkohol reizt den Darm, verursacht Schmerzen im Oberbauch und manchmal blutiges Erbrechen.

Nierensteine *(S. 208)*
Periodischer Schmerz, der beginnend im unteren Rücken zum Bauch wandert. Oft mit Blut im Urin. Manchmal vermehrter Harndrang. Häufiger in heißen Gegenden.

Magengeschwür *(S. 200)*
Schmerz im mittleren Oberbauch, Verschlimmerung bei Hunger. Manchmal blutiges Erbrechen und verringerter Appetit. Bei blutigem Erbrechen dringend Hilfe suchen.

Darmverschluss *(S. 204)*
Schweres Erbrechen mit starken Bauchschmerzen und völliger Verstopfung.

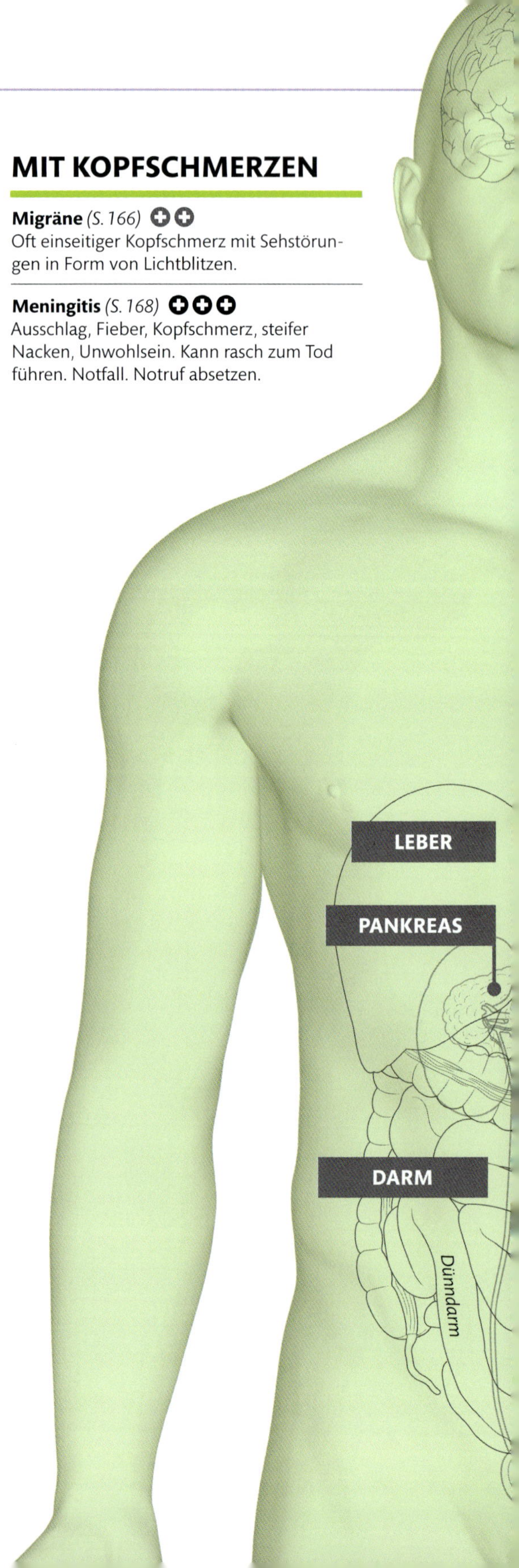

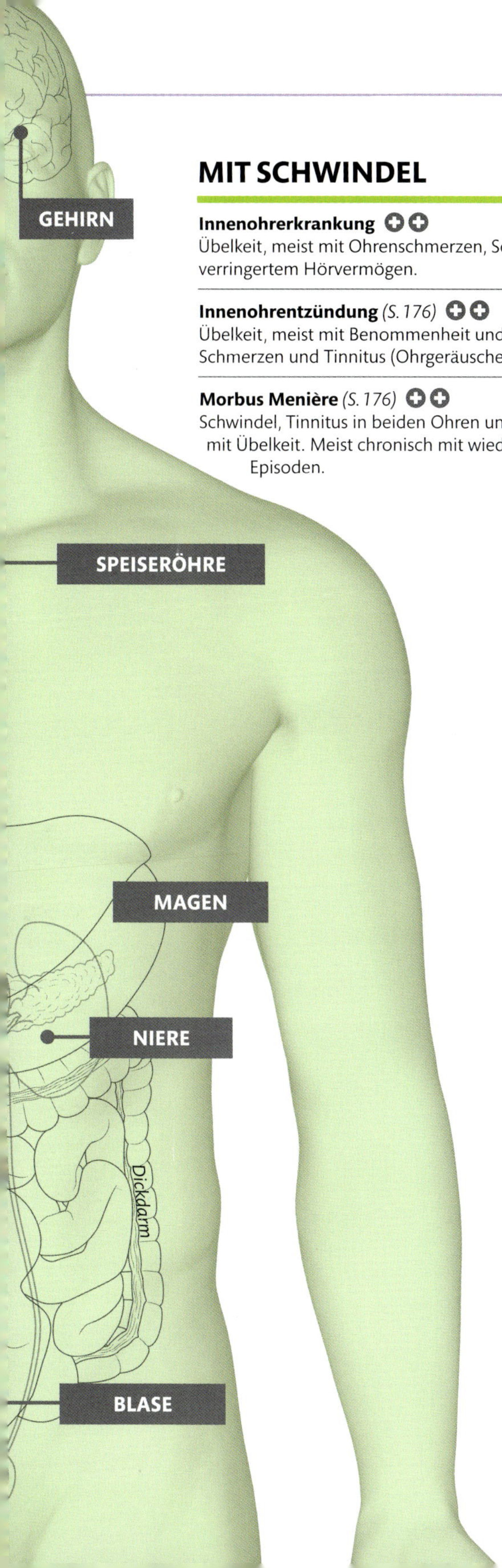

MIT SCHWINDEL

Innenohrerkrankung
Übelkeit, meist mit Ohrenschmerzen, Schwindel und verringertem Hörvermögen.

Innenohrentzündung *(S. 176)*
Übelkeit, meist mit Benommenheit und Schwindel, Schmerzen und Tinnitus (Ohrgeräusche).

Morbus Menière *(S. 176)*
Schwindel, Tinnitus in beiden Ohren und Hörverlust mit Übelkeit. Meist chronisch mit wiederkehrenden Episoden.

ERBRECHEN BEI KINDERN

Bei Babys und Kleinkindern kann Erbrechen schnell zur Austrocknung führen und deshalb ein ernsteres Problem sein als bei älteren Kindern und Erwachsenen.

Erbrechen kann ein Zeichen von Infektionen sein, wie Gastroenteritis *(S. 196)*, Meningitis *(S. 168)* oder Harnwegsinfekten *(S. 209)*. Manchmal werden sie begleitet von Durchfall. Erbrechen kann auch auf einen frühen Diabetes *(S. 219)* hinweisen oder in sehr seltenen Fällen auf einen Gehirntumor *(S. 168)*. Bei weiteren Symptomen, anhaltendem oder häufigem Erbrechen sollte dringend ärztlicher Rat eingeholt werden.

MIT DURCHFALL

Gastroenteritis *(S. 196)*
Oft verbunden mit Magenschmerzen und Veränderungen des Stuhlgangs, meist Durchfall.

Lebensmittelvergiftung *(S. 197)*
Oft mit Bauchschmerzen und Durchfall.

Norovirusinfektion *(S. 196)*
Durchfall sowie Übelkeit und Erbrechen. Am häufigsten bei Kindern.

Fadenwurmbefall *(S. 238)*
Befall führt zu schlechter Gesundheit und bei Kindern zu Störungen des Wachstums. Bauchschmerzen und Durchfall mit Ausschlag, Müdigkeit. In Entwicklungsländern verbreitet.

MIT BLUT IM URIN

Pyelonephritis *(S. 208)*
Erbrechen mit grippeähnlichen Symptomen, Blut im Urin und Rückenschmerzen. Häufiger bei Frauen. Bei schweren Symptomen dringend Hilfe suchen.

Nierensteine *(S. 208)*
Periodischer Schmerz, der beginnend im unteren Rücken zum Bauch wandert. Oft mit Blut im Urin. Manchmal vermehrter Harndrang. Häufiger in heißen Gegenden.

Chronische Niereninsuffizienz *(S. 208)*
Appetitverlust, Übelkeit, Erbrechen, Erschöpfung, Schwäche, Juckreiz, Lethargie, Schwellungen, Kurzatmigkeit, Muskelkrämpfe und Kopfschmerzen.

MÜDIGKEIT

Nach anstrengendem Training, schwerer Arbeit oder wenn man schlecht geschlafen hat, ist Müdigkeit ganz normal. Auch in der Schwangerschaft oder nach einer Virusinfektion, etwa einer Grippe, kann länger anhaltende Erschöpfung auftreten. Andauernde, starke Müdigkeit ohne erkennbaren Grund kann jedoch Ausdruck eines gesundheitlichen Problems sein.

MEDIKAMENTE

Bestimmte Medikamente (auch rezeptfreie) und Freizeitdrogen können müde machen, beispielsweise Mittel gegen Bluthochdruck (wie etwa Betablocker). Manche Antihistaminika können zu Benommenheit führen. Ziehen Sie Ihren Arzt oder Apotheker zurate, wenn Sie den Eindruck haben, dass ein Medikament die Ursache Ihrer Müdigkeit sein könnte.

Diabetes *(S. 219)*
Müdigkeit und Muskelschwäche, gesteigerter Durst und häufiger Harndrang. Zudem häufige Infektionen und langsame Wundheilung.

Anämie *(S. 186)*
Müdigkeit, Schwächegefühle, blasse Haut, Herzrasen und Kopfschmerzen.

Schilddrüsenunterfunktion *(S. 220)*
Extreme Müdigkeit, verbunden mit weiteren Anzeichen verringerter Schilddrüsenfunktion, etwa Haarausfall, trockene Haut, Gewichtszunahme, Verstopfung, heisere Stimme.

Herzinsuffizienz *(S. 181)*
Lang anhaltende Atemlosigkeit nach Aktivität oder im Ruhezustand, Müdigkeit, geschwollene Fußknöchel. Seltener andauernder Husten, Keuchen, Appetitverlust.

Chronisch-entzündliche Darmerkrankungen *(S. 203)*
Müdigkeit mit anhaltendem, blutigem Durchfall, Bauchschmerz, Fieber, Gewichtsverlust.

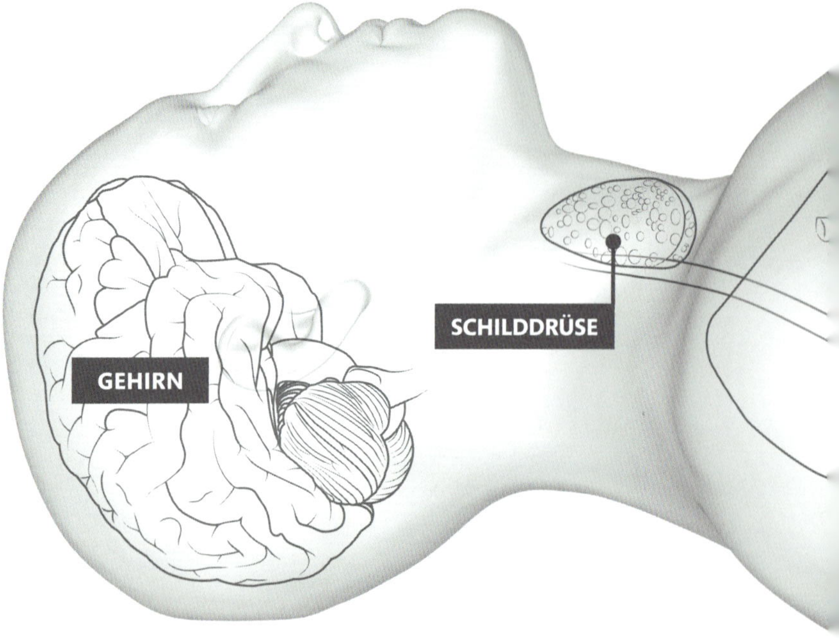

Pfeiffersches Drüsenfieber *(S. 235)*
Extreme Müdigkeit mit Fieber, Halsschmerzen und geschwollenen Lymphknoten an Hals, Achseln und Leiste. Dazu verquollene Augen, Bauchschmerzen. Bei starken Bauchschmerzen sofort Hilfe suchen.

Hepatitis *(S. 200)*
Müdigkeit mit Symptomen von Gelbsucht und Juckreiz. Allgemeines Unwohlsein und rechtsseitige Bauchschmerzen.

Tuberkulose *(S. 236)*
Extreme Müdigkeit mit Brustschmerzen, Fieber, Nachtschweiß und Gewichtsverlust. Manchmal blutiger Husten. Symptome entwickeln sich meist über mehrere Wochen.

Leukämie *(S. 187)*
Müdigkeit, blasse Haut, Atemlosigkeit, Benommenheit, Fieber, Nachtschweiß und geschwollene Lymphknoten an Hals, Achseln und Leiste. Manchmal Schwellung von Bauch, Knöcheln, Knochenschmerzen, Neigung zu Blutungen, blauen Flecken und Infektionen.

Multiple Sklerose *(S. 171)*
Müdigkeit, Doppelsehen, Schmerzen und Sehverlust eines Auges, Inkontinenz und Muskelkrämpfe. Manchmal Taubheit in Beinen, Gleichgewichtsstörungen und Schmerzen in einem Körperteil.

Systemischer Lupus erythematodes *(S. 189)*
Extreme Müdigkeit mit schmerzhaft geschwollenen Gelenken, schmerzender oder juckender Ausschlag an Händen und Gesicht (meist roter, schmetterlingsförmiger Ausschlag auf Nase und Wangen), Verschlimmerung durch Sonnenlicht.

Sichelzellenanämie *(S. 186)*
Müdigkeit und allgemeine Schwäche. Starke, lähmende Schmerzen während einer Sichelzellkrise können jedes Körperteil betreffen. Erhöhte Anfälligkeit für Infektionen und verzögerte Pubertät bei Jugendlichen.

Mangelernährung *(S. 197)*
Anhaltende Müdigkeit und Schwäche, Apathie und Krankheitsneigung mit verlängerter Rekonvaleszenz. Bei zu geringer Nahrungsaufnahme auch Gewichtsverlust.

Depression *(S. 242)*
Anhaltende Niedergeschlagenheit, keine Freude an Freizeitaktivitäten mit Gefühlen von Schuld, Wertlosigkeit und Verzweiflung. Zudem Störungen von Konzentration und Gedächtnis, verminderte Entschlussfreudigkeit.

Saisonal-affektive Störung *(S. 242)*
Symptome wie bei Depression (oben), beginnt meist im Herbst und lässt im Frühling nach.

Schlaflosigkeit *(S. 241)*
Unzureichender Schlaf aufgrund von Ein- oder Durchschlafstörungen. Müdigkeit, Konzentrationsstörung, Reizbarkeit. Wenn anhaltend, Arzt aufsuchen.

Chronisches Erschöpfungssyndrom *(S. 166)*
Überwältigende Müdigkeit, Gelenkschmerzen ohne Schwellung oder Rötungen, keine Verbesserung durch Ruhe. Verbunden mit Kopfschmerzen, Konzentrations- und Gedächtnisstörungen, Halsschmerzen, empfindlichen Lymphknoten an Hals, Achseln und Leiste.

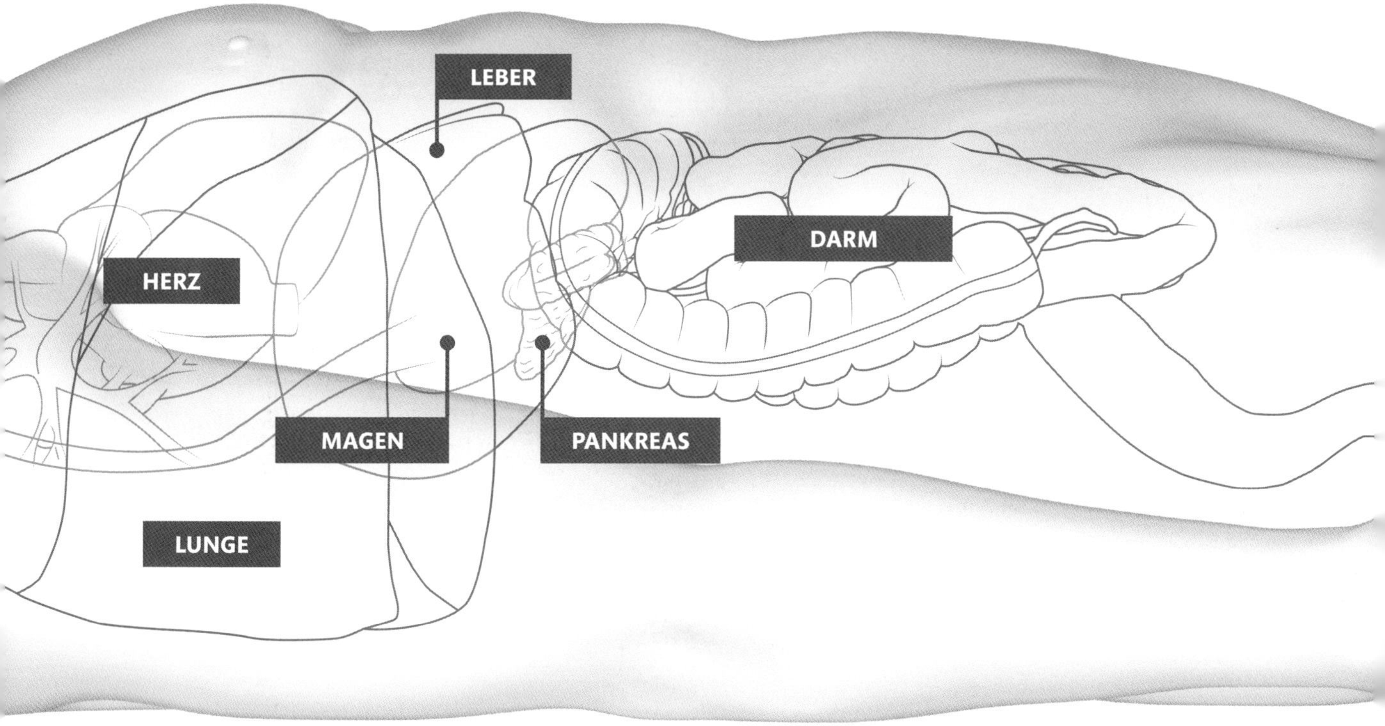

FIEBER

Bei Fieber steigt die Körpertemperatur über 38 °C an. Meist tritt es infolge einer Infektion auf, es kann jedoch auch durch Überhitzung und bestimmte Krebsarten, etwa ein Lymphom *(S. 188)*, verursacht werden. Viele der bekannten Infektionskrankheiten wie Windpocken, Röteln und Masern äußern sich durch einen typischen Ausschlag *(S. 32–33)* und Fieber.

Grippe *(S. 232)*
Hohes Fieber, verbunden mit allgemeinen Beschwerden, Kopfschmerzen, trockenem Husten und verstopfter oder laufender Nase. Zudem Erbrechen und Durchfall. In schweren Fällen oder wenn Kind oder Person in fortgeschrittenem Alter betroffen, den Arzt aufsuchen.

Covid-19 *(S. 232)*
Fieber, insbesondere wenn es von Husten und/oder einer Veränderung oder dem Verlust des Geruchs- oder Geschmackssinns begleitet wird. Den Arzt aufsuchen, wenn die Symptome schwerwiegend sind oder sich mit einer bestehenden Erkrankung entwickeln.

Lungenentzündung *(S. 194)*
Hohes Fieber mit beidseitigen Bauchschmerzen, Husten (manchmal blutig) und allgemeines Unwohlsein.

Nierenbeckenentzündung *(S. 208)*
Erbrechen mit grippeähnlichen Symptomen, Blut im Urin, Rückenschmerzen. Bei starken Bauchschmerzen Hilfe suchen.

Pfeiffer-Drüsenfieber *(S. 235)*
Extreme Müdigkeit mit Fieber, Halsschmerzen und vergrößerten Lymphknoten an Hals, Achsel und Leiste. Auch verquollene Augen und Bauchschmerzen. Bei starken Bauchschmerzen Hilfe suchen.

Sepsis *(S. 234)*
Infektionssymptome wie Fieber, Husten oder häufiges/schmerzhaftes Urinieren, Schüttelfrost. Herzrasen, schnelle, flache Atmung und kalte, blasse Hände und Füße. Übelkeit, Erbrechen. Im fortgeschrittenen Stadium Krampfanfälle, Ohnmacht und Tod. Notfall. Notruf absetzen.

Meningitis *(S. 168)*
Fieber und steifer Nacken, starkes Unwohlsein und Lichtempfindlichkeit. Manchmal roter Ausschlag, der sich bei Druck nicht entfärbt. Unbehandelt treten in schweren Fällen oft Krampfanfälle auf. Kann schnell zum Tod führen. Notfall. Notruf absetzen.

Typhus *(S. 235)*
Fieber mit Kopfschmerzen, Müdigkeit, Bauchschmerzen und Verstopfung. Kann übergehen in Durchfall, Ausschlag auf Brust und Bauch.

Tuberkulose *(S. 236)*
Hohes Fieber und extreme Müdigkeit mit Brustschmerzen, Nachtschweiß und Gewichtsverlust. Manchmal blutiger Husten. Symptome entwickeln sich meist langsam über mehrere Wochen.

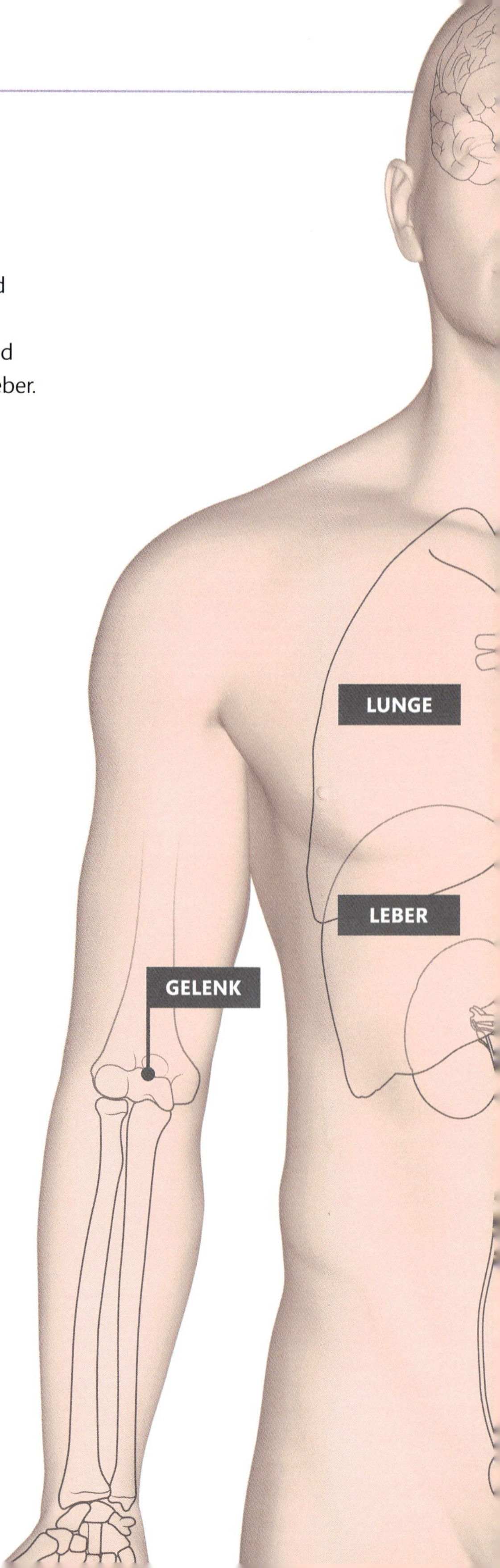

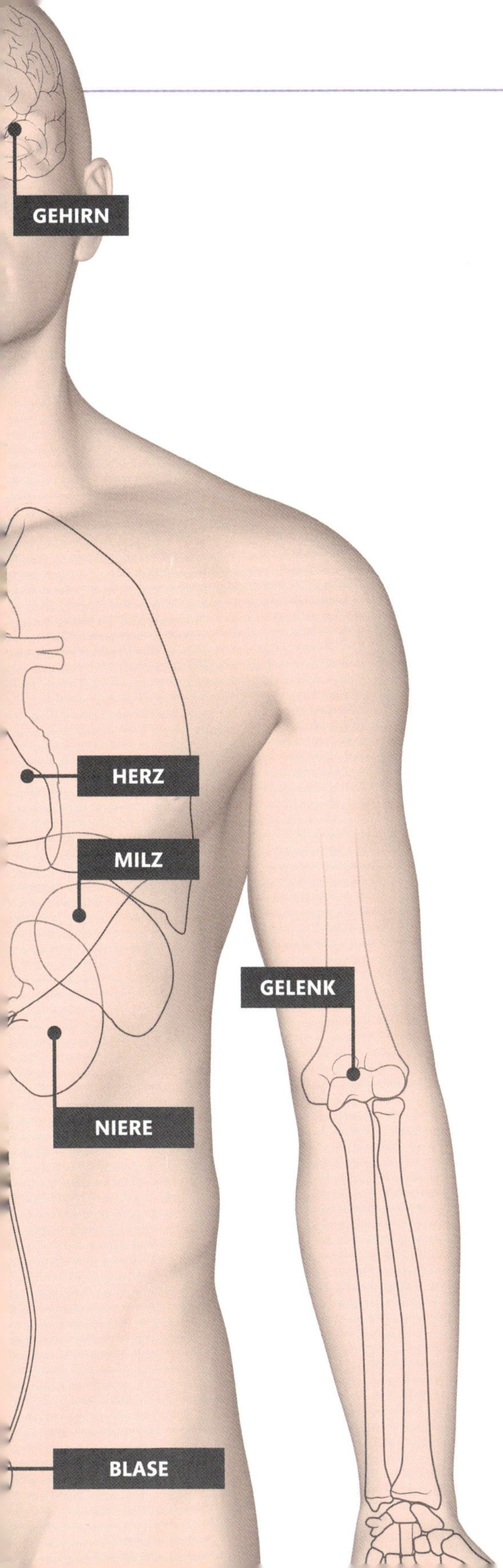

SOFORT ÄRZTLICHE HILFE SUCHEN BEI:

HOHEM FIEBER ODER **ZUSÄTZLICHER GEFÄHRDUNG**

STEIFEM NACKEN MIT **HAUTAUSSCHLAG**

ATEMBESCHWERDEN ODER **ATEMLOSIGKEIT**

BEWUSSTSEINSVERLUST

Infektiöse Endokarditis *(S. 182)* ✚✚✚
Fieber, kalter Schweiß und allgemeines Unwohlsein. Appetit- und Gewichtsverlust. Manchmal Brustschmerzen bei tiefem Einatmen und geschwollene Gelenke. Tritt oft bei Herzklappenbeschwerden oder nach Herzoperation auf.

Septische Arthritis *(S. 157)* ✚✚✚
Fieber und Unwohlsein, verbunden mit zunehmenden Schmerzen, Anschwellen, Rötung und Erwärmung des Gelenks. Verschlimmerung bei Bewegung.

Tetanus *(S. 235)* ✚✚✚
Hohes Fieber, Schwitzen, steifer Nacken und Muskelkrämpfe, dadurch Schluckschwierigkeiten. Manchmal allgemeine Muskelsteifheit mit Kieferklemme, sodass der Mund nicht mehr geöffnet werden kann.

Lymphom *(S. 188)* ✚✚✚
Hohes Fieber mit sehr starkem Nachtschweiß, vergrößerten Lymphknoten, meist an Hals oder über dem Schlüsselbein, und Gewichtsverlust. Manchmal anhaltender Husten, Kurzatmigkeit und Brustschmerzen.

Hitzeerschöpfung *(S. 239)* ✚
Massives Schwitzen, starker Durst, Müdigkeit, Muskelkrämpfe, Übelkeit und Erbrechen, Schwäche, Torkeln und Kopfschmerzen. Bei weiterer Hitzeeinwirkung kann sich ein Hitzschlag (siehe unten) entwickeln.

Hitzschlag *(S. 239)* ✚✚✚
Fieber, Verwirrtheit, Orientierungslosigkeit und beschleunigte, flache Atmung. Kann zu Krampfanfällen und Bewusstlosigkeit führen.

Malaria *(S. 237)* ✚✚✚
Zuerst grippeähnliche Symptomen, wie Gliederschmerzen, Kopfschmerzen, Zittern, Fieber, Schwitzen und Appetitverlust. Zudem Durchfall, Erbrechen, Husten.

GEWICHTSZUNAHME

Der häufigste Grund für langfristige Gewichtszunahme ist, regelmäßig zu viel zu essen oder zu trinken und sich zu wenig zu bewegen. Viele Menschen nehmen im Alter zu, da sie weniger aktiv sind und die Muskelmasse zurückgeht, sodass der Körper weniger Kalorien verbraucht. Eine Krankheit, die zu verringerter Mobilität, Wassereinlagerungen oder stressbedingter Überernährung führt, kann ebenfalls krankhafte Gewichtszunahme verursachen.

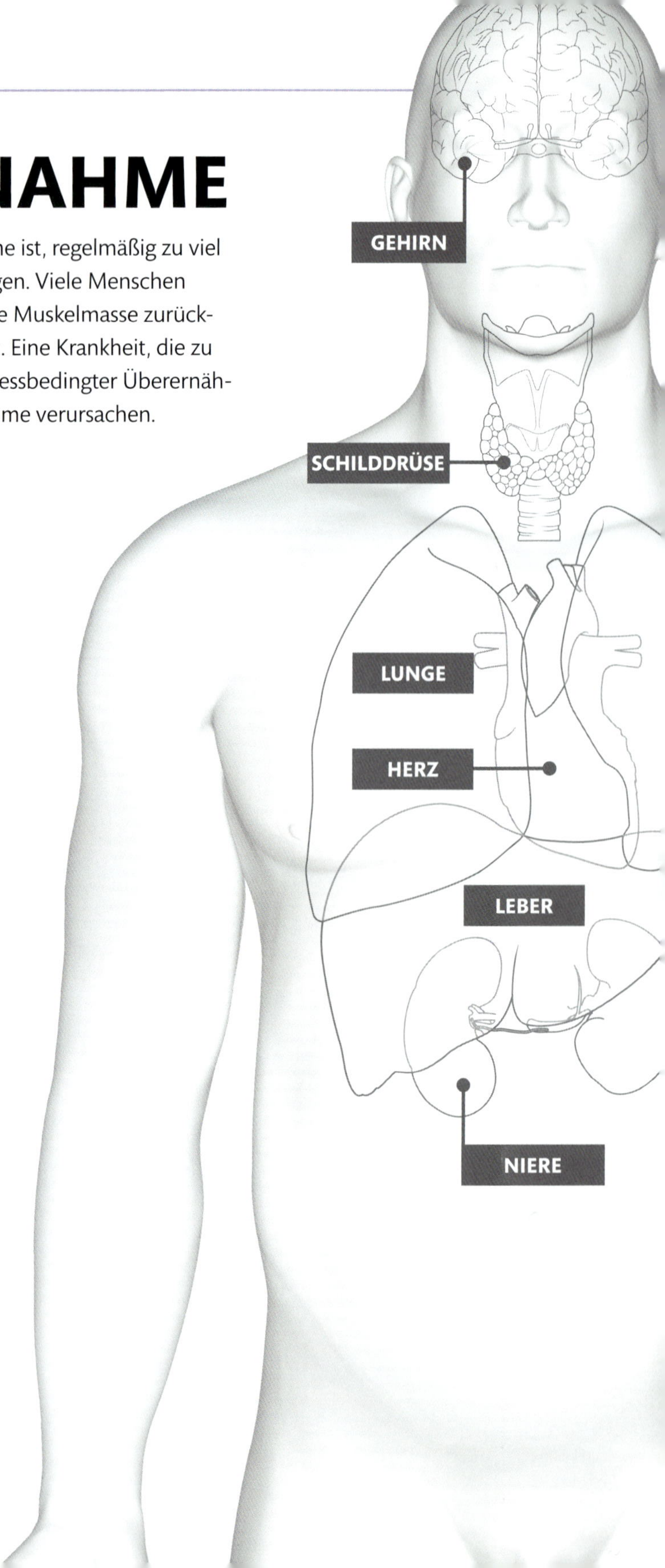

WASSEREINLAGERUNG

Herzinsuffizienz *(S. 181)*
Gewichtszunahme mit anhaltender Atemlosigkeit, besonders beim Laufen und flachen Liegen. Verbunden mit Müdigkeit, geschwollenen Knöcheln, Husten, der sich bei Nacht verschlimmert, und häufigem nächtlichem Harndrang. Bei starken oder zunehmenden Symptomen dringend Hilfe suchen.

Leberzirrhose *(S. 201)*
Wassereinlagerungen in Füßen, Knöcheln, Beinen und Bauch, verbunden mit Bauch- und Beinschmerzen. Müdigkeit, Appetitverlust, Blutungsneigung. Juckreiz und Gelbsucht (Gelbfärbung von Haut und Augen). Verwirrtheit.

WASSEREINLAGERUNGEN BEI FRAUEN

Bei Frauen kann die Einlagerung von Wasser (Ödem) mit dem Menstruationszyklus variieren und somit das Körpergewicht beeinflussen.

Prämenstruelles Syndrom *(S. 212)*
Gewichtszunahme, verbunden mit Aufschwemmung und Wassereinlagerung. Kann auch mit Empfindlichkeit der Brüste, Reizbarkeit und Niedergeschlagenheit einhergehen. Tritt bis zu zwei Wochen vor der Periode auf und endet etwa zur gleichen Zeit wie die Periode.

Idiopathisches Ödem
Leichte Wassereinlagerung ohne ernste Ursache, tritt häufig bei Frauen vor der Periode auf. Meist bei Nacht zunehmende Schwellung von Händen, Füßen und Bauch.

Polyzystisches Ovarialsyndrom *(S. 213)*
Gewichtszunahme mit unregelmäßiger oder ausbleibender Periode. Manchmal übermäßiger Haarwuchs an Gesicht, Rücken oder Bauch, Akne und Unfruchtbarkeit.

Schilddrüsenunterfunktion *(S. 220)*
Gewichtszunahme mit extremer Müdigkeit und weiteren Symptomen verringerter Schilddrüsenaktivität, darunter Haarausfall, trockene Haut, Verstopfung, heisere Stimme. Symptome entwickeln sich meist über Monate und Jahre.

Eingeschränkte Mobilität
Jede Erkrankung, die zugleich die Mobilität einschränkt, wie etwa rheumatische Arthritis *(S. 157)*, kann zu Gewichtszunahme führen.

Depression *(S. 242)*
Gewichtszunahme, verbunden mit anhaltender Niedergeschlagenheit, Unfähigkeit, Freizeitaktivitäten zu genießen, Gefühlen von Schuld, Wertlosigkeit und Verzweiflung. Störungen von Konzentration und Gedächtnis, mangelnde Entschlussfähigkeit.

Stress und Angstzustände *(S. 240)*
Überernährung mit Gewichtszunahme. Manchmal Schlafstörungen, Neigung zum Grübeln, Konzentrationsstörungen, Reizbarkeit, Kopfschmerzen und Magenkrämpfe.

Cushing-Syndrom *(S. 221)*
Gewichtszunahme, meist im Bauchbereich mit Dehnungsstreifen. Verbunden mit aufgequollenem, gerötetem Gesicht und dünner Haut, die zu blauen Flecken neigt, Muskelschwäche, Stimmungsschwankungen und Depression. Bei Frauen zudem unregelmäßige oder ausbleibende Periode und verstärkte Gesichtsbehaarung.

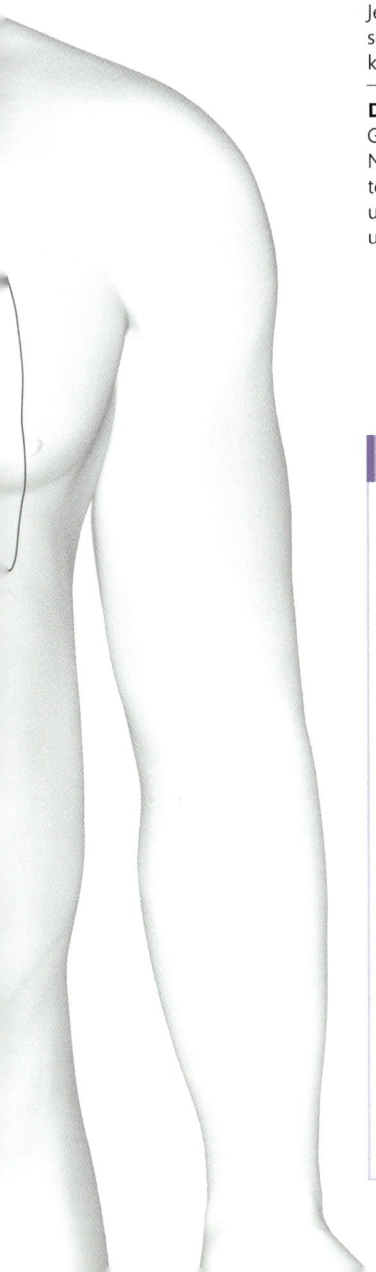

HABEN SIE EIN GESUNDES GEWICHT?

Mit diesem Diagramm können Sie feststellen, ob Ihr Gewicht in einem gesunden Bereich liegt. Anhand von Körpergröße und Gewicht kann der Body Mass Index (BMI) berechnet werden, ein Maß für den Körperfettanteil. Auch wenn das Diagramm anzeigt, dass Ihr Gewicht sich in einem gesunden Bereich bewegt, haben Sie ein erhöhtes Risiko für Herzkreislauferkrankungen, wenn Ihr Bauchumfang über 89 cm (bei Frauen) beziehungsweise 102 cm (bei Männern) liegt.

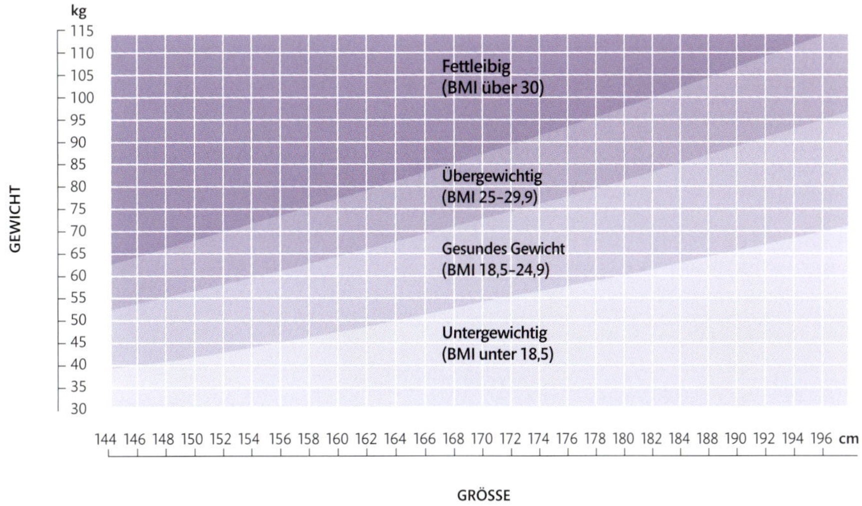

GEWICHTSVERLUST

Gewichtsschwankungen aufgrund zeitweiliger Veränderungen der Ernährung oder des Bewegungspensums sind normal. Starker Gewichtsverlust ohne erkennbaren Grund, besonders in Verbindung mit weiteren Symptomen, kann jedoch auf eine Erkrankung hinweisen. In diesem Fall sollten Sie einen Arzt aufsuchen.

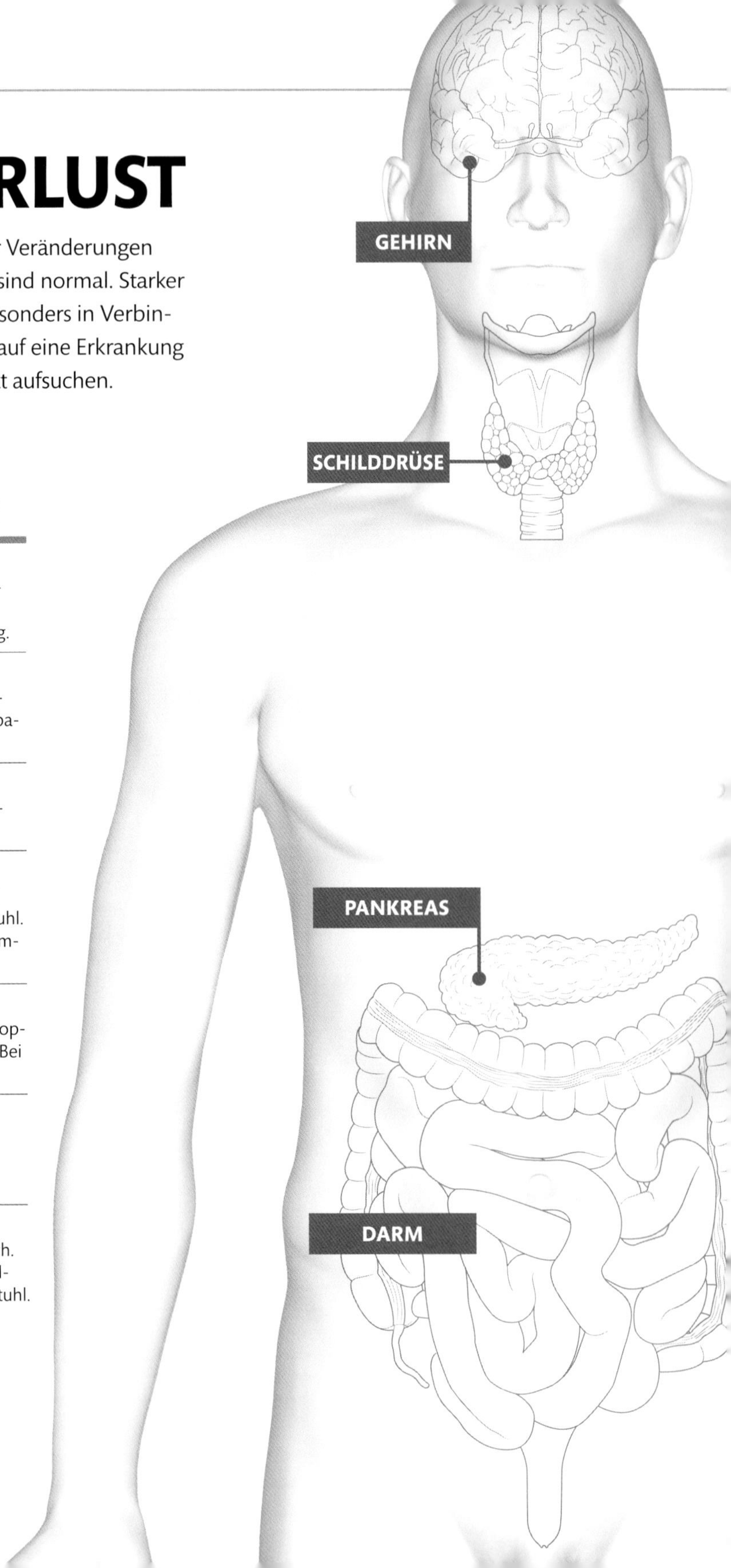

AUSLÖSENDE ERKRANKUNGEN

Diabetes *(S. 219)*
Gewichtsverlust, verbunden mit Müdigkeit und Muskelschwäche. Gesteigerter Durst und häufiger Harndrang. Neigung zu Infektionen und verlangsamte Wundheilung.

Schilddrüsenüberfunktion *(S. 220)*
Gewichtsverlust trotz gesteigerten Appetits, oft mit Reizbarkeit, Schwitzen, Zittern der Hände, Palpitation (spürbares Herzklopfen), Durchfall und Wärmeintoleranz.

Entzündliche Darmerkrankung *(S. 203)*
Bauchschmerzen, Blut oder Schleim im Stuhl, Gewichtsverlust, Fieber, Unwohlsein und Völlegefühl.

Malabsorption *(S. 202)*
Gewichtsverlust, verbunden mit anhaltendem Durchfall und hellem, übel riechendem, schwer zu spülendem Stuhl. Müdigkeit und Muskelschwäche. Bei Kindern verlangsamtes Wachstum.

Zöliakie *(S. 204)*
Gewichtsverlust, Bauchschmerzen, Durchfall oder Verstopfung, Blähungen und Flatulenz. Liegt oft in der Familie. Bei Kindern schlechte Gewichtszunahme.

Darmkrebs *(S. 206)*
Gewichtsverlust, Durchfall (mit oder ohne Blut) und manchmal Verstopfung. Manchmal Anämie und Bauchschmerzen.

Magenkrebs *(S. 200)*
Gewichts- und Appetitverlust. Schmerzen im Oberbauch. Manchmal Verdauungsprobleme und Übelkeit. Unwohlsein und Anämie (Müdigkeit, Blässe). Dunkles Blut im Stuhl.

GEWICHTSVERLUST BEI KREBS

Krebs verursacht auf verschiedene Arten Gewichtsverlust: indem er den Stoffwechsel ankurbelt, sodass mehr Kalorien verbrannt werden als sonst, den Appetit reduziert und die Aufnahme von Nährstoffen aus der Nahrung verhindert. Die Höhe des Gewichtsverlusts hängt von der Art des Krebses ab und wie weit er fortgeschritten ist. Viele Menschen mit Magen-, Bauchspeicheldrüsen- und Speiseröhrenkrebs haben oft schon sehr viel Gewicht verloren, bis bei ihnen Krebs diagnostiziert wird. Frauen mit Brustkrebs und Männer mit Prostatakrebs dagegen haben bei der Erstdiagnose oft kaum Gewicht verloren. Dennoch ist Gewichtsverlust bei fast allen Krebsarten typisch. In fortgeschrittenem Stadium kommt es auch zu einem Verlust an Muskeln und anderem Körpergewebe.

Appetitverlust
Viele Erkrankungen gehen mit mangelndem Appetit und Gewichtsverlust einher. Dazu zählen Magengeschwüre, Darmerkrankungen, Zahn- und Mundprobleme, Leber- und Nierenkrankheiten sowie verschiedene Krebsarten.

Medikamentöse Nebenwirkungen
Viele Medikamente verursachen Gewichtsverlust, sei es durch mangelnden Appetit, Übelkeit oder Erbrechen. Bei starken oder anhaltenden Beschwerden zum Arzt gehen.

Unterernährung *(S. 197)*
Gewichtsverlust, schlechter Appetit, anhaltende Müdigkeit und Schwäche. Frieren, erhöhte Infektanfälligkeit, langsame Genesung. Bei Kindern verzögertes Wachstum.

Alkohol-/Drogenmissbrauch *(S. 243)*
Appetitverlust durch Völlegefühl, Übelkeit, Erbrechen und Bauchschmerzen.

Stress oder Angst *(S. 240)*
Appetitverlust und Desinteresse am Essen.

Depression *(S. 242)*
Anhaltende Niedergeschlagenheit, wenig Lust auf Aktivitäten, Gefühle von Schuld, Verzweiflung und Wertlosigkeit. Konzentrationsstörungen, Vergesslichkeit, Entscheidungsschwäche.

Anorexia nervosa *(S. 243)*
Starker Gewichtsverlust. Ständige Beschäftigung mit Essen, Gewicht und Körper in Verbindung mit Müdigkeit und Frieren. Feiner Haarflaum am Körper. Bei Frauen Ausbleiben der Menstruation.

INFEKTIONEN UND INFESTATIONEN

Tuberkulose *(S. 236)*
Gewichtsverlust, starke Erschöpfung mit Fieber, Nachtschweiß, Bluthusten und Brustschmerzen. Symptome entwickeln sich über Wochen hinweg.

HIV/AIDS *(S. 188)*
Fieber, Gewichtsverlust, Nachtschweiß und ständig geschwollene Lymphknoten. Auffällig viele Genitalwarzen, anhaltender Durchfall sowie Entzündungen im Mund, des Zahnfleisches und der Haut.

Darmparasitose *(S. 237)*
Gewichtsverlust bei anhaltendem Durchfall aufgrund einer Infektion wie Amöbiasis *(S. 237)*, Hakenwurmbefall *(S. 238)*, Kryptosporidiose *(S. 237)* und Giardiasis *(S. 237)*. Verbreitet an Orten mit eingeschränktem Zugang zu sauberem Wasser.

Bandwurmbefall *(S. 238)*
Bauchschmerzen, Übelkeit und Erbrechen, Gelbsucht (gelbe Haut oder gelbes Augenweiß), mangelnde Energie. Weiße, reiskornähnliche Flecken (Bandwurmeier) im Stuhl.

HAUT AUSSCHLÄGE

Hautausschläge lassen sich anhand ihrer Symptome diagnostizieren – etwa Juckreiz bei Allergien – oder anhand der Farbe, wie zum Beispiel der rötliche Lichen planus. Geht der Ausschlag mit Fieber einher, spricht das für eine Infektion als Ursache.

JUCKENDER AUSSCHLAG

Insektenstich *(S. 239)*
Erhöhte Beulen auf der Haut, die intensiv jucken können. Stiche können gruppiert oder entlang einer Linie auftreten. Verursacher sind etwa Stechmücken, Flöhe und Bettwanzen.

Windpocken *(S. 233)*
Ausschlag mit roten Punkten, die zuerst flach sind und dann leicht hervortreten. Danach bilden sich Bläschen, die schließlich verkrusten. Die Punkte erscheinen in Gruppen über drei bis fünf Tage. Zudem Juckreiz, Halsschmerzen und Fieber.

Ekzem *(S. 222)*
Juckende, trockene, manchmal gerötete Haut. Durch starkes Kratzen kann die Haut aufreißen und sich mit der Zeit verdicken.

Seborrhoisches Ekzem *(S. 222)*
Schuppiger Ausschlag auf der Kopfhaut, der Abblättern und Rötung der Haut verursacht. Kann auch an Augenbrauen und seitlich an der Nase auftreten.

Röschenflechte *(S. 223)*
Beginnt meist mit einem roten Primärfleck, von dem aus sich nach einigen Tagen kleinere Herde ausbreiten, die sich am Rand leicht schuppen können.

Nesselsucht *(S. 223)*
Stark juckender, fleckig roter Ausschlag, der an verschiedenen Stellen des Körpers auftreten kann. Manchmal bilden sich Erhebungen auf der Haut, sogenannte Quaddeln.

Kontaktdermatitis *(S. 222)*
Juckende, gerötete Haut, ähnlich einem Ekzem. Entwickelt sich aufgrund einer allergischen Reaktion bei Hautkontakt, zum Beispiel nach der Anwendung von Haarfarbe.

Krätze *(S. 229)*
Intensiver Juckreiz, vor allem nachts. Manchmal aufgekratzte Knötchen und s-förmige Linien (Bohrkanäle), besonders seitlich an Fingern und Handgelenken, bei Männern auch an Penis und Hoden.

Lichen planus *(S. 222)*
Kleine, erhabene rötliche Knoten an der Innenseite von Handgelenk, Unterarm und Bein. Breitet sich zu anderen Körperstellen hin aus, etwa an Nägeln, Mund und Kopfhaut. Befällt den Körper meist symmetrisch. Manchmal erhabene weiße Linien auf den Knötchen. Kann stark jucken.

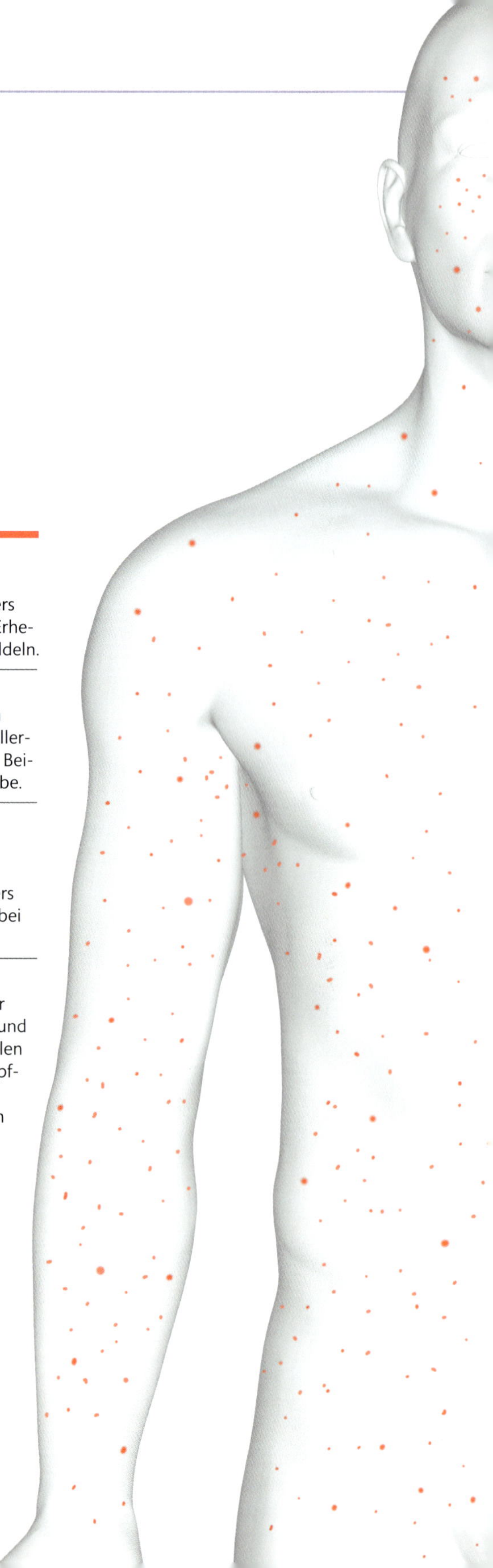

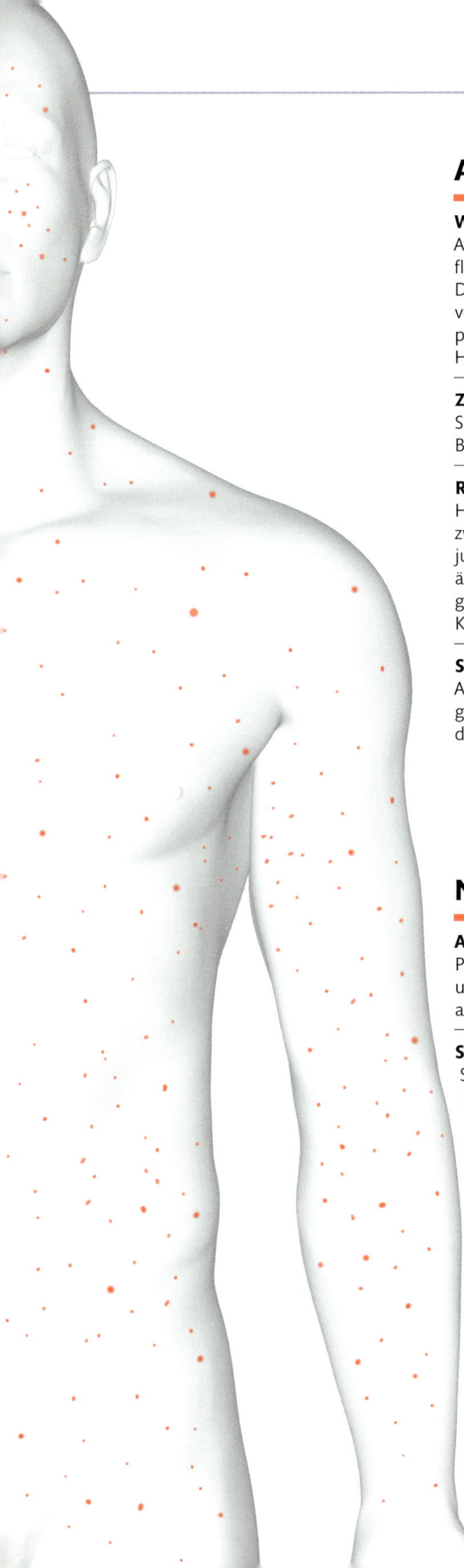

AUSSCHLAG MIT FIEBER

Windpocken *(S. 233)*
Ausschlag mit roten Punkten, die zuerst flach sind und dann leicht hervortreten. Danach bilden sich Bläschen, die schließlich verkrusten. Die Punkte erscheinen in Gruppen über drei bis fünf Tage. Zudem Juckreiz, Halsschmerzen und Fieber.

Zellulitis (Phlegmone) *(S. 228)*
Sich ausbreitende, schmerzhafte Hautrötung. Betrifft meist einseitig den Unterschenkel.

Ringelröteln *(S. 234)*
Hellroter Ausschlag auf den Wangen. Nach zwei bis drei Tagen breitet sich ein nicht juckender Ausschlag, der einem Spitzentuch ähnelt, über den Körper aus. Manchmal gehen leichtes Fieber, Unwohlsein und Kopfschmerzen voraus.

Scharlach *(S. 235)*
Ausschlag aus feinen roten Punkten am ganzen Körper. Manchmal blasse Haut um den Mund und Halsschmerzen.

Masern *(S. 234)*
Beginnt mit flachen Punkten auf Gesicht und Hals, die sich über den Rumpf ausbreiten. Vorausgehend hohes Fieber. Zudem gerötete Augen, laufende Nase und Halsschmerzen.

Röteln *(S. 233)*
Bei Kindern Ausschlag mit flachen Punkten, die sich von hinter den Ohren zu Gesicht, Hals und Rumpf ausbreiten. Bei Erwachsenen mit Fieber, geröteten Augen und Gelenkschmerzen verbunden.

Borreliose *(S. 236)*
Kreisförmiger roter Ausschlag um einen Zeckenbiss, verbunden mit grippeähnlichen Symptomen, Müdigkeit, Kopfschmerzen, Fieber, steifem Nacken, Muskel- und Gelenkschmerzen.

Kawasaki-Syndrom *(S. 185)*
Fieber mit Rötung der Hände und Füße, dann Hautschuppung und fleckig-roter Hautausschlag auf dem Rumpf. Häufiger bei Kindern aus Japan, Korea und Taiwan.

NICHT JUCKEND

Akne *(S. 223)*
Pickel im Gesicht, besonders auf Wangen und Stirn. Kann auch oberhalb der Brust und am Rücken auftreten.

Schuppenflechte *(S. 222)*
Symmetrischer Ausschlag mit weißen Schuppen (wo die Haut trocken ist). Kann an Ellbogen und Knien, Kopfhaut, unterem Rücken, Genitalien und Nabel auftreten. Manchmal Veränderungen der Nägel.

Rosazea *(S. 223)*
Fleckförmige Rötung und Pusteln an den Wangen. Pusteln können sich auf Kinn und Stirn ausweiten. Manchmal verdickt sich die Haut an der Nase.

Lyme-Krankheit *(S. 236)*
Kreisförmiger roter Ausschlag um einen Zeckenbiss. Verbunden mit grippeähnlichen Symptomen, Müdigkeit, Kopfschmerzen, Fieber, steifem Nacken, Muskel- und Gelenkschmerzen.

HAUT MALE UND VERFÄRBUNGEN

Die Hautfarbe wird von der Menge an Melaninpigmenten in der schützenden oberen Hautschicht (Epidermis) bestimmt. Diese reagiert auf äußere Einflüsse, etwa auf ultraviolettes Licht, das in großen Mengen langfristig Hautkrebs hervorrufen kann. Die Epidermis ist auch ein Spiegel innerer Krankheiten wie Infektionen.

ARME UND BEINE

Ekzem *(S. 222)*
Juckende, trockene, manchmal gerötete Haut. Durch starkes Kratzen kann die Haut aufreißen und sich mit der Zeit verdicken.

Schuppenflechte *(S. 222)*
Symmetrischer Ausschlag mit weißen Schuppen (an trockenen Hautstellen). Kann an Ellbogen und Knien, Kopfhaut, unterem Rücken, Genitalien und Nabel auftreten. Manchmal Veränderungen der Nägel.

Zellulitis (Phlegmone) *(S. 228)*
Sich ausbreitende, schmerzhafte Hautrötung. Betrifft meist einseitig den Unterschenkel.

Livedo reticularis *(S. 224)*
Netzartige, blass rosafarbene Hautfärbung, meist an den Beinen. Tritt er nur kurz auf, ist eine langsame Blutzirkulation der Auslöser und es besteht kein Grund zur Sorge. Hält er an, Arzt aufsuchen.

Lichen planus *(S. 222)*
Erhabene rötliche Knötchen an Handgelenk, Unterarm und Bein. Breitet sich zu anderen Körperstellen hin aus, etwa an Nägeln, Mund und Kopfhaut. Befällt Körper meist symmetrisch. Manchmal erhabene weiße Linien auf den Knötchen. Kann stark jucken.

RUMPF

Alterswarzen *(S. 228)*
Erhabene gelb- oder bräunliche Hautveränderungen, manchmal mit rissiger, schmieriger Oberfläche. Tritt meist am Rumpf auf.

Schuppenflechte *(S. 222)*
Flächiger, weißer, schuppiger Hautausschlag.

Cushing-Syndrom *(S. 221)*
Rötliche Dehnungsstreifen an Rumpf oder Gliedmaßen. Haut ist dünn, neigt zu blauen Flecken und manchmal zu Akne. Verbunden mit Gewichtszunahme, besonders am Bauch.

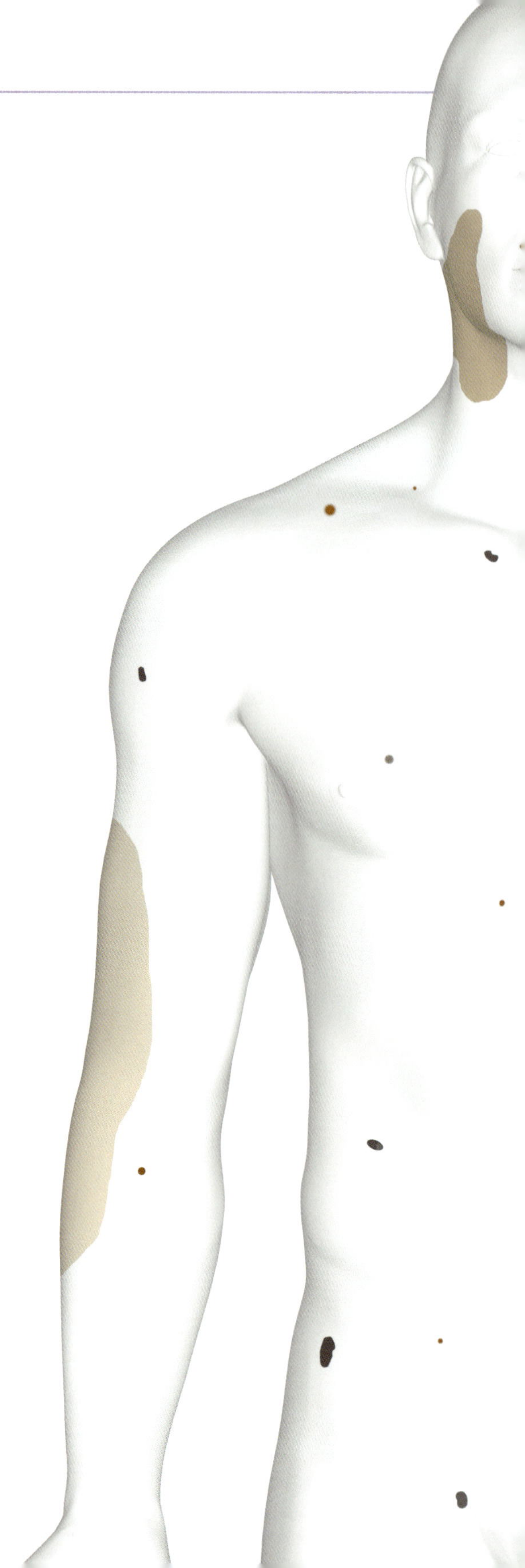

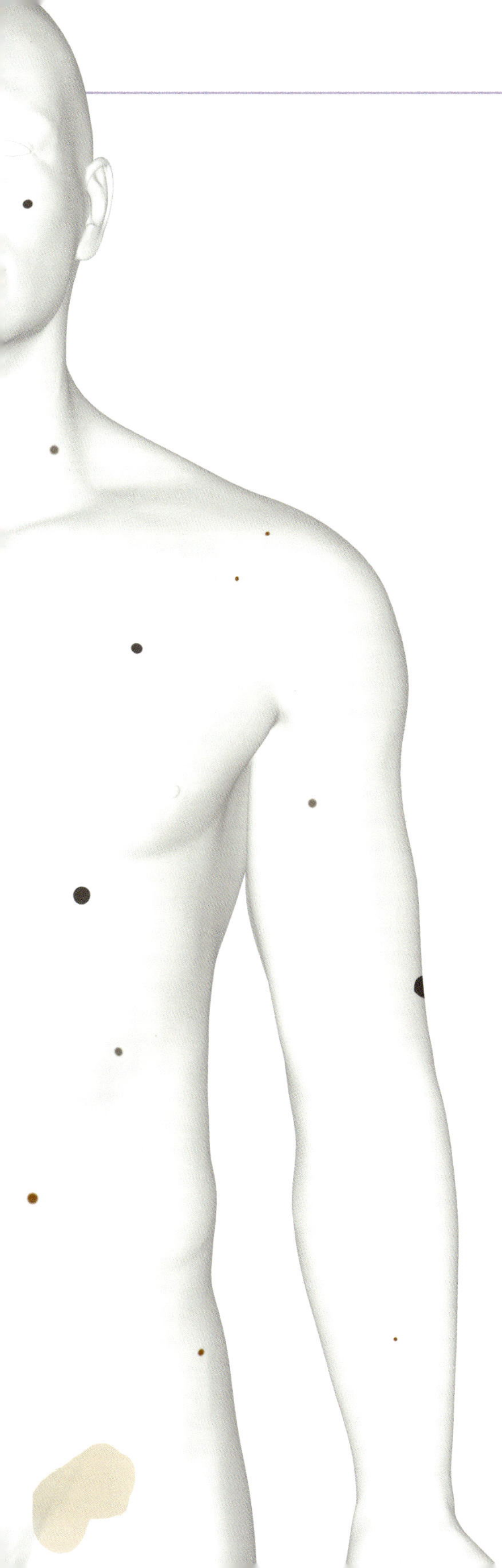

GESICHT UND HALS

Sonnenbrand *(S. 239)*
Manchmal schmerzhafte Hautrötung nach Sonnenbad.

Ekzem *(S. 222)*
Juckende, trockene, manchmal gerötete Haut. Durch starkes Kratzen kann die Haut aufreißen und sich mit der Zeit verdicken.

Ringelröteln *(S. 234)*
Intensive Rötung der Wangen eines ansonsten gesunden Kindes. Nach etwa zwei Tagen breitet sich ein feiner, roter Hautausschlag über den Rest des Körpers aus.

Rosazea *(S. 223)*
Fleckige Rötung und Pusteln an den Wangen. Pusteln können sich auf Kinn und Stirn ausweiten. Manchmal verdickt sich die Haut an der Nase.

Erysipel *(S. 228)*
Plötzlich auftretende, einseitige Rötung des Gesichts, verbunden mit Schmerzen, Fieber und Blasenbildung.

Photosensibilität *(S. 223)*
Blasenbildung an Stellen, die dem Licht ausgesetzt sind. Haut ist nach Lichtkontakt gerötet und aufgequollen.

Hyperpigmentierung *(S. 224)*
Verstärkte braune Pigmentierung des Gesichts. Kann während der Schwangerschaft und bei Einnahme der Pille auftreten.

ALLGEMEIN

Muttermale *(S. 227)*
Braune, pigmentierte Läsionen. Können von Geburt an vorhanden sein oder vor dem dreißigsten Lebensjahr entstehen. Flach oder manchmal ein wenig erhaben.

Alterswarzen *(S. 228)*
Erhabene gelb- oder bräunliche Läsionen, manchmal mit rissiger, schmieriger Oberfläche. Tritt meist am Rumpf auf.

Vitiligo *(S. 224)*
Weiße Hautstellen mit scharf begrenzten Rändern.

Gelbsucht *(S. 201)*
Gelbfärbung von Haut und Augen, meist in Verbindung mit Lebererkrankungen.

Melanom *(S. 226)*
Meist dunkler Hautfleck, der neu entsteht oder aus einem Muttermal hervorgeht. Manchmal variiert die Färbung oder wird intensiv schwarz. Kann asymmetrische Form und unregelmäßigen Rand haben und eine Größe von mehr als 7 mm erreichen. Kann jucken und bluten und manchmal etwas hervortreten.

HAUT KNOTEN UND GESCHWÜLSTE

Auf der Haut können sich Wucherungen bilden, die gutartig wie Fibrome oder bösartig wie Melanome sein können. Geschwülste können auch im Gewebe entstehen, das sich unter der Haut befindet, wie zum Beispiel an Sehnen.

Muttermale *(S. 227)*
Braune, pigmentierte Läsionen. Können von Geburt an vorhanden sein oder vor dem 30. Lebensjahr entstehen. Flach oder manchmal ein wenig erhaben.

Fibrom *(S. 226)*
Geschwulst, die sich deutlich von der Haut abhebt oder gestielt ist. Kann unterschiedliche Größen haben und gehäuft auftreten, etwa an Hals und Achseln.

Hämangiom *(S. 224)*
Erhabene rote Geschwulst, verursacht von erweiterten Blutgefäßen. Verblasst bei Druck.

Talgzyste *(S. 225)*
Feste Geschwulst mit runder Form unter der Haut. Manchmal mit schwarzem Punkt in der Mitte. Kann sich gelegentlich entzünden.

Lipom *(S. 226)*
Weiche Geschwulst direkt unter der Hautoberfläche. Kleine Lipome lassen sich leichter ertasten als sehen. Können mehrfach vorhanden sein.

Furunkel *(S. 227)*
Schmerzhafte Entzündung eines Haarfollikels mit gelbem Eiter, umgeben von einem roten Rand. Entzünden sich mehrere benachbarte Follikel, spricht man von einem Karbunkel.

Lymphadenopathie *(S. 187)*
Schwellung von Lymphknoten an Hals (vorne und hinten), Leiste und Achseln.

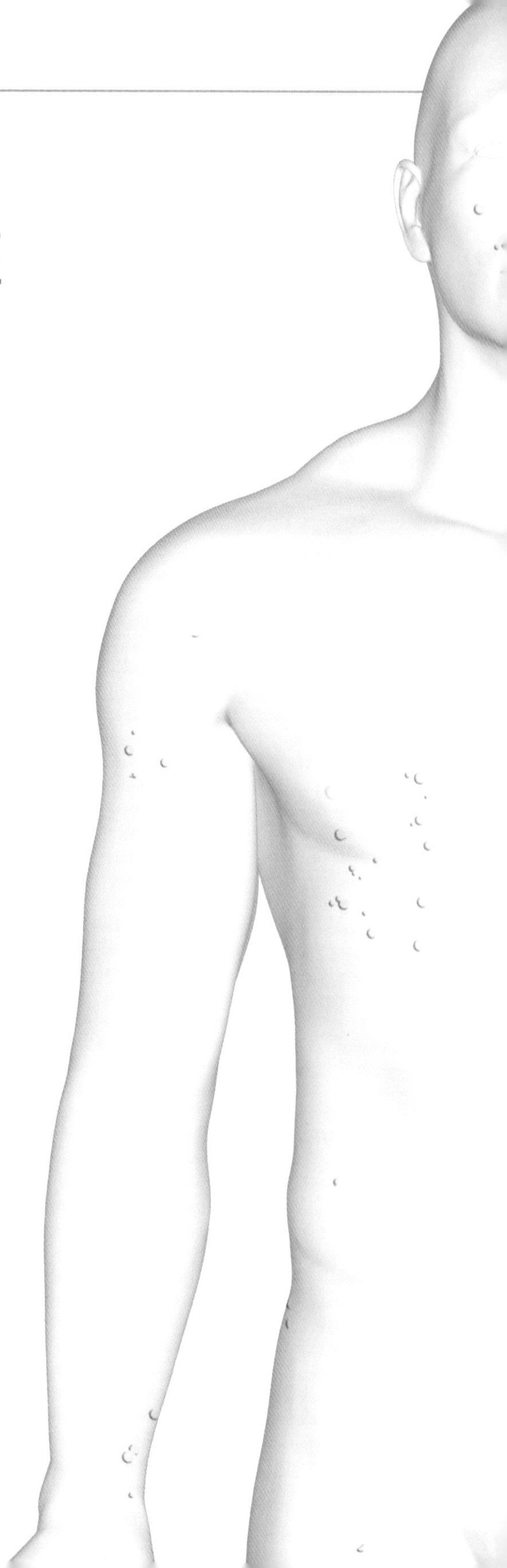

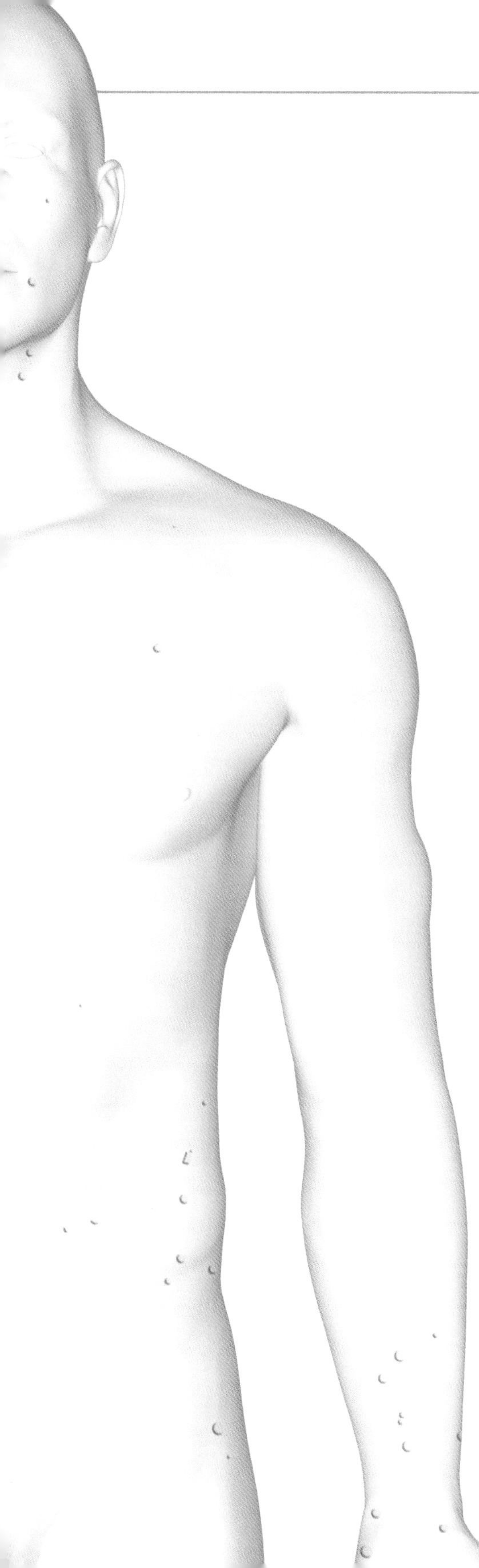

Alterswarzen *(S. 228)*
Erhabene Hautveränderung mit weicher, leicht schmieriger Oberfläche. Kann hautfarben sein oder eine gelblich-braune Farbe annehmen. Manchmal rissig aussehende Oberfläche.

Viruswarzen *(S. 229)*
Erscheinen als kleine, leicht erhabene Hautläsionen mit leichter Braunfärbung (etwa Flachwarzen im Gesicht) oder mit schwarzen Punkten (Hände und Füße) oder bilden fingerartige Wucherungen.

Solare Keratose *(S. 226)*
Kann nach Sonnenkontakt in Form kleiner, rauer Hautbereiche bis hin zu erhabenen Wucherungen auftreten.

Basalzellkarzinom *(S. 226)*
Kann als flache, etwas schuppige und leicht erhabene Hautstelle auftreten. Manchmal entwickelt sich eine erhabene, runde oder unregelmäßige Geschwulst (gelegentlich mit an der Oberfläche sichtbaren Blutgefäßen) oder ein nicht heilendes Geschwür. Bei Berührung fest.

Xanthelasma *(S. 179)*
Gelbliche Flecken, die sich ober- und unterhalb des Augenlids bilden. Manchmal in Verbindung mit erhöhtem Cholesterinspiegel.

Dellwarzen *(S. 228)*
Kleine, runde, erhabene Hautläsionen mit einer Mulde in der Mitte.

Plattenepithelkarzinom *(S. 226)*
Erhabene, nicht heilende Entzündung an Stellen, die der Sonne ausgesetzt sind. Oberfläche kann verkrusten und sich erhärten. Schließlich kann ein nicht heilendes, warzig-höckriges Geschwür entstehen.

Melanom *(S. 226)*
Meist dunkler Hautfleck, der neu entsteht oder aus einem Muttermal hervorgeht. Manchmal variiert die Färbung oder wird intensiv schwarz. Kann eine asymmetrische Form und einen unregelmäßigen Rand haben und eine Größe von mehr als 7 mm erreichen. Kann jucken und bluten und manchmal etwas hervortreten.

STIMMUNGS-ÄNDERUNGEN

Die meisten Menschen erleben Stimmungstiefs, meist als Reaktion auf einen erkennbaren Auslöser, etwa ein unangenehmes Ereignis. Normalerweise vergeht das Tief von selbst wieder. Anhaltende oder wiederholte depressive Verstimmungen, besonders wenn sie sich auf den Alltag auswirken, können jedoch auf ein gesundheitliches Problem hindeuten. Dann sollte ärztlicher Rat eingeholt werden.

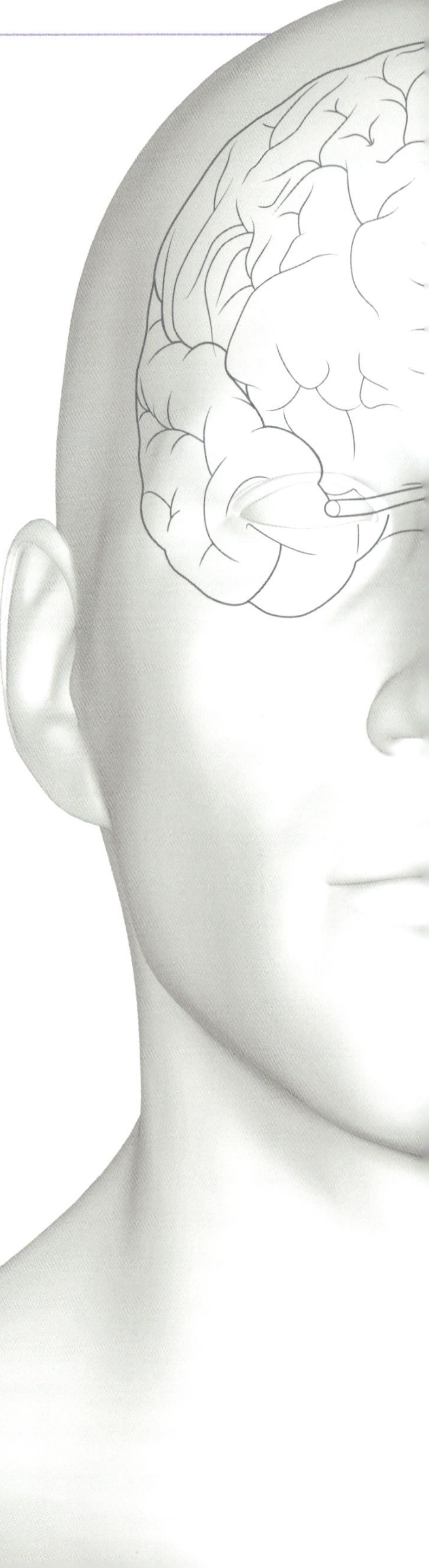

MEDIKAMENTE, DROGEN UND ALKOHOL

Bestimmte verschreibungspflichtige und rezeptfreie Medikamente (etwa Bluthochdruckarzneien und orale Verhütungsmittel) sowie Drogen können zu Depressionen und anderen affektiven Störungen führen. Auch anhaltender übermäßiger Alkoholkonsum *(S. 243)* kann diese Wirkung haben. Ein abrupter Entzug von manchen Medikamenten, Drogen und Alkohol kann ebenfalls psychische Störungen bei Personen hervorrufen, die abhängig geworden sind.

PHYSISCHE KRANKHEITEN

Veränderungen des Geisteszustands sind ein häufiges Symptom physischer Krankheiten. Schwere Erkrankungen können Angstzustände und Depressionen verursachen. Diese lassen meist nach, wenn die Krankheit erfolgreich behandelt wird oder die Person sich mit ihrem Zustand arrangiert. Chronische Erkrankungen können die Stimmung jedoch nachhaltig beeinträchtigen.

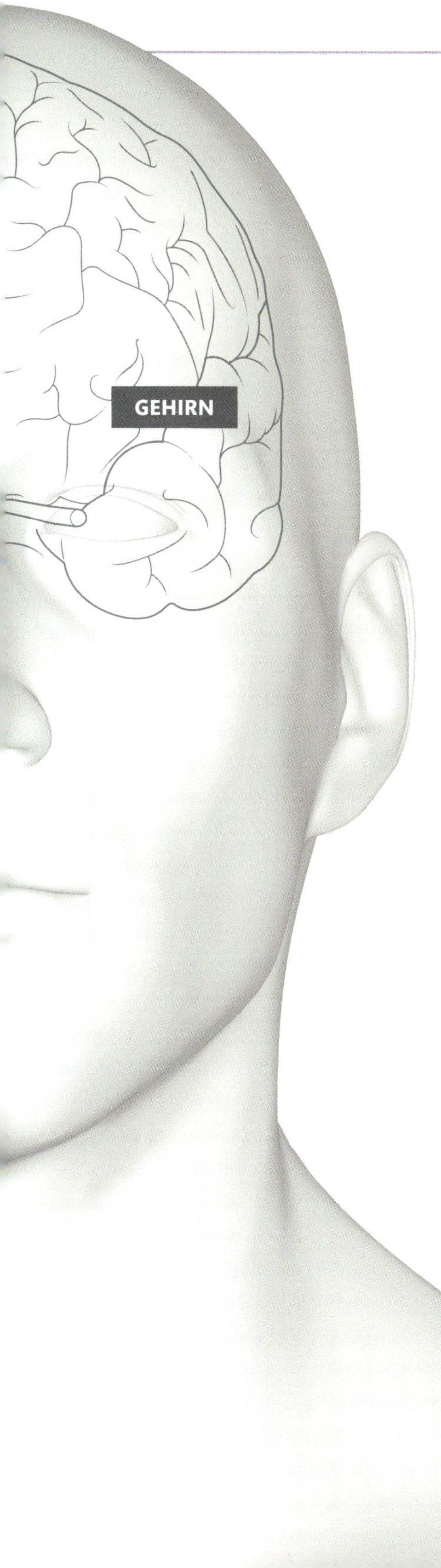

SOFORT ÄRZTLICHE HILFE SUCHEN, WENN:

SIE **SUIZIDGEDANKEN** HABEN

EINE **JUNGE MUTTER** DARAN DENKT, **SICH** ODER **IHR BABY ZU VERLETZEN**

Depression *(S. 242)*
Anhaltende Verstimmung, Freudlosigkeit, Gefühle von Schuld, Verzweiflung und Wertlosigkeit. Störungen von Konzentration, Gedächtnis und Entscheidungsfähigkeit.

Generalisierte Angststörung *(S. 240)*
Ständige Besorgnis und Unfähigkeit zur Entspannung. Schlimme Vorahnungen ohne erkennbaren Grund. Schlafstörungen, Reizbarkeit, Panikattacken und Herzklopfen.

Bipolare Störung *(S. 241)*
Monatelange Episoden extremer Stimmungswechsel zwischen Hoch (Manie oder Hypomanie) und Tief (Depression). Hochs mit Euphorie, Selbstvertrauen, Hemmungslosigkeit. Tiefs mit Depressionssymptomen. Bei Suizidgedanken Notruf absetzen.

Zyklothymie *(S. 241)*
Eine stark abgeschwächte Form der bipolaren Störung. Sind die Stimmungsschwankungen so schwer, dass sie den Alltag beeinträchtigen, den Arzt aufsuchen.

Saisonal-affektive Störung *(S. 242)*
Symptome wie bei einer Depression, jedoch beginnen sie meist im Herbst oder Winter und lassen im Frühling nach.

AUSSCHLIESSLICH BEI FRAUEN

Postnatale Depression *(S. 242)*
Depressionssymptome (siehe oben), Gefühl, der Verantwortung für Baby nicht gewachsen zu sein, und erschreckende Fantasien, es zu verletzen. Bei Gedanken, sich selbst oder dem Baby etwas anzutun, oder falls dies bereits geschehen ist, Notruf absetzen.

Prämenstruelles Syndrom *(S. 212)*
Stimmungsschwankungen und Reizbarkeit, verbunden mit Blähungen, Übelkeit, empfindlicher Brust sowie Muskel- und Gelenkschmerzen. Symptome beginnen bis zu zwei Wochen vor der Periode und enden etwa zur selben Zeit wie diese.

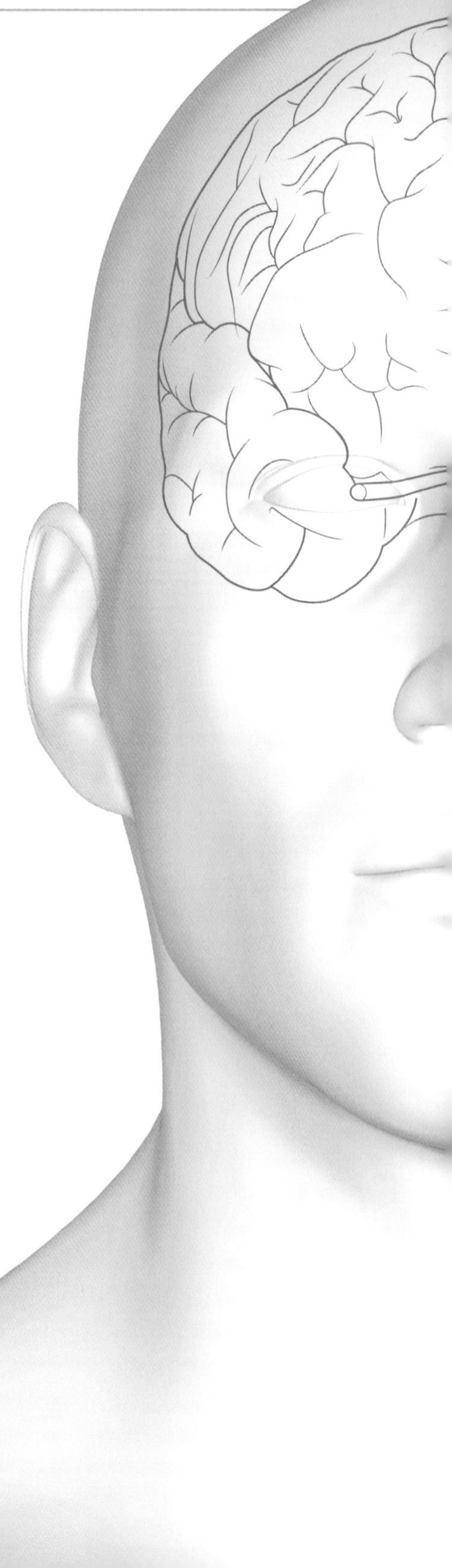

VERHALTENS-STÖRUNGEN

Jeder hat seine eigenen, charakteristischen Verhaltensweisen, die ihm dabei helfen, in seinem sozialen, emotionalen und arbeitsbedingten Umfeld zurechtzukommen. Manchmal liegt ein Verhalten jedoch außerhalb der akzeptierten Norm oder es führt zu anhaltenden Schwierigkeiten im Alltag, in Beziehungen oder Tätigkeiten. In diesem Fall kann ein psychisches Problem vorliegen und man sollte professionelle Hilfe suchen.

ANGSTBEDINGTE PROBLEME

Generalisierte Angststörung *(S. 240)*
Ständige Besorgnis und Unfähigkeit zur Entspannung. Schlimme Vorahnungen ohne erkennbaren Grund. Schlafstörungen, Reizbarkeit, Panikattacken und Herzklopfen.

Zwangsstörung *(S. 242)*
Ungewollte, sich aufdrängende Gedanken oder Bilder, die Angst verursachen (Zwangsgedanken). Repetitive Handlungen, die ausgeführt werden, damit die Angst nachlässt (Zwangshandlungen).

Abhängigkeit *(S. 243)*
Zwanghafter, exzessiver Einsatz einer Substanz oder eines Verhaltens (Alkohol, Drogen, Glücksspiel) in einem für den Betroffenen und/oder dessen Angehörige schädlichen Maß. Manchmal verbunden mit Heimlichtuerei.

Panikstörung *(S. 240)*
Wiederholte Panikattacken mit Symptomen wie Schwitzen, Herzrasen, Atemnot, Schwindel oder Benommenheit. Manchmal Brustschmerzen, Kribbeln und das Gefühl von Todesangst.

Phobie *(S. 240)*
Überwältigende Angst vor Dingen oder Situationen, die für gewöhnlich als harmlos gelten, resultierend in Panikattacken (Herzrasen, Schwitzen, Atemnot). Verhaltensänderungen zum Zweck der Vermeidung des Gefürchteten.

Posttraumatische Belastungsstörung *(S. 240)*
Flashbacks und Albträume nach belastendem Ereignis, Vermeidung, sich an dieses zu erinnern, emotionale Abstumpfung, Angst, Depression, Alkohol- oder Drogenmissbrauch.

Hypochondrie *(S. 240)*
Andauernde Besorgnis bezüglich des eigenen Gesundheitszustands, die Beziehungen, Arbeit und Alltag beeinträchtigt. Interpretation trivialer Symptome als Zeichen einer schweren Krankheit, häufige Arztbesuche.

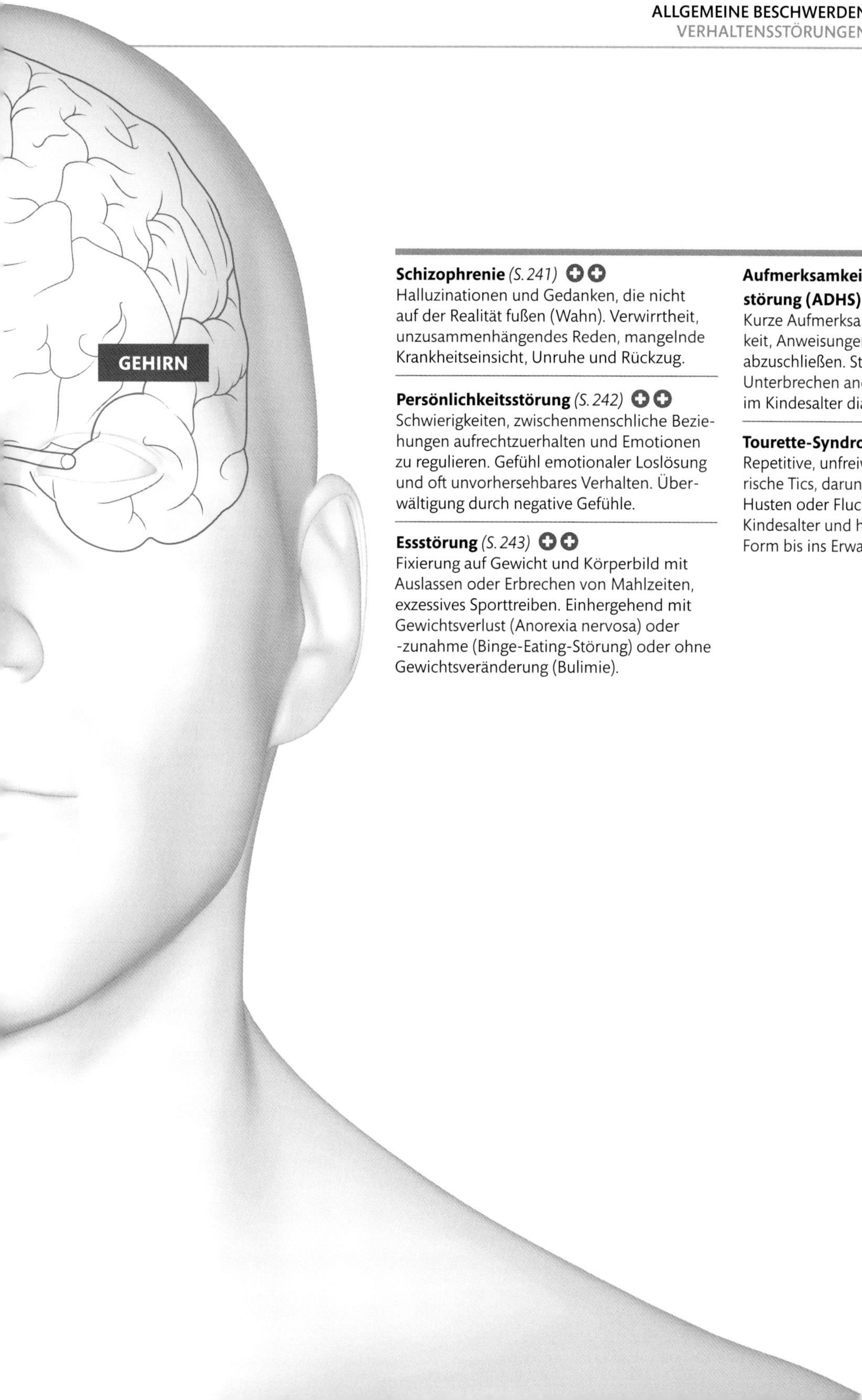

Schizophrenie *(S. 241)*
Halluzinationen und Gedanken, die nicht auf der Realität fußen (Wahn). Verwirrtheit, unzusammenhängendes Reden, mangelnde Krankheitseinsicht, Unruhe und Rückzug.

Persönlichkeitsstörung *(S. 242)*
Schwierigkeiten, zwischenmenschliche Beziehungen aufrechtzuerhalten und Emotionen zu regulieren. Gefühl emotionaler Loslösung und oft unvorhersehbares Verhalten. Überwältigung durch negative Gefühle.

Essstörung *(S. 243)*
Fixierung auf Gewicht und Körperbild mit Auslassen oder Erbrechen von Mahlzeiten, exzessives Sporttreiben. Einhergehend mit Gewichtsverlust (Anorexia nervosa) oder -zunahme (Binge-Eating-Störung) oder ohne Gewichtsveränderung (Bulimie).

Aufmerksamkeitsdefizit-Hyperaktivitätsstörung (ADHS) *(S. 242)*
Kurze Aufmerksamkeitsspanne mit Unfähigkeit, Anweisungen zu befolgen und Aufgaben abzuschließen. Ständige Unruhe, Rededrang, Unterbrechen anderer, Ungeduld. Wird meist im Kindesalter diagnostiziert.

Tourette-Syndrom *(S. 243)*
Repetitive, unfreiwillige vokale und motorische Tics, darunter Kopfzucken, Grunzen, Husten oder Fluchen. Beginnt meist im Kindesalter und hält in abgeschwächter Form bis ins Erwachsenenalter an.

GEDÄCHTNIS-STÖRUNGEN

Gedächtnisstörungen können durch eine chronische Erkrankung (etwa Demenz) entstehen oder auch unvermittelt auftreten, oft in Verbindung mit Symptomen wie Fieber (Delirium). Betroffene können mitunter einfache Fragen nach ihrem Alter, Namen oder dem Datum nicht beantworten. Eine gewisse Vergesslichkeit im Alter ist normal.

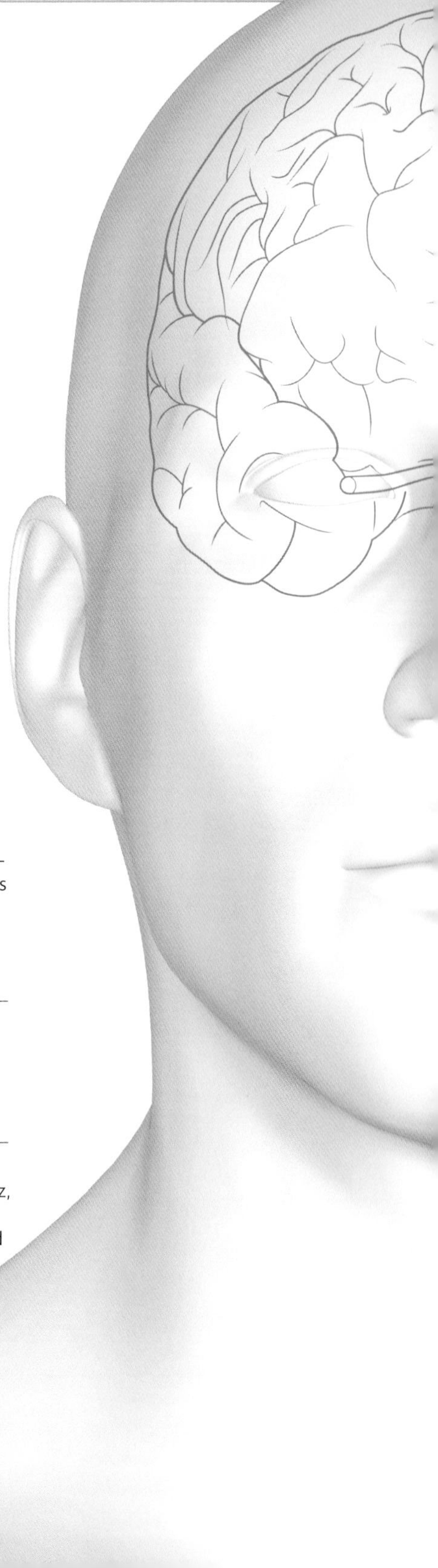

SOFORT ÄRZTLICHE HILFE SUCHEN BEI:

PLÖTZLICH AUFTRETENDER **STARKER VERWIRRTHEIT, ERREGUNG, DESORIENTIERUNG** ODER **HALLUZINATIONEN**

LÄHMUNG VON GESICHT, ARM ODER BEIN ODER **SPRACHSTÖRUNGEN**

MIT KÖRPERLICHEN SYMPTOMEN

Schlaganfall *(S. 169)*
Verwirrtheit, verbunden mit Lähmung einer Gesichtshälfte, Muskelschwäche einer Körperseite und Sprachstörungen. Manchmal Benommenheit, Taubheitsgefühle, Kopfschmerzen, Gleichgewichts- und Koordinationsverlust. Notfall. Notruf absetzen.

Transitorische ischämische Attacke (TIA) *(S. 169)*
Symptome eines Schlaganfalls (siehe oben), die sich jedoch innerhalb von 24 Stunden zurückbilden. Notfall. Notruf absetzen.

Hohes Fieber
Verwirrtheit, verbunden mit Temperatur über 38 °C, Schüttelfrost, Kopfschmerzen, Schwäche, Konzentrationsstörungen, Schläfrigkeit sowie Übelkeit und Erbrechen.

Hypoglykämie *(S. 219)*
Verwirrtheit und Lallen folgen auf Schwindel, Schwitzen, Übelkeit, Zittern und Hungergefühl. Kann unbehandelt zu Ohnmacht und Krampfanfällen führen. Tritt meist bei Diabetikern auf. Notfall. Notruf absetzen.

Schädel-Hirn-Trauma *(S. 167)*
Schwellung oder blutende Wunde mit Kopfschmerz, Übelkeit und Erbrechen, gefolgt von Verwirrtheit. Manchmal Verlust der Erinnerung an das Ereignis, Austreten klarer Flüssigkeit oder Blut aus Ohren, Schwindel, Krampfanfälle und Ohnmacht. Symptome können Stunden oder Tage nach Verletzung auftreten. Sofort den Arzt aufsuchen.

Parkinson-Krankheit *(S. 171)*
Unfreiwilliges Zittern in Ruhestellung (oft nur einer Hand), langsame, steife Bewegungen, schlurfender Gang, gebeugte Haltung, leerer Gesichtsausdruck, Schlaflosigkeit, Depression.

Hirntumor *(S. 168)*
Gedächtnisstörungen, verbunden mit Kopfschmerz, insbesondere morgens, der sich beim Vorbeugen und beim Husten verstärkt und an Häufigkeit und Schwere zunimmt. Weitere Anzeichen sind Übelkeit und Erbrechen, Persönlichkeitsveränderungen und Symptome eines Schlaganfalls wie Lallen und einseitige Muskelschwäche.

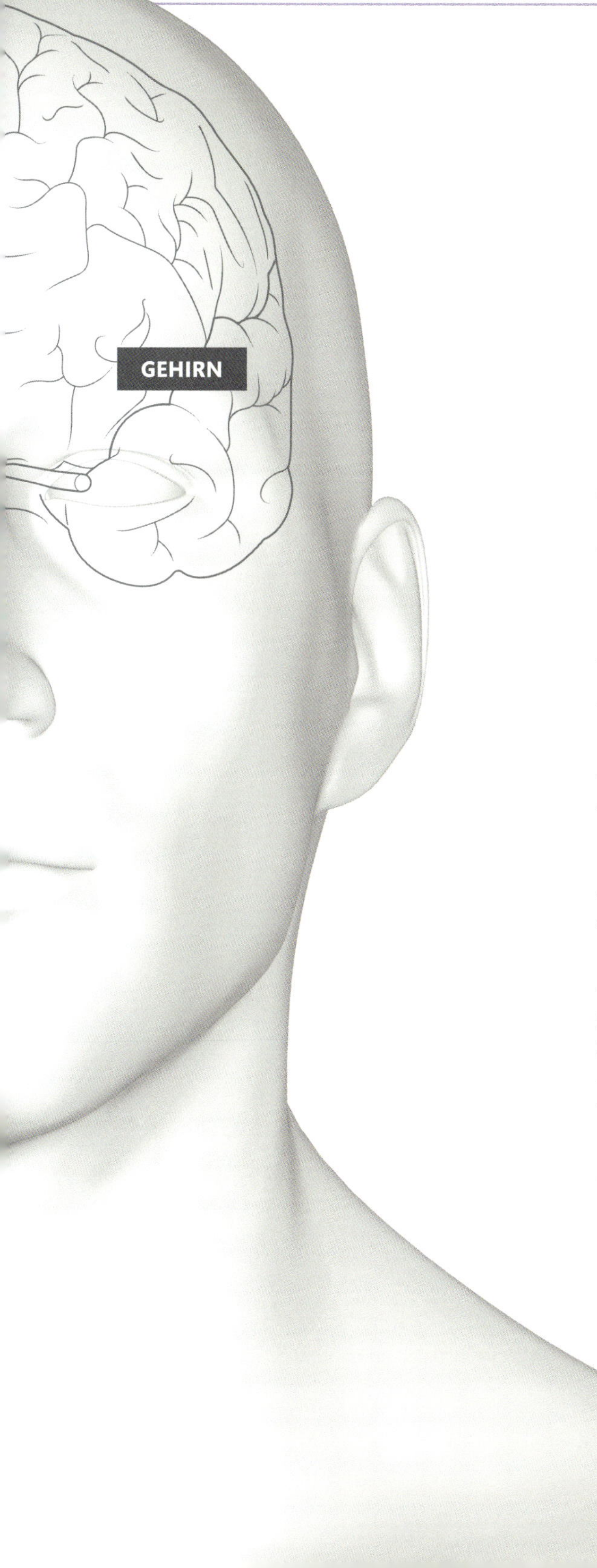

MEDIKAMENTE UND GEDÄCHTNIS

Einige verschreibungspflichtige und frei verkäufliche Arzneimittel sowie Drogen können die Gehirnfunktion beeinflussen und Verwirrtheit, Gedächtnisstörungen und geistige Schwerfälligkeit hervorrufen. Bekannte Beispiele sind Beruhigungs- und Schlafmittel. Aber auch andere Stoffe, etwa Antiepileptika, können die geistige Leistungsfähigkeit stören. Der abrupte Entzug bestimmter Mittel kann ebenfalls diesen Effekt haben.

OHNE KÖRPERLICHE SYMPTOME

Demenz *(S. 170)*
Zunehmende Vergesslichkeit. Schwierigkeiten beim Verstehen geschriebener oder gesprochener Sprache sowie bei einfachen Aufgaben. Zudem Konzentrationsstörungen, Stimmungsschwankungen und Persönlichkeitsveränderungen. Neigung zum Umherwandern und Sich-Verirren. Selten unter 65.

Depression *(S. 242)*
Verwirrung und Vergesslichkeit mit anhaltender Verstimmung, Freudlosigkeit, Gefühlen von Schuld, Verzweiflung und Wertlosigkeit. Störungen von Konzentration, Gedächtnis und Entscheidungsfähigkeit.

Angststörungen *(S. 240)*
Ständige Nervosität, schlimme Vorahnungen oder Befürchtungen ohne erkennbaren Grund, Schwitzen, Herzrasen, Atemnot, Schwindel und Schlaflosigkeit.

Anhaltender Schlafentzug/Schlaflosigkeit *(S. 241)*
Müdigkeit, Gähnen, Konzentrationsstörungen, Vergesslichkeit, Reizbarkeit, mangelnde Entscheidungsfähigkeit, Angst, Depressionen.

Alkoholmissbrauch *(S. 243)*
Zeichen von Betrunkenheit. Manchmal gewalttätiges Verhalten, Verwirrtheit, Gedächtnislücken (etwa die Unfähigkeit, sich an die vergangene Nacht zu erinnern) und Kater.

Schizophrenie *(S. 241)*
Halluzinationen und Gedanken, welche nicht auf der Realität fußen (Wahn). Verwirrtheit, unzusammenhängendes Reden, mangelnde Krankheitseinsicht, Unruhe und Rückzug.

SCHLAF-STÖRUNGEN

Manche Erkrankungen nehmen direkten Einfluss auf den Schlaf, etwa Asthma, Schlafapnoe und das Restless-Legs-Syndrom. Andere Störungen, die den Schlaf beeinträchtigen können, sind beispielsweise eine vergrößerte Prostata (die zu häufigem Harndrang führt), eine hyperaktive Schilddrüse und chronische Schmerzen. Schlafstörungen sind auch ein wesentliches Symptom von Krankheiten wie Depressionen und Angststörungen.

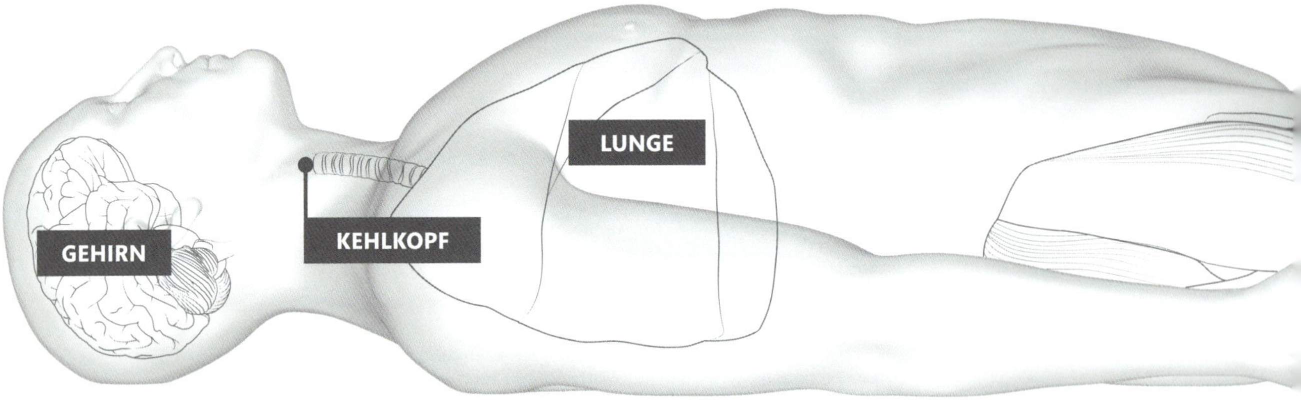

MIT ATEMNOT

Schlafapnoe-Syndrom *(S. 191)*
Episoden zeitweiliger Atemaussetzer während des Schlafs von etwa 10 Sekunden. Manchmal erwacht der Betroffene nach einer Atempause kurz und schnappt nach Luft. Hinzu kommen können Tagesmüdigkeit, Schnarchen, häufiger nächtlicher Harndrang und Reizbarkeit.

Asthma *(S. 193)*
Keuchen, Atemnot, Gefühl von Enge in der Brust und anhaltender, trockener Husten. Symptome verschlimmern sich häufig in der Nacht.

SCHNARCHEN

Lautes Atmen während des Schlafs ist die Folge einer Verengung der Atemwege, wodurch das weiche Gewebe in Mund, Nase oder Hals in Schwingung versetzt wird. Es gibt eine Reihe möglicher Auslöser, darunter Alkoholkonsum, Einnahme von Schlafmitteln, Rauchen oder sehr viel Fett am Hals. Es kann auch ein Symptom von Schlafapnoe *(S. 191)*, einer Infektion der Atemwege wie etwa einer Erkältung, Heuschnupfen *(S. 190)*, vergrößerter Rachenmandeln oder (seltener) einer strukturellen Abnormalität wie einer Nasenscheidewandverkrümmung *(S. 190)* sein.

Depression *(S. 242)*
Schlaflosigkeit und wenig erholsamer Schlaf mit anhaltender Verstimmung, Freudlosigkeit, Gefühlen von Schuld, Verzweiflung und Wertlosigkeit. Störungen von Konzentration, Gedächtnis und Entscheidungsfähigkeit.

Angststörungen *(S. 240)*
Schlafstörungen, darunter Schlaflosigkeit und frühes Erwachen am Morgen. Weitere Symptome sind ständige Nervosität, schlimme Vorahnungen oder Befürchtungen ohne erkennbaren Grund, Schwitzen, Herzrasen, Atemnot, Schwindel und Schlaflosigkeit.

Albträume und Nachtangst *(S. 241)*
Spätnächtliches Erwachen durch lebhafte, unangenehme Träume, die meist starke Gefühle von Angst, Verstörung und Besorgnis hervorrufen.

Alzheimer-Krankheit *(S. 170)*
Schlafstörungen gehören zu den vielen möglichen Symptomen einer Alzheimer-Demenz. Zudem Störungen von Gedächtnis und Urteilsvermögen, Stimmungsschwankungen, Angst, Ruhelosigkeit, Verwirrung, Wahn und Verhaltensänderungen.

Parkinson-Krankheit *(S. 171)*
Unfreiwilliges Zittern in Ruhestellung (oft nur einer Hand), langsame, steife Bewegungen, schlurfender Gang, gebeugte Haltung, leerer Gesichtsausdruck, Depression. Schlaflosigkeit ist ebenfalls ein häufig auftretendes Problem.

Narkolepsie *(S. 167)*
Wiederholte Schlafattacken, während derer der Betroffene plötzlich und ohne Vorwarnung einschläft. Zudem Tagesmüdigkeit, vorübergehende Lähmung während des Aufwachens und Einschlafens sowie kurzzeitiger Verlust der Muskelspannung im Wachzustand (Kataplexie).

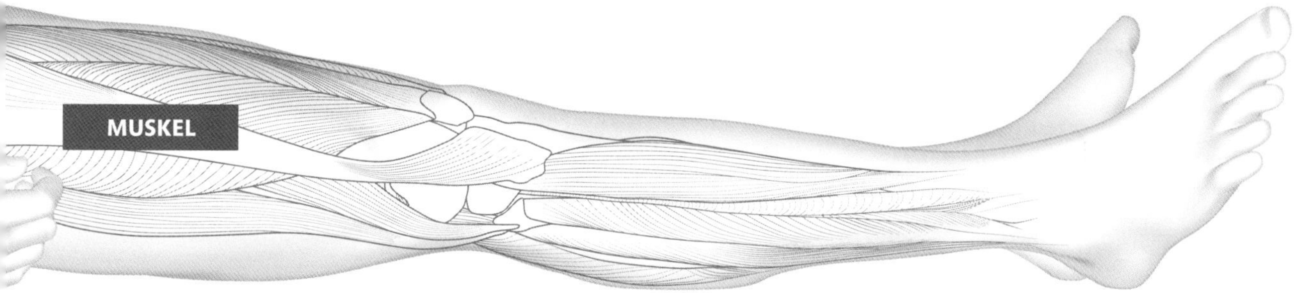

Restless-Legs-Syndrom *(S. 162)*
Eine unangenehme juckende, brennende, prickelnde oder schmerzende Sinneswahrnehmung in den Beinen, meist verbunden mit einem unwiderstehlichen Drang, die Beine zu bewegen. Manchmal unfreiwilliges Zucken von Armen und Beinen im Schlaf. Symptome treten meist nachts auf und können den Schlaf schwerwiegend stören oder zu Schlaflosigkeit führen.

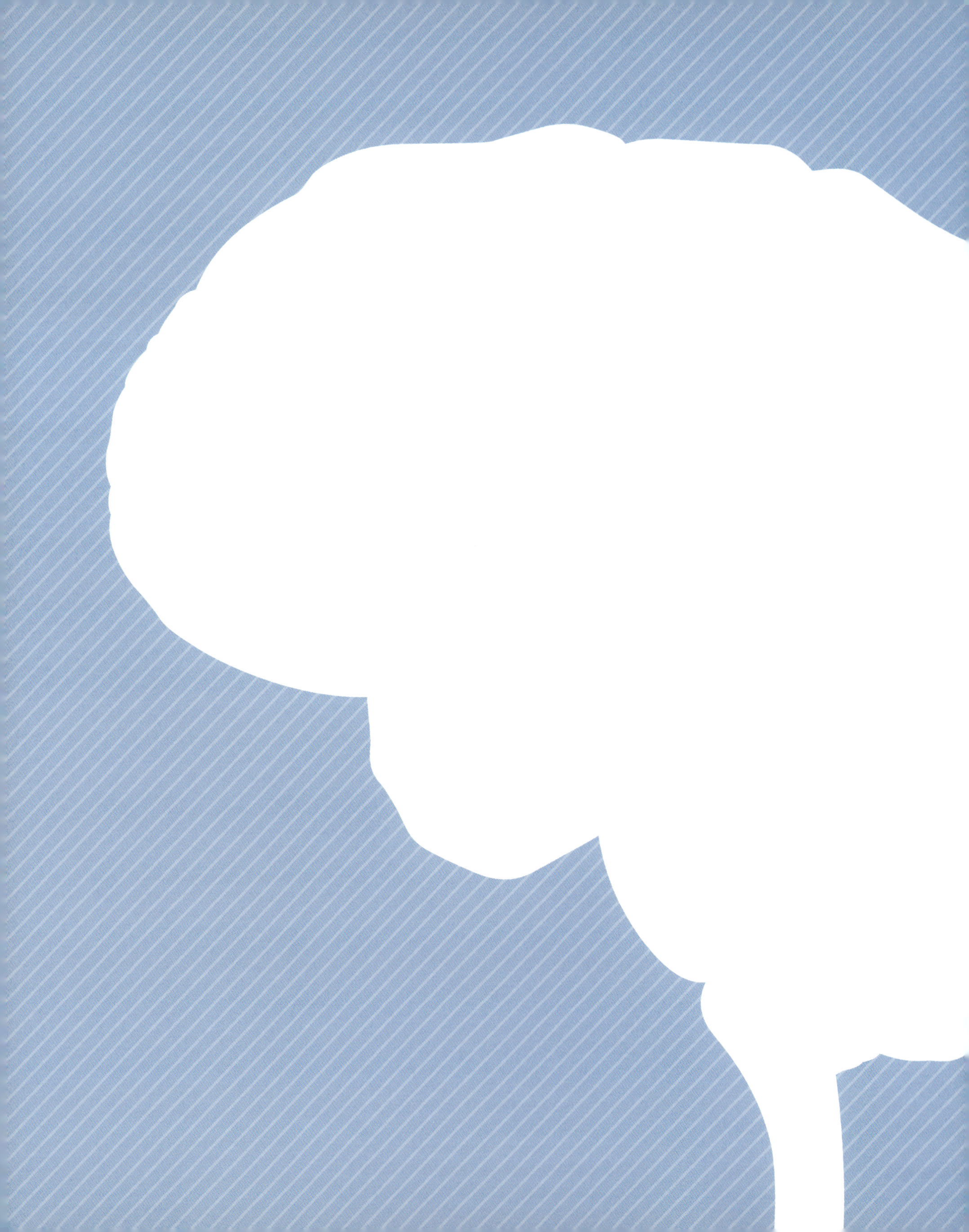

TEIL 2
SYMPTOME VON KOPF BIS FUSS

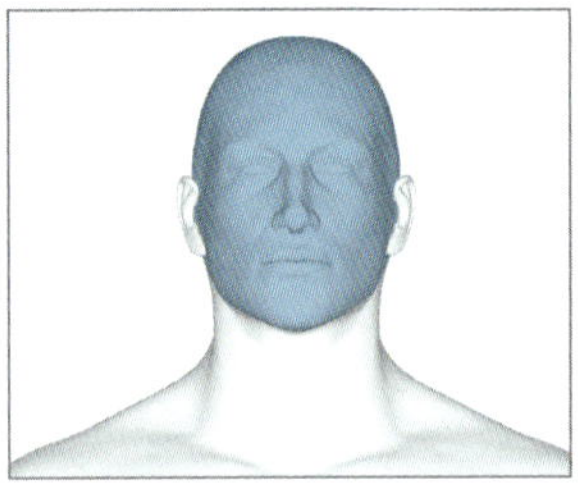

SIEHE AUCH Kopf, Seite *S. 50–51*, **Haar und Kopfhaut** *S. 52–53*, **Nase** *S. 64–65*

KOPF VORNE

Der Kopf beherbergt viele wichtige Organe, darunter das Gehirn. Spannungs- und Migränekopfschmerzen können eine Qual sein. Verletzungen des Kopfs müssen dringend untersucht werden. Wenn nicht anders angegeben, können die Symptome auf beiden Seiten auftreten.

Spannungskopfschmerz *(S. 166)* ⊕
Schmerzen und Druck an Schläfen und Augen oder den ganzen Kopf umgreifend, wie ein Stirnband. Kann stressbedingt sein.

Medikamenteninduzierter Kopfschmerz *(S. 166)* ⊕⊕
Kopfschmerzen des Spannungs- oder Migränetyps, die nicht auf Schmerzmittel ansprechen oder durch sie verschlimmert werden.

Cluster-Kopfschmerz *(S. 166)* ⊕⊕
Einseitige, extrem heftige Schmerzen im Kopf, meist um das Auge. Kann mehrfach pro Tag auftreten. Verbunden mit Rötung und Tränen des Auges. Manchmal Rötung und Schwitzen im Gesicht.

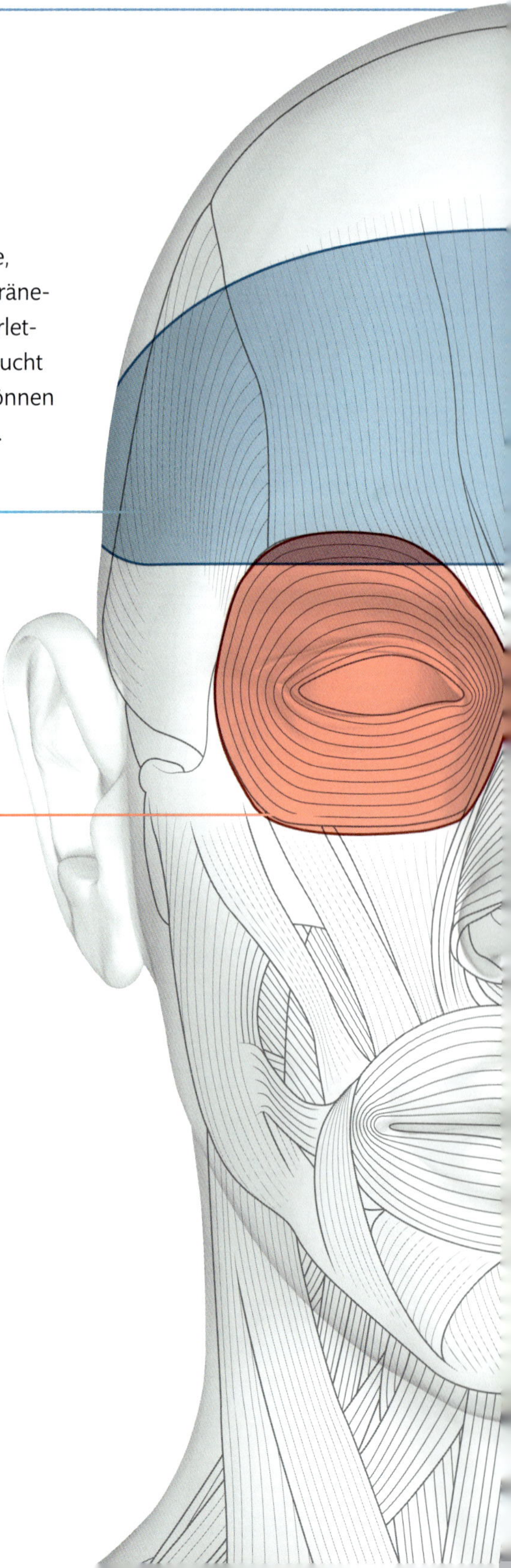

BENOMMENHEIT UND OHNMACHT

Einige Erkrankungen können Benommenheit und Schwächeanfälle hervorrufen. Wiederholte Bewusstseinsstörungen können auf ein gesundheitliches Problem hindeuten *(S. 14–15)*.

Vasovagale Synkope (Ohnmacht) ⊕
Bewusstlosigkeit, der oft Übelkeit, kalter Schweiß, Benommenheit und Sehstörungen vorangehen. Tritt oft bei emotionaler Belastung auf.

Hypoglykämie (niedriger Blutzucker) *(S. 219)* ⊕⊕⊕
Benommenheit, Schwitzen, Übelkeit, Zittern und Hungergefühl. Im Verlauf können Sprachstörungen, Verwirrung, Bewusstlosigkeit und Krämpfe auftreten. Meist bei Diabetikern. Sofort Notruf absetzen.

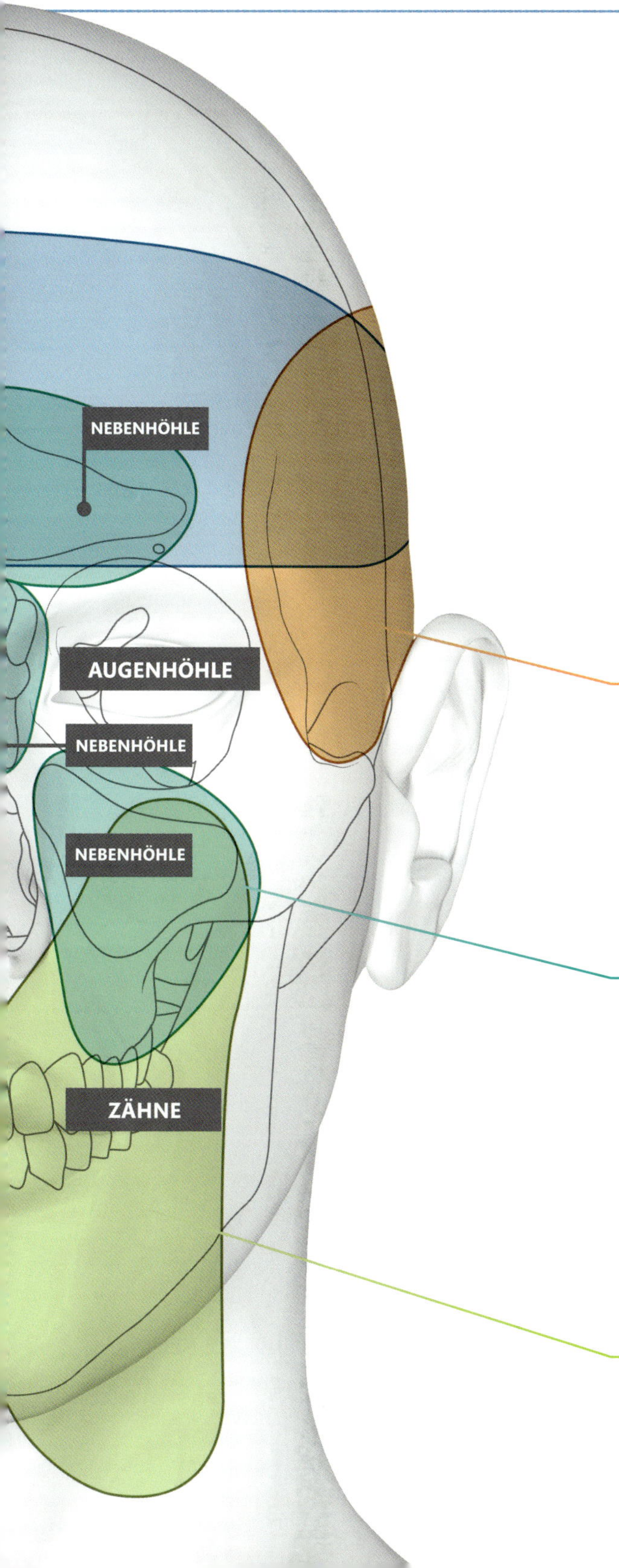

SOFORT ÄRZTLICHE HILFE SUCHEN, WENN:

INNERHALB VON 48 STUNDEN NACH EINER **KOPFVERLETZUNG** ANZEICHEN VON **BEWUSSTSEINSTRÜBUNG** AUFTRETEN

Hirntumor *(S. 168)*
Kopfschmerzen, insbesondere morgens, mit Verschlimmerung beim Husten oder Vorbeugen und zunehmender Häufigkeit und Schwere. Weitere Anzeichen sind Übelkeit und Erbrechen, Krampfanfälle, Persönlichkeitsveränderungen und Schlaganfallsymptome wie Lallen und halbseitige Muskelschwäche.

Migräne *(S. 166)*
Mittelschwere bis starke, meist einseitige Kopfschmerzen. Manchmal mit Übelkeit, Schwitzen und Erbrechen. Es können Sehstörungen mit blinden Flecken, zackenförmigen Lichtern und Blitzen vorausgehen.

Virale Sinusitis *(S. 191)*
Pulsierender Schmerz im Bereich einer Nebenhöhle, verbunden mit Husten und Erkältungssymptomen. Klares Nasensekret. Manchmal zusätzlich Kopf- und/oder Zahnschmerzen.

Bakterielle Sinusitis *(S. 191)*
Pulsierender Schmerz im Bereich einer Nebenhöhle, verbunden mit Husten und Erkältungssymptomen und Verschlimmerung über einige Tage. Grünliches Nasensekret. Temperatur über 38 °C.

Dentaler Abszess *(S. 197)*
Starke Zahnschmerzen mit Anschwellen des Gesichts im Bereich des betroffenen Zahns und Fieber. Zahnarzt aufsuchen.

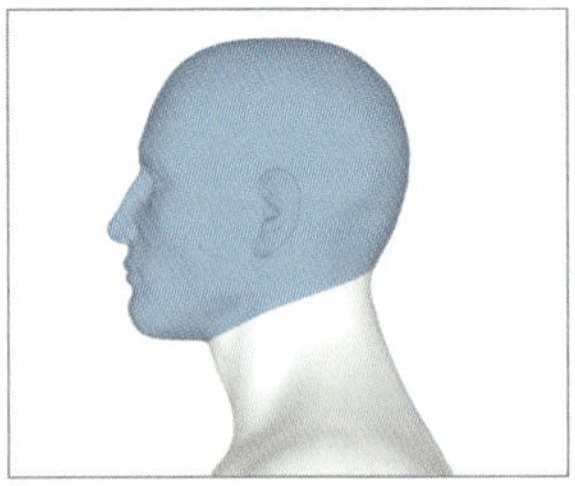

SIEHE AUCH Kopf, vorne *S. 48–49*, Nase *S. 64–65*, **Hals** *S. 68–69*

KOPF
SEITE

Hier können sich Kiefer-, Ohren- und Nebenhöhlenbeschwerden bemerkbar machen. Ursache können eine Verletzung oder eine zugrunde liegende Erkrankung sein, etwa eine Infektion, ein Schlaganfall oder Blutgerinnsel.

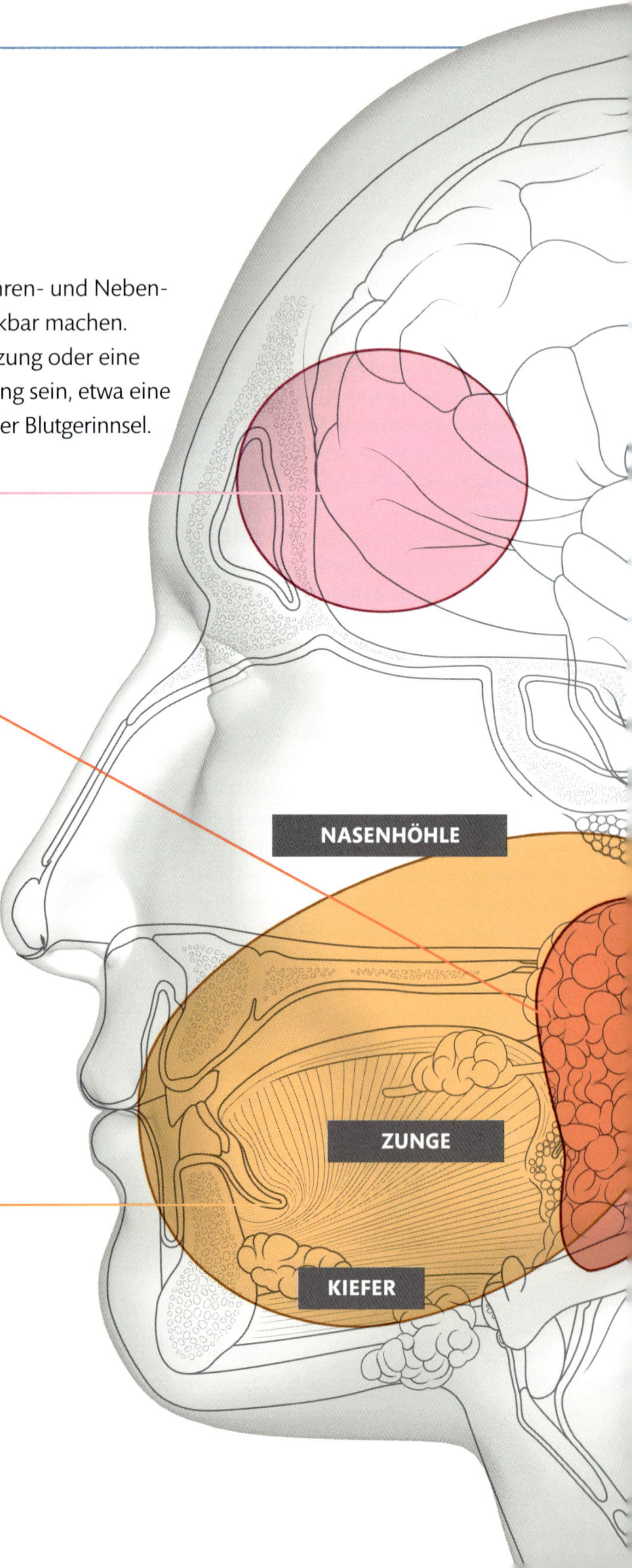

Riesenzellarteriitis *(S. 183)*
Brennender Schmerz im Schläfenbereich einer oder beider Kopfseiten. Wunde Kopfhaut und Schmerzen nach dem Kauen. Fieber und Müdigkeit. Manchmal Sehverlust sowie Steifheit und Schmerzen in den Schultern.

Speichelstein *(S. 198)*
Schmerzhafte Schwellung vorne am Kiefer oder unter dem Ohr. Manchmal Zunahme der Beschwerden beim Essen.

Parotitis *(S. 198)*
Anschwellen der Ohrspeicheldrüse mit Schmerzen und Rötung der darüberliegenden Haut.

Mumps *(S. 233)*
Kopfschmerzen, Fieber, Unwohlsein. Sichtbare Ausbeulung vor und unter dem Ohr auf einer oder beiden Gesichtshälften. Manchmal Schmerzen im Unterbauch und, bei Männern, empfindliche Hoden.

Ohrspeicheldrüsentumor *(S. 198)*
Allmähliches Anschwellen der Wange. Gutartige Tumoren fühlen sich gummiartig an und wachsen langsam. Bösartige sind hart, schnell wachsend, manchmal schmerzhaft und führen gelegentlich dazu, dass die Muskulatur auf der betroffenen Seite erlahmt.

Kraniomandibuläre Dysfunktion *(S. 159)*
Ohr- und Kopfschmerzen sowie Schmerzen am Kiefer. Klicken des Kiefers beim Öffnen und Schließen des Mundes.

Trigeminusneuralgie *(S. 172)*
Blitzartig einschießender Schmerz in Wange, Zahnfleisch, Zähne oder Kiefer einer Gesichtshälfte. Attacken dauern meist einige Sekunden und treten mehrmals pro Tag auf.

Atypischer Gesichtsschmerz *(S. 172)*
Heftiger, drückender, brennender Schmerz in einer Gesichtshälfte mit unbekannter Ursache.

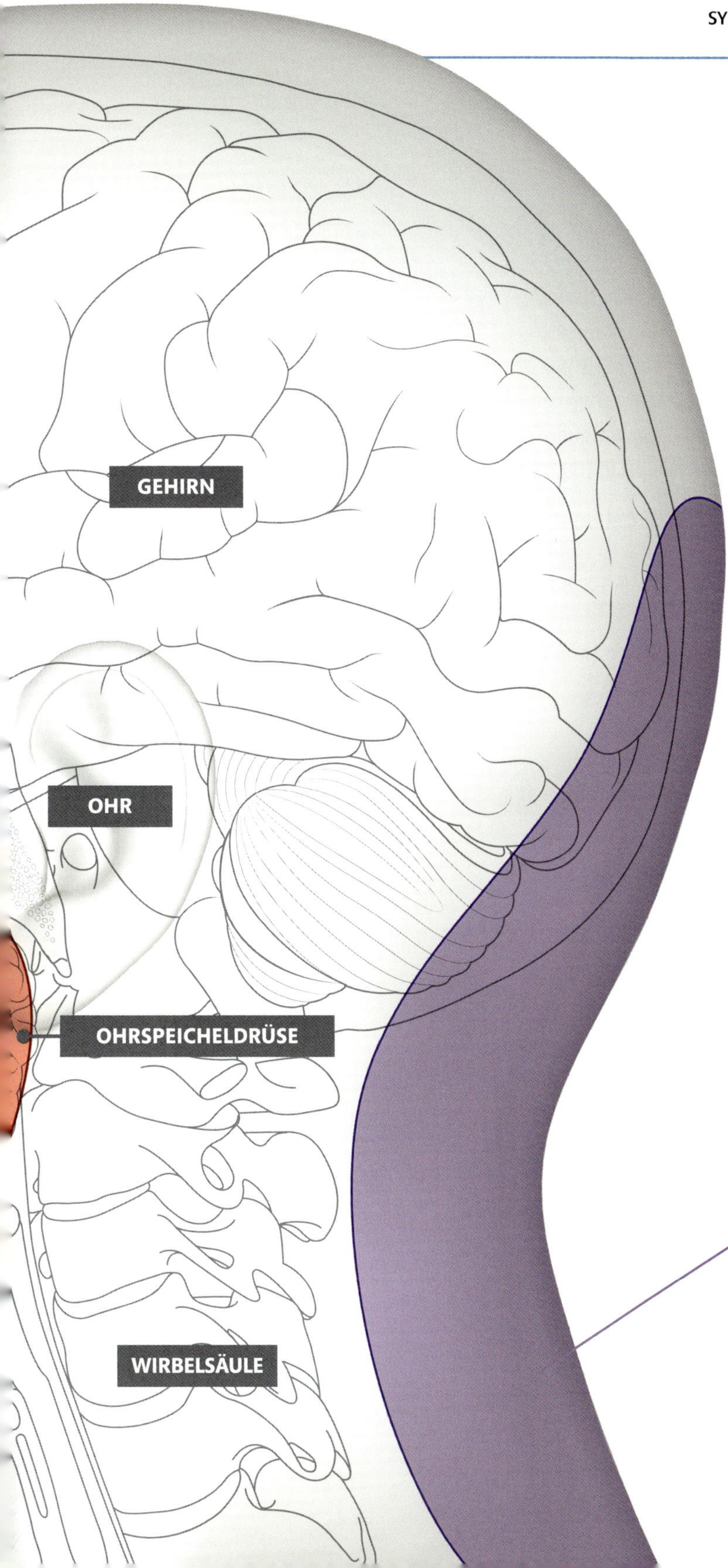

SOFORT ÄRZTLICHE HILFE SUCHEN, WENN:

INNERHALB VON 48 STUNDEN NACH EINER **KOPFVERLETZUNG** ANZEICHEN VON **BEWUSSTSEINSTRÜBUNG** AUFTRETEN

Migräne *(S. 166)*
Mittelschwere bis starke, meist einseitige Kopfschmerzen. Manchmal mit Übelkeit, Schwitzen und Erbrechen. Es können Sehstörungen mit blinden Flecken, zackenförmigen Lichtern und Blitzen vorausgehen.

Schlaganfall *(S. 169)*
Plötzlich auftretende Symptome, darunter Absacken einer Gesichtshälfte, halbseitige Muskelschwäche, Lallen, Schluckbeschwerden, Doppelsehen und Koordinationsverlust. Notfall. Notruf absetzen.

Transitorische ischämische Attacke *(S. 169)*
Symptome von Schlaganfall (siehe oben) mit Rückbildung innerhalb von 24 Stunden. Notruf absetzen.

Subdurales Hämatom *(S. 170)*
Bewusstseinsverlust nach Kopfverletzung. Symptome können allmählich über Tage oder Wochen entstehen, darunter Kopfschmerzen, Übelkeit, Erbrechen und Zeichen von Schlaganfall, wie Lallen und halbseitige Muskelschwäche. Notfall. Notruf absetzen.

Epidurales Hämatom *(S. 170)*
Wiederholter Bewusstseinsverlust nach Kopfverletzung, im Wechsel mit scheinbarer Rückbildung der Symptome. Manchmal treten Übelkeit, Kopfschmerz, Erbrechen und Zeichen von Schlaganfall (siehe oben) ohne Bewusstseinsverlust auf. Notfall. Notruf absetzen.

Spondylose *(S. 158)*
Leichter bis mittelschwerer Schmerz, der vom Nacken in Rücken, Hinterkopf und Kopfseite ausstrahlt.

Subarachnoidalblutung *(S. 170)*
Starker Schmerz am Hinterkopf. Manchmal verbunden mit steifem Nacken, Erbrechen, Lichtempfindlichkeit und Symptomen von Schlaganfall, wie Lallen, halbseitige Muskelschwäche und Bewusstlosigkeit. Notfall. Notruf absetzen.

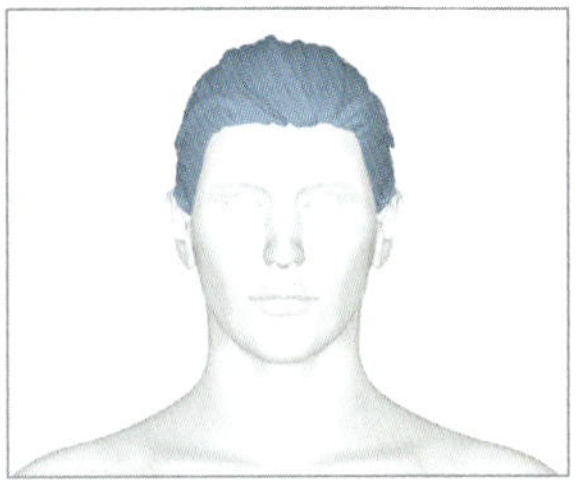

SIEHE AUCH Gesicht *S. 54–55*

HAAR UND **KOPFHAUT**

Haar und Kopfhaut können von unangenehmen Beschwerden wie Jucken, Reizungen und Haarausfall betroffen sein. Stress infolge einer Crash-Diät oder schwerer Krankheit kann zu Haarverlust führen. Dieser kann auch in den Monaten nach einer Geburt auftreten.

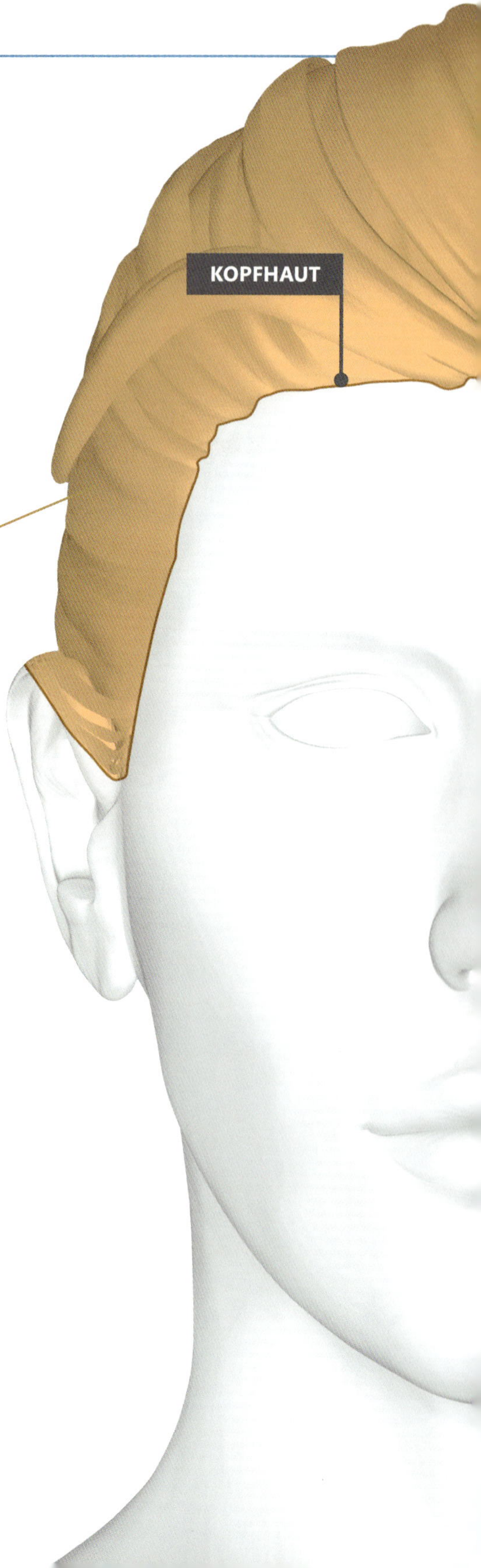

HAARAUSFALL

Diffuser Haarausfall *(S. 230)*
Sehr schütteres Haar. Keine sichtbaren Veränderungen der Kopfhaut und des verbliebenen Haars.

Kreisrunder Haarausfall *(S. 230)*
Kreisrunde, kahle Stellen, umgeben von kurzen Stoppeln (sogenannte Ausrufezeichen-Haare).

Tinea capitis (Scherpilzflechte) *(S. 230)*
Runde, kahle Stellen, eventuell mit Rötung und Schuppung der Kopfhaut. Manchmal bildet sich an der betroffenen Stelle eine weiche, schwammartige Schwellung. Betrifft vor allem Kinder.

Alopecia mechanis *(S. 230)*
Haarverlust, resultierend aus Belastung durch Druck, Zug oder Reibung infolge fest sitzender Knoten oder Zöpfe oder aufgrund von Bettlägerigkeit.

Chronischer diskoider Lupus erythematodes (CDLE) *(S. 189)*
Völlig kahle Stellen mit glänzender, vernarbter, manchmal schuppiger und geröteter Haut.

Lichen planus *(S. 222)*
Völlig kahle Stellen mit glänzender, vernarbter, manchmal schuppiger und violett verfärbter Haut.

Trichotillomanie *(S. 230)*
Teilweise kahle Stellen mit noch vorhandenen kurzen Haaren aufgrund einer Störung der Impulskontrolle, infolge derer sich der Betroffene selbst Haare ausreißt.

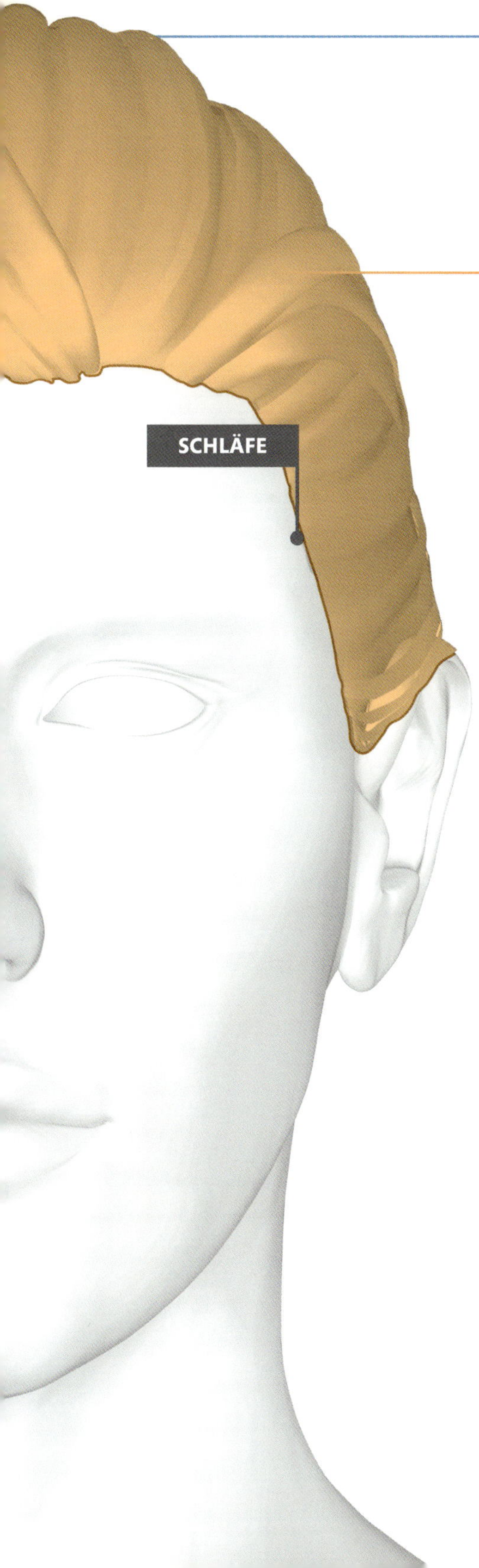

Kopfläuse *(S. 231)*
Juckreiz, beigefarbene Nissen an Haaren etwa 2,5 cm von der Kopfhaut, schwarze und rote »Punkte« auf der Kopfhaut. Die sich bewegenden Läuse können ebenfalls sichtbar sein. Kopflausmittel sind in der Apotheke erhältlich.

KOPFHAUTVERÄNDERUNGEN

Kopfschuppen *(S. 230)*
Feine weiße Flocken ohne Rötung der Kopfhaut. Der Apotheker kann helfen.

Solare Keratose *(S. 226)*
Stellen mit Hautveränderungen von rauer Haut bis hin zu erhabenen, harten Krusten aufgrund von Schäden durch Sonneneinstrahlung. Oft an Stellen mit Glatzenbildung oder schütterem Haar.

Seborrhoisches Ekzem *(S. 230)*
Große Mengen feiner weißer Flocken auf Kopfhaut (Schuppen), Rötung und Juckreiz. Manchmal verbunden mit rotem Ausschlag und Schuppen in Augenbrauen und seitlich an der Nase.

Schuppenflechte *(S. 222)*
Mit weißer, schuppiger Haut bedeckte Stellen am Kopf. Derartige Hautstellen können auch anderswo am Körper vorhanden sein.

Epidermoidzyste *(S. 225)*
Erhabene, feste, schmerzlose Geschwulst in der Kopfhaut. Schmerz und Rötung können auf Infektion hindeuten.

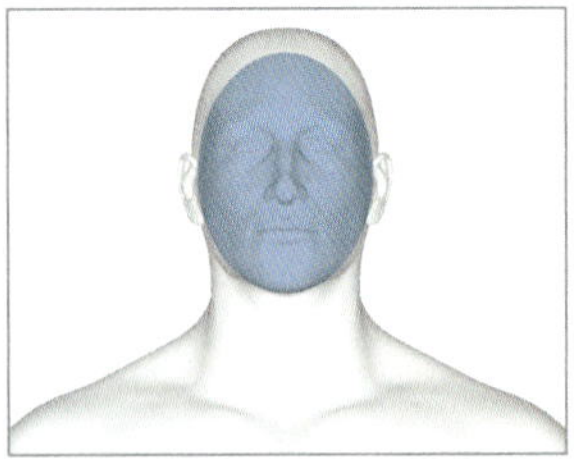

SIEHE AUCH Kopf, vorne *S. 48–49*, **Auge, physisch** *S. 56–57*, **Nase** *S. 64–65*

GESICHT

Das Gesicht wird von Nerven gesteuert. Versagen diese, kann es aufgrund fehlender Muskelspannung erschlaffen. Hautkrankheiten führen oft zu Schamgefühlen und sozialen Ängsten, deshalb ist es wichtig, sie richtig behandeln zu lassen.

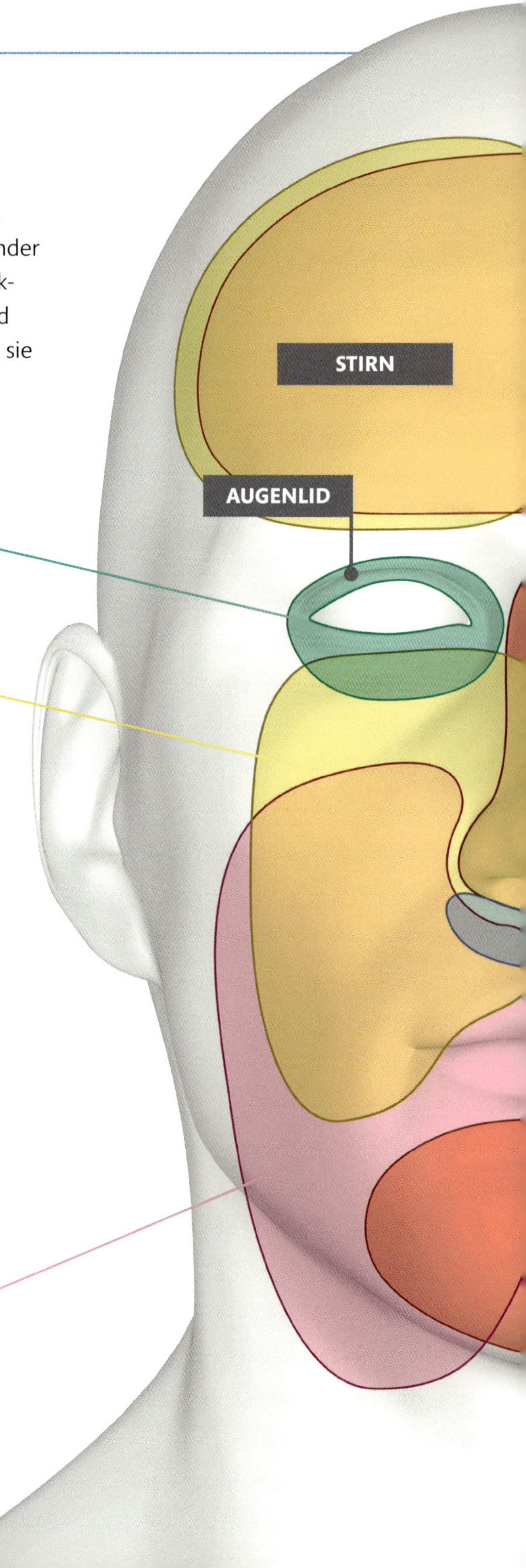

Syringom *(S. 226)*
Kleine, erhabene Geschwülste ober- und unterhalb des Auges.

Erysipel *(S. 228)*
Plötzlich auftretende, einseitige Rötung des Gesichts. Schmerzen, Fieber und Blasenbildung der Haut.

MUSKELSCHWÄCHE

Fazialislähmung *(S. 173)*
Plötzlich einsetzende, einseitige Muskelschwäche im Gesicht mit unvollständigem Lidschluss, verminderten Stirnfalten und Verlust der Fähigkeit, zu lächeln oder die Lippen zu spitzen.

Transitorische ischämische Attacke (TIA) *(S. 169)*
Symptome von Schlaganfall (siehe unten) mit Rückbildung innerhalb von 24 Stunden. Notruf absetzen.

Schlaganfall *(S. 169)*
Plötzliche Lähmung des Gesichts, verbunden mit Sprachstörungen und Lähmung einer Körperseite. Notfall. Notruf absetzen.

Myasthenia gravis *(S. 163)*
Erschöpfung der Muskeln von Gesicht und Hals, resultierend in Schwierigkeiten beim Öffnen der Augen oder beim Schlucken, die im Tagesverlauf zunehmen.

Dentaler Abszess *(S. 197)*
Plötzliches Entstehen einer Geschwulst an Ober- und/oder Unterkiefer. Kann mit Zahnschmerzen einhergehen. Dringend Zahnarzt aufsuchen.

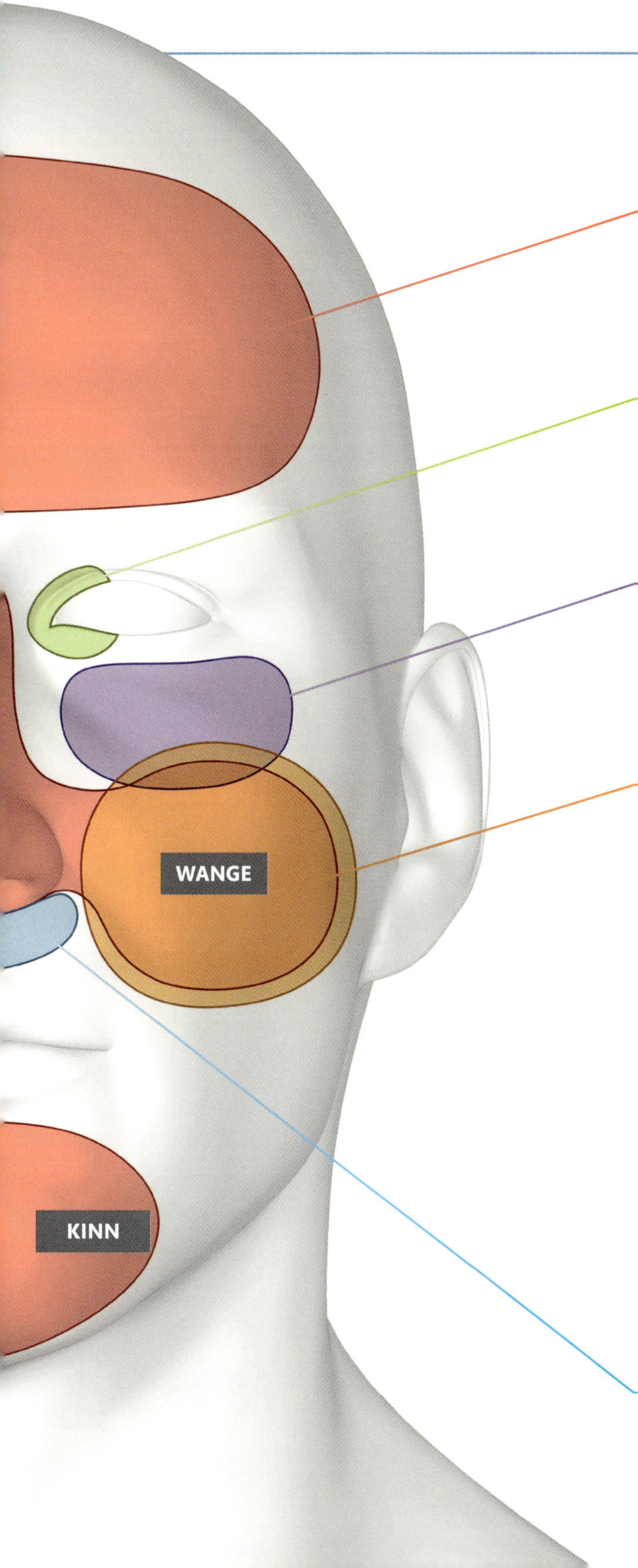

Rosazea *(S. 223)*
Rötung und Knötchen im Bereich der Wangen. Knötchen breiten sich manchmal auf Kinn und Stirn aus. Die Haut an der Nase kann sich verdicken.

Xanthelasma *(S. 179)*
Gelber, leicht erhabener Fleck. Tritt meist ober- oder unterhalb des inneren Augenwinkels auf. Wird mit erhöhtem Cholesterin in Verbindung gebracht.

Jochbeinfraktur *(S. 156)*
Starke Schmerzen, Schwellung und Bluterguss an der Wange infolge einer Verletzung, etwa durch einen Sturz oder Schlag.

Ringelröteln *(S. 234)*
Stark gerötete Wangen bei einem ansonsten gesunden Kind. Nach ungefähr zwei Tagen entwickelt sich ein unspezifischerer, feiner roter Ausschlag auf dem Rest des Körpers.

Akne *(S. 223)*
Knötchen im Gesicht, meist an den Wangen. Manchmal schmerzhaft, mit oder ohne Eiter. Können auch an Rücken und Brust auftreten. Zudem können sich beulenartige Geschwülste bilden.

Sonnenbrand *(S. 239)*
Manchmal schmerzhafte Rötung der Haut nach Kontakt mit Sonnenlicht.

Fotosensibilität *(S. 223)*
Blasenbildung an Stellen, die Licht ausgesetzt sind. Rötung und Schwellung der Haut nach Kontakt mit Sonnenlicht.

Impetigo contagiosa *(S. 228)*
Honiggelbe Krusten auf der Haut, meist im Bereich um die Nase.

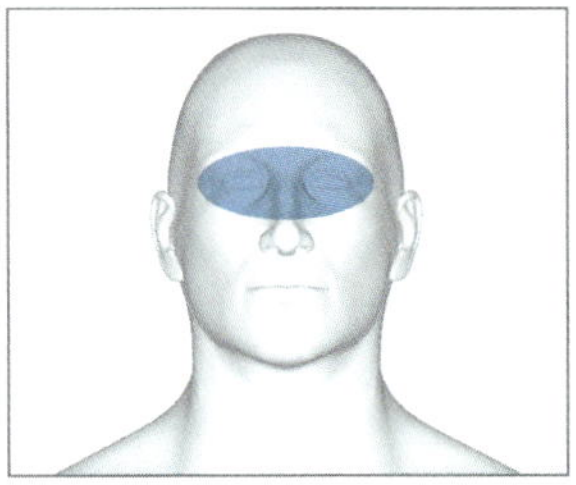

SIEHE AUCH
Auge, Sehen *S. 58–59*

AUGE
PHYSISCH

Da das Auge Umwelteinflüssen ausgesetzt ist, besteht ein Risiko für Infektionen und allergische Reaktionen. Entzündungen bei Erkrankungen wie Gürtelrose können Augenschmerzen verursachen und müssen behandelt werden.

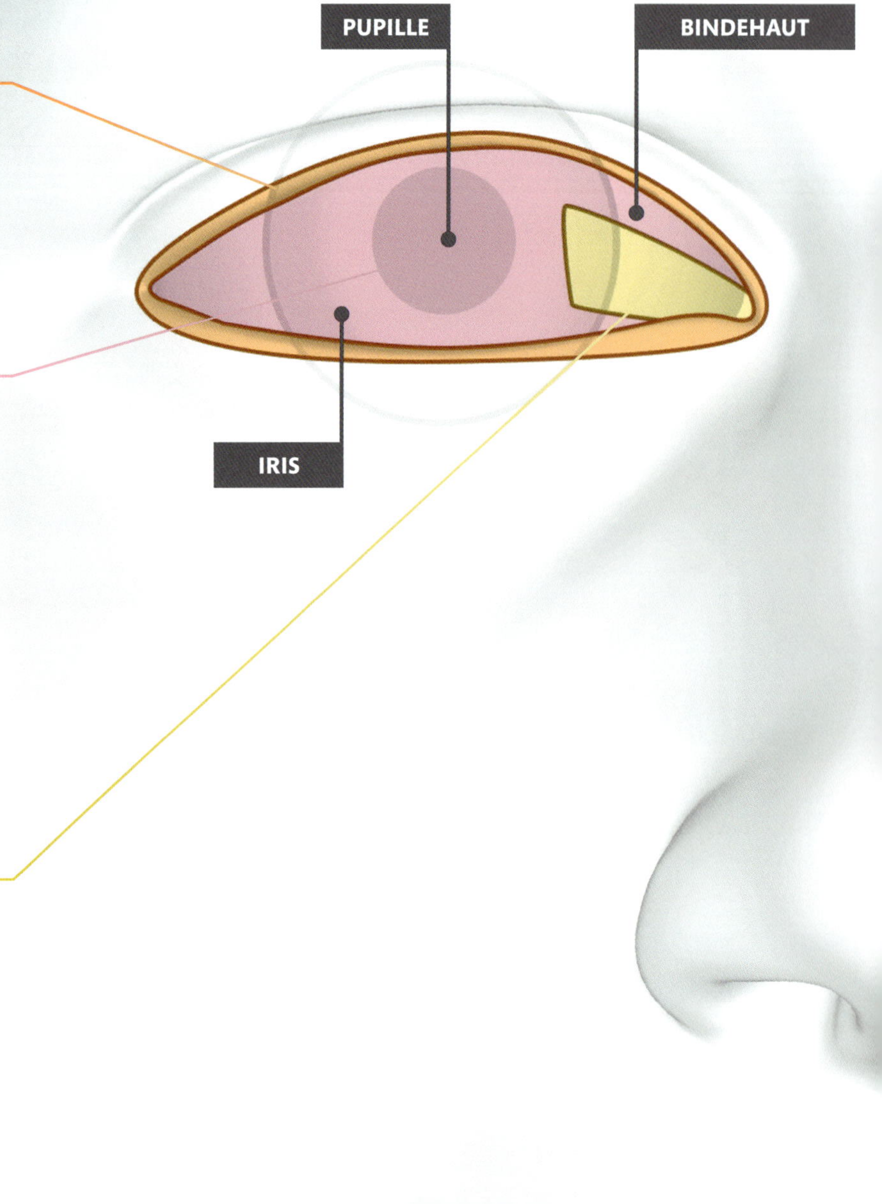

Blepharitis *(S. 179)*
Verkrustete Wimpern mit Reizung und wundem, sandigem Gefühl. Bei älteren Menschen weit verbreitet.

Gerstenkorn *(S. 178)*
Kleine gelbe Geschwulst am Ansatz einer Wimper und leichte Reizung sowie Rötung des Augenlids.

Konjunktivitis (bakteriell) *(S. 177)*
Rötung, Reizung, gelber Ausfluss und Verkleben der Augenlider.

Konjunktivitis (allergisch) *(S. 177)*
Jucken, Rötung, Schwellung und Tränen des Auges. Nicht eiternd. Kann mit Niesreiz und laufender Nase einhergehen.

Konjunktivitis (viral) *(S. 177)*
Rosafarbenes, tränendes, gereiztes und lichtempfindliches Auge. Meist verbunden mit Halsentzündung, laufender Nase und Husten.

Hyposphagma *(S. 177)*
Blut im Auge und leichte Reizung.

Pterygium *(S. 177)*
Wucherung im Auge, die zu leichter Reizung und Rötung führt. Tritt häufiger in trockenen, heißen Klimazonen auf.

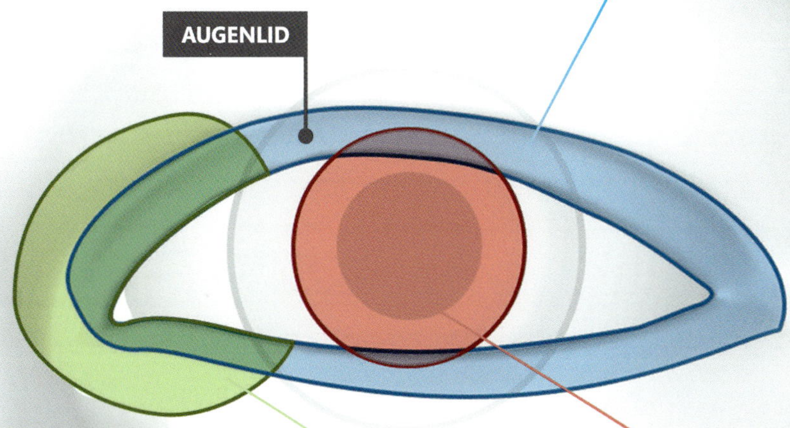

Gerstenkorn *(S. 178)*
Kleine gelbe Geschwulst am Ansatz einer Wimper und leichte Reizung sowie Rötung des Augenlids.

Entropium *(S. 179)*
Einwärtsdrehung des Augenlidrands. Reizung, Tränen und leichte Rötung.

Ektropium *(S. 179)*
Auswärtsdrehung des Augenlidrands. Reizung, Tränen und Rötung. Betrifft meist nur das Unterlid.

Ptosis *(S. 179)*
Herabhängen des Oberlids über das Auge. Bei starker Ausprägung kann es die Pupille verdecken.

Ekzem *(S. 222)*
Juckende, trockene, rissige und schuppige Haut.

Hagelkorn *(S. 178)*
Leicht unangenehme Geschwulst (Zyste) im Augenlid, manchmal gerötet. Häufiger am Oberlid.

Zellulitis (Phlegmone) *(S. 228)*
Schmerzhafte Rötung, Schwellung und Wärme an Augenlid und manchmal auch Augenbraue und Wange. Bald ärztlichen Rat einholen.

Trachom *(S. 177)*
Ausfluss aus Augen. Schmerzen, geschwollene Lider, Reizung und Lichtempfindlichkeit. In tropischen Gebieten verbreitet.

Akute Uveitis *(S. 177)*
Rötung, Lichtempfindlichkeit und mittelschwere Schmerzen. Verschwommenes Sehen.

Xanthelasma *(S. 179)*
Gelber, leicht erhabener Fleck. Tritt meist ober- oder unterhalb des inneren Augenwinkels auf. Wird mit erhöhtem Cholesterin in Verbindung gebracht.

Gürtelrose *(S. 233)*
Gerötetes Auge und mittlere bis starke Schmerzen. Blasenbildender Ausschlag auf einer Gesichtshälfte.

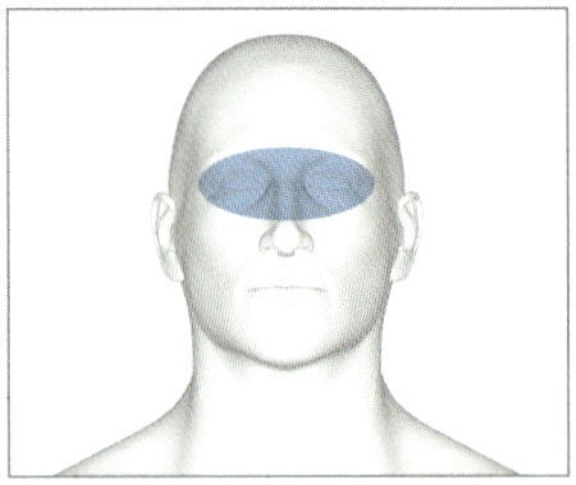

SIEHE AUCH
Auge, physisch *S. 56–57*

AUGE
SEHEN

Im Lauf des Lebens kann sich die Sehkraft langsam verändern, sodass eine Sehhilfe erforderlich wird. Plötzlicher Verlust der Sehkraft stellt einen Notfall dar, der dringend medizinischer Hilfe bedarf.

SEHVERLUST

Diabetische Retinopathie *(S. 220)* ⊕⊕⊕
Verschwommenes Sehen oder allmählicher Verlust der Zentralsicht. Plötzlicher Sehverlust kann ebenfalls auftreten. Betrifft nur Diabetiker.

Chronisches Glaukom *(S. 178)* ⊕⊕
Fortschreitender Sehverlust, beginnend mit dem seitlichen Gesichtsfeld. Im Alter häufig. Wenden Sie sich an einen Augenarzt.

Zentralvenenthrombose *(S. 178)* ⊕⊕⊕
Plötzlicher Sehverlust eines Auges, mit oder ohne Schmerzen.

Zentralarterienthrombose *(S. 178)* ⊕⊕⊕
Plötzlicher, schmerzloser Sehverlust eines Auges.

Akutes Glaukom *(S. 178)* ⊕⊕⊕
Akut auftretender, starker Schmerz im Auge mit reduzierter Sehkraft, Rötung, Sehstörungen, Tränen, Lichtempfindlichkeit und Erbrechen.

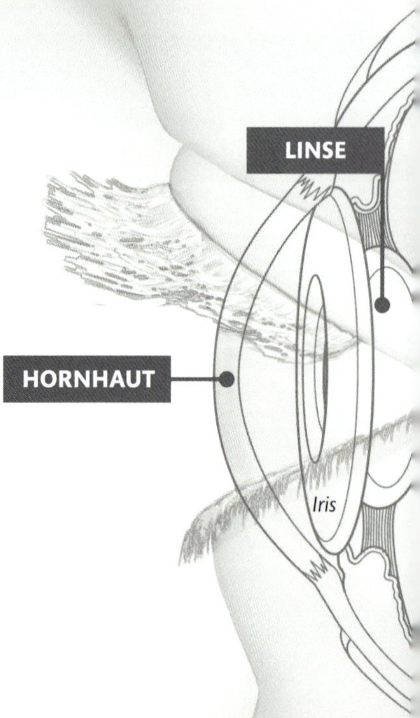

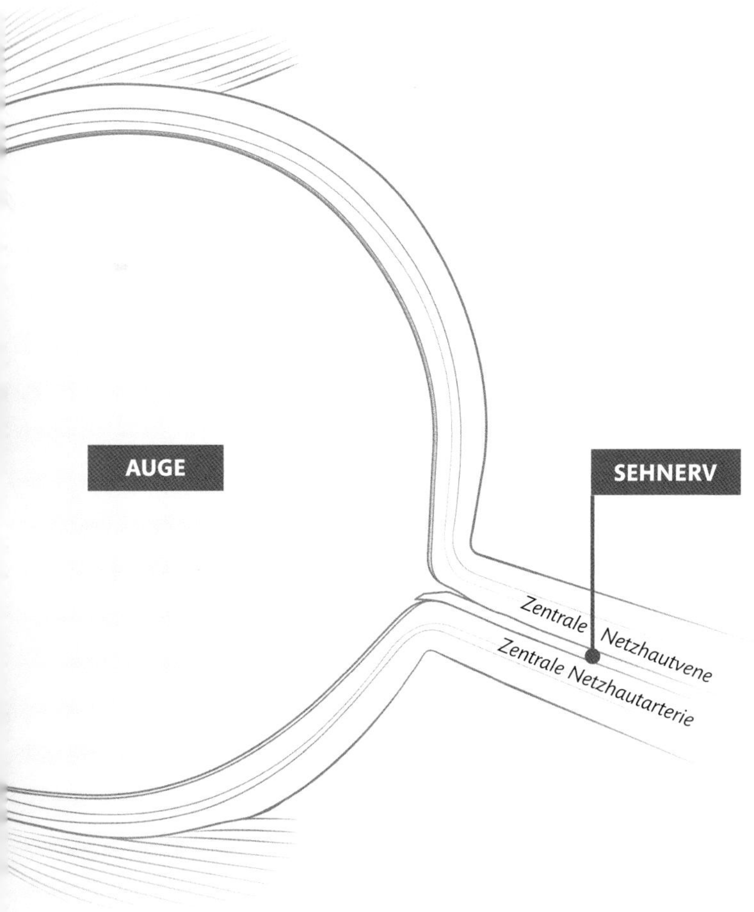

VERSCHWOMMENES SEHEN

Katarakt *(S. 177)*
Verschwommenes oder getrübtes Sehen, helle Lichter scheinen zu funkeln, Farben wirken gelblich/bräunlich verfärbt. Wenden Sie sich an einen Augenarzt.

Diabetische Retinopathie *(S. 220)*
Verschwommenes Sehen oder allmählicher Verlust der Zentralsicht. Plötzlicher Sehverlust kann ebenfalls auftreten. Betrifft nur Diabetiker.

Schielen *(S. 178)*
Verschwommenes oder Doppelsehen. Die Sichtlinien beider Augen sind nicht parallel und sie blicken nicht in dieselbe Richtung. Entwickelt sich oft in der Kindheit. Wenden Sie sich an einen Augenarzt.

Akute Uveitis *(S. 177)*
Rötung, Lichtempfindlichkeit und mittelschwere Schmerzen. Verschwommenes Sehen.

SEHEN VON PUNKTEN UND BLITZEN

Migräne *(S. 166)*
Starker Kopfschmerz, kann mit dem Sehen heller z-förmiger Lichter oder Blitze einhergehen.

Glaskörperabhebung *(S. 178)*
Lichtblitze, »Flusen« und schwebende schwarze Punkte.

Netzhautablösung *(S. 178)*
Lichtblitze mit einer großen Zahl schwebender schwarzer Punkte und ein schwarzer »Vorhang«, der einen Teil des Sichtfelds verdeckt.

FEHLSICHTIGKEIT

Kurzsichtigkeit *(S. 179)*
Schwierigkeiten, entfernte Objekte zu erkennen. Wenden Sie sich an einen Optiker oder Augenarzt.

Weitsichtigkeit *(S. 179)*
Schwierigkeiten, nahe Objekte zu erkennen. Wenden Sie sich an einen Optiker oder Augenarzt.

Makuladegeneration *(S. 178)*
Schwierigkeiten beim Erkennen von Details, etwa bei Gesichtern und beim Lesen oder Fernsehen. Gerade Linien scheinen gewellt.

Astigmatismus *(S. 179)*
Schwierigkeiten, sowohl nahe als auch entfernte Objekte zu erkennen. Wenden Sie sich an einen Augenarzt.

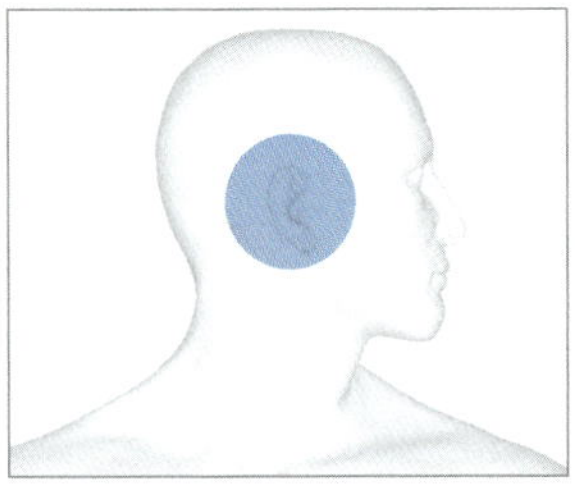

SIEHE AUCH Kopf, Seite *S. 50–51*, Ohr, Hören *S. 62–63*

OHR
PHYSISCH

Schmerzen im Ohr können die Folge einer Mittelohrentzündung sein, die vor allem bei Kleinkindern auftritt. Veränderungen des Ohrs selbst werden etwa durch Piercings oder Traumata bei Sportarten wie Rugby verursacht.

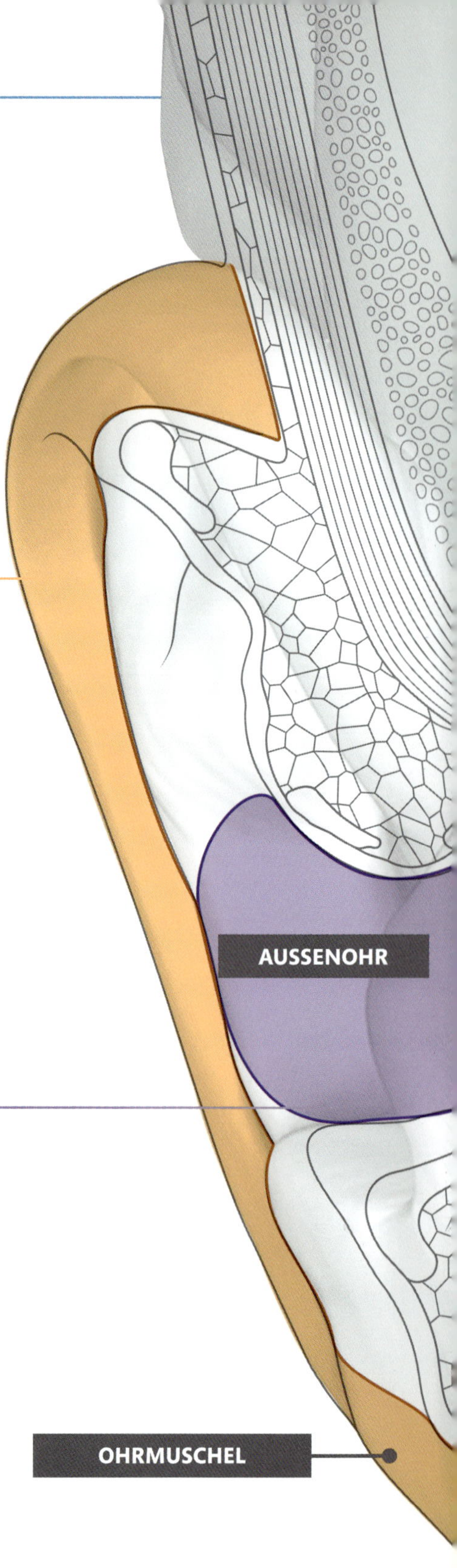

Gichtknoten *(S. 159)*
Kleine, weiße Geschwulst, meist am äußeren Rand der Ohrmuschel. Manchmal schmerzhaft.

Narbenkeloid *(S. 227)*
Eine Geschwulst an einer gepiercten Stelle.

Ohrmuschelperichondritis *(S. 174)*
Rötung des Ohrs und Schmerzen. Kann im Rahmen einer Außenohrinfektion oder nach dem Piercen des knorpeligen Teils der Ohrmuschel auftreten.

Ohrhämatom *(S. 174)*
Schwellung und Schmerz nach einer blutenden Ohrverletzung.

Außenohrentzündung *(S. 174)*
Jucken oder Schmerz im Ohr, der zunimmt, wenn man daran zieht.

Kontaktekzem *(S. 222)*
Roter, juckender Ausschlag nach dem Tragen von Schmuck oder dem Auftragen von Cremes.

Gürtelrose *(S. 233)*
Schmerzhafter, blasenbildender Ausschlag auf Ohr, Gesicht, Mund oder Zunge. Manchmal verbunden mit Herabhängen einer Gesichtshälfte, Taubheit, Tinnitus und Schwindel.

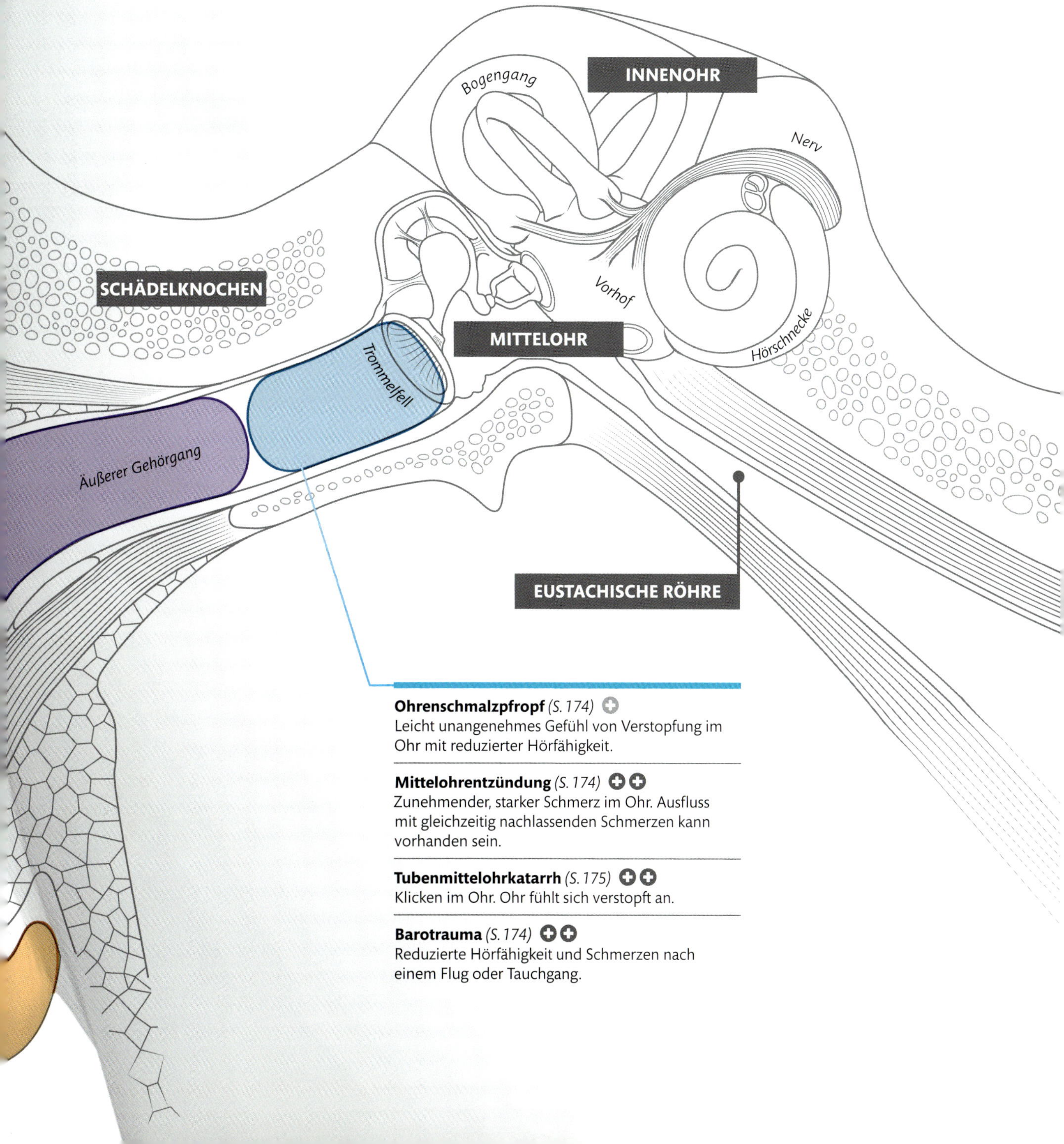

Ohrenschmalzpfropf *(S. 174)*
Leicht unangenehmes Gefühl von Verstopfung im Ohr mit reduzierter Hörfähigkeit.

Mittelohrentzündung *(S. 174)*
Zunehmender, starker Schmerz im Ohr. Ausfluss mit gleichzeitig nachlassenden Schmerzen kann vorhanden sein.

Tubenmittelohrkatarrh *(S. 175)*
Klicken im Ohr. Ohr fühlt sich verstopft an.

Barotrauma *(S. 174)*
Reduzierte Hörfähigkeit und Schmerzen nach einem Flug oder Tauchgang.

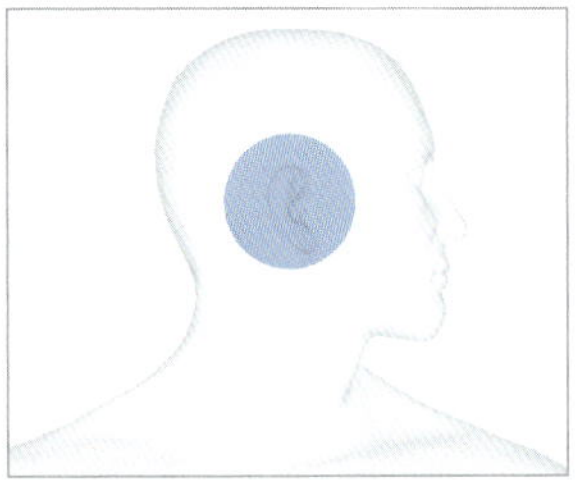

SIEHE AUCH Ohr, physisch *S. 60–61*

OHR
GEHÖR

Das Gehör kann mit dem Alter nachlassen. Bei jüngeren Menschen kann es etwa durch einen Ohrenschmalzpfropf oder nach einer Entzündung des Mittelohrs beeinträchtigt sein. Einseitige Schwerhörigkeit erfordert eine medizinische Abklärung.

SCHWERHÖRIGKEIT

Presbyakusis *(S. 174)* ⊕
Zunehmende Schwerhörigkeit auf beiden Ohren. Entwickelt sich mit fortschreitendem Alter. Hohe Töne zuerst betroffen, dann tiefe. Gespräche bei Hintergrundlärm sind schwerer zu verstehen. Suchen Sie einen Arzt auf, falls Sie ein Hörgerät brauchen.

Mittelohrentzündung *(S. 174)* ⊕⊕
Schwerhörigkeit (äußert sich etwa durch hohe Lautstärke beim Fernsehen). Sprache scheint leiser als normal. Kann infolge einer Erkältung auftreten. Häufiger bei Kindern.

Innenohrentzündung *(S. 176)* ⊕⊕
Schwindel, der bei Kopfbewegung zunimmt, Tinnitus, Schwerhörigkeit. Zudem manchmal Fieber und Ohrendruck.

Menière-Krankheit *(S. 176)* ⊕⊕
Anfälle von Schwindel, Hörverlust und Tinnitus, die einige Minuten bis hin zu mehreren Tagen anhalten.

Ohrenschmalzpfropf *(S. 174)* ⊕
Leicht unangenehmer Ohrendruck und verminderte Hörfähigkeit.

Otosklerose *(S. 174)* ⊕⊕
Zunehmende Schwerhörigkeit auf beiden Ohren, manchmal ungleichmäßig. Bei Hintergrundlärm kann eine Verbesserung des Gehörs eintreten. Zudem Schwindel, Tinnitus. Häufiger bei Frauen.

Akustikusneurinom *(S. 176)* ⊕⊕⊕
Einseitige, langsam fortschreitende Schwerhörigkeit mit Tinnitus. Manchmal gestörtes Gleichgewicht mit Kopfschmerzen und Taubheit oder Schwäche einer Gesichtshälfte.

Schallempfindungsschwerhörigkeit *(S. 174)* ⊕⊕
Plötzlicher Hörverlust, meist einseitig. Bald Arzt aufsuchen.

Gerissenes Trommelfell *(S. 175)* ⊕⊕
Leichte Schwerhörigkeit folgt auf kurzen, starken Schmerz. Manchmal Blut oder Ausfluss aus dem Ohr vorhanden.

MIT SCHWINDEL

Innenohrentzündung *(S. 176)* ⊕⊕
Schwindel, der bei Kopfbewegung zunimmt, Tinnitus, Schwerhörigkeit. Zudem manchmal Fieber und Ohrendruck.

Menière-Krankheit *(S. 176)* ⊕⊕
Anfälle von Schwindel, Hörverlust und Tinnitus, die einige Minuten bis hin zu mehreren Tagen anhalten.

Neuritis vestibularis *(S. 176)* ⊕⊕
Plötzlich auftretender Schwindel mit Übelkeit und Erbrechen, verbunden mit Gefühl von gestörtem Gleichgewichtssinn.

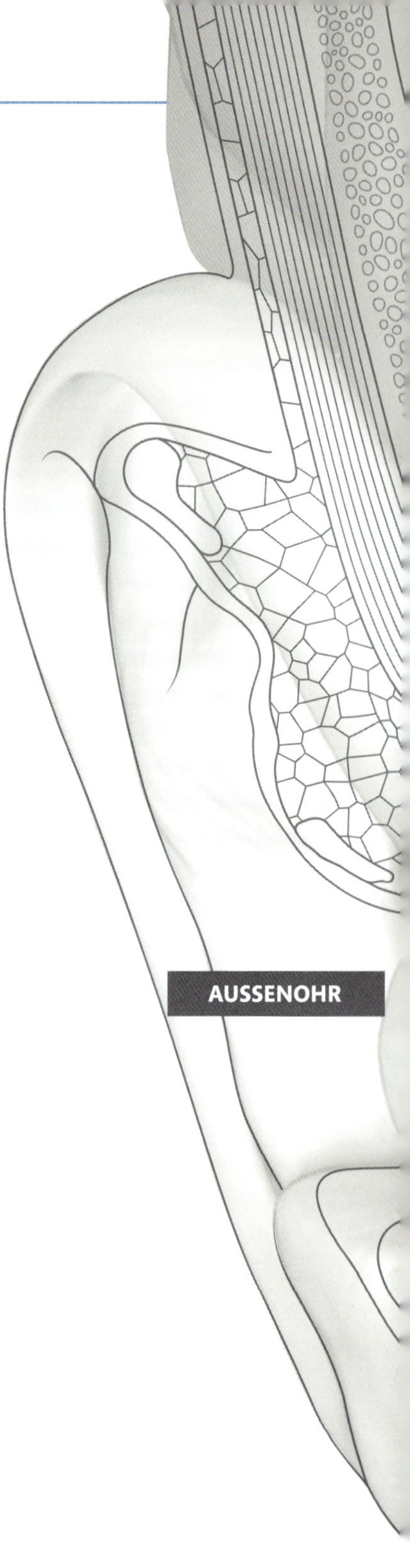

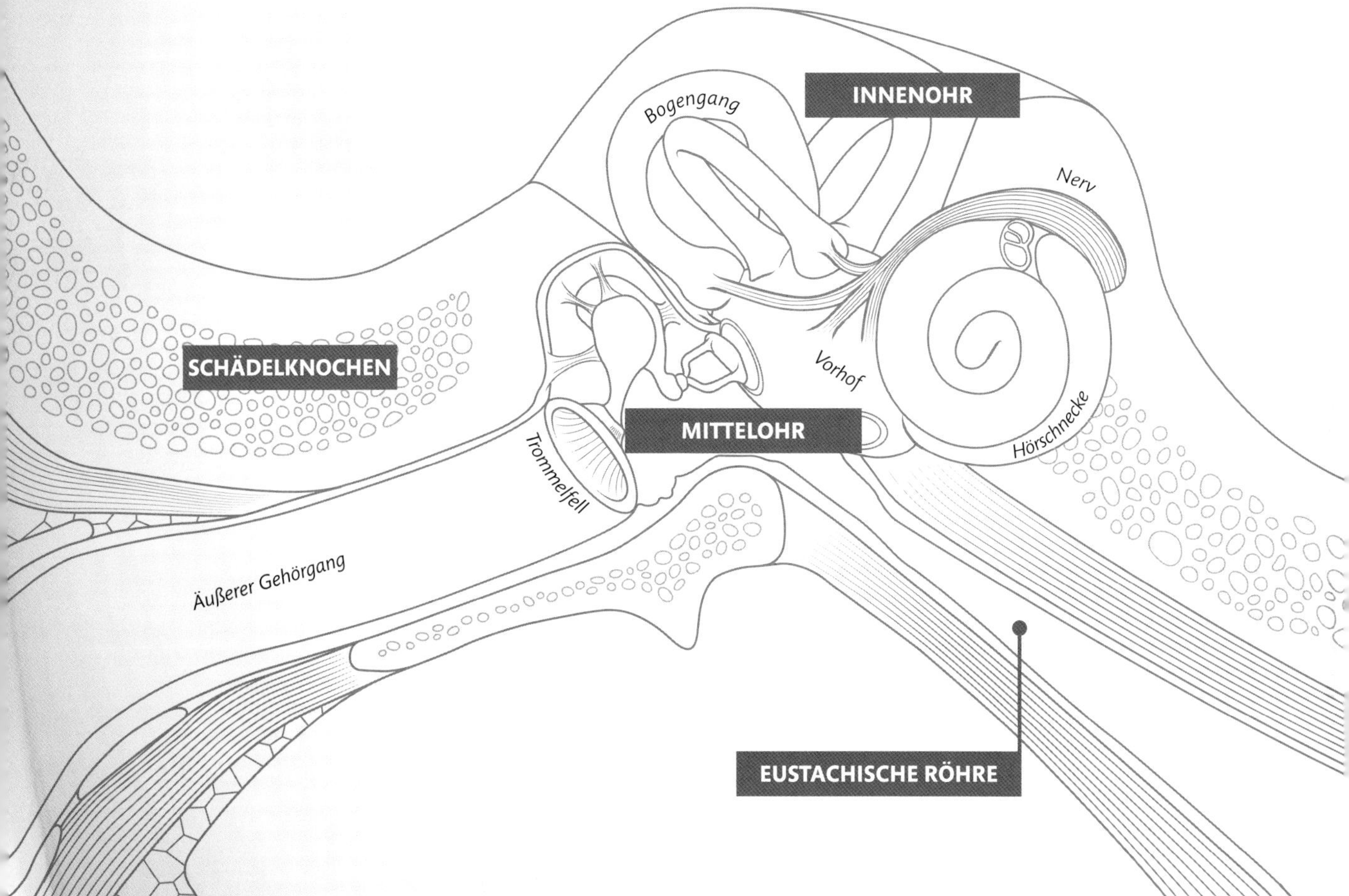

MIT OHRGERÄUSCHEN

Tinnitus *(S. 176)*
Hören von Geräuschen, die nicht von außen, sondern aus dem Inneren des Kopfes stammen. Die Geräusche sind meist klingelnder, pfeifender oder zischender Natur und können variieren. Manchmal verbunden mit Schwerhörigkeit.

Innenohrentzündung *(S. 176)*
Schwindel, der bei Kopfbewegung zunimmt, Tinnitus, Schwerhörigkeit. Zudem manchmal Fieber und Ohrendruck.

Menière-Krankheit *(S. 176)*
Anfälle von Schwindel, Hörverlust und Tinnitus, die einige Minuten bis hin zu mehreren Tagen anhalten.

Akustikusneurinom *(S. 176)*
Einseitige, langsam fortschreitende Schwerhörigkeit mit Tinnitus. Manchmal gestörtes Gleichgewicht mit Kopfschmerzen und Taubheit oder Schwäche einer Gesichtshälfte.

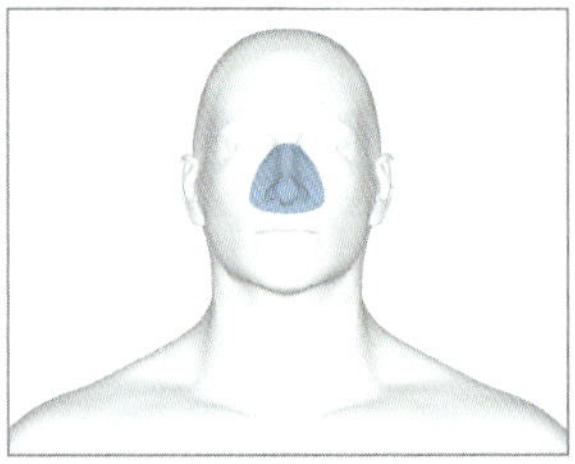

SIEHE AUCH Gesicht *S. 54–55*

NASE

Ist die Nase verstopft, kann das an einer Viruserkrankung, etwa einer Erkältung, oder an strukturellen Schäden im Inneren der Nase liegen. Hautveränderungen der Nase können auf eine Entzündung hindeuten. Dann sollten Sie einen Arzt aufsuchen.

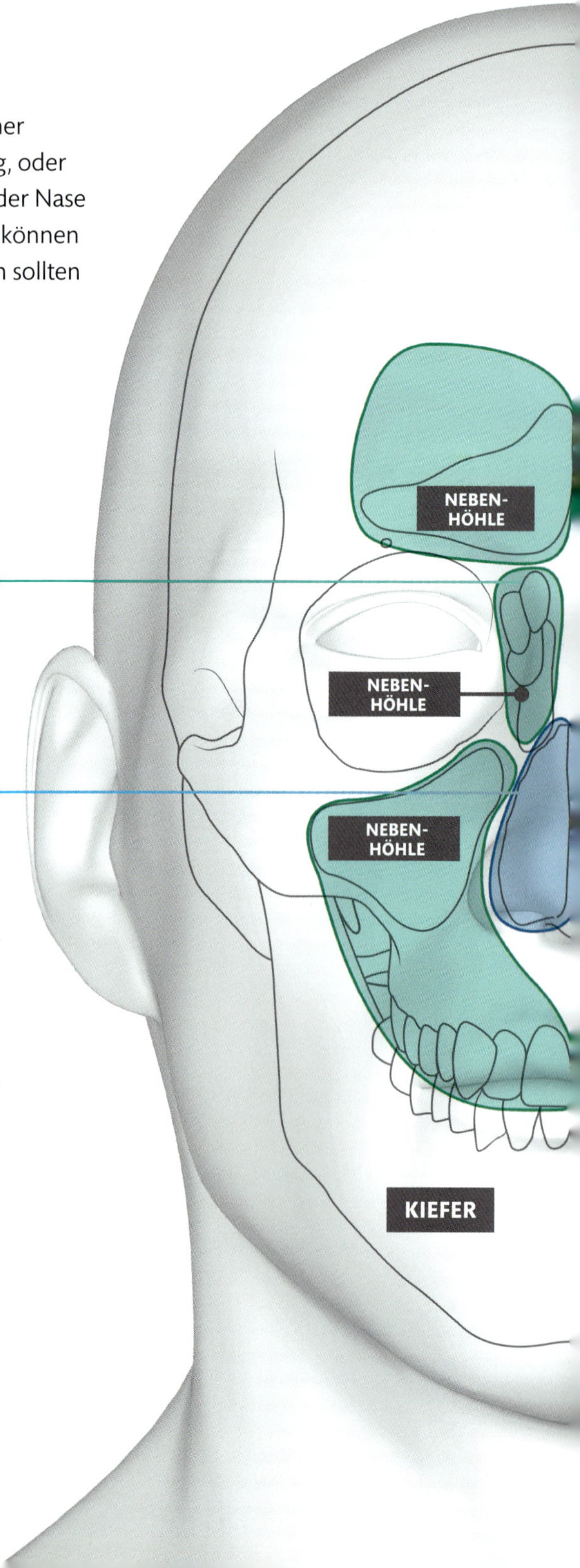

Nebenhöhlenentzündung *(S. 191)* ⊕
Gesichtsschmerzen, Unwohlsein, klarer Nasenausfluss und Husten. Arzt aufsuchen, falls der Ausfluss grün wird.

Allergische Rhinitis *(S. 190)* ⊕
Niesen und laufende Nase. Manchmal verbunden mit Juckreiz und verstopfter Nase ohne Krankheitsgefühl. Jucken in Augen und Hals kann vorhanden sein.

Septumdeviation *(S. 190)* ⊕⊕
Einseitig verstopfte Nase. Manchmal sieht die Nase von außen krumm aus. Dringend Arzt aufsuchen bei erstmaligem Auftreten nach einer Verletzung oder Ähnlichem.

Nasenpolyp *(S. 190)* ⊕⊕
Verstopfte Nase mit rosafarbenen Wucherungen im Inneren. Verbunden mit Niesen, laufender Nase, Halsentzündung und vermindertem Geruchssinn.

COVID-19 *(S. 232)* ⊕
Verlust oder Veränderung des Geruchs- und/oder Geschmackssinns, insbesondere in Begleitung von Fieber und/oder Husten oder einer Verschlechterung eines bestehenden Hustens. Bei schweren Symptomen oder wenn bereits eine Vorerkrankung besteht, suchen Sie einen Arzt auf.

SOFORT ÄRZTLICHE HILFE SUCHEN BEI:

NASENBLUTEN, DAS LÄNGER ALS **20 MINUTEN** ANHÄLT

HAUTVERÄNDERUNGEN

Impetigo contagiosa *(S. 228)*
Honiggelbe Krusten auf der Haut, die von der Nase zum Gesicht reichen.

Rhinophym *(S. 223)*
Verdickung des weichen Gewebes der Nase, wodurch sie sich vergrößert. Manchmal mit eitrigen Pusteln auf Nase und Gesicht und vorübergehender Rötung.

Lupus pernio *(S. 224)*
Bläulich-rote Verfärbung der Nase, manchmal mit Bildung von Knötchen.

Systemischer Lupus erythematodes (SLE) *(S. 189)*
Roter Ausschlag auf Nase und Wangen. Manchmal Juckreiz, Schmerzen und Verschlimmerung bei Kontakt mit Sonnenlicht.

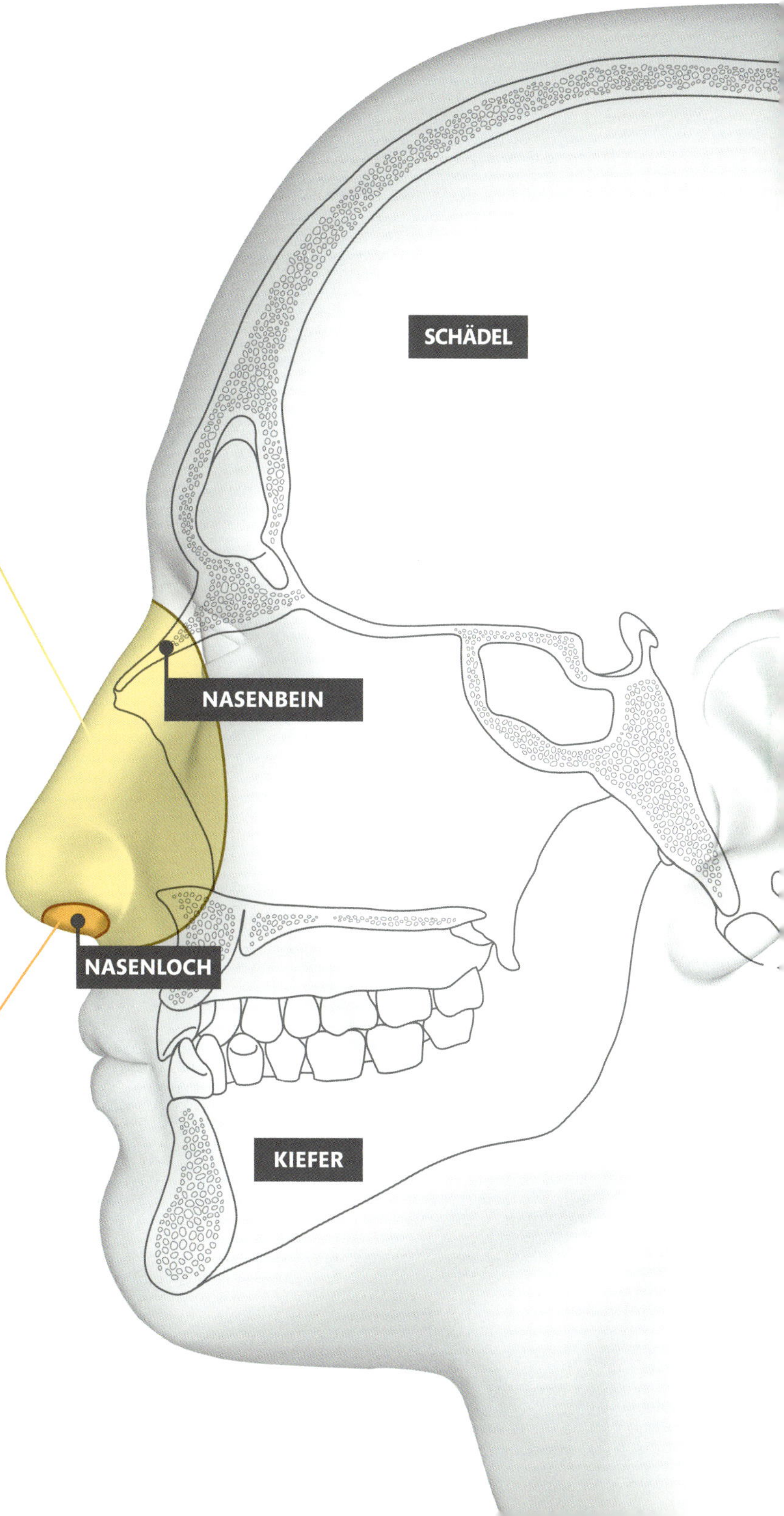

Nasenbluten *(S. 190)*
Plötzlicher, kontinuierlicher Blutverlust aus der Nase. Notruf absetzen, falls die Blutung trotz Anwendung der bekannten Hausmittel nicht innerhalb von 20 Minuten stoppt.

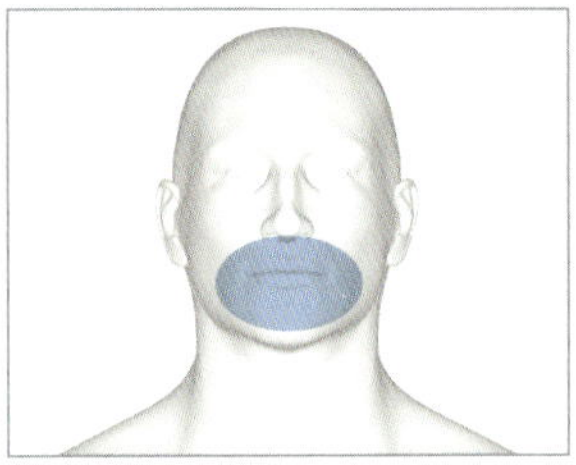

SIEHE AUCH Hals *S. 68–69*

MUND

Der Mund kann von schmerzhaften Geschwüren betroffen sein. Bei wiederholtem Auftreten sollten Sie einen Arzt aufsuchen. Jedes nicht heilende Geschwür sollte ärztlich abgeklärt werden.

Herpes simplex *(S. 229)*
Schmerzhafter, blasenartiger Ausschlag an den Lippen, der wiederholt an derselben Stelle auftreten kann. Kann auch im Inneren des Mundes vorkommen und Schmerzen beim Essen verursachen.

Hand-Fuß-Mund-Krankheit *(S. 229)*
Kleine Knoten an Lippen und Mund, die zu Geschwüren werden. Fieber, Halsentzündung und kleinen Blasen an Händen und Füßen. Die Knoten können auch anderswo am Körper auftreten.

Dentaler Abszess *(S. 197)*
Schwellung, Schmerzen und Rötung des Zahnfleisches, manchmal in der Nähe eines schmerzenden Zahns. Zahnarzt aufsuchen.

Orale Candidose *(S. 238)*
Weißer Belag auf der Zunge mit Schmerzen und Geschmacksveränderungen. Manchmal rote Flecken.

Landkartenzunge *(S. 199)*
Zungenoberfläche sieht aus wie eine Landkarte, mit weiß gesäumten, roten Flecken. Manchmal wundes oder brennendes Gefühl auf der Zunge beim Verzehr bestimmter Speisen.

Oraler Lichen planus *(S. 222)*
Feines Geflecht weißer Linien auf Wangeninnenseite, Zunge und Zahnfleisch. Kann auch in Form weißer Flecken auftreten und mit Ausschlag auf verschiedenen Körperteilen zusammenhängen. Manchmal wundes oder brennendes Gefühl auf der Zunge beim Verzehr säurehaltiger oder scharfer Speisen.

Fibroepithelialer Polyp
Kleine rosarote Geschwulst seitlich an der Zunge oder Innenseite der Wangen. Zahnarzt aufsuchen.

COVID-19 *(S. 232)*
Verlust oder Veränderung des Geruchs- und/oder Geschmackssinns, insbesondere in Begleitung von Fieber und/oder anhaltendem Husten oder einer Verschlechterung eines bestehenden Hustens. Bei schweren Symptomen oder wenn bereits eine Vorerkrankung besteht, suchen Sie einen Arzt auf.

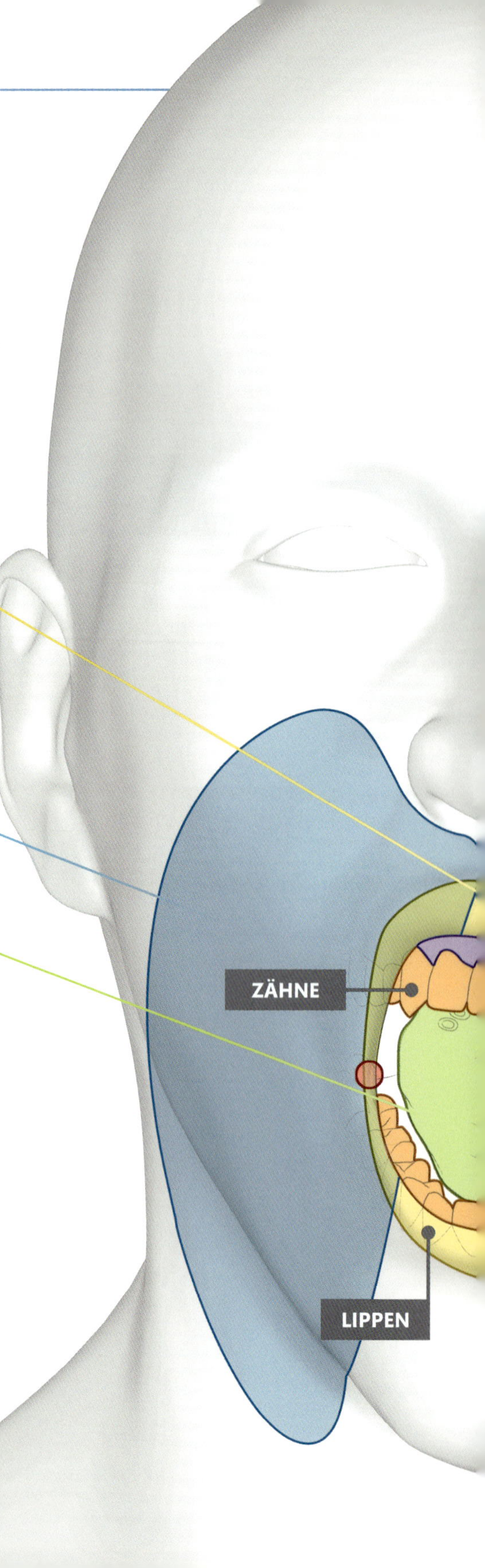

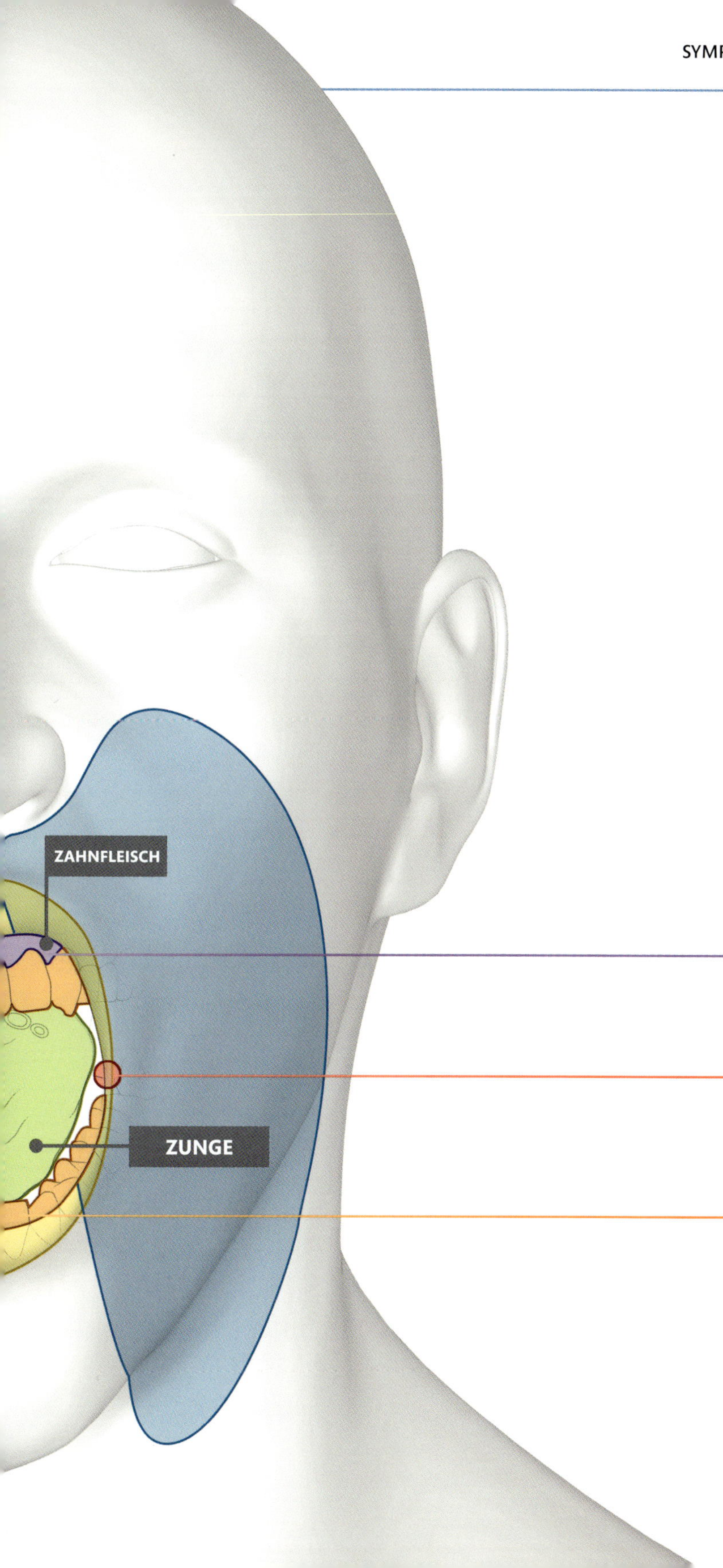

IM MUND

Mundgeschwür (Aphthe) *(S. 198)*
Ein oder mehrere oberflächliche Geschwüre im Mund. Arzt aufsuchen, falls diese nicht innerhalb von drei Wochen abheilen oder wiederholt auftreten.

Hand-Fuß-Mund-Krankheit *(S. 229)*
Kleine Knoten an Lippen und Mund, die zu Geschwüren werden. Verbunden mit Fieber, Halsentzündung und kleinen Blasen an Händen und Füßen. Die Knoten können auch anderswo am Körper auftreten.

Fibroepithelialer Polyp
Kleine, weiche rosarote Geschwulst seitlich an der Zunge oder der Innenseite der Wangen. Zahnarzt aufsuchen.

Oraler Lichen planus *(S. 222)*
Feines Geflecht weißer Linien auf Wangeninnenseite, Zunge und Zahnfleisch. Kann auch in Form weißer Flecken mit Ausschlag auf verschiedenen Körperteilen auftreten. Manchmal wundes oder brennendes Gefühl auf der Zunge beim Verzehr säurehaltiger oder scharfer Speisen.

Leukoplakie *(S. 198)*
Weißer oder roter Fleck irgendwo im Mund, der nicht verschwindet.

Mundhöhlenkarzinom *(S. 198)*
Einzelnes, festes, nicht innerhalb von drei Wochen heilendes Geschwür im Mund.

Gingivitis *(S. 198)*
Schmerzhafte rote Schwellung des Zahnfleisches. Zahnarzt aufsuchen.

Mundwinkelentzündung *(S. 228)*
Unangenehme, rissige, gerötete Haut an den Mundwinkeln.

Zahnkaries *(S. 197)*
Schwarze oder braune Flecken an Zahn, Zahnschmerzen beim Essen, schlechter Atem. Zahnarzt aufsuchen.

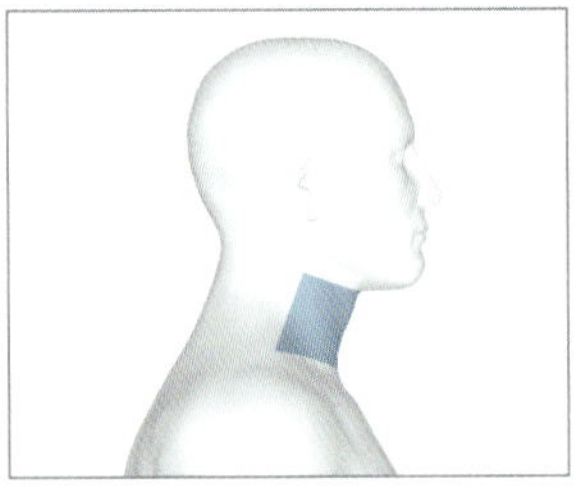

SIEHE AUCH Hals, Stimme *S. 70–71*, Nacken *S. 72–73*

HALS

Im Hals befinden sich lymphatische Organe, etwa die Mandeln. Sie sind so positioniert, dass sie Keime auf dem Weg in den Körper aufhalten. Halsentzündungen können die Folge von Virusinfektionen sein, die von selbst heilen, oder von bakteriellen Infektionen wie Tonsillitis, die oft mit Antibiotika behandelt werden.

Rachenentzündung (Pharyngitis) *(S. 192)* ✚
Leichtes Fieber mit Rötung des Rachens. Kann mit oder ohne laufende Nase und Husten auftreten.

Bakterielle Tonsillitis *(S. 192)* ✚✚
Sehr starke Halsschmerzen, hohes Fieber, geschwollene Lymphknoten am Kiefer, weiß gefleckte Mandeln im Rachen. Manchmal roter Ausschlag am Körper und gerötete Wangen mit blasser Haut um den Mund sowie eine weißlich belegte Zunge. Verbreitet bei Kindern und jungen Erwachsenen.

Herpangina *(S. 192)* ✚✚
Hohes Fieber, Halsschmerzen, Geschwüre im Rachen mit weißer Basis und rotem Rand. Geschwollene Halslymphknoten. Recht häufig bei Kindern.

Tonsillenstein *(S. 191)* ✚✚
Weiße Steinchen in einer der Vertiefungen der Gaumenmandeln. Keine Halsschmerzen, jedoch manchmal schlechter Atem.

Akute Epiglottitis *(S. 191)* ✚✚✚
Hohes Fieber, starke Halsschmerzen, Schluckbeschwerden und veränderte Stimme. Sehr ernste Zeichen sind Unvermögen, den Speichel zu schlucken, oder laute Geräusche beim Einatmen. Dringend Notruf absetzen. (Heutzutage selten.)

Pseudokrupp *(S. 192)* ✚✚
Fieber, laufende Nase, raue Stimme, Geräusche beim Einatmen, bellender Husten, der sich anhört wie ein Hund oder Seehund. Selten mit Atemnot. In diesem Fall dringend Hilfe suchen. Betrifft meist nur Kinder.

Pfeiffer-Drüsenfieber *(S. 235)* ✚✚
Langsam beginnende Halsschmerzen, vergrößerte Lymphknoten, besonders vorne und hinten am Hals und manchmal an Achseln und Leiste. Weißlicher Belag auf den Mandeln. Manchmal zudem verquollene Augen und roter Ausschlag am Gaumen. Befällt vornehmlich Kinder und junge Erwachsene.

Herpangina *(S. 192)* ✚✚
Hohes Fieber, Halsschmerzen, Geschwüre im Rachen mit weißer Basis und rotem Rand. Geschwollene Halslymphknoten. Recht häufig bei Kindern.

Akute Epiglottitis *(S. 191)* ✚✚✚
Hohes Fieber, starke Halsschmerzen, Schluckbeschwerden und veränderte Stimme. Sehr ernste Zeichen sind Unvermögen, den Speichel zu schlucken, oder laute Geräusche beim Einatmen. Dringend Notruf absetzen. (Heutzutage selten.)

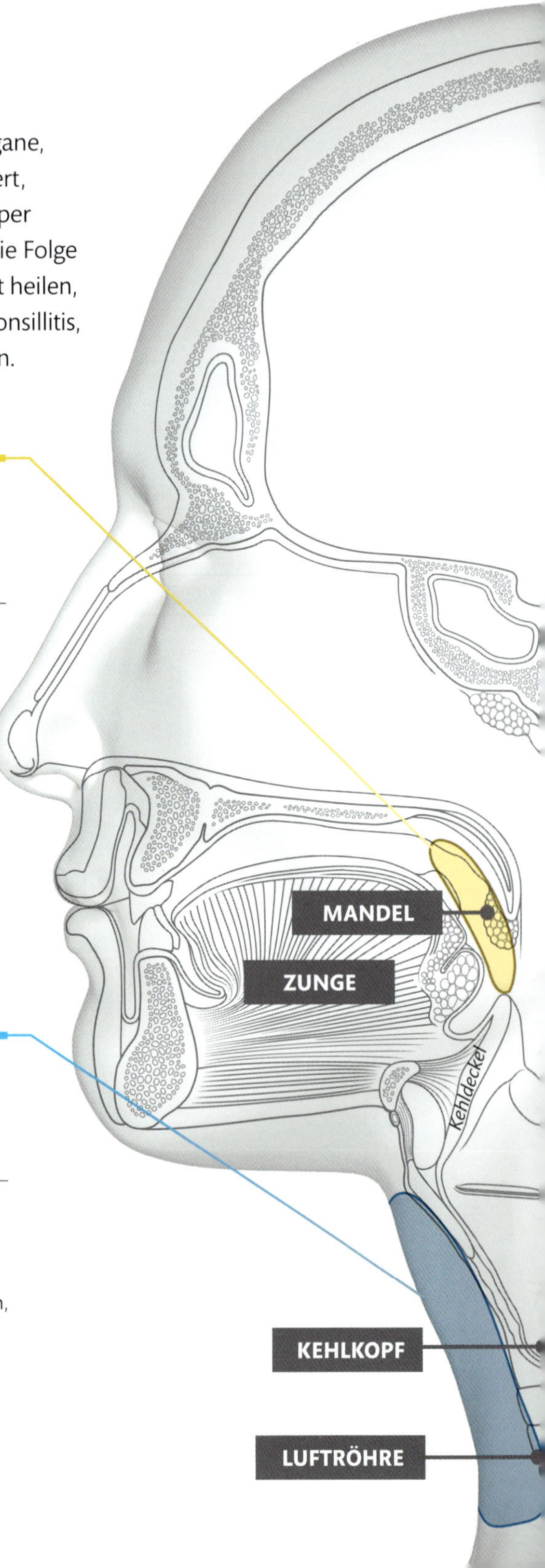

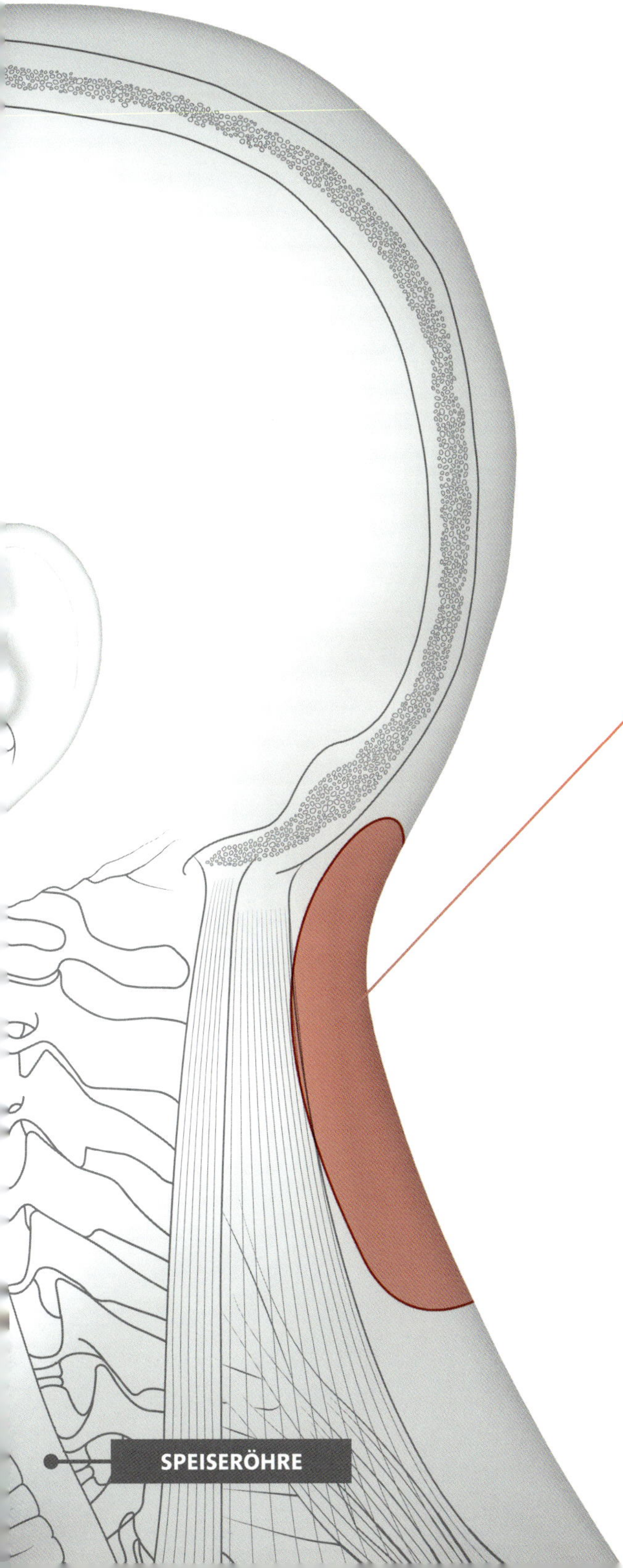

SOFORT ÄRZTLICHE HILFE SUCHEN, WENN:

EINE PERSON **NICHT SCHLUCKEN KANN** ODER DIE **ATMUNG BEEINTRÄCHTIGT** IST

Schnarchen
Lautes Atmen, manchmal verbunden mit verstopfter Nase. Bei Kindern können die Rachen- und Gaumenmandeln vergrößert sein.

Schlafapnoe-Syndrom *(S. 191)*
Schnarchen, verbunden mit vorübergehenden Atempausen. Dem Weiteratmen geht ein Schnarchgeräusch voraus. Am meisten verbreitet bei Männern mittleren Alters, kann jedoch auch bei Kleinkindern mit vergrößerten Rachen- oder Gaumenmandeln auftreten.

Pfeiffer-Drüsenfieber *(S. 235)*
Langsam beginnende Halsschmerzen, vergrößerte Lymphknoten, besonders vorne und hinten am Hals und manchmal an Achseln und Leiste. Weißlicher Belag auf den Mandeln. Manchmal zudem verquollene Augen und roter Ausschlag am Gaumen. Befällt vornehmlich Kinder und junge Erwachsene.

GESCHWOLLENE LYMPHKNOTEN

Verschiedene Krankheiten verursachen eine Vergrößerung der Lymphknoten. Diese sind neben dem Unterkieferknochen und Hals tastbar. Beispiele sind Tonsillitis *(S. 192)*, Pfeiffer-Drüsenfieber *(S. 235)* und Herpangina *(S. 192)*. Seltene Ursachen sind Lymphome *(S. 188)* und Leukämie *(S. 187)*.

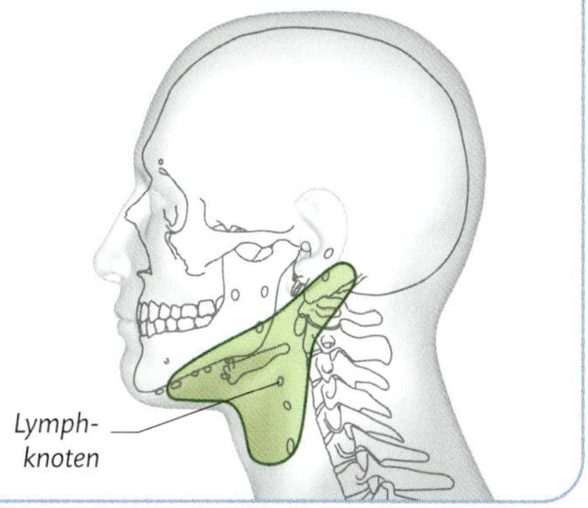

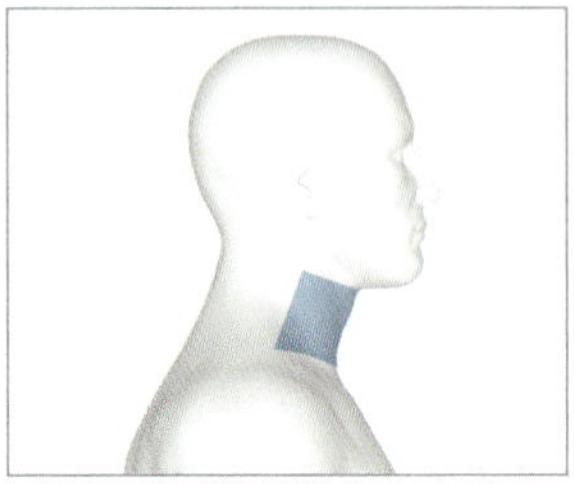

SIEHE AUCH Hals *S. 68–69*

HALS
STIMME

Für plötzliche Veränderungen der Stimme sind meist Virusinfektionen verantwortlich, die sich mit einfachen Mitteln behandeln lassen. Hält die Heiserkeit jedoch länger als drei Wochen an, sollten Sie ärztlichen Rat einholen.

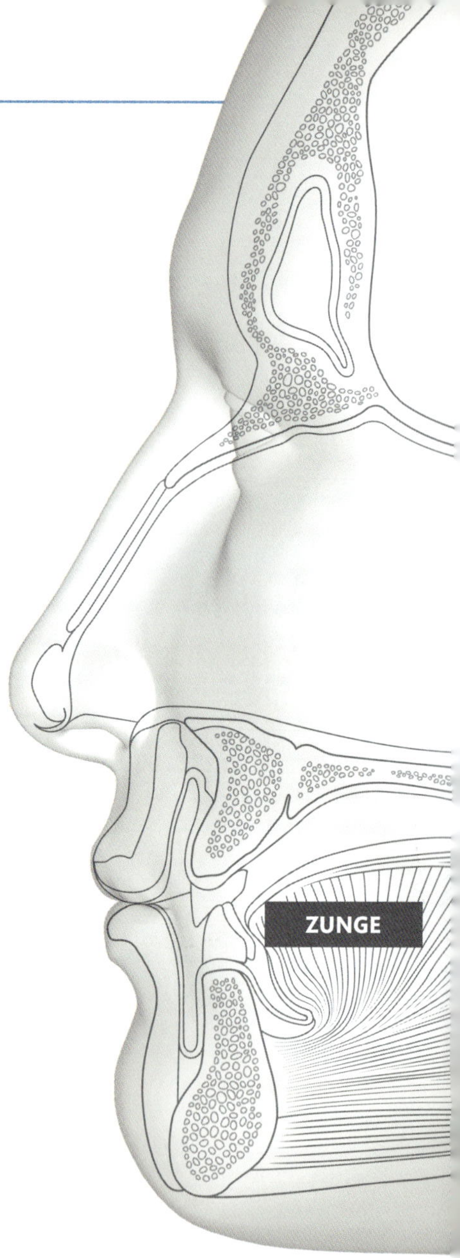

Überbelastung der Stimme *(S. 192)*
Heiserkeit durch anhaltende Überlastung, etwa Schreien.

Funktionelle Dysphonie *(S. 192)*
Heiserkeit ohne Abnormalität der Stimmbänder, möglicherweise stressbedingt *(S. 240)*.

Schilddrüsenunterfunktion *(S. 220)*
Heiserkeit, verbunden mit weiteren Symptomen einer Schilddrüsenunterfunktion wie Haarausfall, trockene Haut, Verstopfung und Müdigkeit.

Stimmlippenpolyp *(S. 192)*
Verlust der Stimmvariabilität aufgrund anhaltender Überbeanspruchung. Betrifft am häufigsten Sänger.

Kehlkopfkrebs *(S. 193)*
Heiserkeit, die länger als drei Wochen anhält, meist bei Langzeitrauchern.

HEISERKEIT MIT HUSTEN

Gastroösophageale Refluxkrankheit (Sodbrennen) *(S. 199)*
Kloß im Hals, Husten und Heiserkeit, verbunden mit Sodbrennen (brennendes Gefühl in der Brust).

Pseudokrupp *(S. 192)*
Fieber, rauer, bellender Husten und Stimmveränderung. Schwierigkeiten beim Atmen sollten in jedem Fall dringend medizinisch abgeklärt werden. Betrifft meist Kinder.

Lungenkrebs *(S. 195)*
Heiserkeit und anhaltender Husten, manchmal blutig, Brustschmerzen, Kurzatmigkeit, Gewichtsverlust und geringer Appetit. Betrifft meist Langzeitraucher.

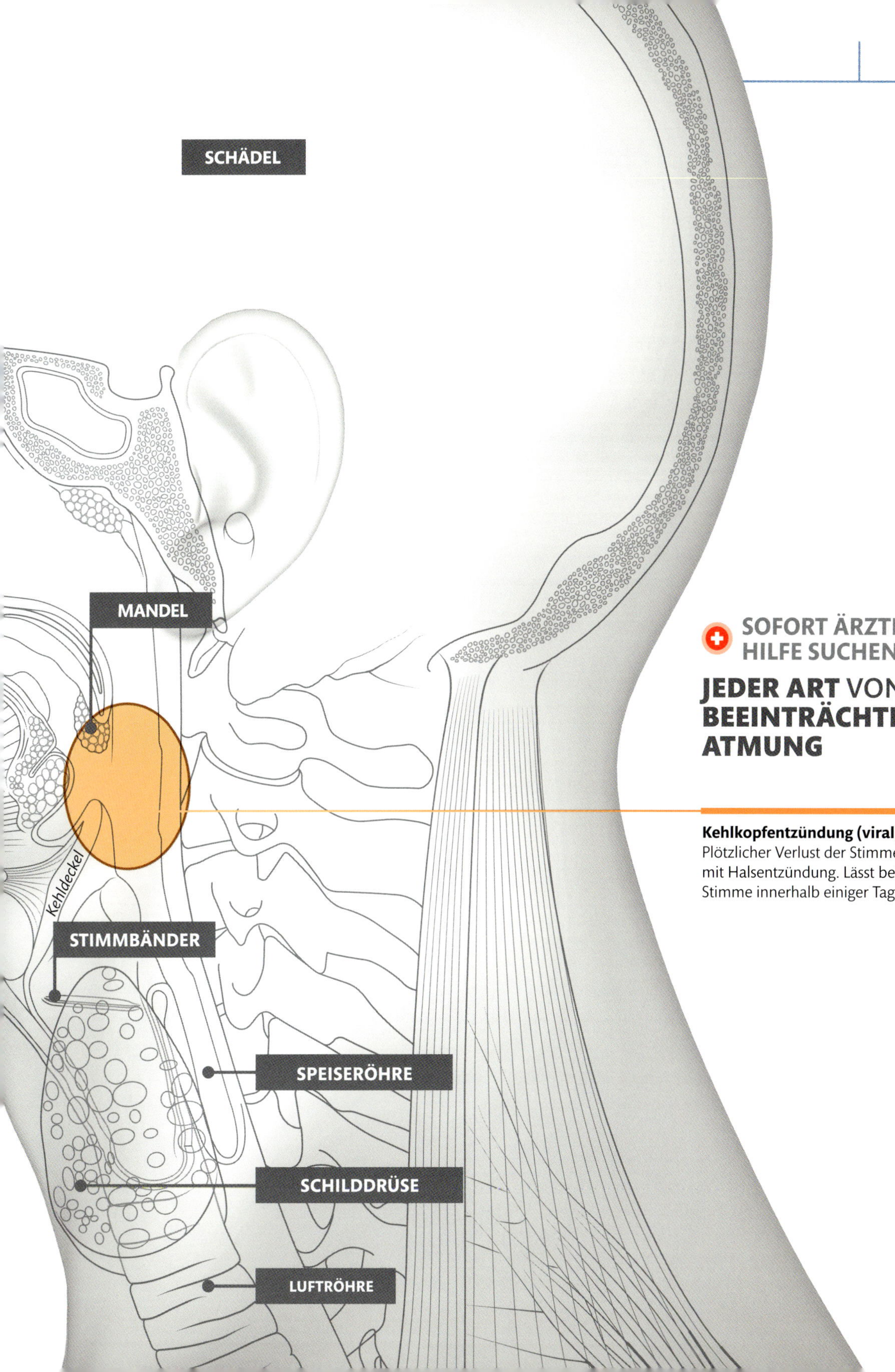

SOFORT ÄRZTLICHE HILFE SUCHEN BEI:

JEDER ART VON **BEEINTRÄCHTIGTER ATMUNG**

Kehlkopfentzündung (viral) *(S. 193)*
Plötzlicher Verlust der Stimme, manchmal mit Halsentzündung. Lässt bei Schonung der Stimme innerhalb einiger Tage nach.

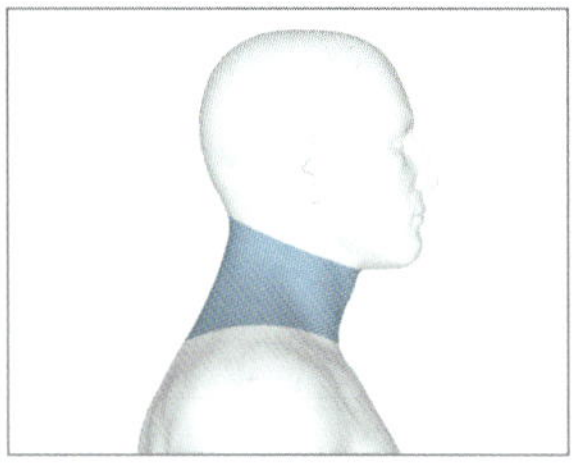

SIEHE AUCH Kopf, vorne *S. 48–49*, Hals *S. 68–69*, **Hals, Stimme** *S. 70–71*

NACKEN

Probleme mit den Nackenmuskeln und der Wirbelsäule können zu Schmerzen und steifem Hals führen. Meist lassen Nackenschmerzen von selbst nach. Treten sie jedoch zusammen mit weiteren Symptomen auf, kann das auf ein ernstes Problem, wie etwa eine Meningitis *(S. 168)*, hindeuten.

Geschwollene Lymphknoten *(S. 187)*
Empfindliche, bewegliche Knoten unter der Haut. Meist besteht eine lokale Infektion, die innerhalb von zwei bis drei Wochen abklingt. Bei anhaltender Schwellung Arzt aufsuchen.

Schleudertrauma *(S. 161)*
Schmerzempfindlichkeit, Bewegungseinschränkungen, Kopfschmerzen, lokaler Schmerz. Umgehend Hilfe suchen bei Taubheit in Händen, Armen, Schultern oder Brust.

Steifer Nacken
Schmerz und Bewegungseinschränkungen. Ursache sind oft eine schlechte Haltung oder Schlafposition. Klingt nach ein bis drei Tagen ab. Schmerzmittel und Wärme können helfen.

Muskelverspannungen
Empfindliche Muskeln, Kopfschmerzen und örtliche Schmerzen als Folge von Anspannung und falscher Haltung. Training der stabilisierenden Muskulatur und ausreichendes Trinken können helfen.

Spondylose *(S. 158)*
Steifheit und dumpfer Schmerz im Nacken, der manchmal in Schulter und Oberarm ausstrahlt. Mahlgeräusche beim Drehen des Kopfes. In fortgeschrittenem Alter häufig.

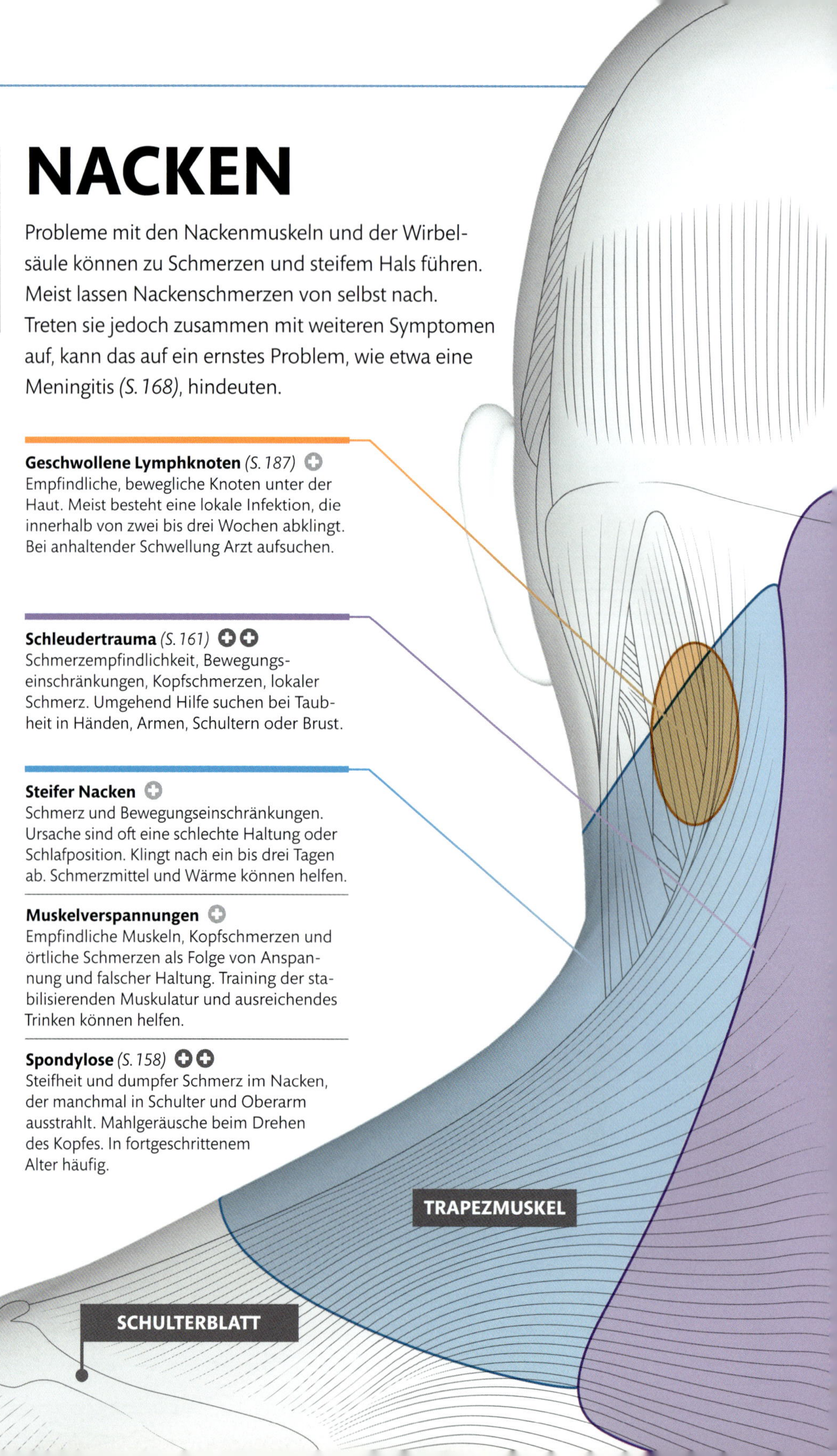

Meningitis *(S. 168)* ⊕⊕⊕
Steifer Nacken, Fieber, starkes Unwohlsein und Lichtempfindlichkeit. Manchmal mit Ausschlag, der sich bei Druck nicht entfärbt. Kann schnell zum Tod führen. Notfall. Notruf absetzen.

SOFORT ÄRZTLICHE HILFE SUCHEN BEI:

STEIFEM NACKEN MIT **FIEBER, AUSSCHLAG** UND **LICHTEMPFINDLICHKEIT**

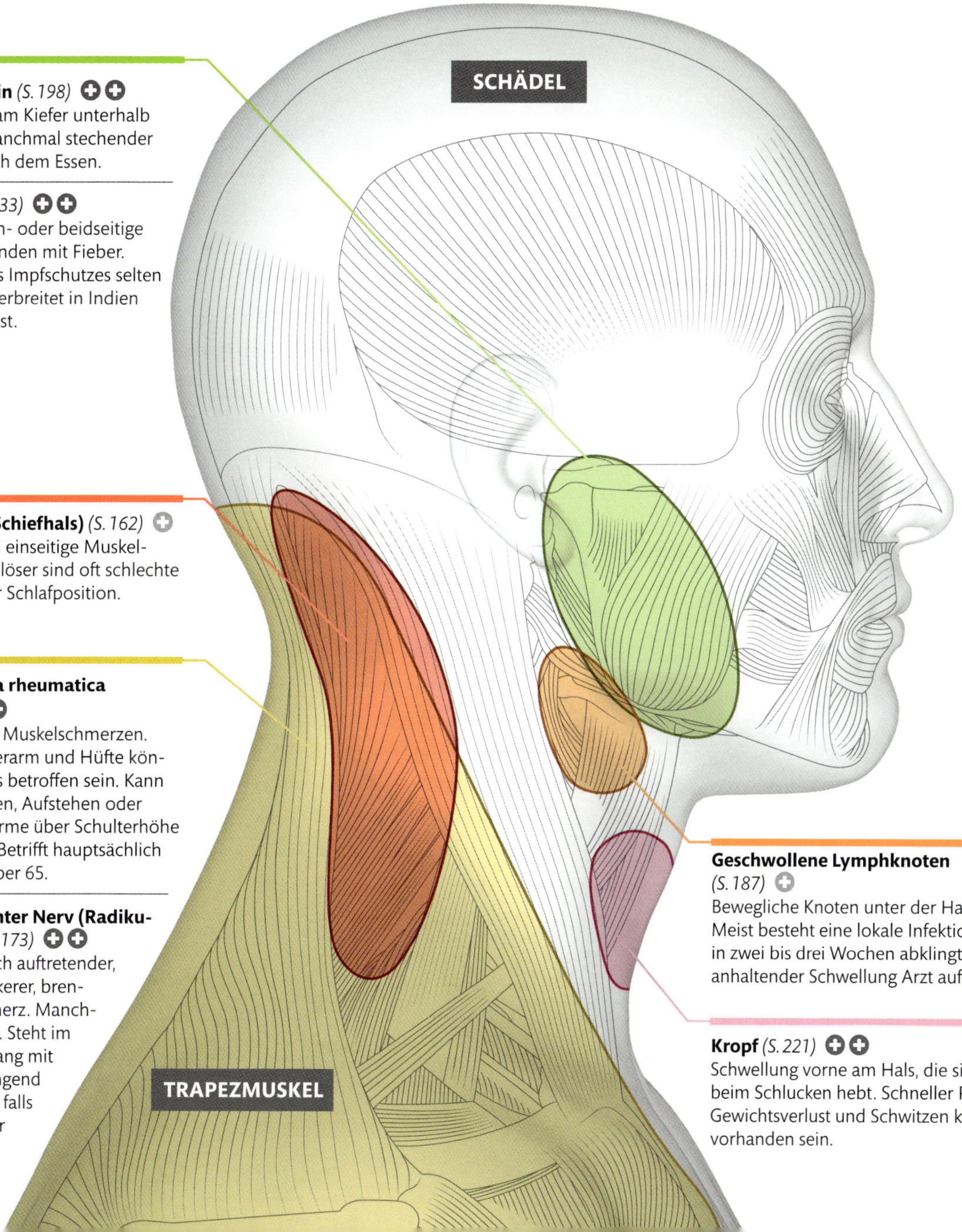

Speichelstein *(S. 198)* ⊕⊕
Schwellung am Kiefer unterhalb des Ohrs. Manchmal stechender Schmerz nach dem Essen.

Mumps *(S. 233)* ⊕⊕
Sichtbare, ein- oder beidseitige Beule, verbunden mit Fieber. Aufgrund des Impfschutzes selten geworden. Verbreitet in Indien und in Fernost.

Torticollis (Schiefhals) *(S. 162)* ⊕
Schmerz und einseitige Muskelkrämpfe. Auslöser sind oft schlechte Haltung oder Schlafposition.

Polymyalgia rheumatica *(S. 189)* ⊕⊕
Steifheit und Muskelschmerzen. Schulter, Oberarm und Hüfte können ebenfalls betroffen sein. Kann das Umdrehen, Aufstehen oder Heben der Arme über Schulterhöhe erschweren. Betrifft hauptsächlich Menschen über 65.

Eingeklemmter Nerv (Radikulopathie) *(S. 173)* ⊕⊕
Meist plötzlich auftretender, einseitig stärkerer, brennender Schmerz. Manchmal Kribbeln. Steht im Zusammenhang mit Arthritis. Dringend Hilfe suchen, falls Taubheit oder Schwäche anhalten.

Geschwollene Lymphknoten *(S. 187)* ⊕
Bewegliche Knoten unter der Haut. Meist besteht eine lokale Infektion, die in zwei bis drei Wochen abklingt. Bei anhaltender Schwellung Arzt aufsuchen.

Kropf *(S. 221)* ⊕⊕
Schwellung vorne am Hals, die sich beim Schlucken hebt. Schneller Puls, Gewichtsverlust und Schwitzen können vorhanden sein.

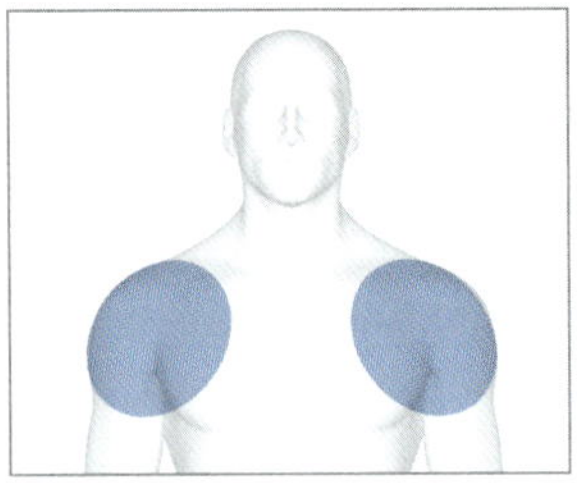

SIEHE AUCH Nacken *S. 72–73*, **Schulter, hinten** *S. 76–77*, **Oberarm** *S. 78–79*

SCHULTER
VORNE

Schulterprobleme sind verbreitet. Die Schulter ist das Gelenk mit der größten Beweglichkeit und der geringsten Stabilität. Deshalb ist sie anfällig für Zerrungen, Verletzungen und Abnutzung. Wenn nicht anders angegeben, können die Symptome auf beiden Seiten auftreten.

Schlüsselbeinfraktur *(S. 156)* ✚✚✚
Plötzlicher starker Schmerz, Schwellung und Deformität als Folge einer Verletzung. Stechende Schmerzen bei jeder Armbewegung.

Oberarmfraktur *(S. 156)* ✚✚✚
Plötzlicher, starker Schmerz, Schwellung und manchmal Deformität als Folge einer Verletzung. Schmerzen bei jedweder Armbewegung.

ÜBERTRAGENER SCHMERZ

Erkrankungen, die ihren Ursprung in Brust oder Bauch haben, können Schulterschmerzen verursachen. Dieser ist meist drückender, manchmal auch scharfer Natur. Zu diesen Erkrankungen zählen Herzinfarkt *(S. 180)*, Angina pectoris *(S. 181)*, Lungenkrebs *(S. 195)*, Lungenentzündung *(S. 194)* und Pleuritis *(S. 194)*. Der Schmerz ist tief sitzend, nimmt bei Bewegung nicht zu und die Stelle ist nicht berührungsempfindlich.

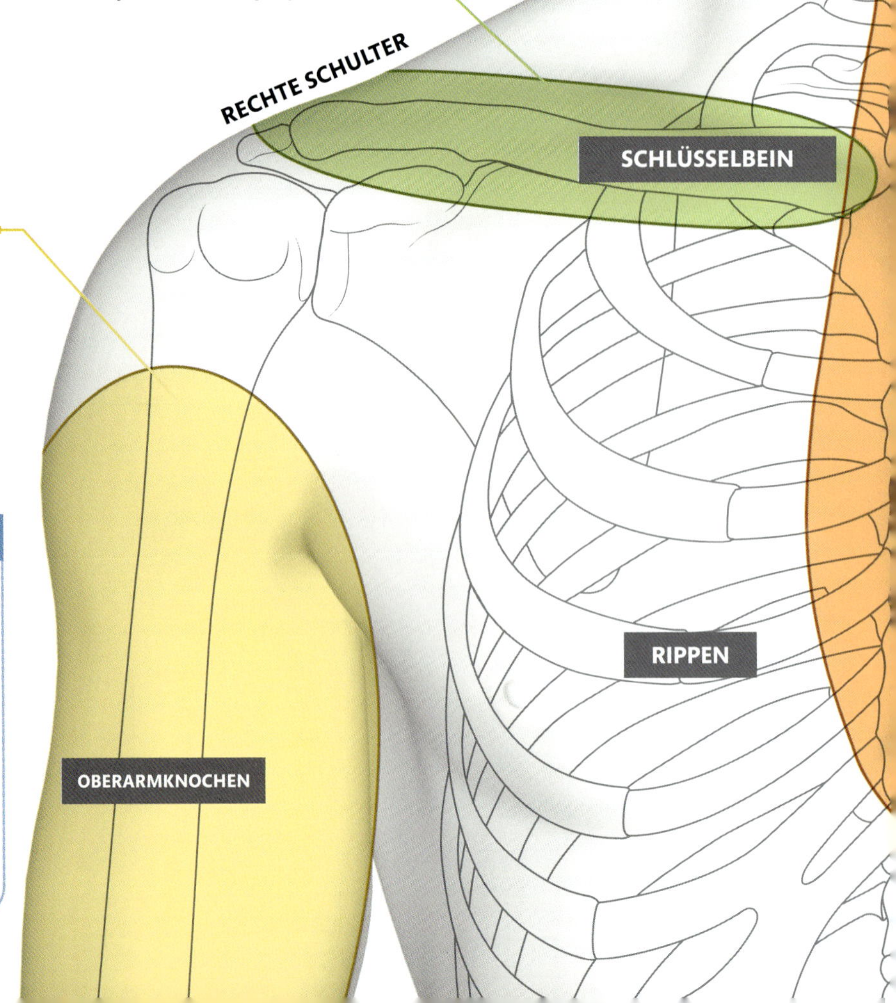

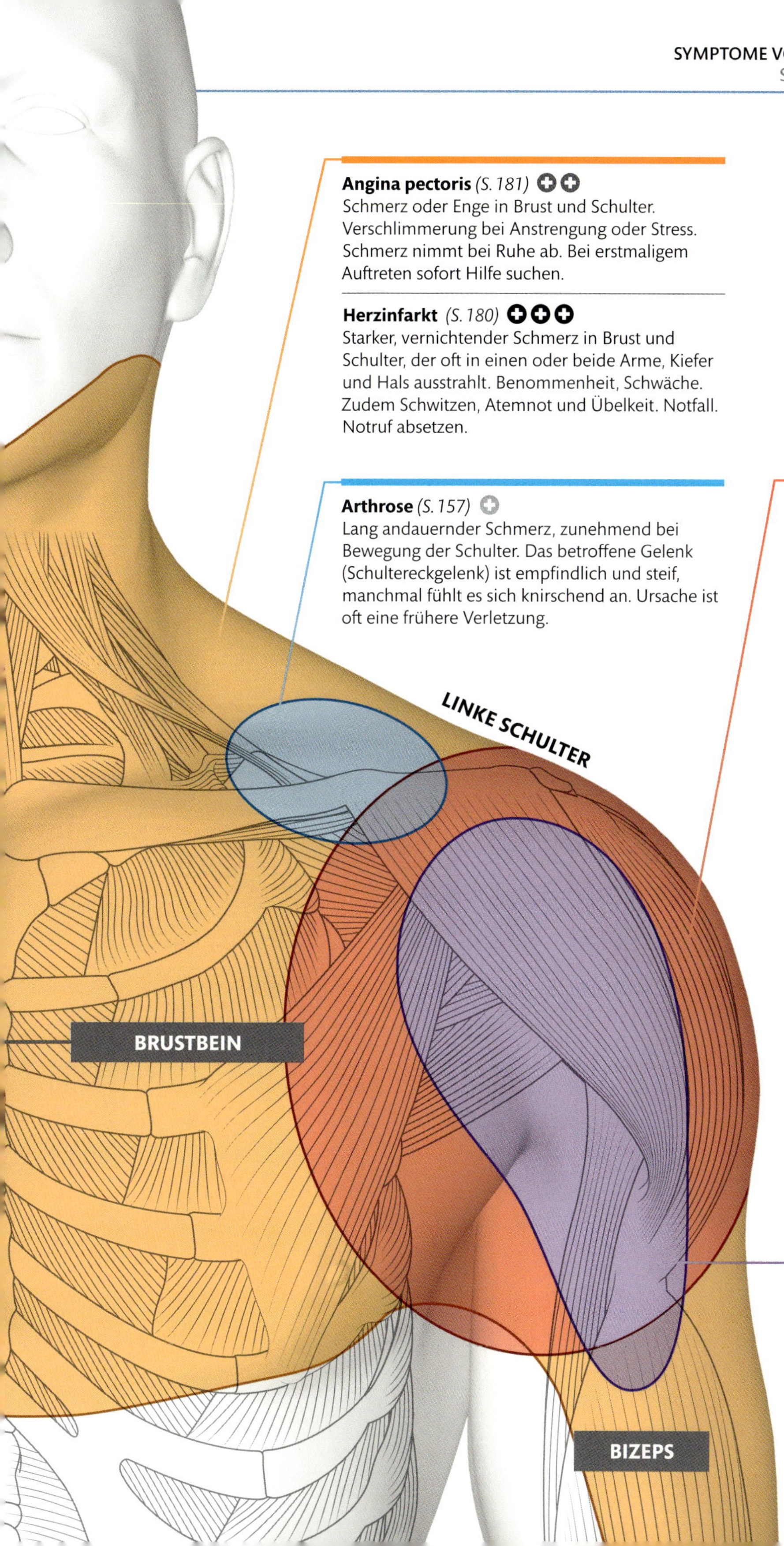

Angina pectoris *(S. 181)*
Schmerz oder Enge in Brust und Schulter. Verschlimmerung bei Anstrengung oder Stress. Schmerz nimmt bei Ruhe ab. Bei erstmaligem Auftreten sofort Hilfe suchen.

Herzinfarkt *(S. 180)*
Starker, vernichtender Schmerz in Brust und Schulter, der oft in einen oder beide Arme, Kiefer und Hals ausstrahlt. Benommenheit, Schwäche. Zudem Schwitzen, Atemnot und Übelkeit. Notfall. Notruf absetzen.

Arthrose *(S. 157)*
Lang andauernder Schmerz, zunehmend bei Bewegung der Schulter. Das betroffene Gelenk (Schultereckgelenk) ist empfindlich und steif, manchmal fühlt es sich knirschend an. Ursache ist oft eine frühere Verletzung.

SOFORT ÄRZTLICHE HILFE SUCHEN BEI:

ZEICHEN VON **BEWUSSTSEINS-TRÜBUNG** ODER **STARKEN SCHMERZEN**

Beschwerden der Rotatorenmanschette *(S. 163)*
Tiefer, dumpfer Schmerz, Verschlimmerung, wenn auf betroffener Seite liegend. Schwierigkeiten beim Frisieren oder Greifen hinter den Rücken. Armschwäche. Betrifft häufiger ältere Menschen und solche, die Sport treiben oder über Kopf arbeiten.

Schmerzhafte Schultersteife *(S. 159)*
Allmählich zunehmende Schmerzen und Bewegungseinschränkungen über Tage und Wochen. Verbreitet bei Menschen über 50.

Schleimbeutelentzündung *(S. 159)*
Schmerz und Steifheit bei bestimmten Armbewegungen. Verschlimmerung beim Heben des Arms. Resultiert oft aus häufig wiederholten Bewegungen.

Schulterluxation *(S. 161)*
Plötzlicher starker Schmerz und Unvermögen, den Arm zu bewegen. Meist Beule an der Vorderseite der Schulter. Oft Resultat einer Verletzung.

Schultergelenkinstabilität *(S. 160)*
Gefühl von Instabilität und Schwäche in der Schulter. Resultat einer vorherigen Schulterluxation.

Tendinitis des Bizeps *(S. 164)*
Schmerz und Steifheit bei bestimmten Armbewegungen, besonders über Kopf.

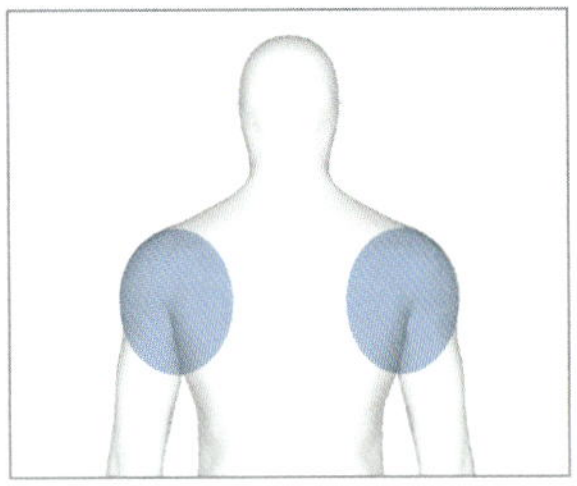

SIEHE AUCH Nacken *S. 72–73*, **Schulter, vorne** *S. 74–75*, **Oberer Rücken** *S. 96–97*

SCHULTER
HINTEN

Die Rückseite der Schulter besteht hauptsächlich aus großen Muskeln und dem Schulterblatt. Schmerzen können die Folge von Verletzungen, schlechter Haltung oder einer Erkrankung sein. Die Beweglichkeit geht im Alter zurück und manchmal treten schmerzlose Reibe- oder Klickgeräusche auf. Wenn nicht anders angegeben, können die Symptome auf beiden Seiten auftreten.

Muskelverspannungen *(S. 163)* ⊕
Lokale Empfindlichkeit und Schmerz über dem Schulterblatt, meist einseitig. Ursachen sind oft eine schlechte Haltung oder Schlafposition.

Polymyalgia rheumatica *(S. 161)* ⊕⊕
Steifheit, Muskelschmerzen. Kann zu Schwierigkeiten beim Umdrehen, Aufstehen oder Heben der Arme über Kopf führen. Morgens am schlimmsten. Betrifft hauptsächlich Menschen über 65. Häufiger bei Frauen.

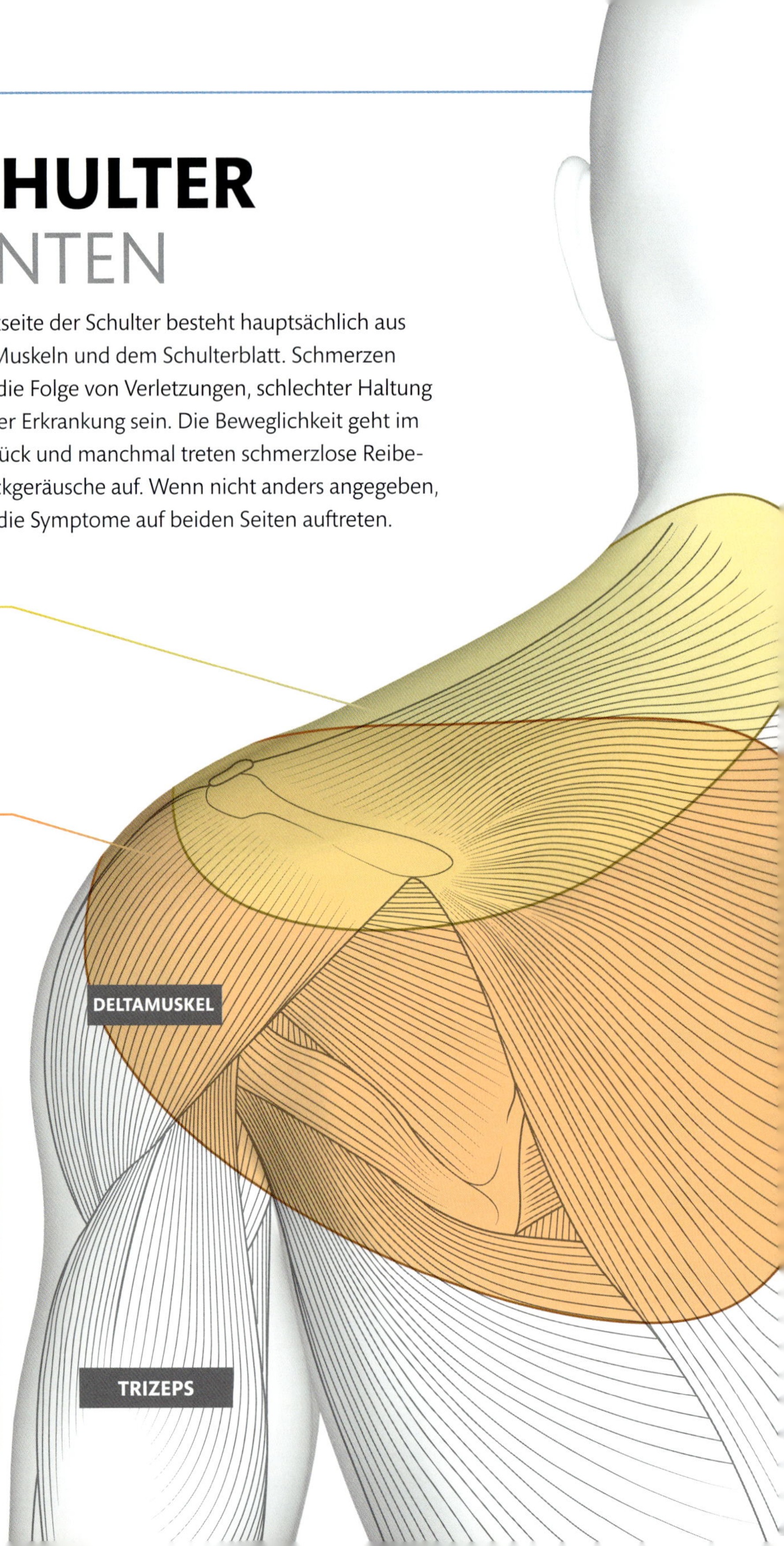

ÜBERTRAGENER SCHMERZ

Schulterschmerzen, die bei Bewegung oder Berührung nicht zunehmen, können die Folge von Problemen im Brust- oder Bauchbereich sein. Ursache dieses übertragenen Schmerzes sind Signale vom eigentlichen Ursprungsort, die auf die Nerven in der Schulter einwirken. Zu diesen Erkrankungen zählen Herzinfarkt *(S. 180)*, Angina pectoris *(S. 181)*, Lungenkrebs *(S. 195)*, Lungenentzündung *(S. 194)* und Pleuritis *(S. 194)*.

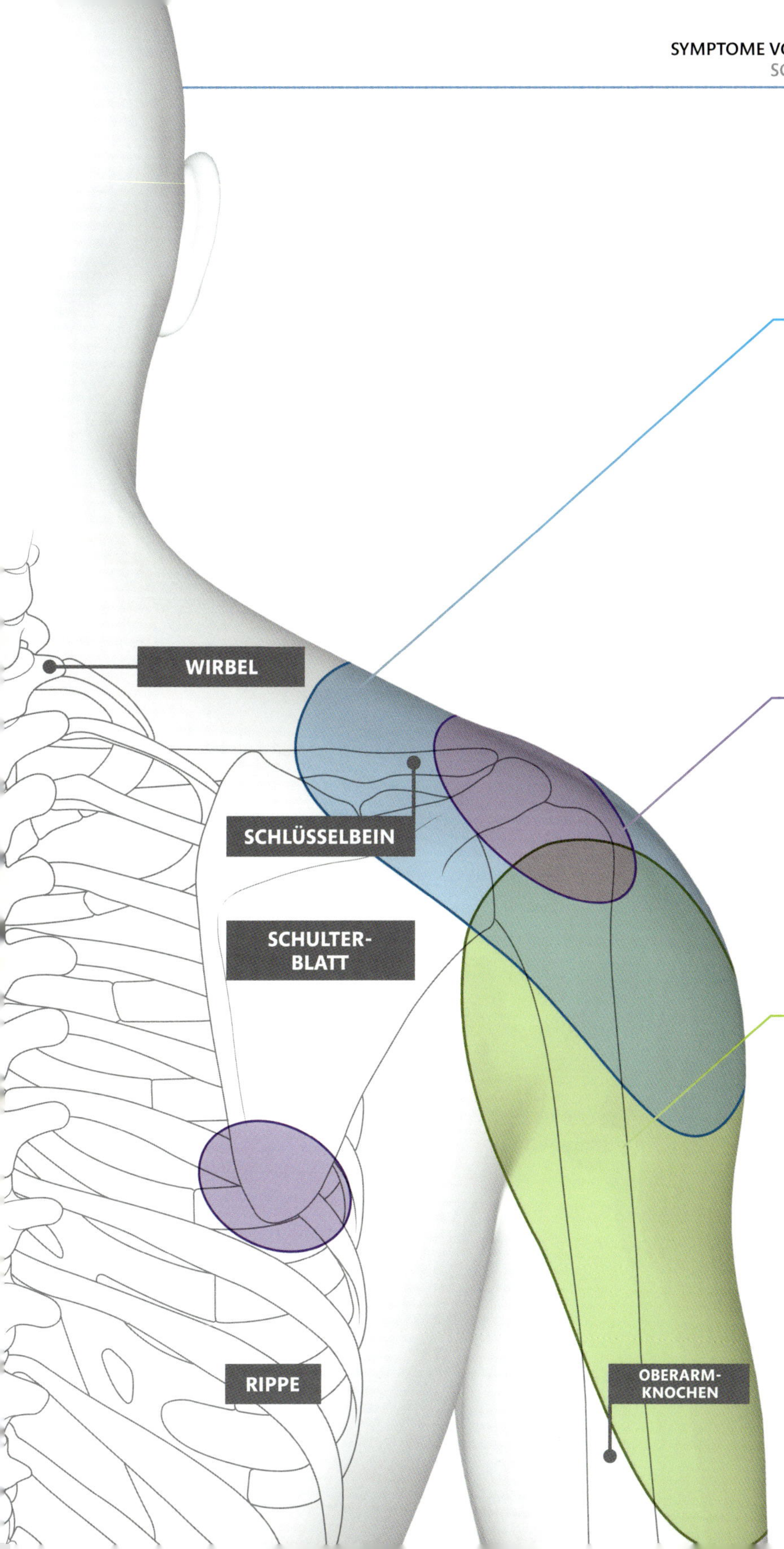

Beschwerden der Rotatorenmanschette *(S. 163)* ✚✚
Tiefer, dumpfer Schmerz, Verschlimmerung, wenn auf betroffener Seite liegend. Schwierigkeiten beim Frisieren oder Greifen hinter den Rücken. Armschwäche. Betrifft häufiger ältere Menschen und solche, die Sport treiben oder über Kopf arbeiten.

Schmerzhafte Schultersteife *(S. 159)* ✚✚
Allmählich zunehmende Schmerzen und Bewegungseinschränkungen über Tage und Wochen. Verbreitet bei Menschen über 50.

Gallenblasenentzündung *(S. 202)* ✚✚✚
Schmerzen in der rechten Schulter (übertragener Schmerz, siehe links) und Druckempfindlichkeit unter dem Schulterblatt und unterhalb der Rippen. Verbunden mit starken, anhaltenden Bauchschmerzen, Übelkeit und Erbrechen. Frauen über 40 sind häufiger betroffen als Männer.

Schleimbeutelentzündung *(S. 159)* ✚✚
Schmerz und Steifheit bei bestimmten Armbewegungen, etwa Heben des Arms. Resultiert oft aus häufig wiederholten Bewegungen.

Schultergelenkinstabilität *(S. 160)* ✚✚
Gefühl von Instabilität und Schwäche in der Schulter. Resultat einer vorherigen Schulterluxation.

Arthrose *(S. 157)* ✚
Lang anhaltender Schmerz und Steifheit, Zunahme bei Armbewegung, Schwäche.

OBERARM

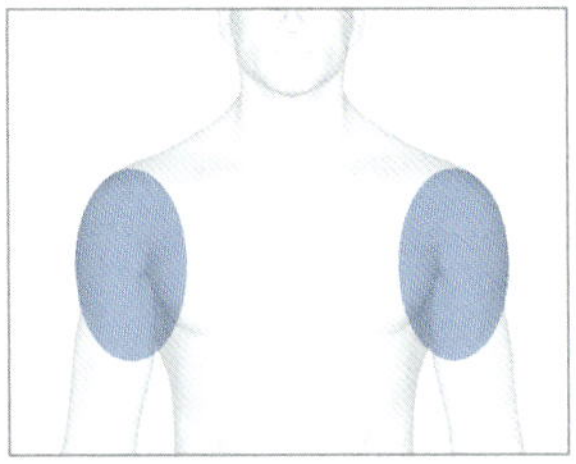

SIEHE AUCH Schulter, vorne *S. 74–75,*
Schulter, hinten *S. 76–77,*
Brust, oben *S. 88–89*

Dieser große »Hebel« ist anfällig für Verletzungen durch Überbeanspruchung. Probleme mit Nacken und Schultern können sich zu den Armen ausweiten. Schmerzen im linken Arm können auf Angina pectoris oder Herzinfarkt hindeuten. Wenn nicht anders angegeben, können die Symptome beidseitig auftreten.

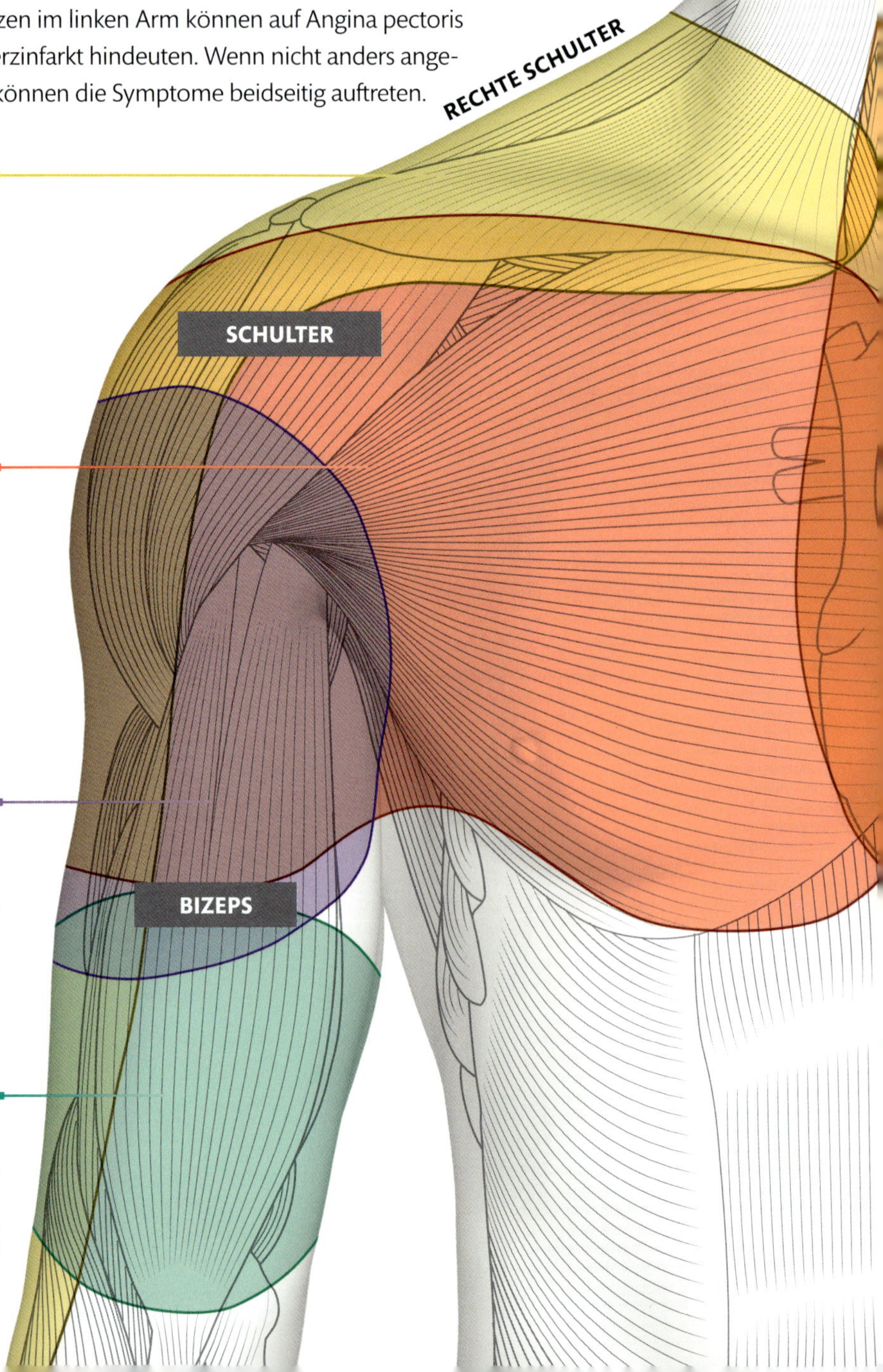

Eingeklemmter Nerv (Radikulopathie) *(S. 173)*
Meist plötzlich einsetzender, einseitiger Schmerz. Manchmal Kribbeln entlang des Arms und in den Fingern. Kann mit Arthritis des Nackens einhergehen. Dringend Hilfe suchen, falls Taubheit oder Schwäche anhalten.

Polymyalgia rheumatica *(S. 161)*
Steifheit und Muskelschmerzen. Kann zu Schwierigkeiten beim Umdrehen, Aufstehen oder Heben der Arme über Kopf führen. Beschwerden morgens am stärksten. Betrifft hauptsächlich Menschen über 65. Häufiger bei Frauen.

Tendinitis des Bizeps *(S. 164)*
Allmählich einsetzender Schmerz vorne oder seitlich an Schulter und Oberarm. Verstärkt nachts und beim Liegen auf betroffener Seite. Schmerzen bei Bewegung, insbesondere beim Heben des Arms über Kopf oder nach hinten. Steifheit und Schwäche der Schulter. Resultiert aus Überbeanspruchung.

Bizepsruptur *(S. 165)*
Plötzlicher Schmerz nach Heben einer schweren Last, zuerst im Ellbogen. Anschwellen von Ellbogen und Unterarm über zwei bis drei Tage, veränderte Form (Muskelbauch wandert nach oben), Schwäche beim Drehen des Arms.

SOFORT ÄRZTLICHE HILFE SUCHEN BEI:

ALLEN **SCHWEREN** UND **ANHALTENDEN SCHMERZEN**

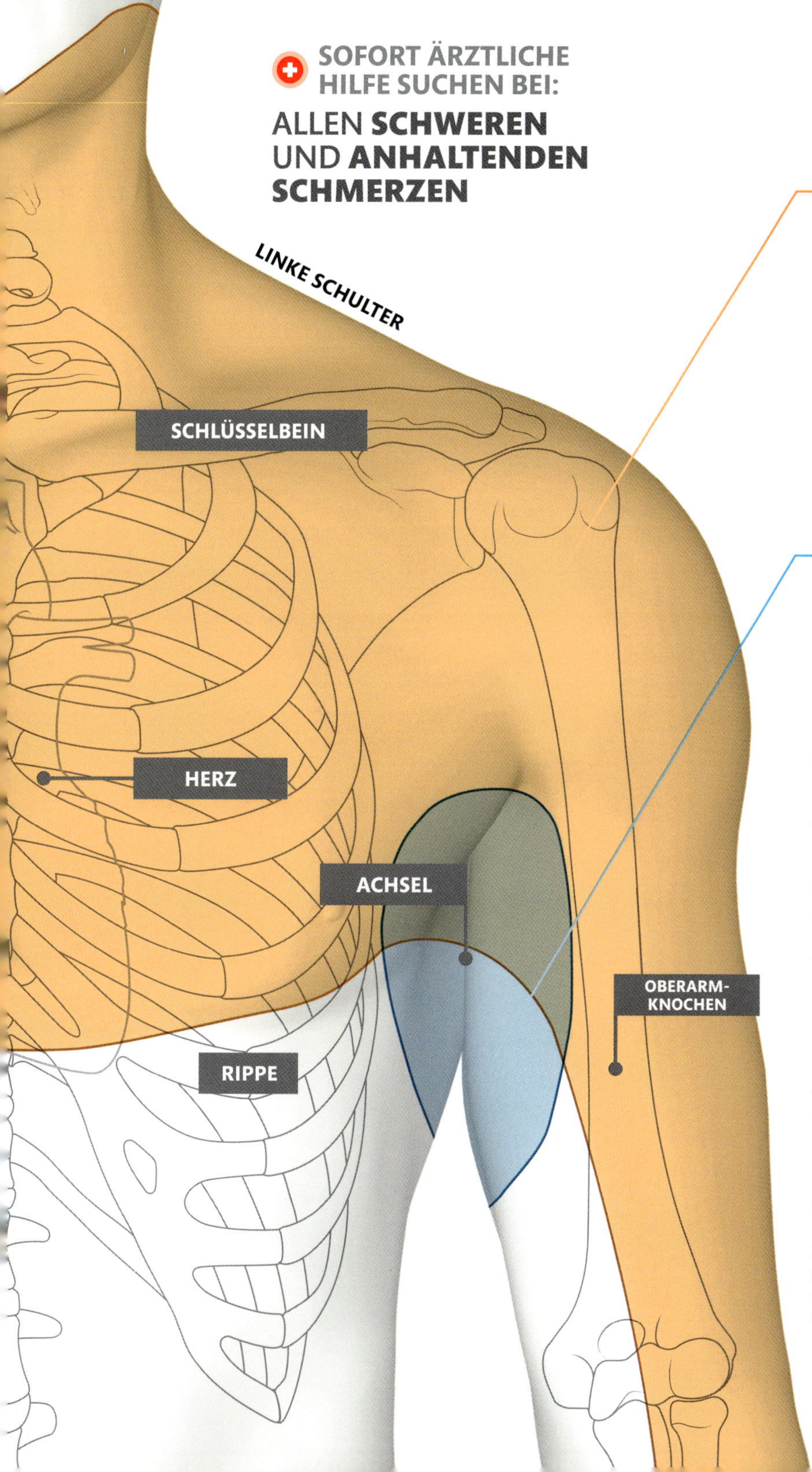

Fraktur *(S. 156)*
Schmerzen, Schwellung und Deformität (alle zunehmend) nach einem Unfall. Notfall. Notruf absetzen.

Angina pectoris *(S. 181)*
Schmerz oder Enge in Brust, Schulter und Oberarm. Verschlimmerung bei Anstrengung oder Stress. Schmerz nimmt bei Ruhe ab. Bei erstmaligem Auftreten sofort Hilfe suchen.

Herzinfarkt *(S. 180)*
Anhaltender (manchmal starker, vernichtender) Schmerz in der Brustmitte, der oft in einen (meist den linken) oder beide Arme, Kiefer, Nacken, Rücken und Bauch ausstrahlt. Benommenheit, Schwäche. Zudem Schwitzen, Atemnot und Übelkeit. Notfall. Notruf absetzen.

Fibrom *(S. 226)*
Harmlose, kleine, ballonartige Hautgeschwulst, manchmal gestielt. Kann als Folge von Reibung zwischen Haut und Kleidung entstehen.

Lipom *(S. 226)*
Beweglicher Fettknoten unter der Haut.

Talgzyste *(S. 225)*
Runder Fetttropfen unter der Haut.

Hautabszess *(S. 228)*
Große, schmerzhafte Beule an der Achsel. Tritt häufiger auf, wenn Achseln rasiert oder Antitranspirante benutzt werden. Wenn anhaltend, Arzt aufsuchen.

Intertrigo *(S. 224)*
Rötung, Pusteln, Jucken oder Brennen in der Achselhöhle. Verbreitet bei Menschen, die in heißen Umgebungen arbeiten. Wenn anhaltend, Arzt aufsuchen.

Geschwollener Lymphknoten *(S. 187)*
Einer oder mehrere anschwellende Knoten unter der Haut. Unwohlsein, manchmal mit Fieber. Wenn anhaltend, Arzt aufsuchen.

Lymphom *(S. 188)*
Zu Beginn schmerzlose Schwellung in Achselhöhle, die nicht abklingt. Arzt aufsuchen, falls die Geschwulst nicht innerhalb von drei Wochen verschwindet.

ELLBOGEN

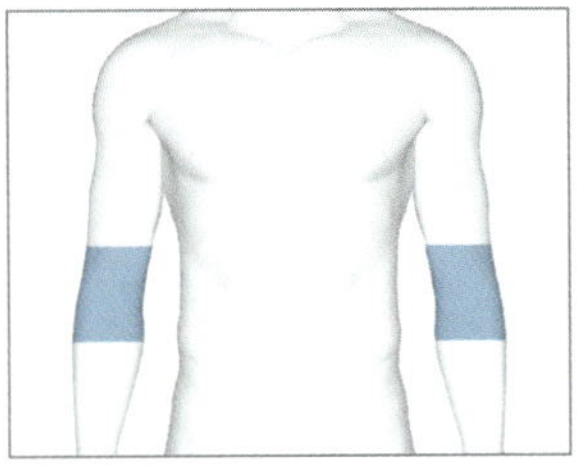

SIEHE AUCH **Oberarm** *S. 78–79,* **Unterarm und Handgelenk** *S. 82–83*

Der Ellbogen ist ein Scharniergelenk, das den Oberarm mit den beiden Unterarmknochen verbindet. Schmerzen sind meist die Folge von Verletzungen oder Überbeanspruchung, da viele Sportarten, Hobbys und Arbeiten repetitive Armbewegungen erfordern.

SCHWELLUNG

Rheumatoide Arthritis *(S. 157)*
Schmerzhafte Schwellung, in fortgeschrittenen Stadien manchmal mit Deformität. Meist auch andere Gelenke betroffen, etwa Knie und Hüfte. Manchmal verbunden mit Müdigkeit und Gewichtsverlust.

Gicht *(S. 159)*
Schmerzhafte Schwellung am Ellbogen. Haut über Gelenk kann blank und gerötet sein.

Bizepsruptur *(S. 165)*
Plötzlicher Schmerz (zuerst im Ellbogen) nach Heben einer schweren Last. Schwellung an Ellbogen und Unterarm. Charakteristische Deformität (Muskelbauch wandert nach oben) und Schwäche beim Drehen des Arms. Häufiger bei Männern über 30.

Bursitis olecrani (Studentenellbogen) *(S. 159)*
Warme, druckempfindliche Schwellung. Bewegungseinschränkungen. Ursachen können ein Trauma sein, etwa durch einen Sturz auf den Ellbogen, oder anhaltende Überbeanspruchung, etwa durch das Aufstützen des Ellbogens auf dem Tisch beim Lernen.

Familiäre Hypercholesterinämie *(S. 221)*
Fettgeschwülste unter der Haut, besonders an Knien, Ellbogen und um Augenlider.

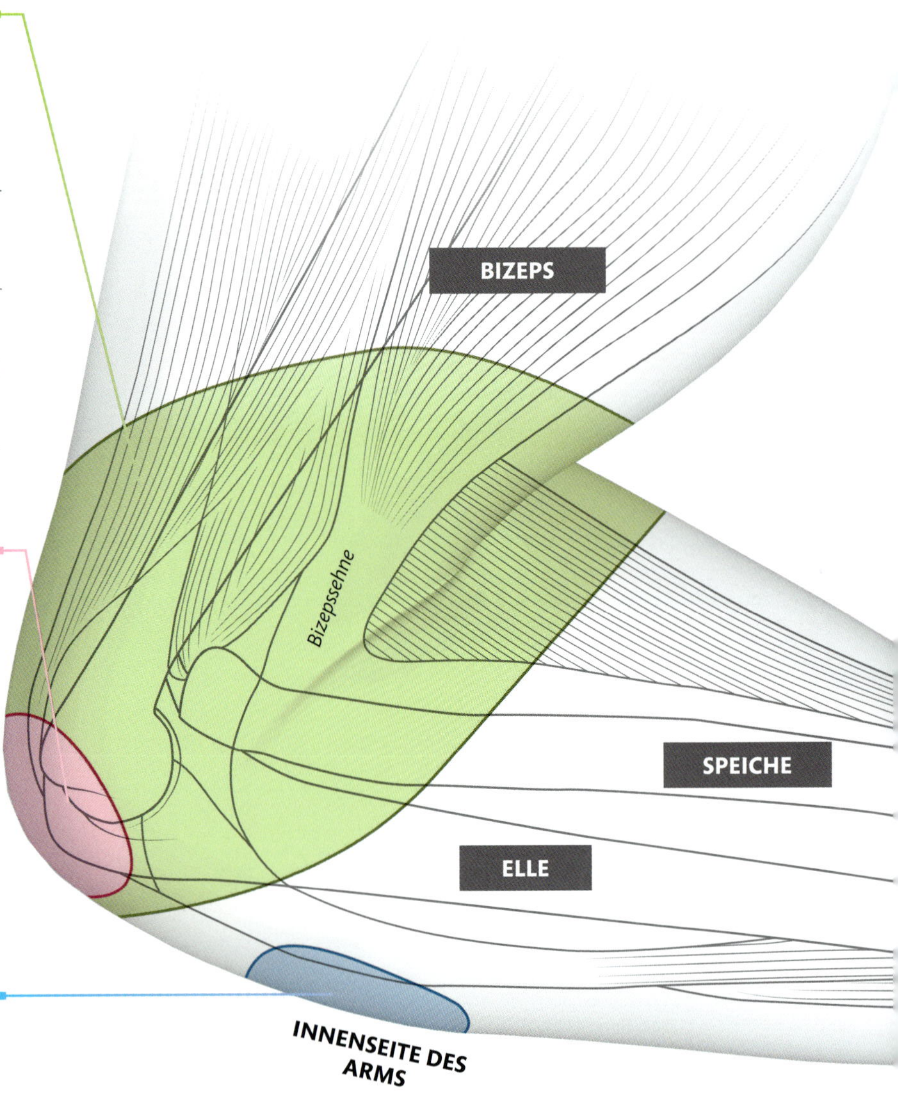

Tendinitis des Bizeps *(S. 164)*
Schmerz beim Beugen des Arms gegen Widerstand. Schmerzempfindlichkeit, Schwellung und Rötung in Armbeuge.

Verstauchung *(S. 162)*
Schmerzen und Steifheit. Klingt innerhalb einiger Tage ab. Ruhe hilft.

Arthrose *(S. 157)*
Anhaltender, dumpfer Schmerz und Steifheit. Verschlimmerung bei Bewegung.

Rheumatoide Arthritis *(S. 157)*
Schmerzhafte Schwellung, in fortgeschrittenen Stadien manchmal mit Deformität. Meist auch andere Gelenke betroffen, etwa Knie und Hüfte. Manchmal verbunden mit Müdigkeit und Gewichtsverlust.

Gicht *(S. 159)*
Schmerzhafte Schwellung am Ellbogen. Haut über Gelenk kann blank und gerötet sein.

Fibromyalgie *(S. 162)*
Tiefer, brennender Schmerz, der durch den Körper wandern kann. Zunahme bei Aktivität, Stress und Wetteränderungen. Muskelsteifheit, Kribbeln, Müdigkeit. Wenn anhaltend, Arzt aufsuchen.

Tennisarm *(S. 165)*
Beständige, drückende Schmerzen, besonders beim Drehen des Unterarms. Verbreitet, vor allem bei Menschen zwischen 40 und 60.

Golferarm *(S. 165)*
Beständige, drückende Schmerzen an der Innenseite des Ellbogens. Zunahme bei wiederholtem Beugen des Handgelenks und der Finger.

Fraktur *(S. 156)*
Schmerz, Schwellung und Deformität (alle zunehmend) nach einem Unfall.

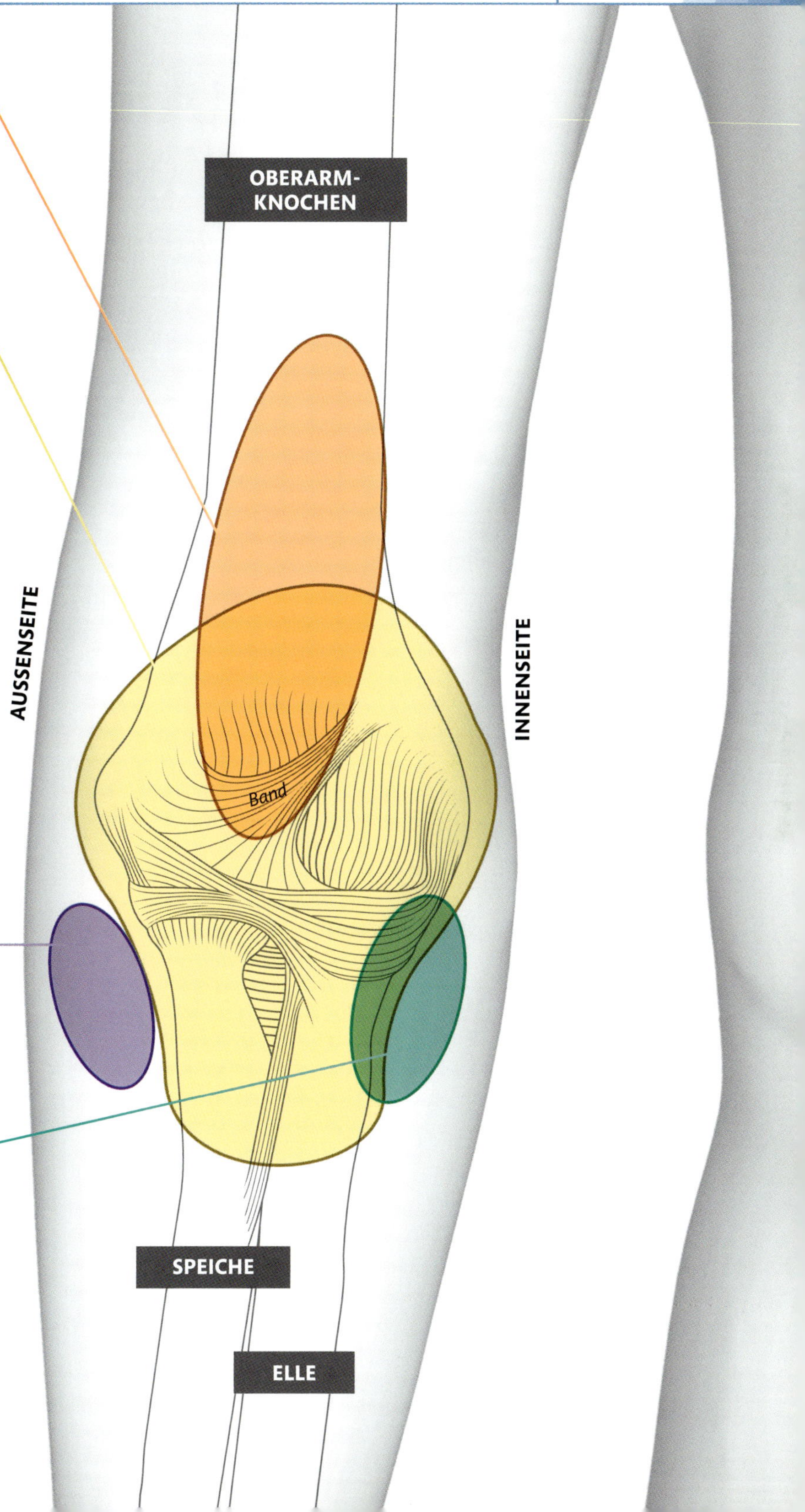

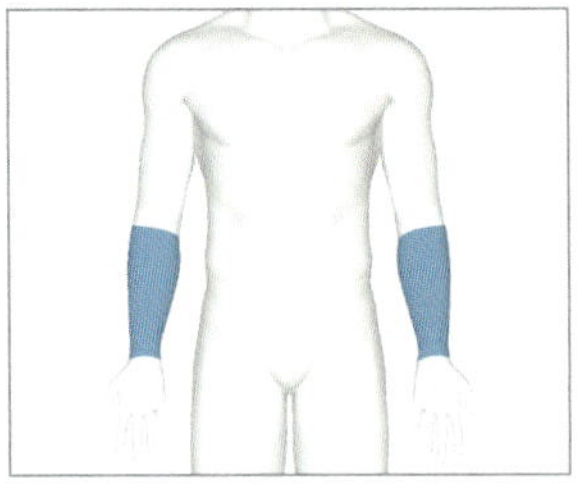

SIEHE AUCH Ellbogen *S. 80–81*,
Hand, Rücken *S. 84–85*,
Hand, Innenfläche *S. 86–87*

UNTERARM UND HANDGELENK

Die beiden Unterarmknochen Elle und Speiche sind mit den acht Knochen des Handgelenks verbunden. Verletzungen des Handgelenks können die Beweglichkeit der Hand einschränken. Wenn nicht anders angegeben, können die Symptome auf beiden Körperseiten auftreten.

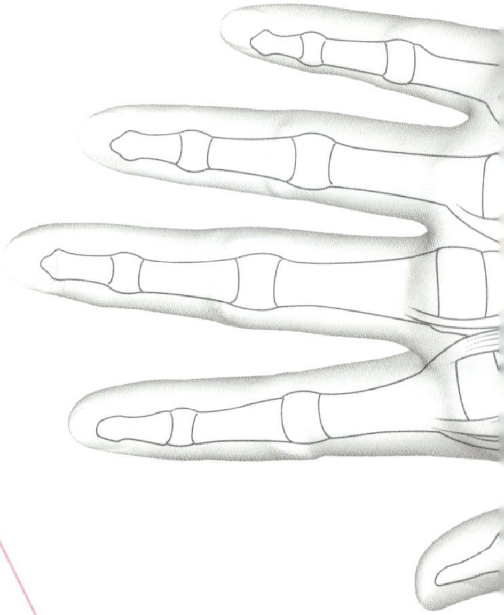

Arthrose *(S. 157)*
Steife, schmerzende, geschwollene Gelenke. Schwierigkeiten etwa beim Schreiben, Öffnen von Gefäßen, Drehen von Schlüsseln. Manchmal bilden sich Knötchen um betroffene Gelenke. Im Alter recht häufig.

Tendinitis *(S. 164)*
Schmerz und Steifheit, die durch Ausruhen abnehmen. Auslöser können ruckartige Bewegungen sein, wie etwa beim Werfen, oder repetitive tägliche Arbeiten.

INNENSEITE

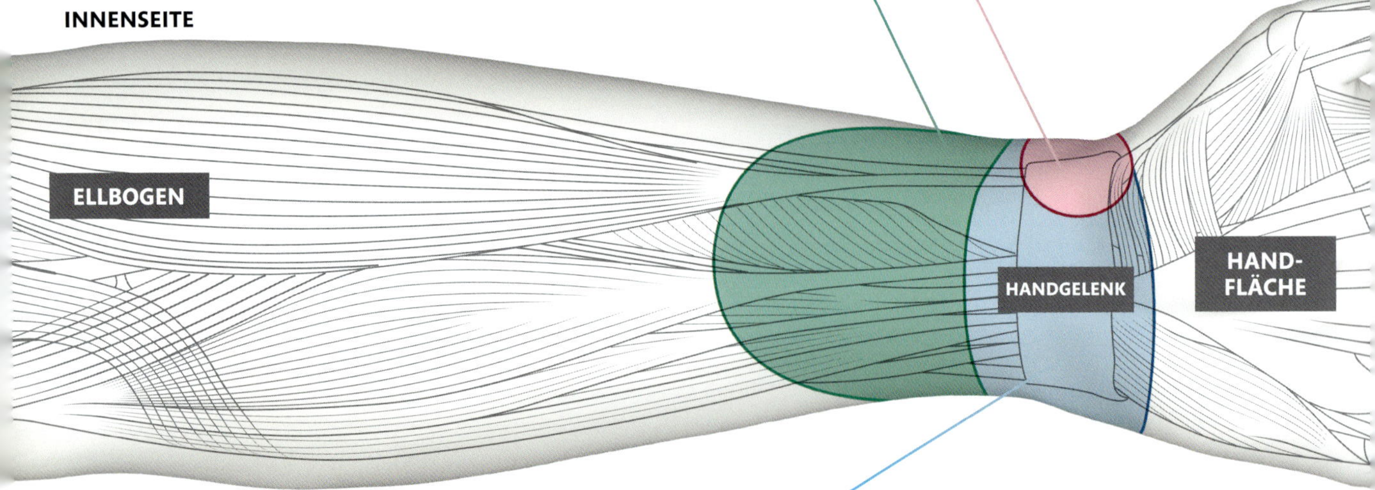

Rheumatoide Arthritis *(S. 157)*
Chronische Erkrankung mit Schmerzen, Schwellung und Steifheit mehrerer Gelenke, meist beidseitig. Manchmal verbunden mit Müdigkeit und Gewichtsverlust.

Ganglion (Überbein) *(S. 160)*
Glatte, weiche, erbsen- bis golfballgroße Geschwulst unter der Haut nahe Gelenk oder Sehne. Harmlos, jedoch manchmal schmerzhaft.

Repetitive Strain Injury *(S. 164)*
Schmerz, Steifheit, Pochen, Kribbeln oder Taubheit sowie Schwäche und Krämpfe. Manchmal sind Unterarm und Ellbogen betroffen, jedoch meist Hand und Handgelenk. Wenn anhaltend, Arzt aufsuchen.

AUSSENSEITE

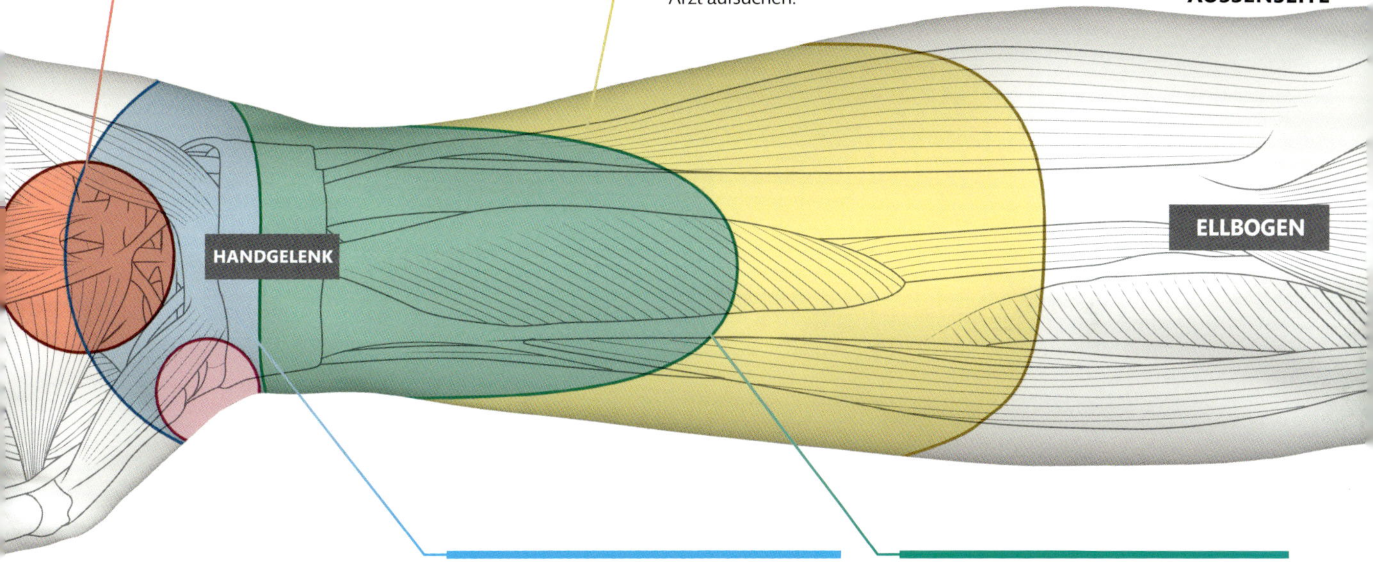

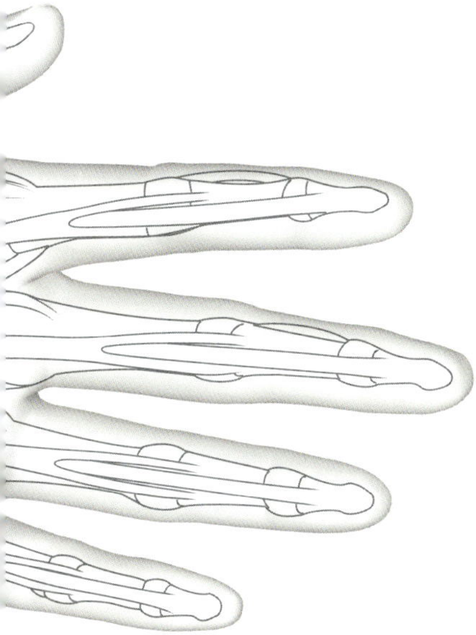

Schleimbeutelentzündung *(S. 159)*
Schmerzen, die bei Bewegung zunehmen. Gerötete, druckempfindliche, oft warme Schwellung über dem Handgelenk. Auslöser ist anhaltende Überbelastung. Betrifft häufiger ältere Menschen und solche, die an Schilddrüsenerkrankungen, Gicht oder rheumatoider Arthritis leiden.

Rheumatoide Arthritis *(S. 157)*
Chronische Erkrankung mit Schmerzen, Schwellung und Steifheit mehrerer Gelenke, besonders am Morgen, meist beidseitig. Manchmal verbunden mit Müdigkeit und Gewichtsverlust.

Tendinitis *(S. 164)*
Schmerz und Steifheit, die durch Ausruhen abnehmen. Auslöser können ruckartige Bewegungen sein, wie etwa beim Werfen, oder repetitive tägliche Arbeiten.

Sehnenscheidenentzündung *(S. 164)*
Schmerzen und Steifheit, die durch Ausruhen abnehmen. Kann durch eine Reihe kleiner Verletzungen der Sehne, eine Vorschädigung, Überbelastung, Infektion oder rheumatoide Arthritis ausgelöst werden.

Fraktur *(S. 156)*
Schmerzen (können sehr stark sein), Berührungsempfindlichkeit, Bluterguss, Schwellung, Kribbeln oder Taubheit. Schwierigkeiten beim Bewegen der Hand oder des Arms, der eventuell deformiert sein kann.

Ganglion (Überbein) *(S. 160)*
Glatte, weiche, erbsen- bis golfballgroße Geschwulst unter der Haut nahe Gelenk oder Sehne. Harmlos, jedoch manchmal schmerzhaft.

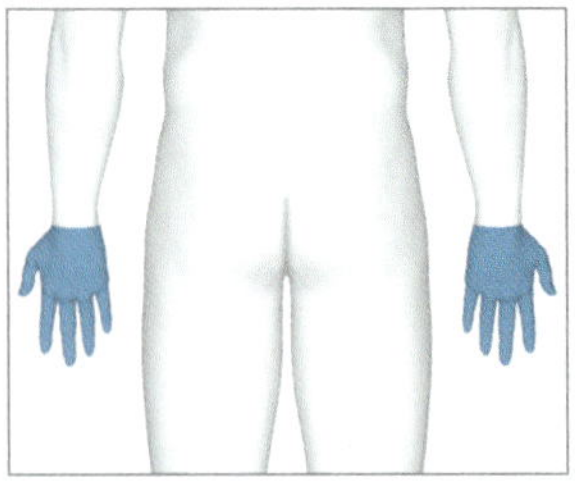

SIEHE AUCH
Unterarm und Handgelenk *S. 82–83*,
Hand, Innenfläche *S. 86–87*

HAND RÜCKEN

In den Händen befinden sich viele Gelenke, Muskeln und Nerven, die zum Greifen und Berühren notwendig sind. Ihr ständiger Gebrauch macht sie anfällig für Überbeanspruchung und Verletzungen. Die Fingernägel können von Beschädigung und Infektionen betroffen sein.

Fraktur *(S. 156)*
Schmerzen (können sehr stark sein), Berührungsempfindlichkeit, Bluterguss, Schwellung, Kribbeln oder Taubheit. Schwierigkeiten beim Bewegen der betroffenen Hand oder Finger.

Gichtknoten *(S. 159)*
Meist schmerzlose, weißliche Beulen, besonders an Fingern, Zehen, Knien und Ohren. Kann sich entzünden und zahncremeartiges Sekret absondern. Häufiger bei Männern.

Raynaud-Syndrom *(S. 185)*
Finger werden weiß, taub und kalt. Durch Aufwärmen werden sie hellrot, kribbeln, pochen und schmerzen. Manchmal sind andere Extremitäten (Zehen, Ohren oder Nase) betroffen. Häufiger bei Frauen, bei familiärer Vorbelastung und bei Rauchern.

Hand-Arm-Vibrations-Syndrom *(S. 185)*
Taubheit, Kribbeln und Schmerzen. Kalte weiße Finger. Beeinträchtigung von Fingerfertigkeiten und Griff. Ursache ist das Arbeiten mit vibrierenden Werkzeugen oder Maschinen.

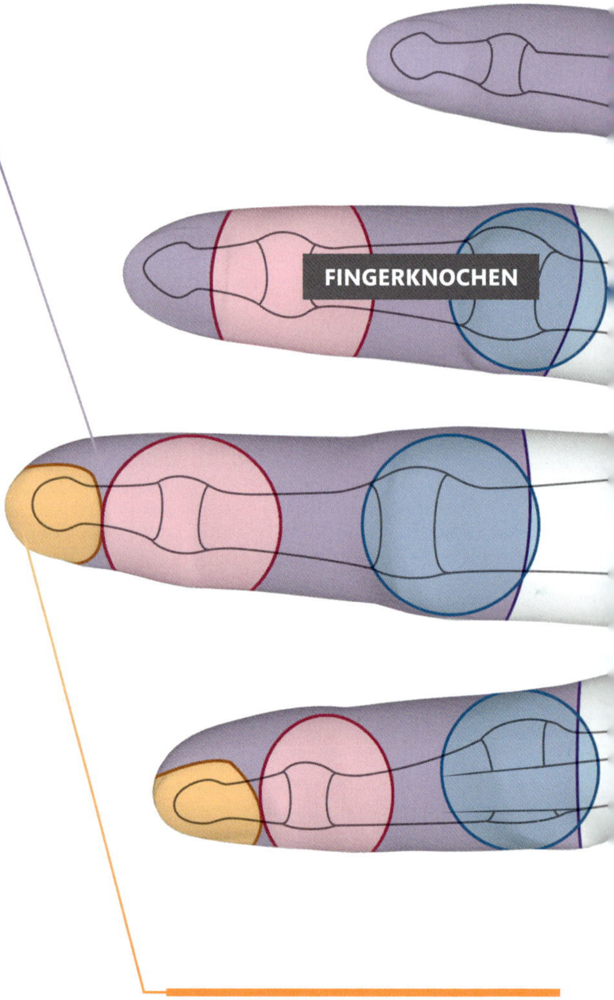

NAGELERKRANKUNGEN

Gesunde Nägel sind normalerweise glatt und von gleichmäßiger Farbe. Unregelmäßigkeiten können die Folge von Hautkrankheiten oder Infektionen sein oder auf allgemeine Erkrankungen hinweisen. Bestimmte Nagelveränderungen treten im Alter häufig auf.

Nagelbettentzündung *(S. 231)* Infektion der Nagelfalte. Die Stelle ist wund, empfindlich und warm. Eventuell bilden sich Eiterbläschen.

Längslinien Häufiger bei älteren Menschen und Menschen mit rheumatoider Arthritis *(S. 157)*, Lichen planus *(S. 222)* und Ekzemen *(S. 222)*.

Grübchen (Tüpfelnägel) Können Zeichen von Schuppenflechte *(S. 222)* und Ekzemen *(S. 222)* sein.

Nagelablösung Kann bei Schuppenflechte *(S. 222)*, Lichen planus *(S. 222)* und Schilddrüsenerkrankungen *(S. 220)* vorkommen.

Gelbfärbung Folge von Rauchen, Erkrankungen wie Nagelpilz *(S. 231)* oder Störungen der Lunge oder Leber.

Löffelförmige Nägel Mögliches Zeichen von Eisenmangel.

Uhrglasnägel Rundliche, stark aufgewölbte Nägel. Können auf Erkrankungen von Lunge, Herz und Leber hinweisen.

Trommelschlägelfinger *(S. 231)*
Schmerzlose Zunahme an Gewebe um Finger- und manchmal Zehenendglieder. Nägel sind groß, rundlich und stark nach außen gewölbt.

Rheumatoide Arthritis *(S. 157)*
Schmerzen, Schwellung und Steifheit der Gelenke. Meist ist dasselbe Gelenk an beiden Händen betroffen, kleinere zuerst. Andere Gelenke (Zehen, Knie) können betroffen sein. Manchmal verbunden mit Müdigkeit und Gewichtsverlust.

Ganglion (Überbein) *(S. 160)*
Weiche, erbsen- bis golfballgroße Geschwulst unter der Haut nahe Gelenk oder Sehne. Harmlos, doch manchmal schmerzhaft.

Tendinitis *(S. 164)*
Schmerz und Steifheit, die durch Ausruhen abnehmen. Auslöser können ruckartige Bewegungen sein, wie etwa beim Werfen, oder repetitive tägliche Arbeiten.

Sehnenscheidenentzündung *(S. 164)*
Schmerzen und Steifheit, die durch Ausruhen abnehmen. Kann durch eine Reihe kleiner Verletzungen der Sehne, eine Vorschädigung, Überbelastung, Infektion oder rheumatoide Arthritis ausgelöst werden.

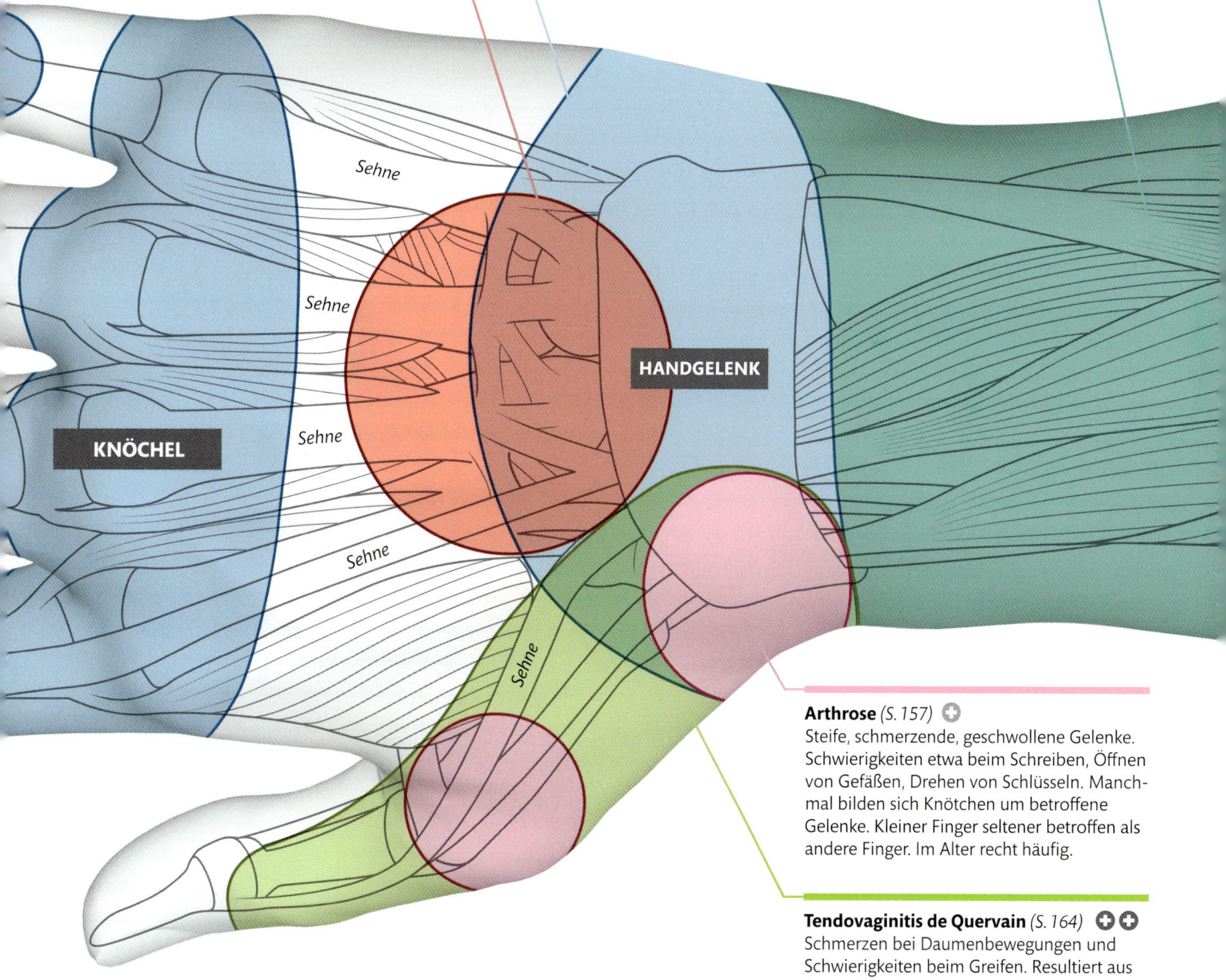

Arthrose *(S. 157)*
Steife, schmerzende, geschwollene Gelenke. Schwierigkeiten etwa beim Schreiben, Öffnen von Gefäßen, Drehen von Schlüsseln. Manchmal bilden sich Knötchen um betroffene Gelenke. Kleiner Finger seltener betroffen als andere Finger. Im Alter recht häufig.

Tendovaginitis de Quervain *(S. 164)*
Schmerzen bei Daumenbewegungen und Schwierigkeiten beim Greifen. Resultiert aus Schwellung der Sehnen um die Daumenbasis.

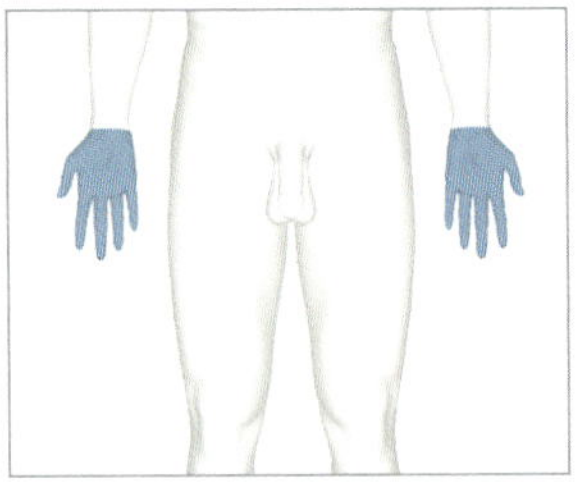

SIEHE AUCH
Unterarm und Handgelenk *S. 82–83*,
Hand, Rücken *S. 84–85*

HAND
INNENFLÄCHE

Die Innenseite der Hand neigt weitgehend zu denselben Erkrankungen wie der Handrücken. Eine Reihe von Gelenkkrankheiten verursachen Schmerzen und Deformitäten.

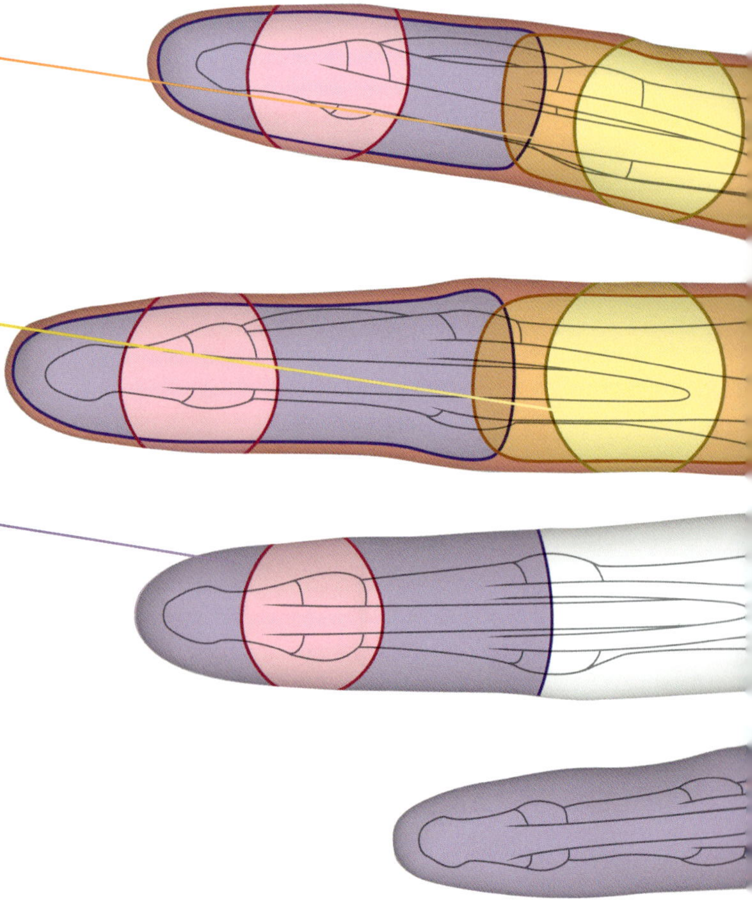

Schnellender Finger *(S. 164)*
Finger knackt oder »schnappt« beim Beugen zur Handfläche. Schmerz, Steifheit und eine kleine Beule in der Handfläche an der Basis des betroffenen Fingers. Häufiger bei Frauen, Menschen über 40 und Menschen mit Diabetes oder rheumatoider Arthritis.

Dupuytren-Kontraktur *(S. 165)*
Einer oder mehrere Finger bleiben dauerhaft zur Handfläche gebeugt, weil sich das Bindegewebe der Handfläche verdickt.

Raynaud-Syndrom *(S. 185)*
Finger werden weiß, taub und kalt. Durch Aufwärmen werden sie hellrot, kribbeln, pochen und schmerzen. Manchmal sind andere Extremitäten (Zehen, Ohren oder Nase) betroffen. Häufiger bei Frauen, bei familiärer Vorbelastung und bei Rauchern.

HAUTKRANKHEITEN

Pompholyx (dyshidrotisches Ekzem) *(S. 222)*
Winzige Blasen an Fingern und Handfläche und manchmal auch Fußsohlen. Kann in jedem Alter vorkommen, meist jedoch bei Erwachsenen unter 40.

Hand-Fuß-Mund-Krankheit *(S. 229)*
Kleine, schmerzhafte Blasen an Fingern und Handflächen, Mundgeschwüre. Betrifft meist Kleinkinder. Arzt aufsuchen, falls nicht nach einigen Tagen abklingend oder wenn die Geschwüre das Trinken verhindern.

Warzen *(S. 229)*
Kleine, raue Beulen. Verursacher sind Viren. Manchmal ansteckend. Wenn anhaltend, Arzt aufsuchen.

Fraktur *(S. 156)*
Schmerzen (können stark sein), Bluterguss, Schwellung, Kribbeln oder Taubheit. Schwierigkeiten und Schmerzen beim Bewegen der betroffenen Hand oder Finger.

Hand-Arm-Vibrations-Syndrom *(S. 185)*
Taubheit, Kribbeln und Schmerzen. Kalte weiße Finger. Beeinträchtigung von Beweglichkeit und Griff.

Karpaltunnelsyndrom *(S. 172)* ✚✚
Allmählich zunehmender Schmerz, Druckgefühl, Kribbeln oder Taubheit in einer oder beiden Händen. Meist stärker in Daumen, Zeige- und Mittelfinger. Meist schlimmer in der Nacht.

Arthrose *(S. 157)* ✚
Steife, schmerzende, geschwollene Gelenke. Schwierigkeiten etwa beim Schreiben, Öffnen von Gefäßen, Umdrehen von Schlüsseln. Manchmal bilden sich Knötchen um betroffene Gelenke. Kleiner Finger seltener betroffen als die anderen Finger. Im Alter recht häufig.

Tendovaginitis de Quervain *(S. 164)* ✚✚
Schmerzen bei Daumenbewegungen und Schwierigkeiten beim Greifen. Resultiert aus Schwellung der Sehnen um die Daumenbasis.

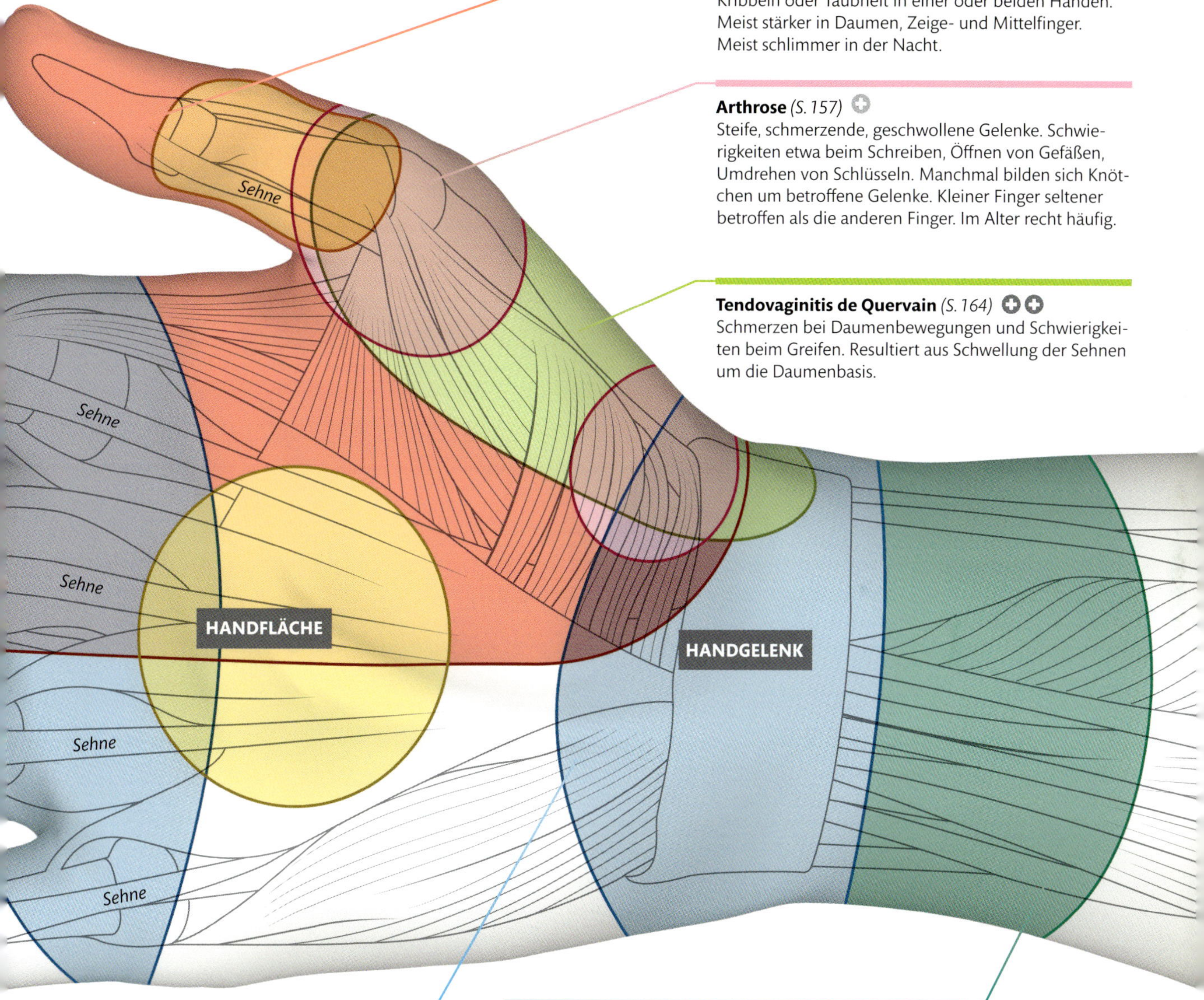

Rheumatoide Arthritis *(S. 157)* ✚✚
Schmerzen, Schwellung und Steifheit der Gelenke. Meist ist dasselbe Gelenk jeweils an beiden Händen betroffen, kleinere zuerst. Andere Gelenke (Zehen, Knie) können betroffen sein. Manchmal verbunden mit Müdigkeit und Gewichtsverlust.

Tendinitis *(S. 164)* ✚
Schmerz und Steifheit, die durch Ausruhen abnehmen. Auslöser können ruckartige Bewegungen sein, wie etwa beim Werfen, oder repetitive tägliche Arbeiten.

Sehnenscheidenentzündung *(S. 164)* ✚
Schmerzen und Steifheit, die durch Ausruhen abnehmen. Kann durch kleine Verletzungen der Sehne, eine Vorschädigung, Überbelastung, Infektion oder rheumatoide Arthritis ausgelöst werden. Wenn anhaltend, Arzt aufsuchen.

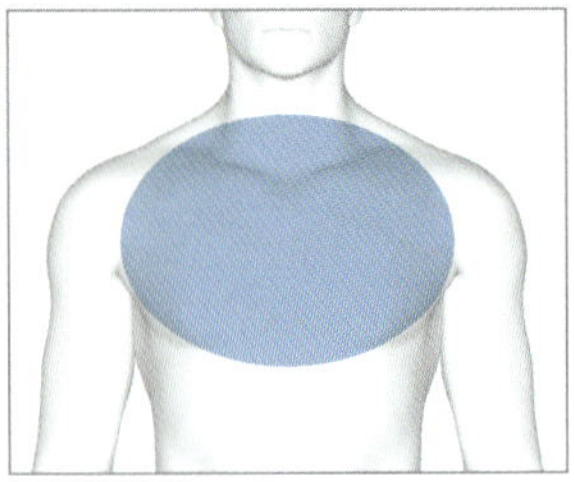

SIEHE AUCH Brust, Mitte *S. 90–91*, Brust, Seite *S. 92–93*

BRUST
OBEN

Beschwerden im oberen Brustbereich sind meist auf Herz und Lunge oder auf den Magen und die Speiseröhre zurückzuführen. Traumata können Knochenbrüche und starke Schmerzen zur Folge haben. Atemnot kann ein Symptom verschiedener Erkrankungen sein.

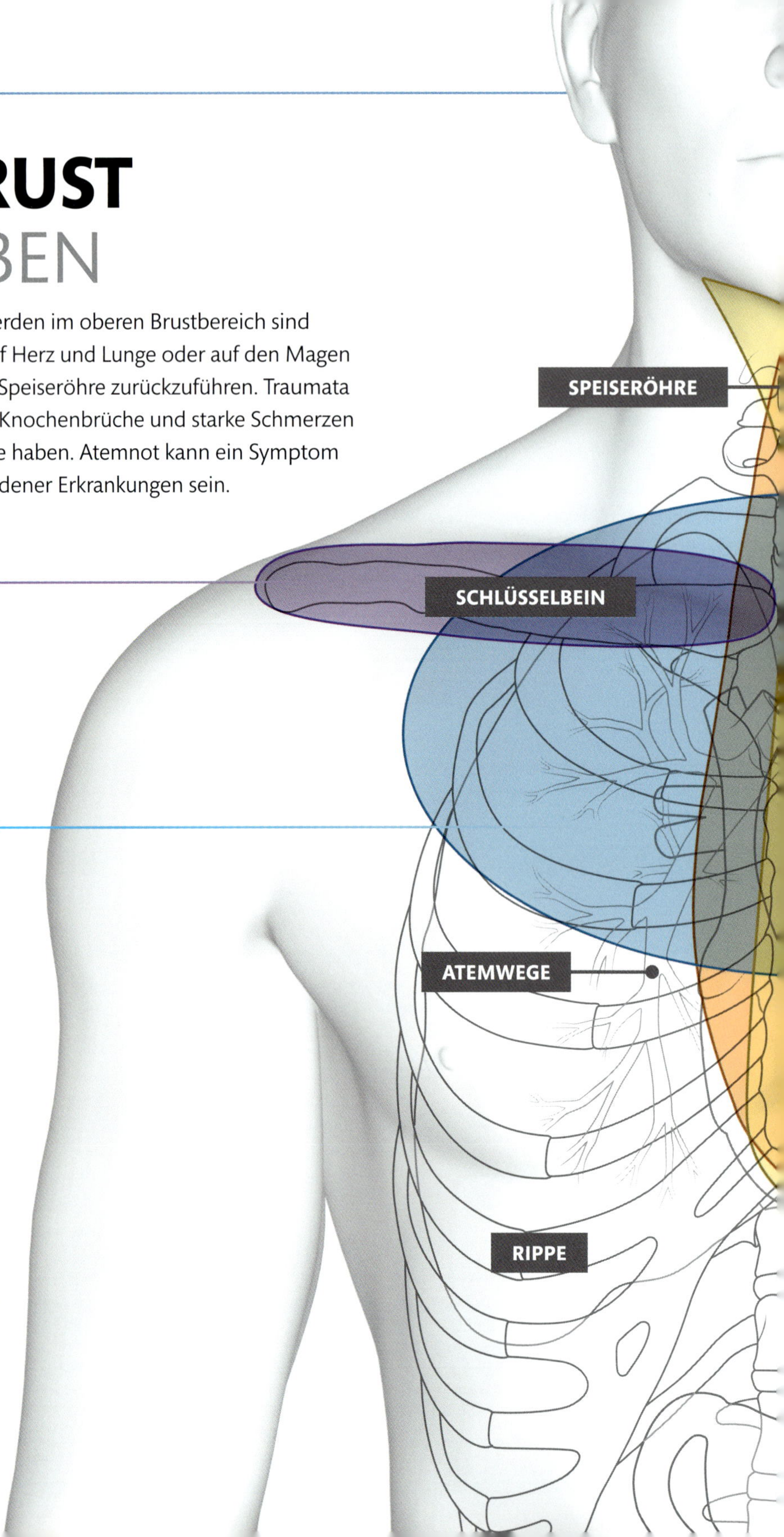

Schlüsselbeinfraktur *(S. 156)*
Schwellung und Schmerzen um die verletzte Stelle, Bluterguss. Taubheit oder Kribbeln, falls Nerven im Arm beschädigt sind.

Bronchitis *(S. 193)*
Fieber, Husten, Kopfschmerzen, grippeähnliche Symptome, grüner/gelber Auswurf.

COVID-19 *(S. 232)*
Verlust oder Veränderung des Geruchs- und/oder Geschmackssinns, insbesondere in Begleitung von Fieber und/oder anhaltendem Husten oder einer Verschlechterung eines bestehenden Hustens. Bei schweren Symptomen oder wenn bereits eine Vorerkrankung besteht, suchen Sie einen Arzt auf.

Lungenkrebs *(S. 195)*
Schmerzen mit Gewichtsverlust, anhaltendem Husten und blutigem Auswurf.

Tuberkulose *(S. 236)*
Brustschmerzen mit Nachtschweiß, Gewichtsverlust und blutigem Auswurf.

Rippenfraktur *(S. 156)*
Schmerzen, die bei Bewegung der betroffenen Stelle zunehmen. Manchmal Kurzatmigkeit, da tiefes Einatmen zu schmerzhaft ist.

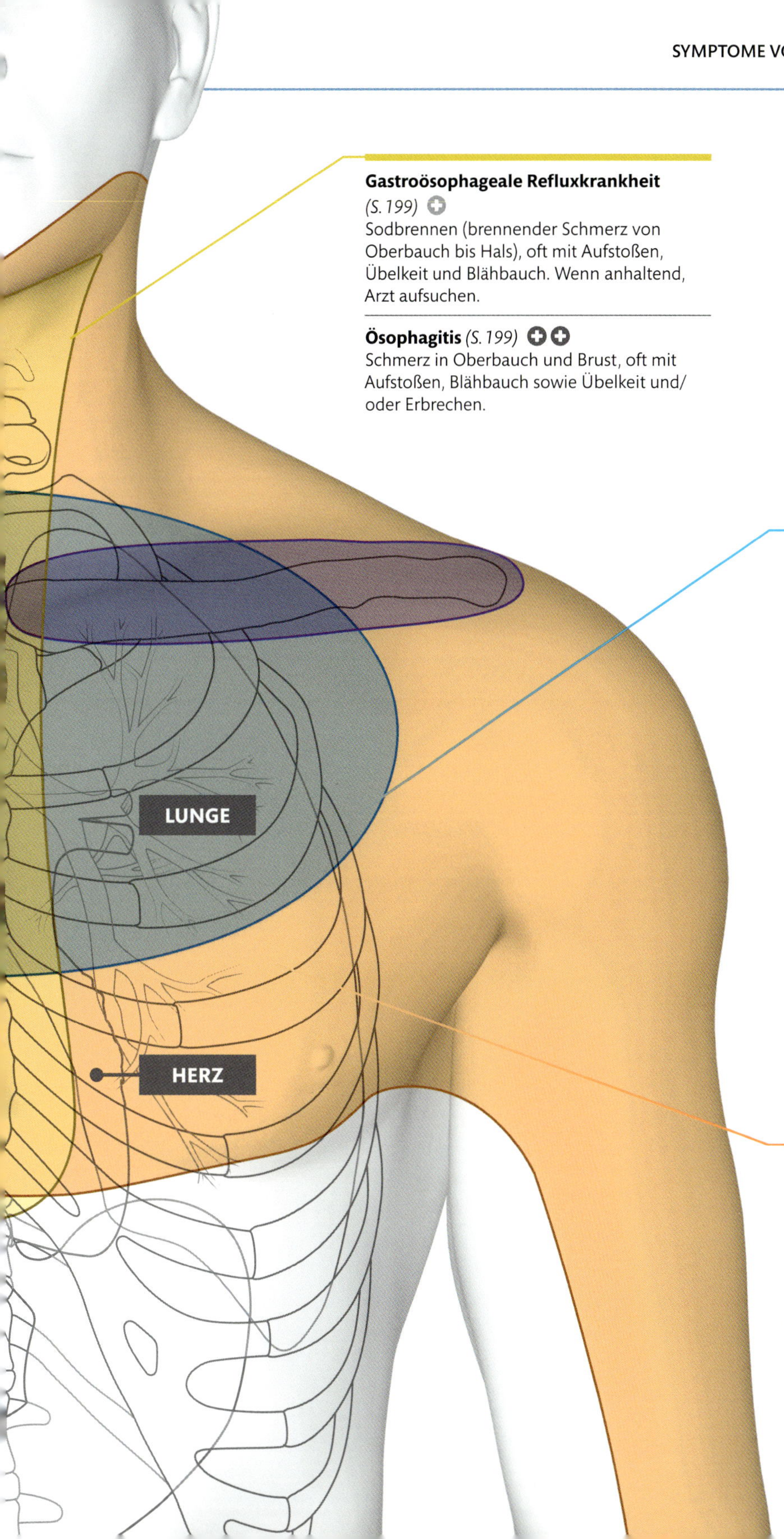

Gastroösophageale Refluxkrankheit *(S. 199)*
Sodbrennen (brennender Schmerz von Oberbauch bis Hals), oft mit Aufstoßen, Übelkeit und Blähbauch. Wenn anhaltend, Arzt aufsuchen.

Ösophagitis *(S. 199)*
Schmerz in Oberbauch und Brust, oft mit Aufstoßen, Blähbauch sowie Übelkeit und/ oder Erbrechen.

SOFORT ÄRZTLICHE HILFE SUCHEN BEI:

SCHWIERIGKEITEN BEIM ATMEN

STARKEN UND **ANHALTENDEN SCHMERZEN**

ATEMNOT

Asthma *(S. 193)*
Husten, Keuchen und Brustenge. Manchmal auch Sprechschwierigkeiten und Panik.

Herzinsuffizienz *(S. 181)*
Andauernde Atemlosigkeit bei Anstrengung oder auch im Ruhezustand. Erschöpfung und geschwollene Fußknöchel. Seltener anhaltender Husten, Keuchen und Appetitverlust.

Chronisch obstruktive Lungenkrankheit *(S. 194)*
Ständiger Husten, Schleimhautentzündung, Keuchen, Kurzatmigkeit. Betrifft oft Raucher.

Angst *(S. 240)*
Atemnot, verbunden mit Herzklopfen und Kribbeln in den Armen.

Allergische Rhinitis *(S. 190)*
Keuchen und Enge in der Brust. Manchmal zudem Niesen und laufende oder verstopfte Nase sowie Juckreiz und gerötete, tränende Augen.

Angina pectoris *(S. 181)*
Schmerz oder Enge in Brust. Verschlimmerung bei Anstrengung oder Stress. Schmerz nimmt bei Ruhe ab. Bei erstmaligem Auftreten sofort Hilfe suchen.

Herzinfarkt *(S. 180)*
Anhaltender (manchmal starker) Schmerz in der Brustmitte, der oft in einen (meist den linken) oder beide Arme, Kiefer, Nacken, Rücken und Bauch ausstrahlt. Zudem Benommenheit, Schwitzen, Atemnot oder Übelkeit. Notfall. Notruf absetzen.

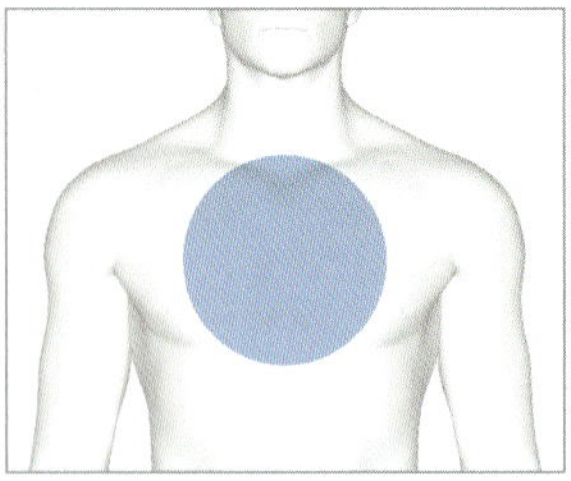

SIEHE AUCH **Brust, Seite** *S. 92–93,* **Brust, oben** *S. 88–89,* **Oberbauch** *S. 100–101*

BRUST
MITTE

Schmerzen, die man in der Brustmitte spürt, können von Herz, Atemwegen, Magen oder Speiseröhre stammen. Die Speiseröhre verläuft nahe am Herzen, deshalb kann sich Sodbrennen ähnlich anfühlen wie ein Herzinfarkt.

SOFORT ÄRZTLICHE HILFE SUCHEN BEI:

STARKEN BRUSTSCHMERZEN, DIE IN RUHE NICHT BESSER WERDEN

HUSTEN VON BLUT

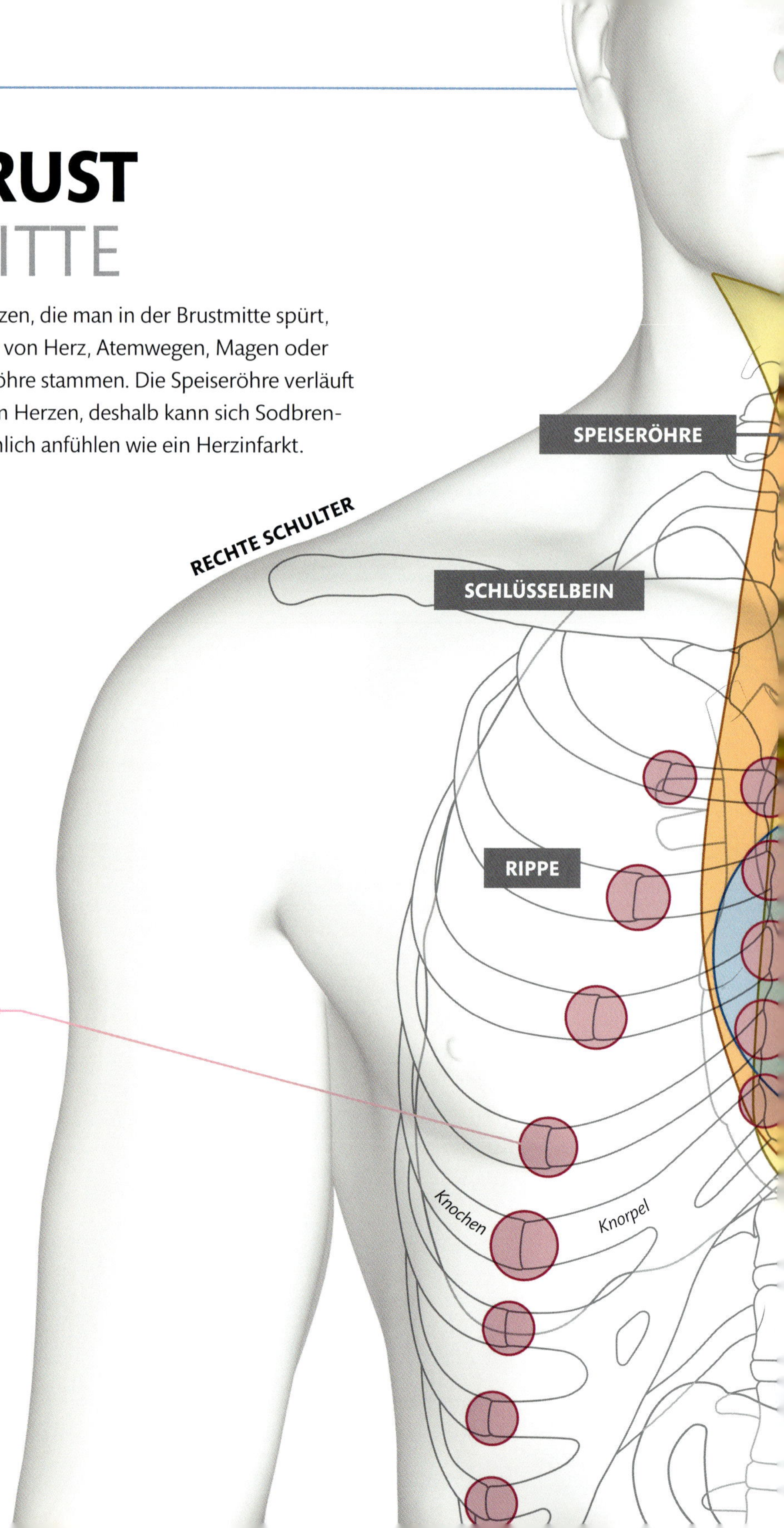

Tietze-Syndrom *(S. 158)* ✚✚
Scharfer, stechender Schmerz, vor allem beim Atmen oder Husten. Die schmerzhafte Stelle ist druckempfindlich.

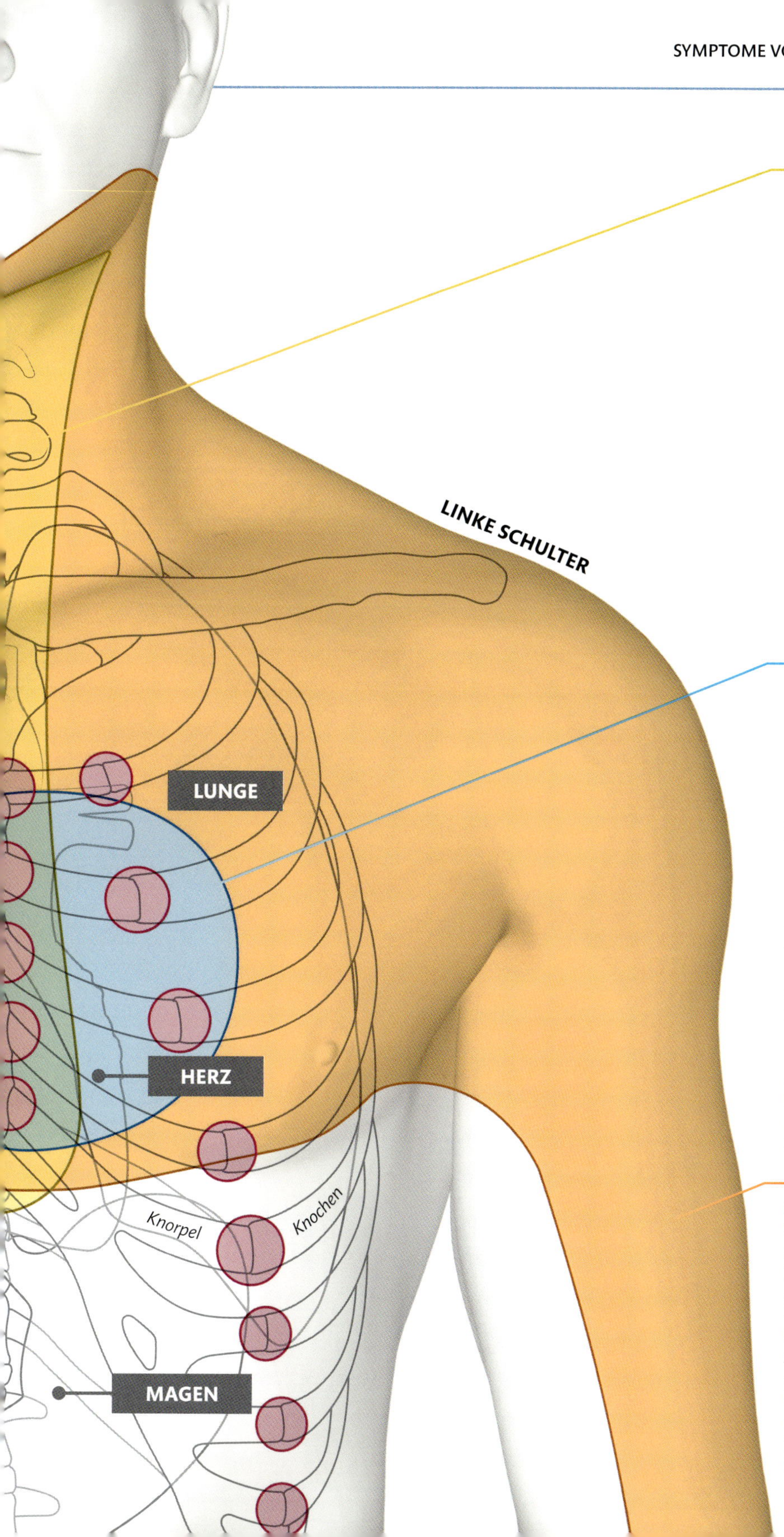

Gastroösophageale Refluxkrankheit *(S. 199)* ✚✚
Sodbrennen (brennender Schmerz von Oberbauch bis Hals), Aufstoßen, Übelkeit und Blähbauch.

Ösophagitis *(S. 199)* ✚✚
Sodbrennen, Aufstoßen, Übelkeit und/oder Erbrechen.

Gastritis *(S. 199)* ✚✚
Leichtes, anhaltendes Brennen in Brustmitte und linkem Oberbauch. Manchmal zudem Blähbauch, Aufstoßen sowie Übelkeit nach reichhaltigen Mahlzeiten.

Zwerchfellbruch *(S. 204)* ✚✚
Sodbrennen, Schmerzen im Oberbauch, meist mit Aufstoßen, Blähbauch, Übelkeit und Erbrechen.

Herzklopfen *(S. 181)* ✚
Wahrnehmung eines schnellen oder langsamen Herzschlags oder ausgesetzter Schläge. Kann auf Herzrhythmusstörung *(S. 181)* hinweisen. Arzt aufsuchen, falls anhaltend. Notruf absetzen bei unregelmäßigem Puls, Atemnot, Brustschmerz, Benommenheit.

Perikarditis *(S. 182)* ✚✚✚
Scharfer Schmerz in der Brustmitte, der beim Sitzen und Vorbeugen abnimmt. Manchmal verbunden mit Kurzatmigkeit.

Lungenembolie *(S .183)* ✚✚✚
Schmerz mit Atemnot und blutigem Husten. Schmerzen können zudem in der seitlichen Brust auftreten. Notfall. Notruf absetzen.

Mitralklappenprolaps *(S. 182)* ✚✚
Unspezifischer, leichter Schmerz in der Brustmitte, manchmal mit gelegentlichem Aussetzen eines Herzschlags, oft bei Anstrengung.

Angina pectoris *(S. 181)* ✚✚
Schmerz oder Enge in der Brust. Verschlimmerung bei Anstrengung oder Stress. Schmerz nimmt bei Ruhe ab. Bei erstmaligem Auftreten sofort Hilfe suchen.

Herzinfarkt *(S. 180)* ✚✚✚
Anhaltender (manchmal starker) Schmerz in der Brustmitte, der oft in einen (meist den linken) oder beide Arme, Kiefer, Nacken, Rücken und Bauch ausstrahlt. Benommenheit, Schwitzen, Atemnot oder Übelkeit. Notfall. Notruf absetzen.

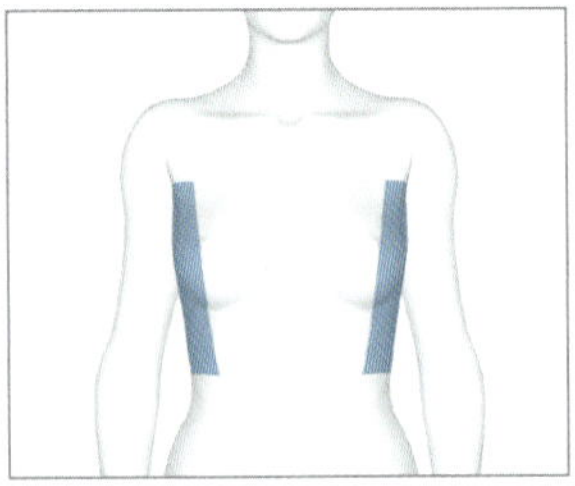

SIEHE AUCH Brust, oben *S. 88–89*, Brust, Mitte *S. 90–91*

BRUST
SEITE

Verletzungen der Rippen und Muskeln können seitlich an der Brust zu spüren sein. Auch Erkrankungen der unteren Lunge und der Nieren können sich hier äußern. Wenn nicht anders angegeben, können Symptome ein- oder beidseitig auftreten.

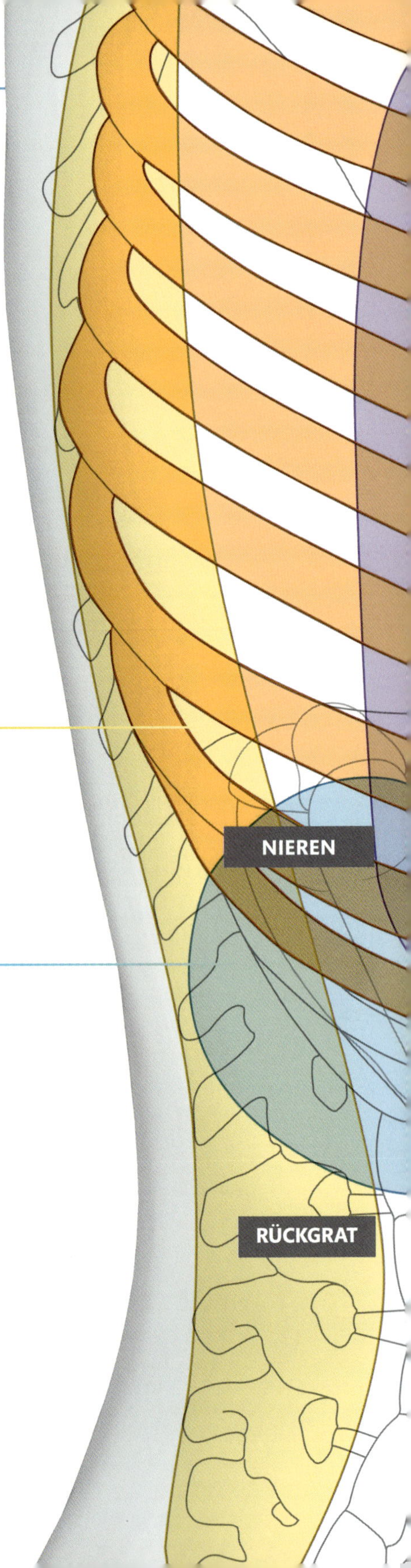

Wirbelsäulenarthrose *(S. 157)*
Schmerzen strahlen vom Rücken bis zur Vorderseite aus. Grund ist der Druck auf einen Nerv an seinem Wirbelsäulenaustrittspunkt.

Nierenstein *(S. 208)*
Plötzlicher, starker Schmerz, der in Wellen kommt und geht. Beginnt oft im unteren Rücken und wandert nach vorne. Fieber, Schüttelfrost und Zittern sowie Schmerzen beim Urinieren. Blut im Urin und manchmal Erbrechen. Bei schweren Symptomen den Arzt aufsuchen.

Nierenbeckenentzündung *(S. 208)*
Fieber, Erbrechen, Blut im Urin, Schmerzen im unteren Rücken oder zwischen Rippen und Hüfte. Bei schweren Symptomen den Arzt aufsuchen.

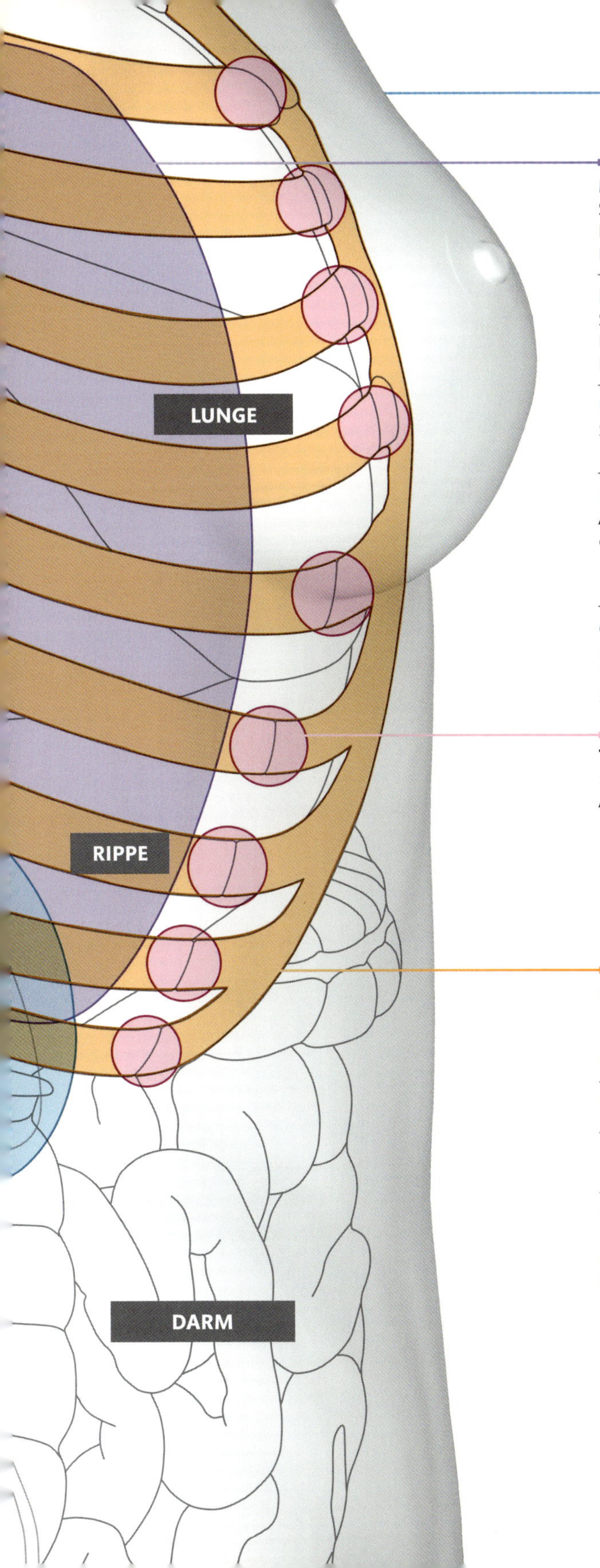

Muskelzerrung *(S. 163)*
Schmerz nach schwerem Heben oder langem Husten. Zunahme bei Bewegung und tiefem Einatmen.

Pleuritis *(S. 194)*
Stechender Schmerz irgendwo in der Brust, besonders beim Einatmen und Husten. Fieber und Gliederschmerzen, Lethargie.

Lungenembolie *(S. 183)*
Schmerzen, Atemnot, Husten, manchmal blutig. Notfall. Notruf absetzen.

Pneumothorax *(S. 195)*
Atemnot und plötzlicher, scharfer, stechender Schmerz auf einer Brustseite, besonders beim Einatmen. Am häufigsten bei jungen Männern.

Gürtelrose *(S. 233)*
Starker Schmerz entlang eines Nervs in der Brustwand. Tritt einseitig auf, meist mit Ausschlag. Schmerz kann lang anhaltend sein.

Tietze-Syndrom *(S. 158)*
Scharfer, stechender Schmerz, vor allem beim Atmen oder Husten. Die schmerzhafte Stelle ist druckempfindlich.

Rippenfraktur *(S. 156)*
Schmerzen, die bei Bewegung der betroffenen Stelle zunehmen. Manchmal Kurzatmigkeit, da tiefes Einatmen zu schmerzhaft ist.

Knochentumor *(S. 155)*
Anhaltende und oft sehr starke Schmerzen, meist mit anderen Symptomen, wie zum Beispiel Gewichtsverlust.

Lungenkrebs *(S. 195)*
Schmerzen irgendwo in der Brust, mit Kurzatmigkeit, Gewichtsverlust, anhaltendem Husten und blutigem Auswurf. Schmerzen entstehen, wenn die Krebszellen Rippen und Gewebe außerhalb der Lunge befallen.

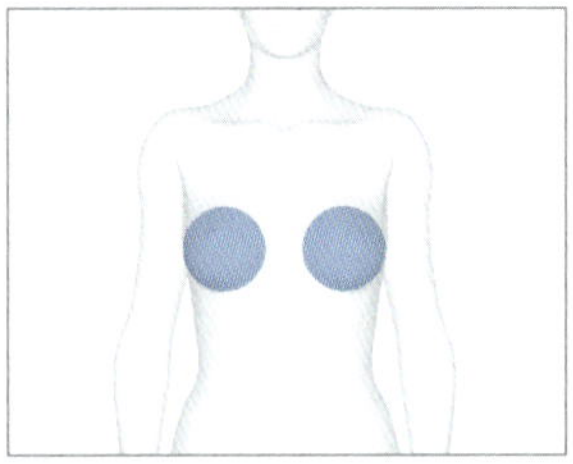

SIEHE AUCH Brust, Mitte *S. 90–91*
Brust, Seite *S. 92–93*

BRÜSTE

Die weibliche Brust verändert sich während Pubertät, Schwangerschaft und Stillzeit, im Verlauf des Zyklus und in der Menopause in Form, Größe und Aussehen. Brustbeschwerden treten meist nur bei Frauen auf und sind harmlos.

Ekzem *(S. 222)*
Schuppiger, juckender Ausschlag an Brustwarzen.

Rissige Brustwarzen *(S. 216)*
Tritt häufig in der Stillzeit auf. Hebamme, Apotheker oder Arzt um Rat fragen.

Brustwarzenabsonderung *(S. 216)*
Kann bei schwangeren oder stillenden Frauen normal sein. Bei menstruierenden Frauen, falls länger als einen Monat anhaltend, Arzt aufsuchen. Früher zum Arzt, falls blutig oder nach der Menopause oder bei einem Mann auftretend.

Schlupfwarzen *(S. 216)*
Brustwarze ist nach innen gestülpt. Manchmal angeboren. Stülpt sich eine normale Brustwarze nach innen, bald Arzt aufsuchen.

Brustkrebs *(S. 216)*
Grübchen oder Hautveränderungen um die Brustwarze oder blutiger Ausfluss. Meist harter, unregelmäßiger Knoten in der Brust, der sich nicht verschieben lässt. Selten vor Mitte 30.

Intertrigo *(S. 224)*
Rötung, Brennen und Jucken in Hautfalten unter der Brust. Tritt auch in der Achselhöhle auf, jedoch meistens in der Leistengegend.

BRUSTPROBLEME BEI MÄNNERN

Männer haben das gleiche Brustgewebe wie Frauen, es ist nur weniger entwickelt. Bei Übergewicht, Hormonstörungen und anderen Erkrankungen kann es sich vergrößern, jedoch sind solche Veränderungen meist harmlos (siehe Gynäkomastie, *S. 212*). Auch Männer können Brustkrebs bekommen, allerdings sehr viel seltener als Frauen. Knoten in der Brust bei älteren Männern sollten dringend untersucht werden.

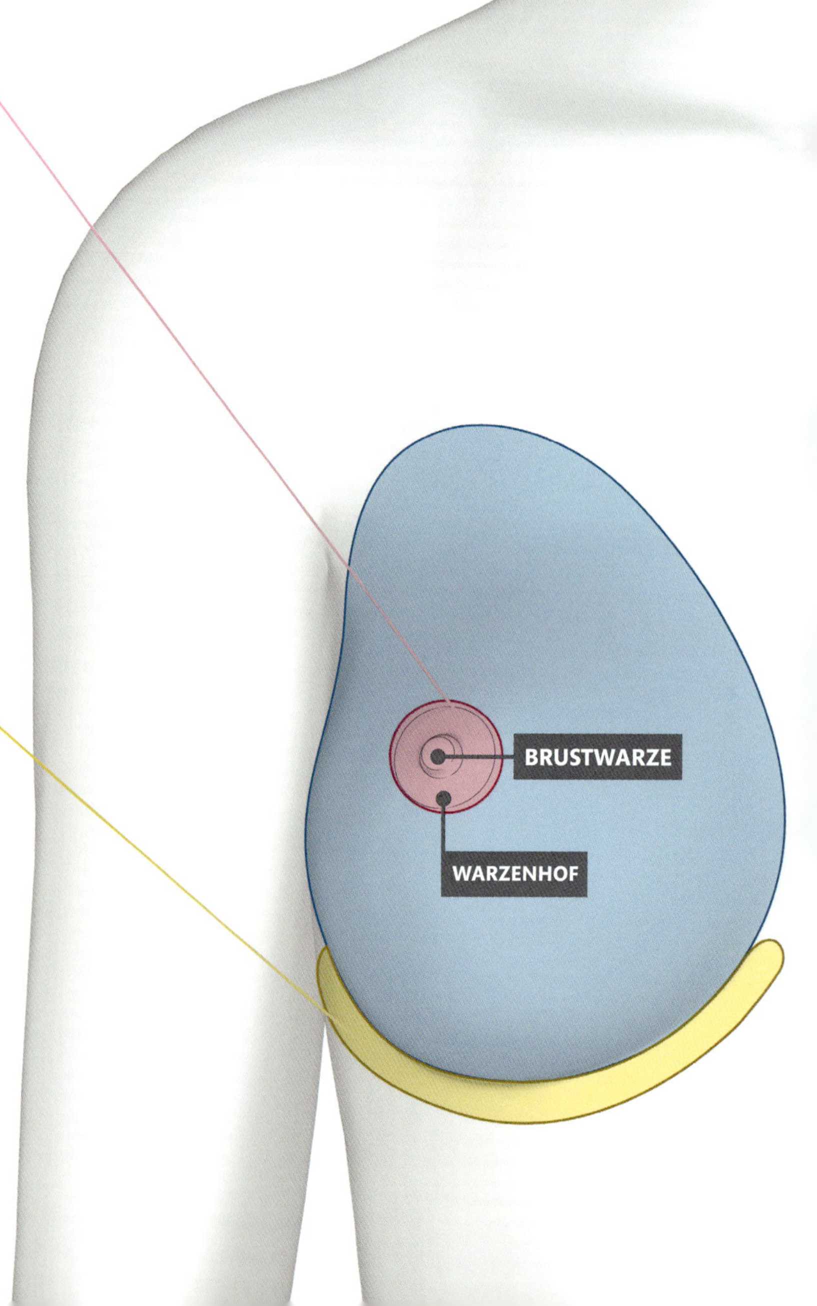

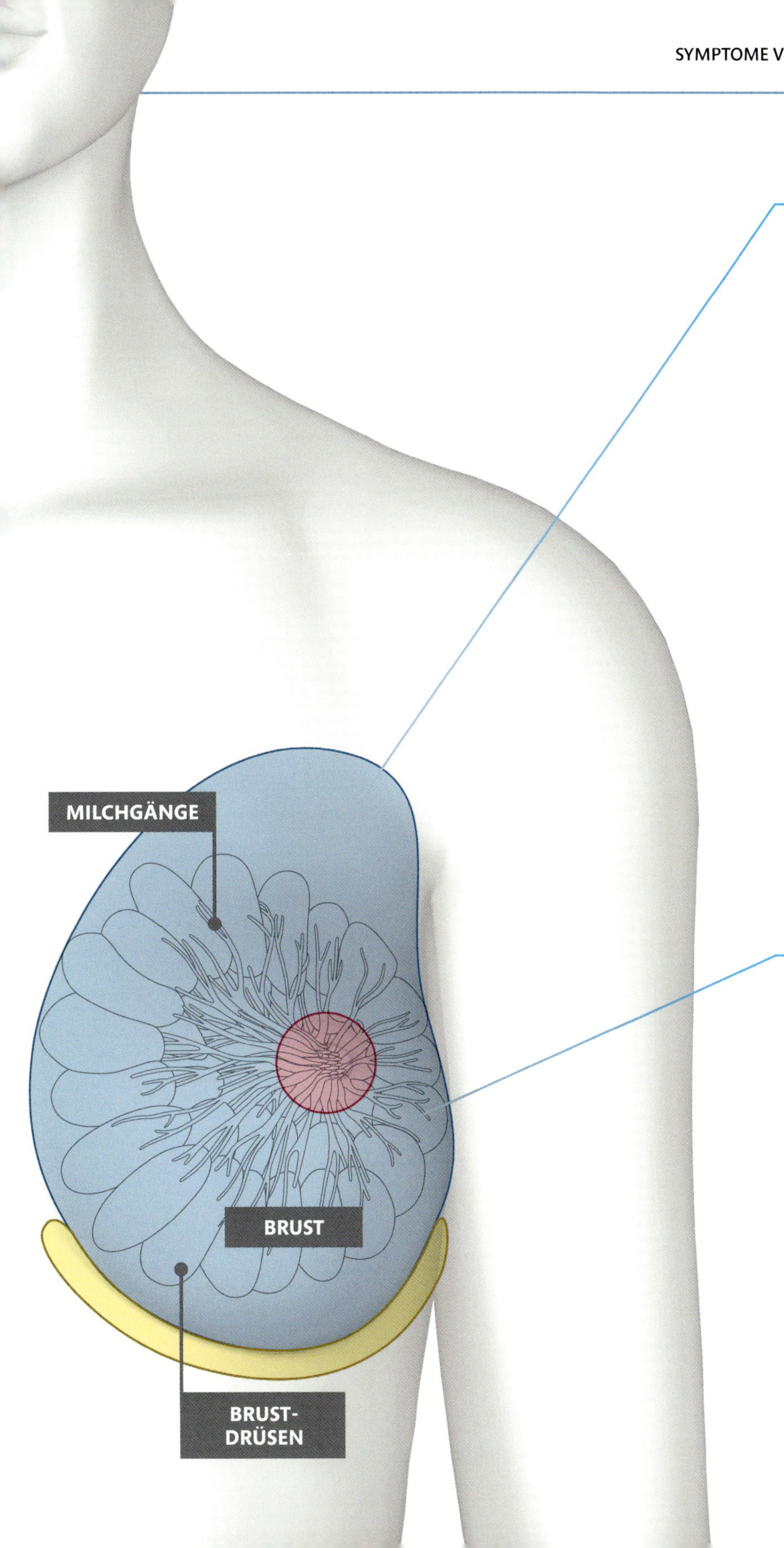

KNOTEN

Mastopathie *(S. 217)*
Knotenbildende und manchmal schmerzende Brüste. Meist mehrere Knoten, deren Größe sich im Verlauf des Zyklus verändert.

Fibroadenom *(S. 217)*
Glatter, fester Knoten, der sich leicht verschieben lässt. Am häufigsten bei Frauen zwischen 20 und 25.

Zyste *(S. 217)*
Glatter Knoten, der sich leicht verschieben lässt. Entsteht oft recht plötzlich und kann schmerzhaft sein. Am häufigsten bei Frauen zwischen 30 und 50.

Brustkrebs *(S. 216)*
Harter, unregelmäßiger, nicht verschiebbarer Knoten. Manchmal Grübchenbildung oder Hautveränderungen um die Brustwarze. Meist schmerzlos. Selten vor Mitte 30.

Lipom *(S. 226)*
Teigiger Knoten direkt unter der Haut, der sich leicht verschieben lässt. Diagnose ärztlich abklären lassen.

Fettnekrose *(S. 216)*
Schmerzhafter Knoten nach Verletzung. Diagnose ärztlich abklären lassen.

SCHMERZEN

Zyklischer Brustschmerz *(S. 216)*
Monatliche menstruationsbedingte Schmerzen oder Empfindlichkeit in einer oder beiden Brüsten.

Nichtzyklischer Brustschmerz *(S. 216)*
Nicht menstruationsbedingt. Manchmal Folge einer Infektion. Kann sich auch um schmerzende Brustmuskeln handeln. Bei Hautrötung oder Erwärmung Arzt aufsuchen.

Mastitis *(S. 216)*
Fieber, Rötung und Schmerzen. Tritt meist während der Stillzeit auf.

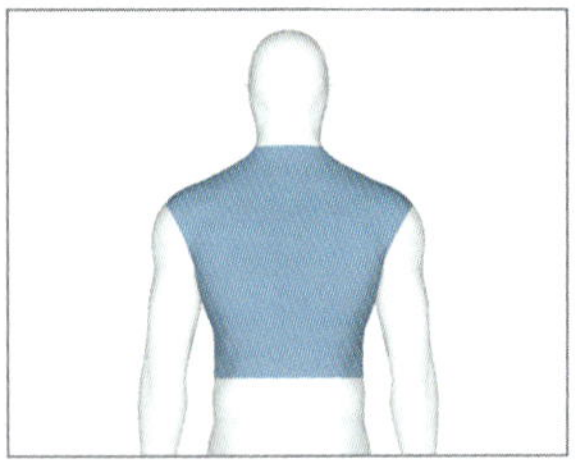

OBERER RÜCKEN

Die meisten Probleme im oberen Rücken verusachen die Rückenmuskulatur oder die Wirbelsäule. Muskelschmerzen nehmen oft bei Bewegung zu. Probleme vorne in der Brust oder im Oberbauch können ebenfalls zu Schmerzen im oberen Rücken führen.

SIEHE AUCH
Schulter, hinten *S. 76–77,*
Unterer Rücken *S. 102–103*

Muskelschmerz *(S. 163)* ⊕
Schmerzen im Zusammenhang mit schlechter Haltung und Überbelastung, etwa durch schweres Tragen oder Arbeiten am Computer. Verschlimmerung in bestimmten Positionen.

Lungenkrebs *(S. 195)* ⊕⊕⊕
Schwere, anhaltende Schmerzen im oberen Rücken. Anhaltender Husten, blutiger Auswurf und Gewichtsverlust. Am häufigsten bei Rauchern.

Magengeschwür *(S. 200)* ⊕⊕
Stechender Schmerz, der zum Rücken ausstrahlt. Meist verbunden mit Sodbrennen sowie Unwohlsein nach dem Essen mit Übelkeit und Erbrechen.

Pankreatitis *(S. 202)* ⊕⊕⊕
Tiefer, bohrender, oft starker und anhaltender Rückenschmerz. Manchmal mit Übelkeit, Erbrechen und Appetitverlust. Meist verbunden mit Gelbsucht (Gelbfärbung von Haut und Augen) sowie Gewichtsverlust.

Pankreaskrebs *(S. 202)* ⊕⊕⊕
Tiefer, bohrender, oft starker und anhaltender Rückenschmerz. Manchmal mit Übelkeit, Erbrechen und Appetitverlust. Meist verbunden mit Gelbsucht und Gewichtsverlust.

Rupturiertes Bauchaortenaneurysma *(S. 184)* ⊕⊕⊕
Schmerz in Bauch, Rücken oder Brust. Tritt oft in höherem Alter (Männer über 60) auf, besonders bei Bluthochdruck. Notfall. Notruf absetzen.

Nierenbeckenentzündung *(S. 208)* ⊕⊕
Schmerz, meist einseitig, oft mit Fieber, Zittern, Schüttelfrost und Blut im Urin.

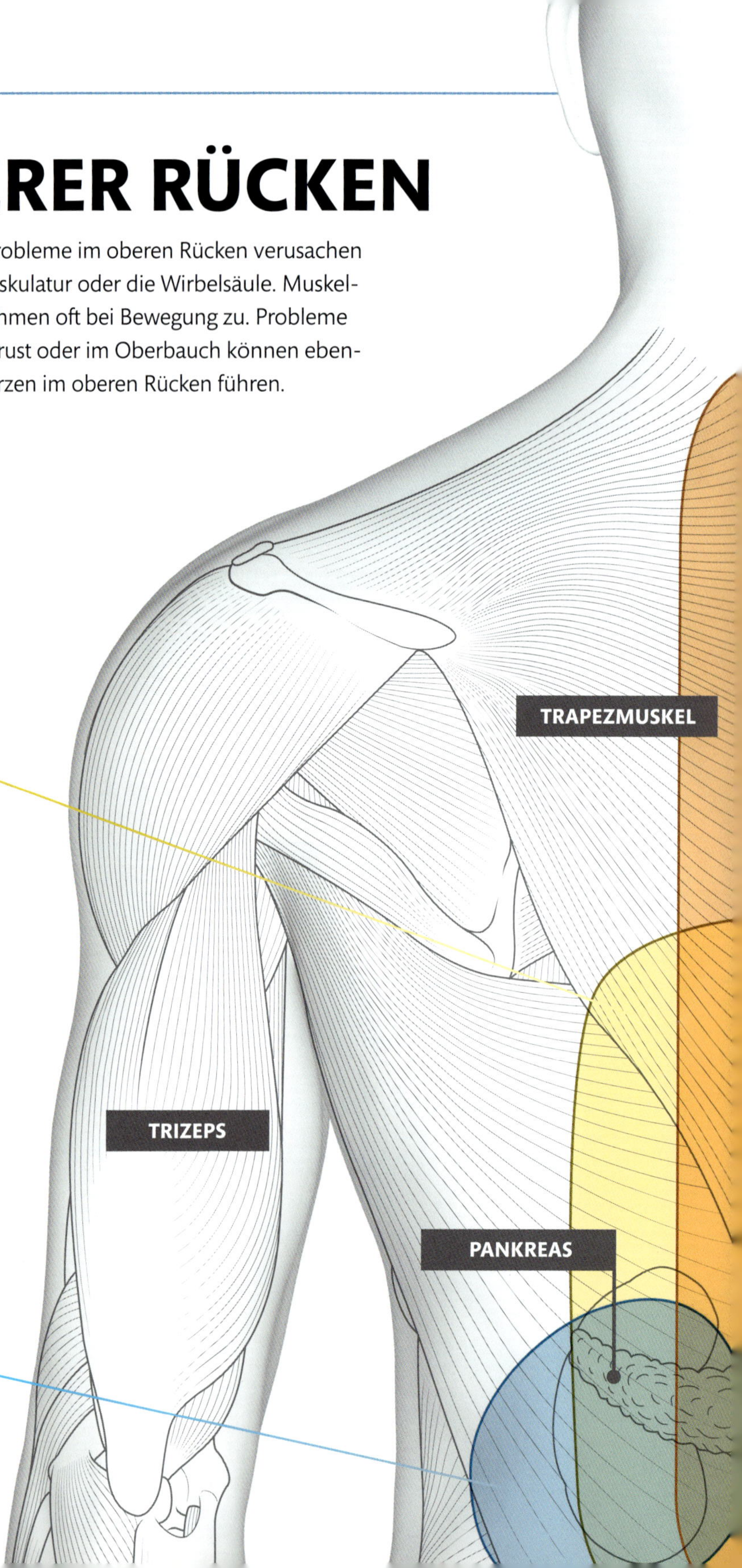

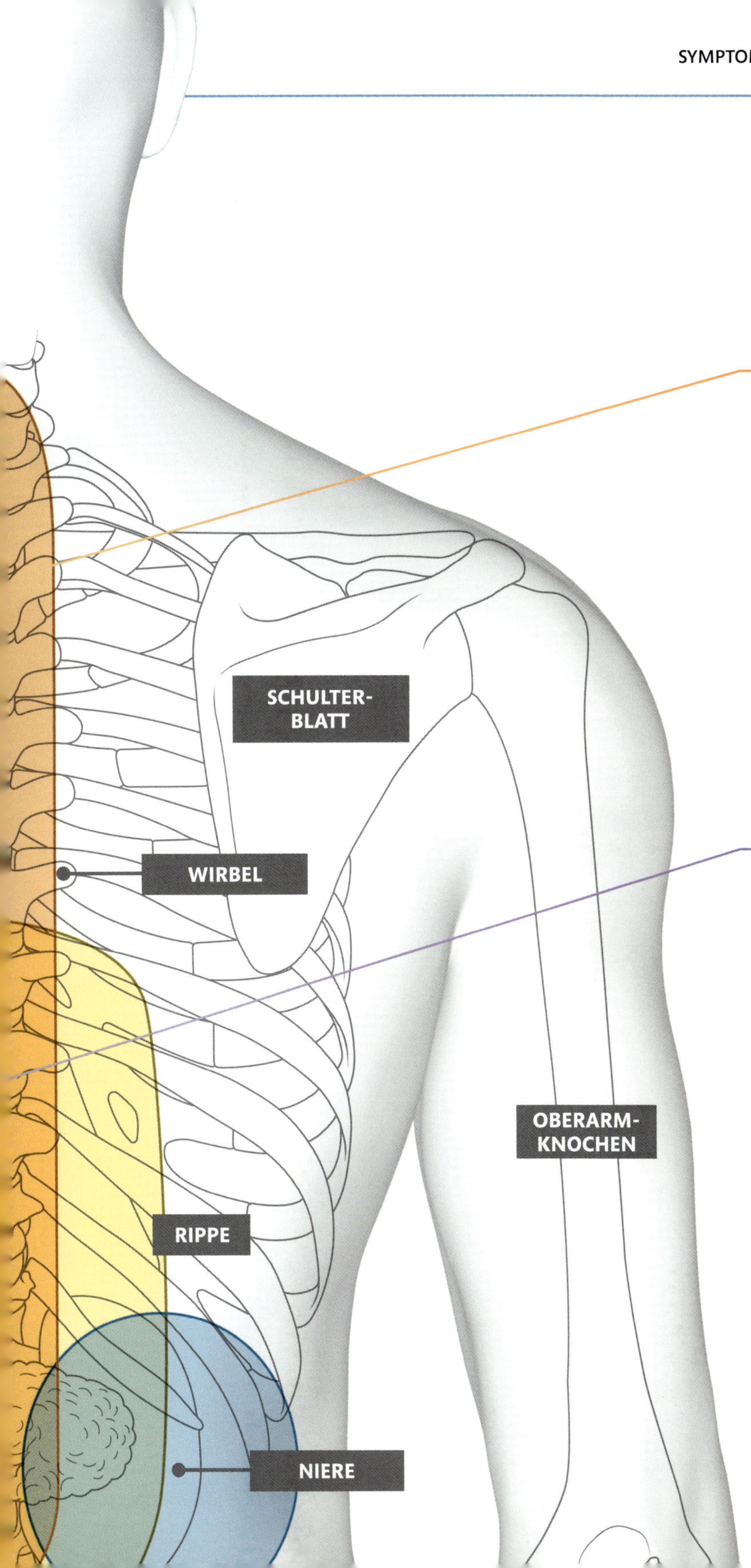

Arthrose *(S. 157)*
Schmerzen, oft mit Steifheit am Morgen, die bei Bewegung nachlässt. Kann überall an der Wirbelsäule und an anderen Gelenken auftreten. Häufiger bei älteren Menschen. Zur Schmerzbehandlung Arzt aufsuchen.

Osteoporose *(S. 154)*
Verminderung der Körpergröße und Krümmung der Wirbelsäule bewirken Haltungsveränderungen und Muskelschmerzen. Wirbelfraktur äußert sich durch plötzliche, manchmal schwere Schmerzen.

Morbus Bechterew *(S. 158)*
Zunehmende und lang anhaltende Schmerzen im unteren Rücken mit Steifheit am Morgen. Besserung durch Bewegung, Verschlimmerung nachts. Häufiger bei Männern.

Wirbelfraktur *(S. 156)*
Plötzlicher, starker Schmerz, der den Schlaf stören kann. Meist bei Menschen mit Osteoporose. Notfall. Notruf absetzen.

Wirbelsäulentumor *(S. 155)*
Unvermindert anhaltender Schmerz, der den Schlaf stört und sich nicht mit einfachen Schmerzmitteln behandeln lässt. Gewichtsverlust.

Ostitis (Knochenentzündung) *(S. 155)*
Schmerzen, druckempfindliche Schwellung und Hautrötung an betroffener Stelle. Oft mit Fieber und Unwohlsein. Am häufigsten bei Kindern.

VERFORMUNGEN DER WIRBELSÄULE

Skoliose *(S. 156)*
Verstärkte seitliche Krümmung der Wirbelsäule nach rechts oder links.

Kyphose *(S. 156)*
Verstärkte Vorwärtskrümmung der Wirbelsäule, Buckel. Entsteht oft allmählich. Arzt aufsuchen, falls Schmerzen oder Atemschwierigkeiten bestehen.

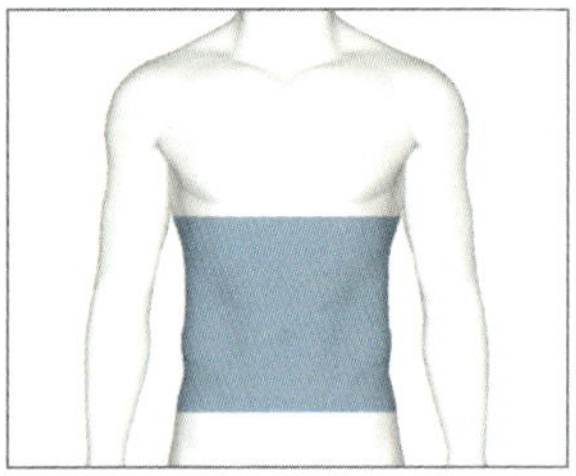

SIEHE AUCH
Oberbauch *S. 100–101*,
Unterbauch, links *S. 104–105*,
Unterbauch, rechts *S. 106–107*,
Darm, Durchfall *S. 122–123*,
Darm, Verstopfung *S. 124–125*,
Darm, abnormer Stuhl *S. 126–127*

BAUCH ALLGEMEIN

Bauchschmerzen sind manchmal schwer einzuordnen. Diffuser Schmerz kann mehrere Ursachen haben und in Verbindung mit Erbrechen, Durchfall oder Verstopfung auftreten. Bei Kindern können Bauchschmerzen auch ein Zeichen für Probleme anderswo im Körper sein.

SOFORT ÄRZTLICHE HILFE SUCHEN BEI:

PLÖTZLICHEN, STARKEN BAUCHSCHMERZEN

BLUTIGEM ERBRECHEN

BLUTIGEM ODER **SCHWARZEM, KLEBRIGEM STUHL**

Blinddarmentzündung *(S. 205)*
Schmerzen, diffus oder in Bauchmitte. Innerhalb einiger Stunden wandert der Schmerz zur unteren rechten Seite, wird heftig und hält an.

Bauchfellentzündung *(S. 205)*
Starker Bauchschmerz, der meist plötzlich, manchmal auch allmählich einsetzt. Angespannte, harte Bauchmuskeln. Starkes Unwohlsein, Fieber, Blässe, Schwitzen. Notfall. Notruf absetzen.

Parasitose *(S. 237)*
Parasiten wie *Giardia (S. 237)* können Bauchschmerzen, Krämpfe, Blähungen und Gewichtsverlust verursachen.

Sichelzellkrise *(S. 186)*
Starker, lähmender Schmerz, der in vielen Körperteilen auftreten kann, darunter am Bauch. Häufiger bei Menschen afrikanischer, karibischer, nahöstlicher und südasiatischer Herkunft.

Leberzirrhose *(S. 201)*
Schmerzen und Schwellung von Bauch und Beinen. Müdigkeit, Appetitverlust, Neigung zu blauen Flecken und Blutungen. Gelbsucht und Juckreiz. Verwirrung.

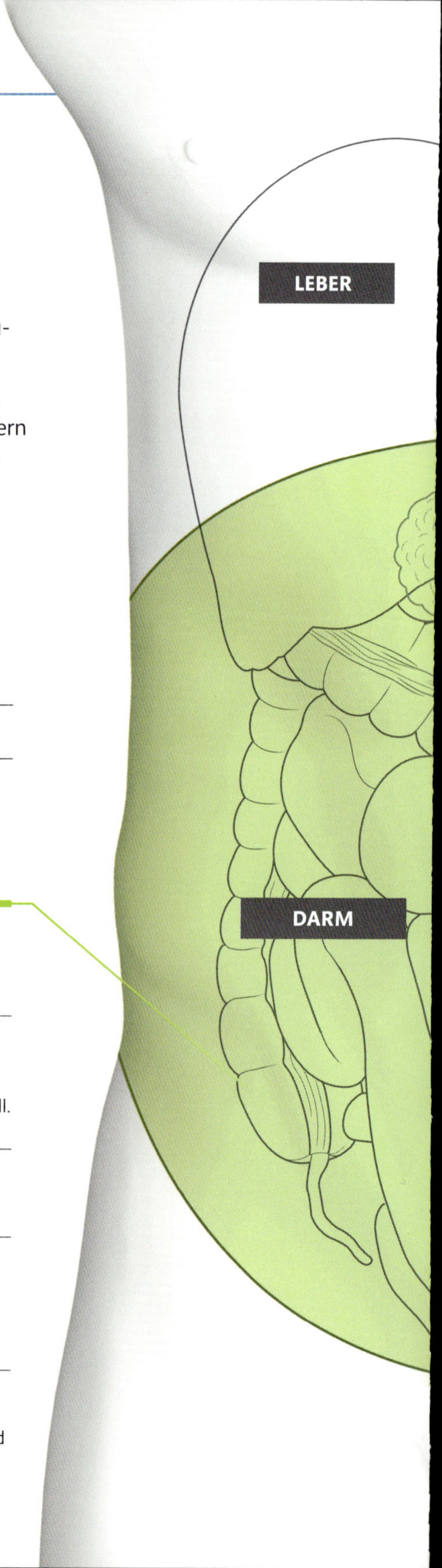

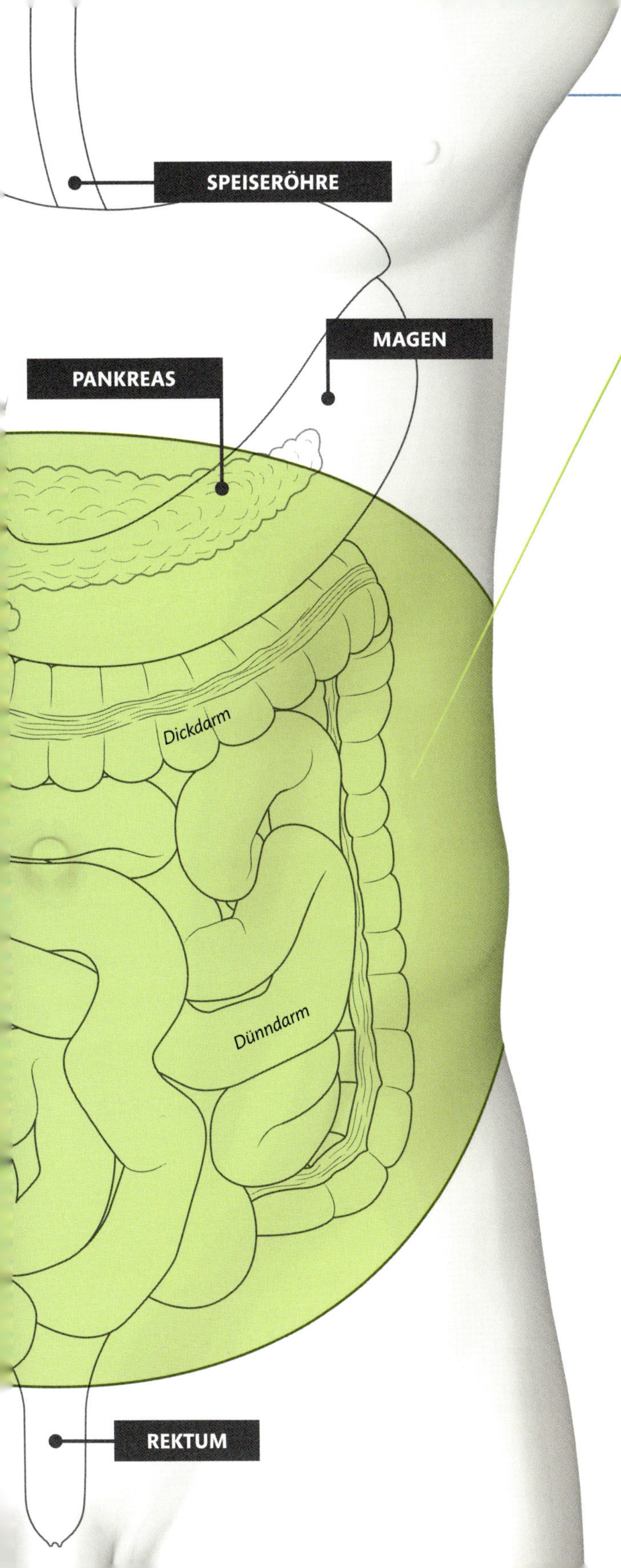

MIT DURCHFALL ODER VERSTOPFUNG

Magen-Darm-Grippe *(S. 196)* ⊕
Schmerz oder Druckempfindlichkeit im oberen, manchmal im gesamten Bauch. Übelkeit und/oder Erbrechen und Durchfall. Bei häufigem Erbrechen, anhaltenden Symptomen oder wenn Kind betroffen, Arzt aufsuchen.

Lebensmittelvergiftung *(S. 197)* ⊕
Schmerzen im ganzen Bauch oder auch in einem bestimmten Gebiet. Übelkeit und/oder Erbrechen und Durchfall. Bei häufigem Erbrechen, anhaltenden Symptomen oder wenn Kind betroffen, Arzt aufsuchen.

Reizdarmsyndrom *(S. 203)* ⊕
Phasenweise Bauchschmerzen mit Durchfall und/oder Verstopfung. Manchmal schleimiger Stuhl, Blähbauch und Blähungen.

Laktoseintoleranz ⊕⊕
Blähungen, Bauchschmerzen, Blähbauch und Durchfall.

Divertikulitis *(S. 205)* ⊕⊕⊕
Schmerzen im ganzen oder im linken Unterbauch. Veränderung der Stuhlgewohnheiten (wie Durchfall oder Verstopfung) und Fieber.

Divertikulose *(S. 205)* ⊕⊕
Oft Unwohlsein und Druckempfindlichkeit im Unterbauch, manchmal im ganzen Bauch. Bluten beim Stuhlgang und schleimiger Stuhl. Durchfall und/oder Verstopfung.

Zöliakie *(S. 204)* ⊕⊕
Bauchschmerzen, verbunden mit Durchfall oder Verstopfung. Müdigkeit und Juckreiz. Manchmal zudem übel riechender Stuhl und Anämie.

Morbus Crohn *(S. 203)* ⊕⊕
Schmerzen irgendwo im Bauch. Manchmal Durchfall, vermischt mit Blut oder Schleim. Oft Risse um Anus. Gewichtsverlust, Anämie, Fieber und Unwohlsein. Symptome kommen und gehen.

BAUCHSCHMERZEN BEI KINDERN

Bei Kindern unter 8 Jahren liegt die Ursache für Schmerzen nicht unbedingt dort, wo sie auftreten. Bauchschmerzen können Zeichen von Ohrenentzündung, Halsentzündung *(S. 192)*, emotionalem Stress, Verstopfung *(S. 196)* oder Harnwegsinfekten *(S. 209)* sein. Meist sind weitere Symptome vorhanden, wie Erbrechen, Durchfall, Blut im Stuhl oder Verstopfung.

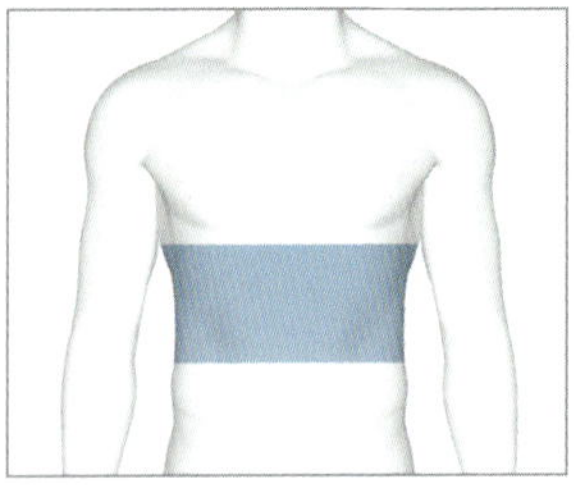

SIEHE AUCH Brust, Mitte *S. 90–91*, Bauch, allgemein *S. 98–99*

OBER-BAUCH

Hier liegen Magen, Milz, Leber, Gallenblase, Pankreas und Zwölffingerdarm. Das am häufigsten hier auftretende Symptom sind Schmerzen. Auch Blähbauch, Erbrechen, Appetit- und Gewichtsverlust, Gelbsucht und Sodbrennen haben hier ihren Ursprung. Bei blutigem Erbrechen sollte dringend ein Arzt aufgesucht werden.

Tietze-Syndrom *(S. 158)*
Scharfer, stechender Schmerz, der bei tiefem Einatmen oder Husten schlimmer wird. Betroffene Stelle ist druckempfindlich.

Lungenentzündung *(S. 194)*
Bauchschmerzen (ein- oder beidseitig), mit Husten, Fieber, blutigem Auswurf und allgemeinem Unwohlsein.

Pleuritis *(S. 194)*
Schmerzen beim Einatmen seitlich in der Brust und im Bauch (ein- oder beidseitig), blutiger Auswurf.

Hepatitis *(S. 200)*
Gelbsucht (Gelbfärbung von Haut und Augen) und juckende Haut. Allgemeines Unwohlsein, Müdigkeit und rechtsseitige Bauchbeschwerden.

Leberzirrhose *(S. 201)*
Schmerzen und Anschwellen von Bauch und Beinen. Müdigkeit, Appetitverlust, Neigung zu blauen Flecken und Blutungen. Gelbsucht, Juckreiz. Manchmal Verwirrung.

Leberkrebs *(S. 201)*
Schmerzen im rechten Oberbauch, Gelbsucht, geschwollener Bauch und Juckreiz.

Leptospirose *(S. 236)*
Gelbsucht, juckende Haut. Unwohlsein, Müdigkeit und rechtsseitige Beschwerden.

Leberegel *(S. 238)*
Gelbsucht, grippeähnliche Symptome, Müdigkeit und rechtsseitige Beschwerden.

Amöbenruhr *(S. 237)*
Diffuse Unterleibsschmerzen mit blutigem Durchfall. Häufiger in Ländern mit begrenztem Zugang zu sauberem Wasser und sanitären Einrichtungen sowie bei Reisenden in diese Gebiete.

Hydatidenzyste *(S. 238)*
Bauchschmerzen mit Gelbsucht , grippeähnlichen Symptomen, Müdigkeit und rechtsseitigen Bauchbeschwerden. Entwickelt sich über mehrere Jahre. Meist sind Reisende oder Immigranten aus Afrika, Asien, dem Nahen Osten und Zentral- sowie Südamerika betroffen.

Gallenstein *(S. 202)*
Phasenweise auftretende, schmerzhafte Krämpfe mit Übelkeit und Erbrechen. Manchmal verbunden mit Gelbsucht (Gelbfärbung von Haut und Augen).

Cholangitis *(S. 201)*
Anhaltender Schmerz in der rechten Seite, direkt unterhalb des Brustkorbs. Fieber und Schüttelfrost. Gelbsucht.

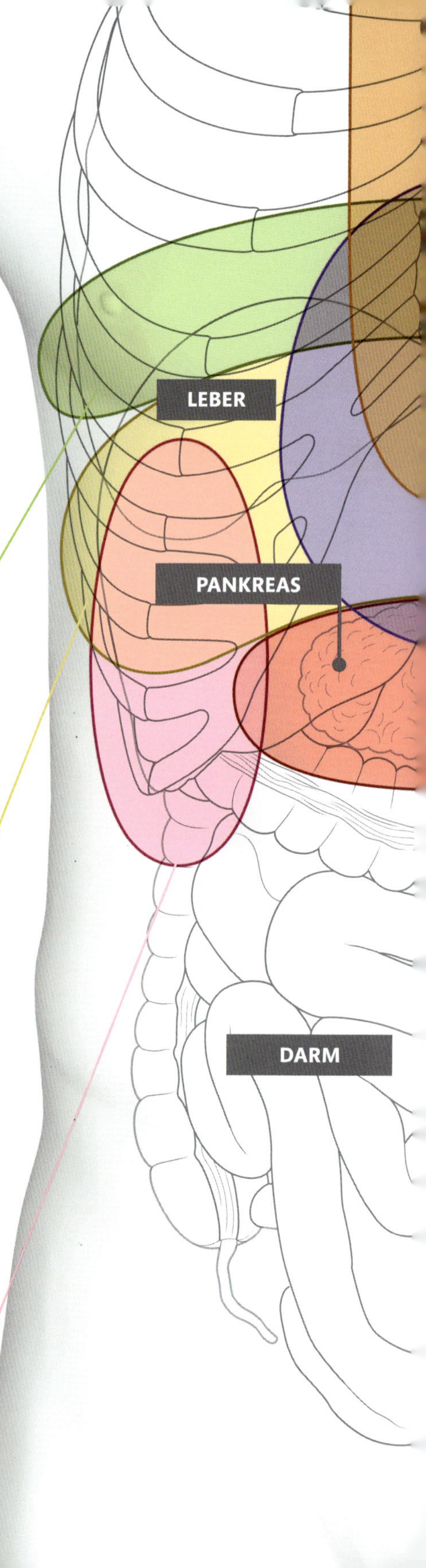

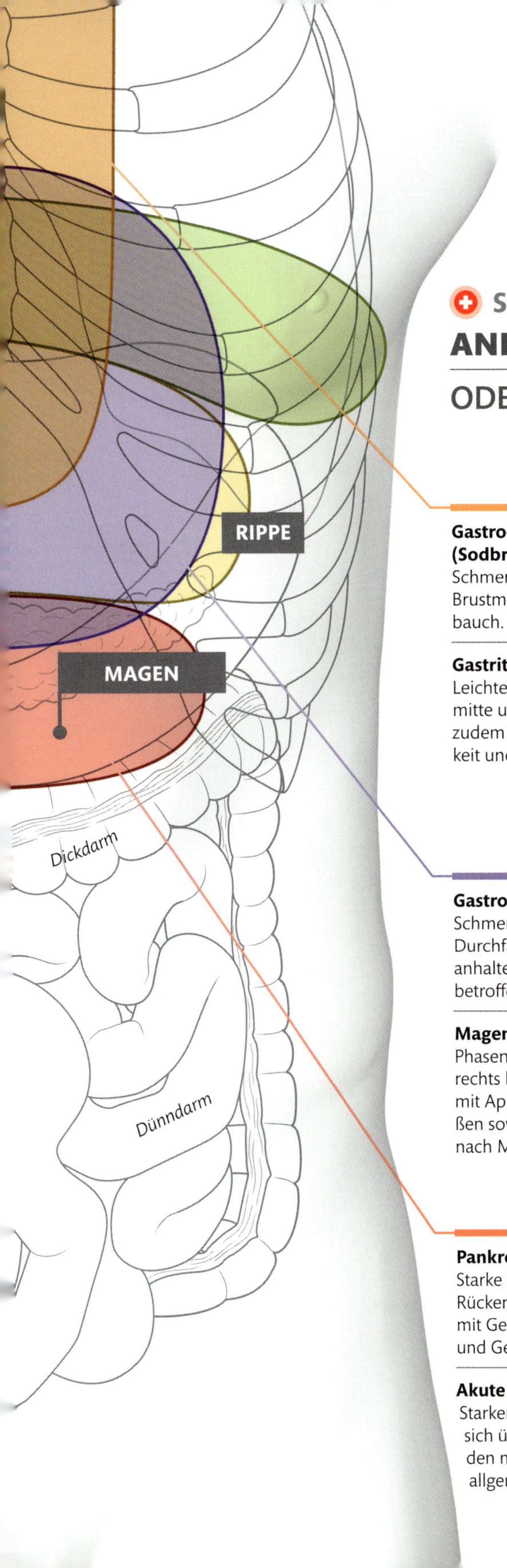

SOFORT ÄRZTLICHE HILFE SUCHEN BEI:
ANHALTENDEN BAUCHSCHMERZEN
ODER **BLUTIGEM ERBRECHEN**

Gastroösophageale Refluxkrankheit (Sodbrennen) *(S. 199)*
Schmerzen in Oberbauch und/oder obere Brustmitte. Aufstoßen, Übelkeit und Blähbauch. Wenn anhaltend, Arzt aufsuchen.

Gastritis *(S. 199)*
Leichtes Brennen oder Schmerz in Brustmitte und linkem Oberbauch. Manchmal zudem Blähbauch, Aufstoßen sowie Übelkeit und Völlegefühl nach Mahlzeiten.

Angina pectoris *(S. 181)*
Schmerz oder Enge in der Brust. Verschlimmerung bei Anstrengung oder Stress. Schmerz nimmt bei Ruhe ab. Bei erstmaligem Auftreten sofort Hilfe suchen.

Herzinfarkt *(S. 180)*
Anhaltender (manchmal starker) Schmerz in der Brustmitte, der oft in einen (meist den linken) oder beide Arme, Kiefer, Nacken, Rücken und Bauch ausstrahlt. Benommenheit, Schwitzen, Atemnot oder Übelkeit. Notfall. Notruf absetzen.

Gastroenteritis *(S. 196)*
Schmerz mit Übelkeit/Erbrechen und Durchfall. Bei sehr häufigem Erbrechen, anhaltenden Symptomen oder wenn Kind betroffen, den Arzt aufsuchen.

Magengeschwür *(S. 200)*
Phasenweise mittig und/oder links oder rechts brennender Schmerz. Manchmal mit Appetitverlust, Blähung und Aufstoßen sowie Unwohlsein und Völlegefühl nach Mahlzeiten.

Magenkrebs *(S. 200)*
Schmerz im Oberbauch. Gewichts- und Appetitverlust. Manchmal Verdauungsprobleme und Übelkeit. Unwohlsein und Erscheinungen von Anämie (Müdigkeit und Blässe). Dunkles Blut im Stuhl.

Magendurchbruch *(S. 200)*
Starke Schmerzen mittig im Oberbauch. Übel riechender, schwarzer oder blutiger Stuhl. Manchmal blutiges Erbrechen. Betroffener kann zusammenbrechen. Notfall. Notruf absetzen.

Pankreaskrebs *(S. 202)*
Starke Schmerzen im Oberbauch, die zum Rücken ausstrahlen können. Verbunden mit Gewichtsverlust, Übelkeit, Erbrechen, und Gelbsucht.

Akute Pankreatitis *(S. 202)*
Starker Schmerz im mittleren Bauch, der sich über einige Tage entwickelt. Verbunden mit Erbrechen, Durchfall, Fieber und allgemeinem Unwohlsein.

Chronische Pankreatitis *(S. 202)*
Wiederholte Episoden mit Bauchschmerzen, die sehr stark sein und zum Rücken ausstrahlen können. Blasser, übel riechender Stuhl. Häufiger bei Männern über 40.

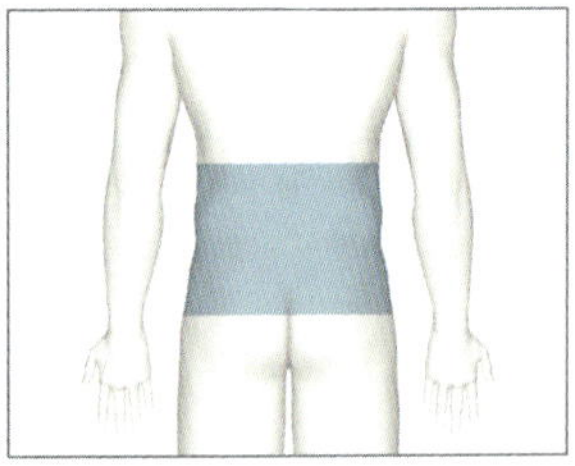

SIEHE AUCH
Oberer Rücken *S. 96–97*,
Gesäß und Anus *S. 120–121*,
Hüfte, hinten *S. 130–131*

UNTERER RÜCKEN

Der untere Rücken ist die Basis des Rumpfes, die uns den aufrechten Gang ermöglicht. Die häufigsten Probleme in diesem Bereich bereiten die Muskeln oder die Wirbel der Lendenwirbelsäule.

SOFORT ÄRZTLICHE HILFE SUCHEN BEI:

STARKEN SCHMERZEN

UNVERMÖGEN ZU URINIEREN ODER **DEN STUHLGANG ZU KONTROLLIEREN**

SCHWÄCHE IN EINEM ODER **BEIDEN BEINEN**

Nierenbeckenentzündung *(S. 208)* ⊕⊕
Schmerz, meist einseitig, oft mit Fieber, Zittern, Schüttelfrost und Blut im Urin. Häufiger bei Frauen. Bei starken Symptomen den Arzt aufsuchen.

Nierenstein *(S. 208)* ⊕⊕⊕
Schmerzen, die kommen und gehen, im unteren Rücken beginnen und zum Bauch wandern. Manchmal häufiger Harndrang, möglicherweise mit Blut im Urin.

Rupturiertes Bauchaortenaneurysma *(S. 184)* ⊕⊕⊕
Schmerzen in Bauch, Rücken oder Brust. Tritt oft in höherem Alter (Männer über 60) auf, besonders bei Bluthochdruck. Notfall. Notruf absetzen.

Muskelzerrung *(S. 163)* ⊕
Kurzzeitige Schmerzen, die kommen und gehen. Spricht auf Wärme und einfache Schmerzmittel an.

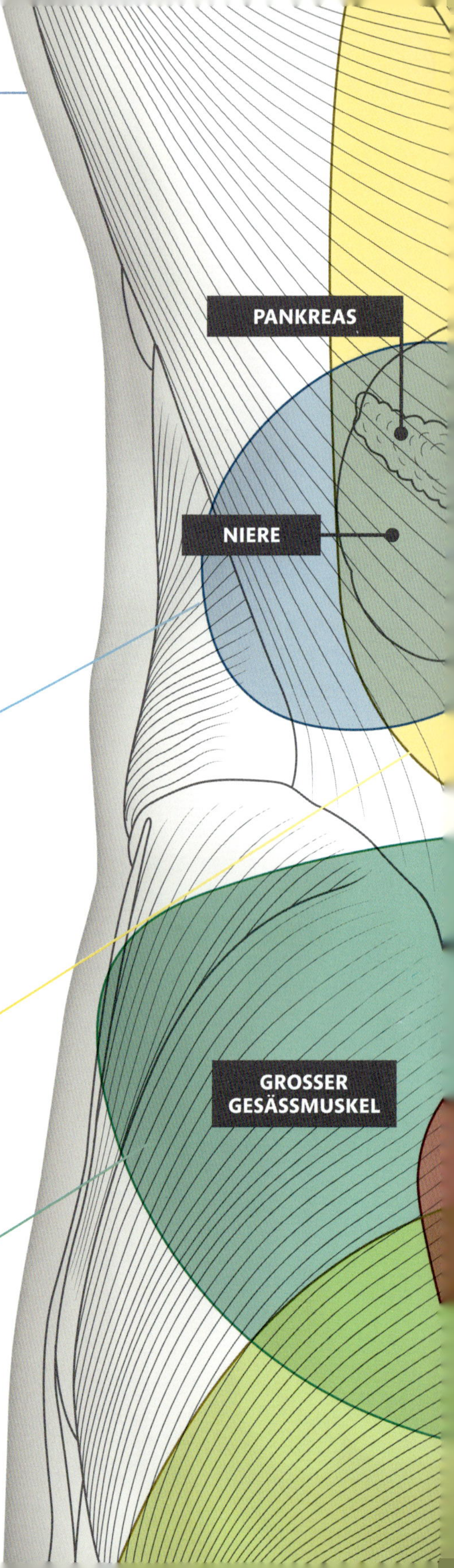

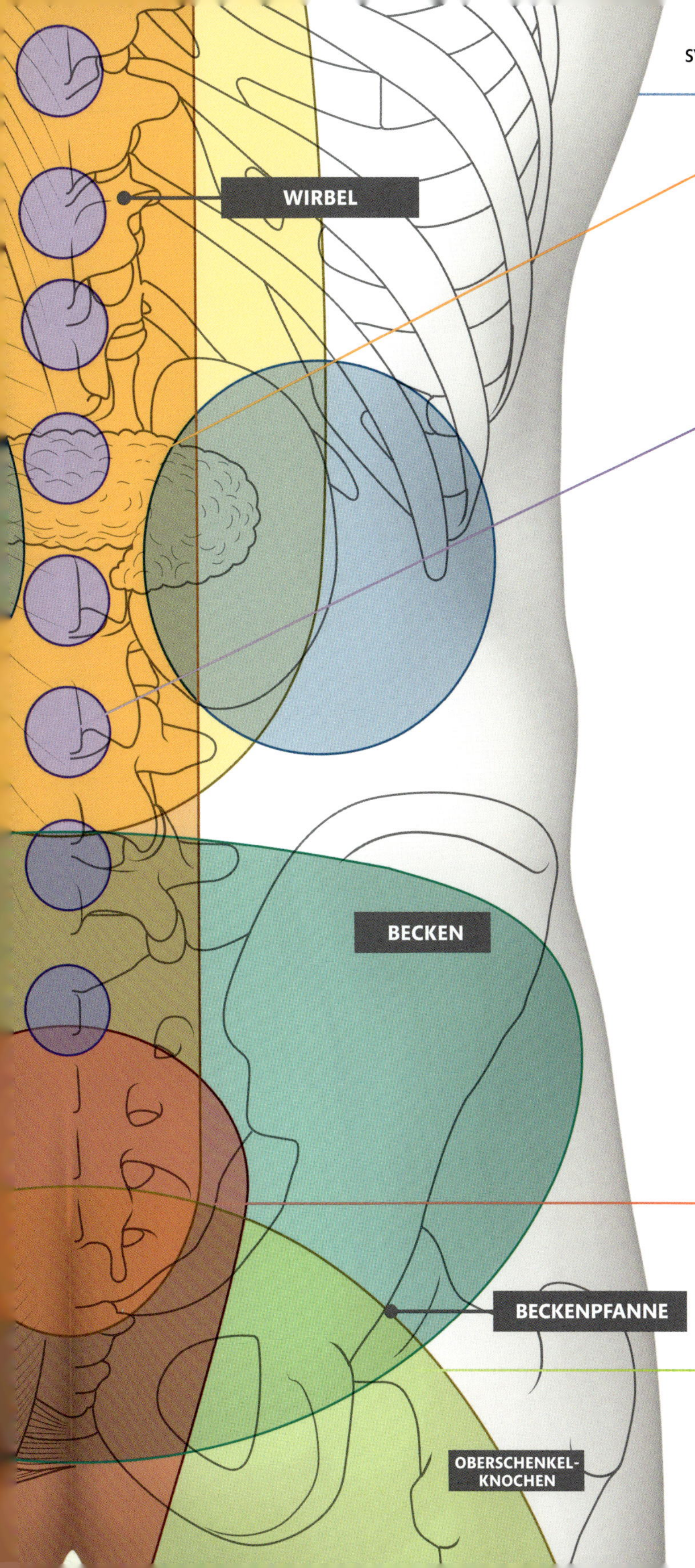

Arthrose *(S. 157)* ⊕
Rückenschmerzen und Steifheit am Morgen, die bei Bewegung nachlassen. Manchmal Schmerzen in weiteren Gelenken. Zur Schmerzbehandlung Arzt aufsuchen.

Osteoporose *(S. 154)* ⊕⊕
Verminderte Körpergröße und Krümmung der Wirbelsäule bewirken Haltungsveränderungen und Muskelschmerzen. Wirbelfraktur äußert sich durch plötzliche, manchmal schwere Schmerzen.

Wirbelfraktur *(S. 156)* ⊕⊕⊕
Plötzlicher, starker Schmerz, meist in mittlerer oder unterer Wirbelsäule. Verschlimmerung beim Aufstehen und Bewegen. Notfall. Notruf absetzen.

Rheumatoide Arthritis *(S. 157)* ⊕⊕
Schmerzen und Steifheit. Kann mehrere Gelenke betreffen, darunter an Zehen und Handgelenk. Zudem leichtes Fieber, Müdigkeit, Gewichtsverlust.

Knochentumor *(S. 155)* ⊕⊕⊕
Anhaltender Schmerz, stärker nachts. Haltungsunabhängig. Spricht nicht auf Schmerzmittel an.

Wirbelgleiten *(S. 158)* ⊕⊕
Schmerzen und Steifheit, meist schlimmer beim Zurücklehnen. Am häufigsten bei körperlich aktiven Jugendlichen und jungen Erwachsenen.

Spondylolyse *(S. 154)* ⊕⊕
Schmerzen durch Stressfraktur im unteren Rücken. Oft Schmerzen in einem bestimmten Bereich beim Sporttreiben. Am häufigsten bei Jugendlichen.

Morbus Bechterew *(S. 158)* ⊕⊕
Zunehmende, lang anhaltende Schmerzen im unteren Rücken mit Steifheit am Morgen. Besserung durch Bewegung, Verschlimmerung nachts. Häufiger bei Männern.

Bandscheibenvorfall *(S. 158)* ⊕⊕
Starke Schmerzen im unteren Rücken mit Ischialgie *(S. 173)*. Manchmal Kribbeln, Schwäche oder Taubheit. Verschlimmerung bei Bewegung, Husten, Niesen.

Cauda-equina-Syndrom *(S. 171)* ⊕⊕⊕
Schmerzen im unteren Rücken und Taubheit um das Kreuzbein. Meist Unvermögen, zu urinieren oder Stuhlgang zu kontrollieren. Schwäche in einem oder beiden Beinen. Notfall. Notruf absetzen.

Ischialgie *(S. 173)* ⊕
Schmerzen im unteren Rücken und entlang des Beins bis zur Wade oder großen Zehe. Manchmal Kribbeln und Taubheit oder Schwäche in Gesäß, Bein oder Fuß. Wenn anhaltend, Arzt aufsuchen.

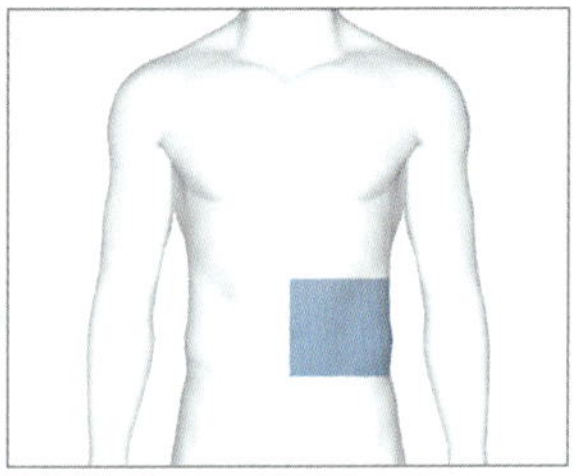

UNTER-BAUCH LINKS

SIEHE AUCH
Bauch, allgemein *S. 98–99,*
Unterbauch, rechts *S. 106–107*

Hier liegt ein Teil des Dickdarms, in dem die übrig gebliebene, feste Masse beim Verdauungsprozess gelagert und regelmäßig ausgestoßen wird. Bei rektalen Blutungen, egal ob hellrot oder mit dem Stuhl vermischt, sollte ein Arzt aufgesucht werden. Ebenso bei rektalem Ausfluss oder einer Veränderung der Stuhlgewohnheiten.

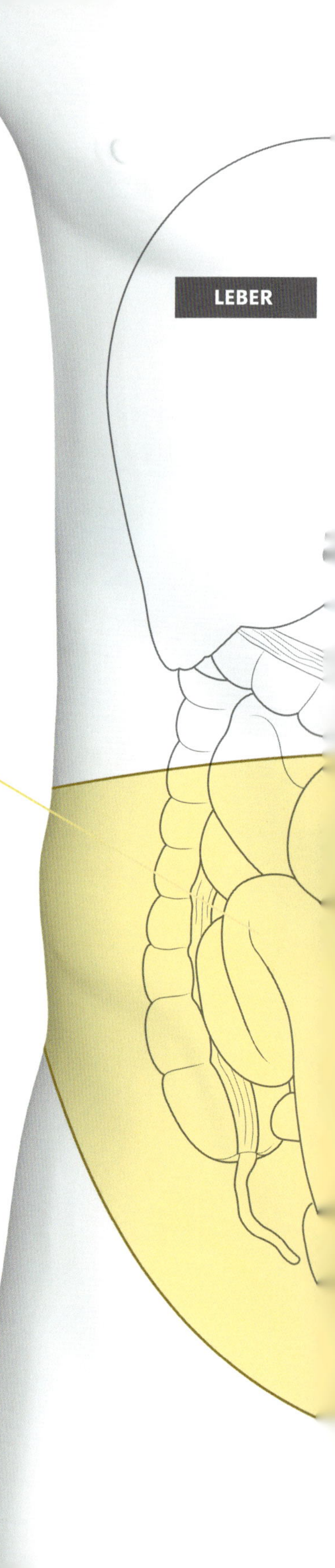

Gastroenteritis *(S. 196)* ⊕
Diffuse Schmerzen im Unterbauch oder an einer bestimmten Stelle des Bauchs. Übelkeit und/oder Erbrechen und Durchfall. Bei häufigem Erbrechen, anhaltenden Symptomen oder wenn Kind betroffen, Arzt aufsuchen.

Lebensmittelvergiftung *(S. 197)* ⊕
Diffuser Schmerz im Unterbauch oder an einer bestimmten Stelle des Bauchs nach Aufnahme verdorbener Nahrung. Verbunden mit Übelkeit und/oder Erbrechen und Durchfall.

Reizdarmsyndrom *(S. 203)* ⊕⊕
Phasenweise Bauchschmerzen mit Durchfall und/oder Verstopfung. Manchmal schleimiger Stuhl. Blähbauch und Blähungen.

Dysenterie *(S. 237)* ⊕⊕
Blutiger, oft schleimiger Durchfall. Bauchkrämpfe und Fieber. Kann, besonders bei Kindern und älteren Menschen, zu Dehydratation führen. In diesem Fall sollte sofort ein Arzt aufgesucht werden.

Amöbenruhr *(S. 237)* ⊕⊕
Diffuse Unterleibsschmerzen mit blutigem Durchfall. Häufiger in Ländern mit begrenztem Zugang zu sauberem Wasser und sanitären Einrichtungen sowie bei Reisenden aus diesen Gebieten.

Morbus Crohn *(S. 203)* ⊕⊕
Schmerzen irgendwo im Bauch und Völlegefühl. Manchmal Durchfall, vermischt mit Blut oder Schleim. Gewichtsverlust, Anämie und Unwohlsein. Episodisch. Oft mit Rissen um den Anus. Häufiger bei jungen Erwachsenen.

Cholera *(S. 235)* ⊕⊕⊕
Stark wässriger Durchfall, der schnell zu ernster Dehydratation und zum Tod führen kann. Tritt häufig nach Naturkatastrophen auf, da sie durch verseuchtes Wasser übertragen wird.

Darmverschluss *(S. 204)* ⊕⊕⊕
Schmerzen im unteren Rücken und Erbrechen. Abgang von Blähungen und Stuhlgang bleiben aus. Bauch ist verhärtet und oft aufgebläht.

Darmverdrehung *(S. 204)* ⊕⊕⊕
Schmerzen und Symptome von Darmverschluss (siehe oben). Bauch ist verhärtet und oft aufgebläht. Häufiger bei älteren Menschen.

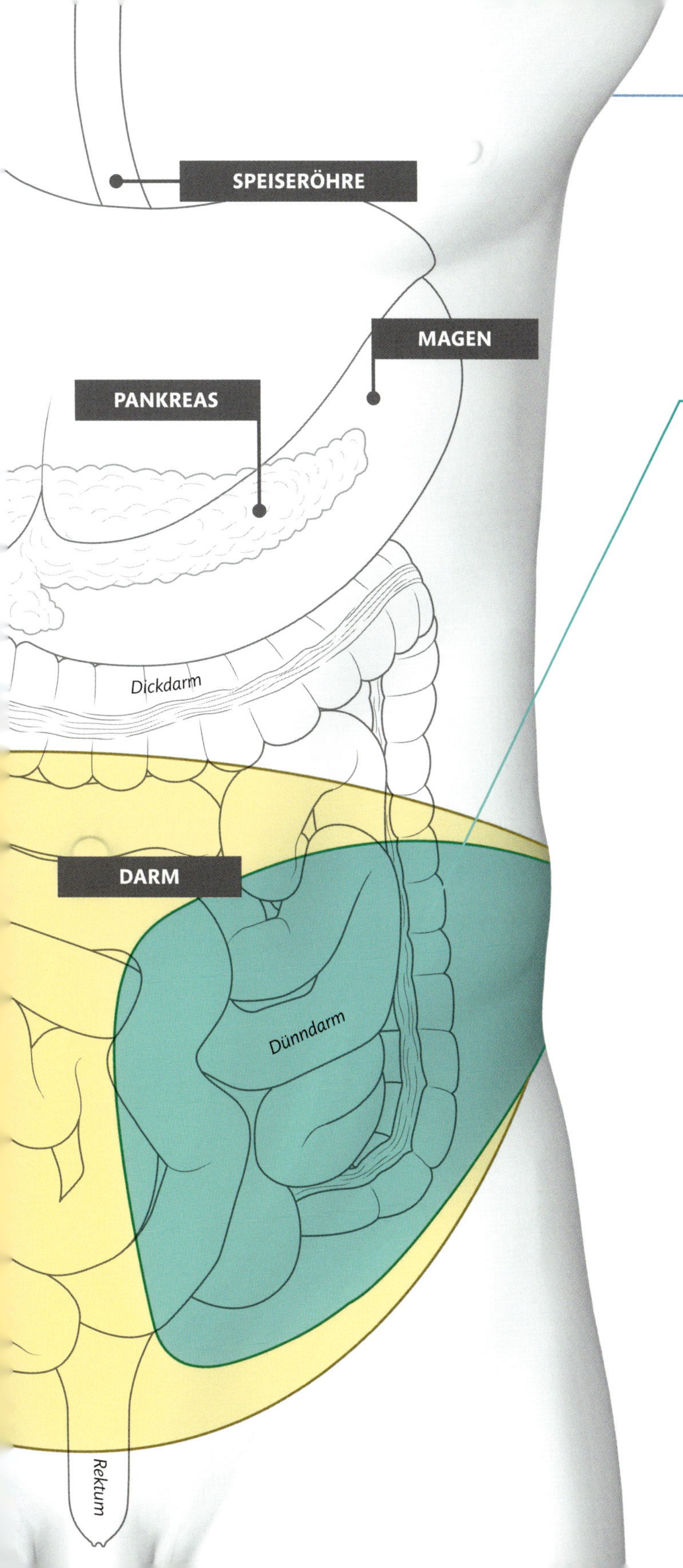

Verstopfung *(S. 196)*
Unregelmäßiger Stuhlgang kann zu linksseitigen, wehenartigen Schmerzen (Koliken) und Unwohlsein führen. Stuhl ist oft hart und schwer auszuscheiden. Wenn anhaltend, Arzt aufsuchen.

Divertikulose *(S. 205)*
Unwohlsein und Druckempfindlichkeit, linksseitig oder am ganzen Bauch. Verbunden mit blutigem und schleimigem, rektalem Ausfluss. Oft Durchfall und/oder Verstopfung.

Divertikulitis *(S. 205)*
Linksseitig Schmerzen, Veränderung der Stuhlgewohnheiten, Fieber und schneller Puls. Manchmal starkes Unwohlsein.

Colitis ulcerosa *(S. 203)*
Linksseitige Schmerzen. Blutiger Durchfall. Unwohlsein mit Fieber, Gewichtsverlust und Anämie (geringe Zahl roter Blutkörperchen führt zu Blässe und Müdigkeit). Beginnt meist im Alter zwischen 10 und 40 Jahren.

Darmkrebs *(S. 206)*
Manchmal Schmerzen im Unterbauch (meist linksseitig) und möglicherweise Darmverschluss (siehe links), wenn der Tumor wächst. Oft blutiger Stuhl, Gewichtsverlust, Veränderung der Stuhlgewohnheiten (meist häufigerer Stuhlgang) und Anämie.

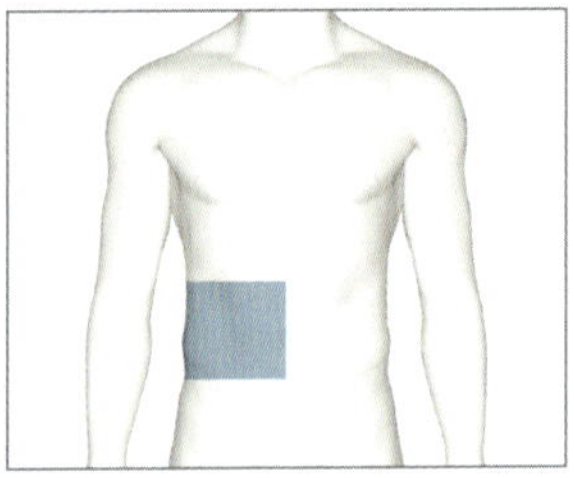

SIEHE AUCH
Bauch, allgemein *S. 98–99,*
Unterbauch, links *S. 104–105,*
Weiblicher Unterleib *S. 108–109*

UNTERBAUCH RECHTS

Im rechten Unterbauch liegt der Übergang vom Dünndarm zum Dickdarm. Hier befindet sich außerdem der Wurmfortsatz des Blinddarms und (bei Frauen) der rechte Eierstock mit zugehörigem Eileiter. Schmerzen in diesem Bereich können von einer Entzündung oder einem Abszess des Wurmfortsatzes, einer Infektion oder vom Reizdarmsyndrom verursacht werden.

SOFORT ÄRZTLICHE HILFE SUCHEN BEI:

ANHALTENDEN ODER **STARKEN** SCHMERZEN

Mesenteriale Lymphadenitis *(S. 188)*
Schmerzen in Verbindung mit Virusinfektion (meist Halsentzündung). Manchmal geschwollene Lymphknoten. Häufig bei Kindern unter 15.

Abszess des Wurmfortsatzes *(S. 205)*
Schmerz in Bauchmitte, der manchmal kommt und geht. Schmerzen können nach langem Ausbleiben erneut auftreten. Kann zu Wurmfortsatzentzündung (siehe unten) fortschreiten.

Blinddarm- bzw. Wurmfortsatzentzündung *(S. 205)*
Schmerz in Bauchmitte, der manchmal kommt und geht. Schmerz wandert innerhalb von Stunden zur unteren rechten Seite, wird anhaltend und stark. Oft mit Fieber, Erbrechen und Unwohlsein.

Meckel-Divertikel *(S. 203)*
Symptome ähnlich wie bei Wurmfortsatzentzündung: Schmerzen, die sich innerhalb von 6 bis 24 Stunden entwickeln und manchmal um Bauchnabel beginnen, dann zum rechten Unterbauch wandern. Verbunden mit Fieber, Erbrechen und Unwohlsein.

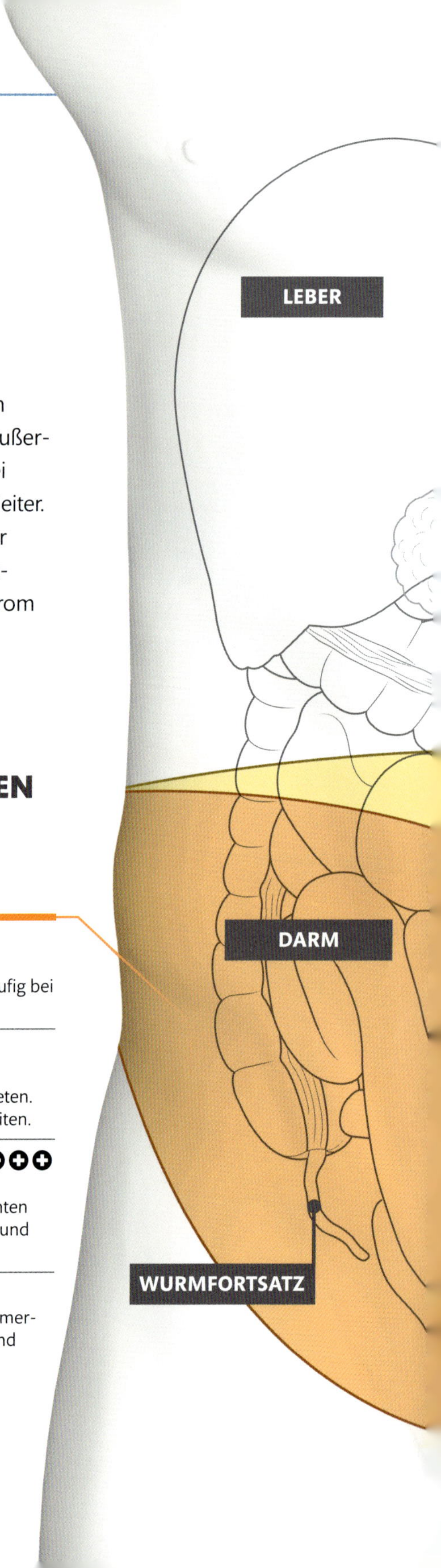

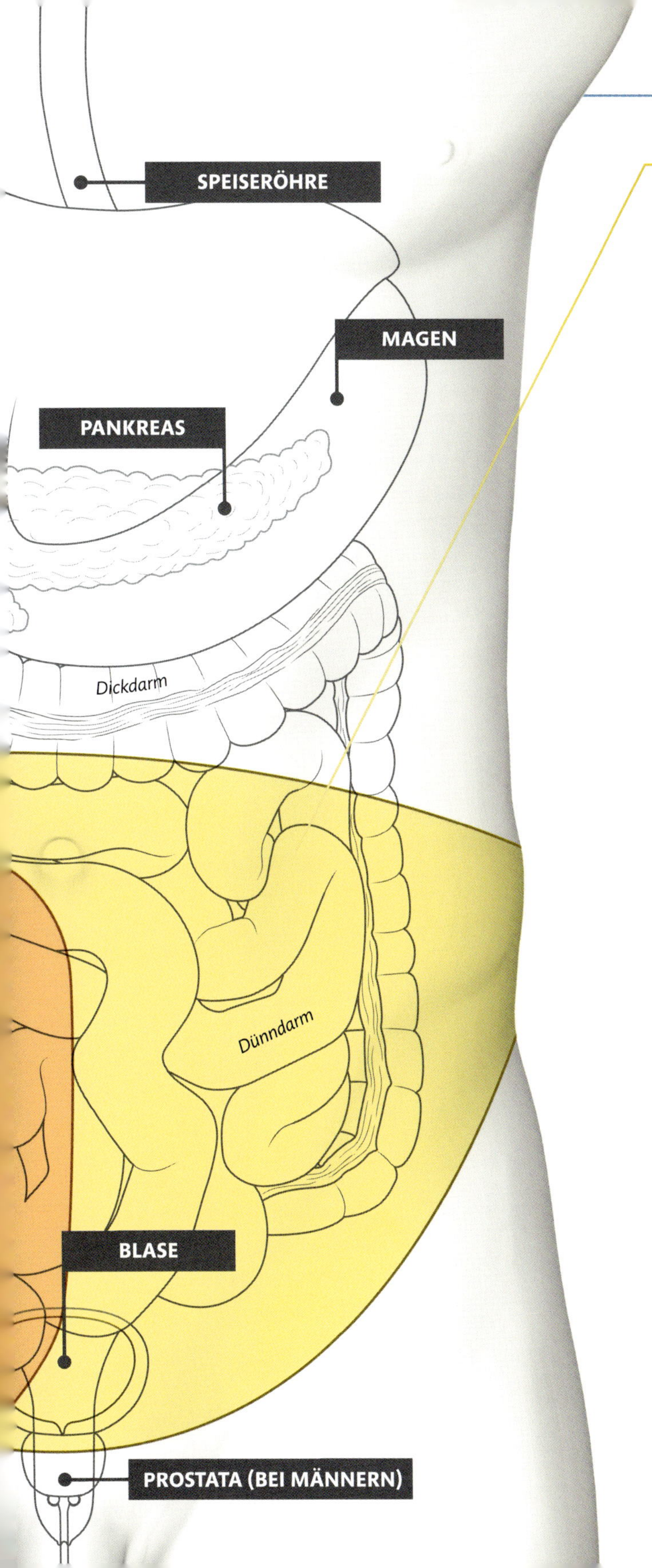

Gastroenteritis *(S. 196)* ✚
Diffuse Schmerzen im Unterbauch oder an einer bestimmten Stelle des Bauchs. Übelkeit und/oder Erbrechen und Durchfall. Bei häufigem Erbrechen, anhaltenden Symptomen oder wenn Kind betroffen, Arzt aufsuchen.

Lebensmittelvergiftung *(S. 197)* ✚
Diffuser Schmerz im Unterbauch oder an einer bestimmten Stelle des Bauchs nach Aufnahme verdorbener Nahrung. Verbunden mit Übelkeit und/oder Erbrechen und Durchfall.

Reizdarmsyndrom *(S. 203)* ✚✚
Phasenweise Bauchschmerzen mit Durchfall und/oder Verstopfung. Manchmal schleimiger Stuhl. Blähbauch und Blähungen.

Morbus Crohn *(S. 203)* ✚✚
Schmerzen irgendwo im Bauch und Völlegefühl. Manchmal Durchfall, vermischt mit Blut oder Schleim. Gewichtsverlust, Anämie und Unwohlsein. Episodisch. Oft mit Rissen um Anus. Häufiger bei jungen Erwachsenen.

Divertikulose *(S. 205)* ✚✚
Unwohlsein und Druckempfindlichkeit, manchmal am ganzen Bauch. Verbunden mit blutigem und schleimigem rektalem Ausfluss. Oft Durchfall und/oder Verstopfung.

Cholera *(S. 235)* ✚✚✚
Stark wässriger Durchfall, der schnell zu ernster Dehydratation und zum Tod führen kann. Tritt häufig nach Naturkatastrophen auf, da sie durch verseuchtes Wasser übertragen wird.

Dysenterie *(S. 237)* ✚✚
Blutiger, oft schleimiger Durchfall. Bauchkrämpfe und Fieber. Kann, besonders bei Kindern und älteren Menschen, zu Dehydratation führen. Dann sollte dringend ein Arzt aufgesucht werden.

Amöbenruhr *(S. 237)* ✚✚
Diffuse Unterleibsschmerzen mit blutigem Durchfall. Häufiger in Ländern mit begrenztem Zugang zu sauberem Wasser und sanitären Einrichtungen.

Darmverschluss *(S. 204)* ✚✚✚
Schmerzen im unteren Rücken und Erbrechen. Abgang von Blähungen und Stuhlgang bleiben aus. Bauch ist verhärtet und oft aufgebläht.

Darmverdrehung *(S. 204)* ✚✚✚
Schmerzen und Symptome von Darmverschluss (siehe oben). Bauch ist verhärtet und oft aufgebläht. Häufiger bei älteren Menschen.

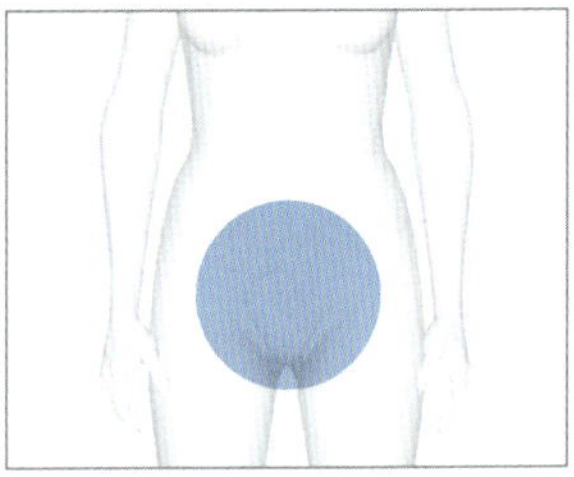

SIEHE AUCH Harnwege,
Frau *S. 112–113*,
Weibliche Genitalien *S. 114–115*

WEIBLICHER UNTERLEIB

Die Fortpflanzungsorgane einer Frau, also die Eierstöcke, Eileiter, Gebärmutter und Vagina, befinden sich in ihrem Unterleib. Abnorme Blutungen, Schmerzen und Ausfluss sind hier häufige Symptome.

Mittelschmerz *(S. 213)* ✚
Schmerz, der manchmal in der Zyklusmitte auftritt, meist auf der Seite des Eierstocks, der die Eizelle ausstößt.

Eierstockzyste *(S. 213)* ✚✚
Dumpfes Unwohlsein im Unterleib. Schwere im Bauch. Schmerzen beim Geschlechtsverkehr oder Stuhlgang.

Eierstockkrebs *(S. 213)* ✚✚
Vage Symptome, darunter Druckgefühl im Unterbauch, anhaltender Blähbauch und Schmerzen beim Geschlechtsverkehr. Zudem Gewichtsverlust, allgemeines Unwohlsein und veränderte Harnfrequenz.

WÄHREND DER SCHWANGERSCHAFT

Probleme in der Schwangerschaft können von einem Arzt oder einer Hebamme untersucht werden. Bei Blutungen sofort Arzt aufsuchen.

Fehlgeburt *(S. 217)* ✚✚
Vaginale Blutung, gefolgt von Bauchschmerzen und Ausscheiden von Blutgerinnseln. Zur Sicherung der Diagnose Arzt aufsuchen – bei fortgeschrittener Schwangerschaft, um Überlebenschance des Fötus zu prüfen.

Ektope Schwangerschaft *(S. 217)* ✚✚✚
Stechender Unterbauchschmerz, der manchmal kommt und geht. Vaginale Blutung, die stärker oder schwächer ist als eine normale Periode. Manchmal Schwäche und Benommenheit. Notfall. Notruf absetzen.

Vorzeitige Plazentalösung *(S. 217)* ✚✚✚
Blutung, anhaltender Schmerz in Unterbauch oder Rücken, Krämpfe. Fötus bewegungslos. Häufiger in später Schwangerschaft. Notfall, Notruf absetzen.

Frühgeburt *(S. 217)* ✚✚✚
Bei Wehen (regelmäßige Kontraktionen der Gebärmutter) vor der 37. Schwangerschaftswoche spricht man von Frühgeburt. Dringend ärztliche Hilfe suchen, besonders zu Beginn der Schwangerschaft.

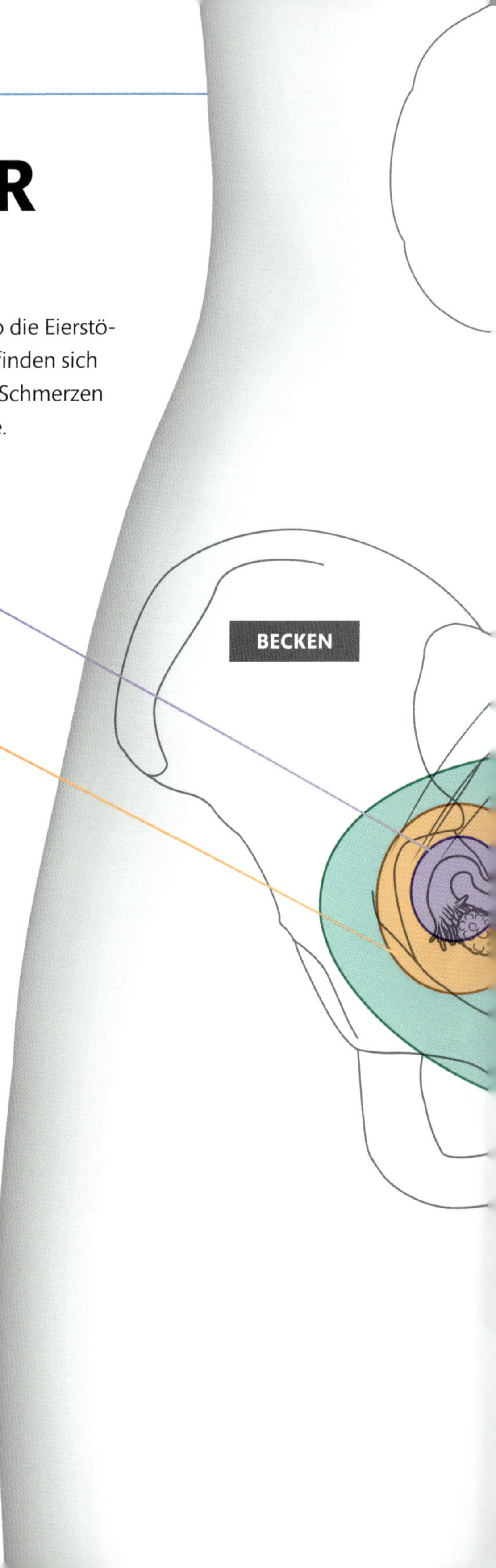

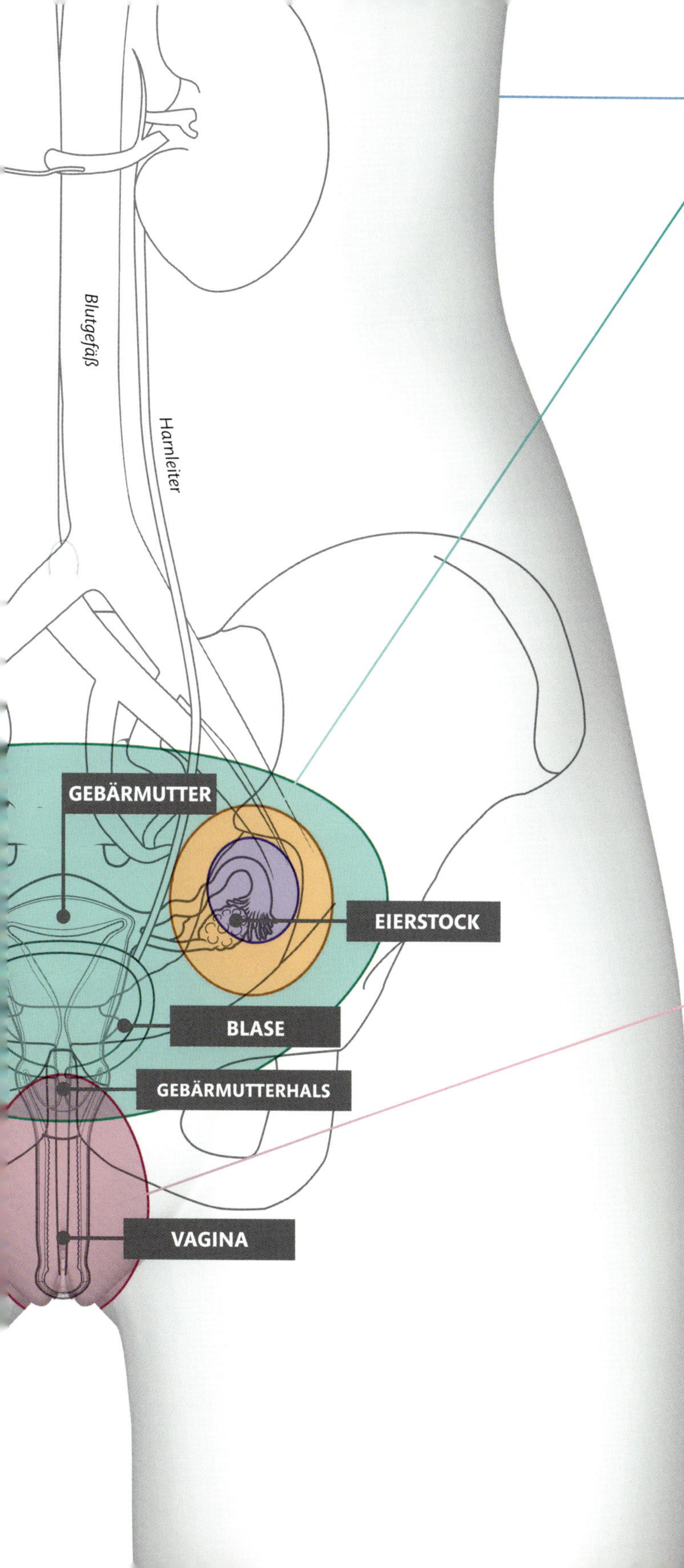

Endometriose *(S. 214)*
Schmerzen beim Geschlechtsverkehr, verlängerte Menstruationsschmerzen, Unterleibsschmerzen und Probleme, schwanger zu werden. Zwischenblutungen.

Unterleibsentzündung *(S. 213)*
Abnorme Blutung, leichter bis schwerer Schmerz im Unterleib und beim Geschlechtsverkehr, Ausfluss (manchmal ungewöhnlich in Geruch oder Farbe). Manchmal Fieber und Rückenschmerzen.

Interstitielle Zystitis *(S. 209)*
Lang anhaltender Schmerz und Probleme beim Urinieren. Starker Schmerz unter Bauchnabel. Plötzlicher, starker Harndrang und erhöhte Harnfrequenz.

Chlamydieninfektion *(S. 218)*
Ausfluss (oft dick und grün), Schmerzen im Unterleib und beim Geschlechtsverkehr, Zwischenblutungen.

Gonorrhö *(S. 218)*
Ausfluss, Unterleibsschmerzen, Schmerzen beim Geschlechtsverkehr und Zwischenblutungen.

Rupturierte Eierstockzyste *(S. 213)*
Starker Unterleibsschmerz, wenn Zyste reißt oder sich verdreht. Oft mit Erbrechen.

Ektope Schwangerschaft *(S. 217)*
Stechender Unterleibsschmerz, der manchmal kommt und geht. Vaginale Blutung, die stärker oder schwächer ist als eine normale Periode. Manchmal Schwäche und Benommenheit. Notfall. Notruf absetzen.

BLUTUNG

Unterleibsentzündung *(S. 213)*
Abnorme Blutung, leichter bis schwerer Schmerz in Unterleib und beim Geschlechtsverkehr, Ausfluss (manchmal ungewöhnlich in Geruch oder Farbe).

Gebärmuttermyome *(S. 215)*
Oft symptomlos, können jedoch zu starken und verlängerten Regelblutungen führen. Je nach Größe manchmal Gefühl von Schwere und Ziehen in Unterbauch.

Gonorrhö *(S. 218)*
Ausfluss, Unterleibsschmerzen, Schmerzen beim Geschlechtsverkehr und Zwischenblutungen.

Chlamydieninfektion *(S. 218)*
Ausfluss (oft dick und grün), Schmerzen in Unterleib und beim Geschlechtsverkehr, Zwischenblutungen.

Gebärmutterkrebs *(S. 214)*
Abnorme Blutung. Manchmal Unterleibsschmerzen und Blähungen. Häufiger bei Übergewicht und älteren Frauen, die nie ein Kind gebaren.

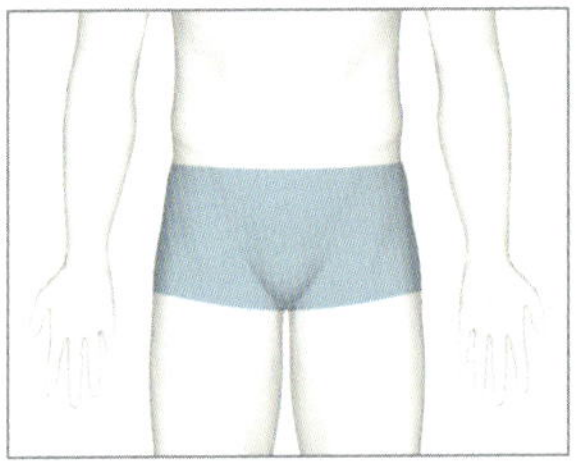

LEISTE
MANN UND FRAU

SIEHE AUCH
Weiblicher Unterleib *S. 108–109*,
Weibliche Genitalien *S. 114–115*,
Männliche Genitalien *S. 118–119*

Die Leiste ist der Bereich zwischen den Enden der Oberschenkel und dem Unterbauch. Hautinfekte sind hier häufig, da der Bereich oft warm und verschwitzt ist. Auch Schwellungen kommen vor und sind meist auf einen Lymphknoten oder einen Bruch zurückzuführen.

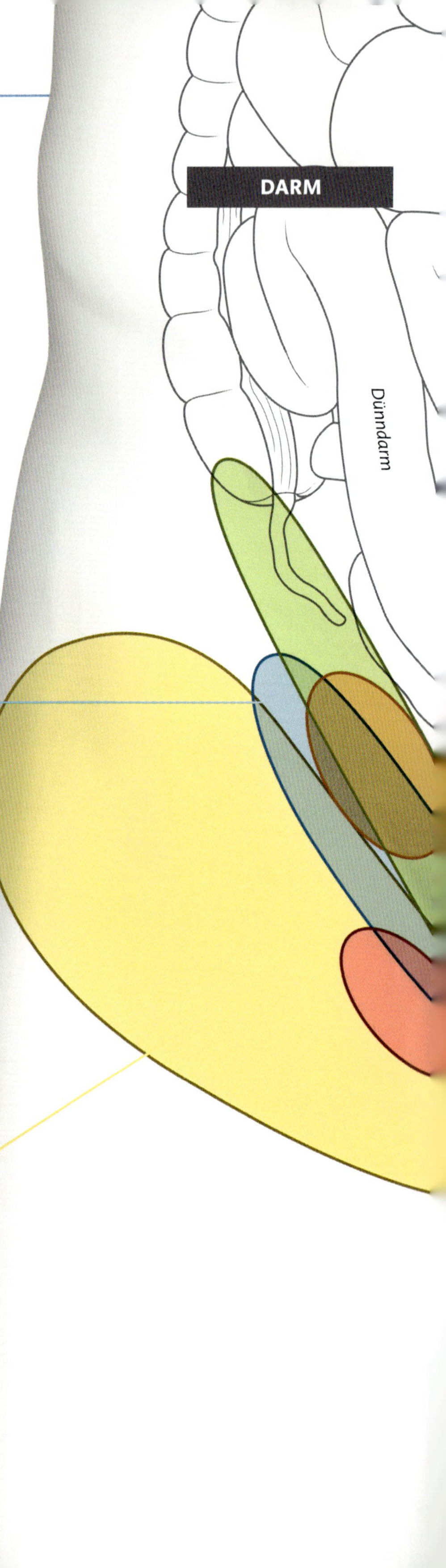

HAUTERKRANKUNGEN

Talgzyste *(S. 225)*
Schmerzloses, ungefährliches, mit Flüssigkeit gefülltes Geschwür. Kann einzeln oder gehäuft auftreten.

Genitalwarzen *(S. 218)*
Kleine, fleischige Beulen im Genitalbereich. Meist fest, mit rauer Oberfläche. Werden oft beim Geschlechtsverkehr übertragen.

Hautabszess *(S. 228)*
Schmerzhaftes Geschwür. Manchmal eitrig.

Ekzem *(S. 222)*
Juckende, gerötete Haut. Oft mit weiteren Ekzemen anderswo am Körper.

Intertrigo *(S. 224)*
Rötung und Jucken in Hautfalten, zunehmend bei Hitze und Feuchtigkeit. Tritt oft auch unter den Brüsten und in der Achselhöhle auf. Häufiger bei Übergewicht.

Leistenflechte *(S. 230)*
Rötung und Jucken durch Pilzinfektion. Häufiger bei jungen Männern.

Leistenzerrung *(S. 163)*
Schmerz in Leiste und Oberschenkel bei Bewegung. Entsteht meist beim Sport.

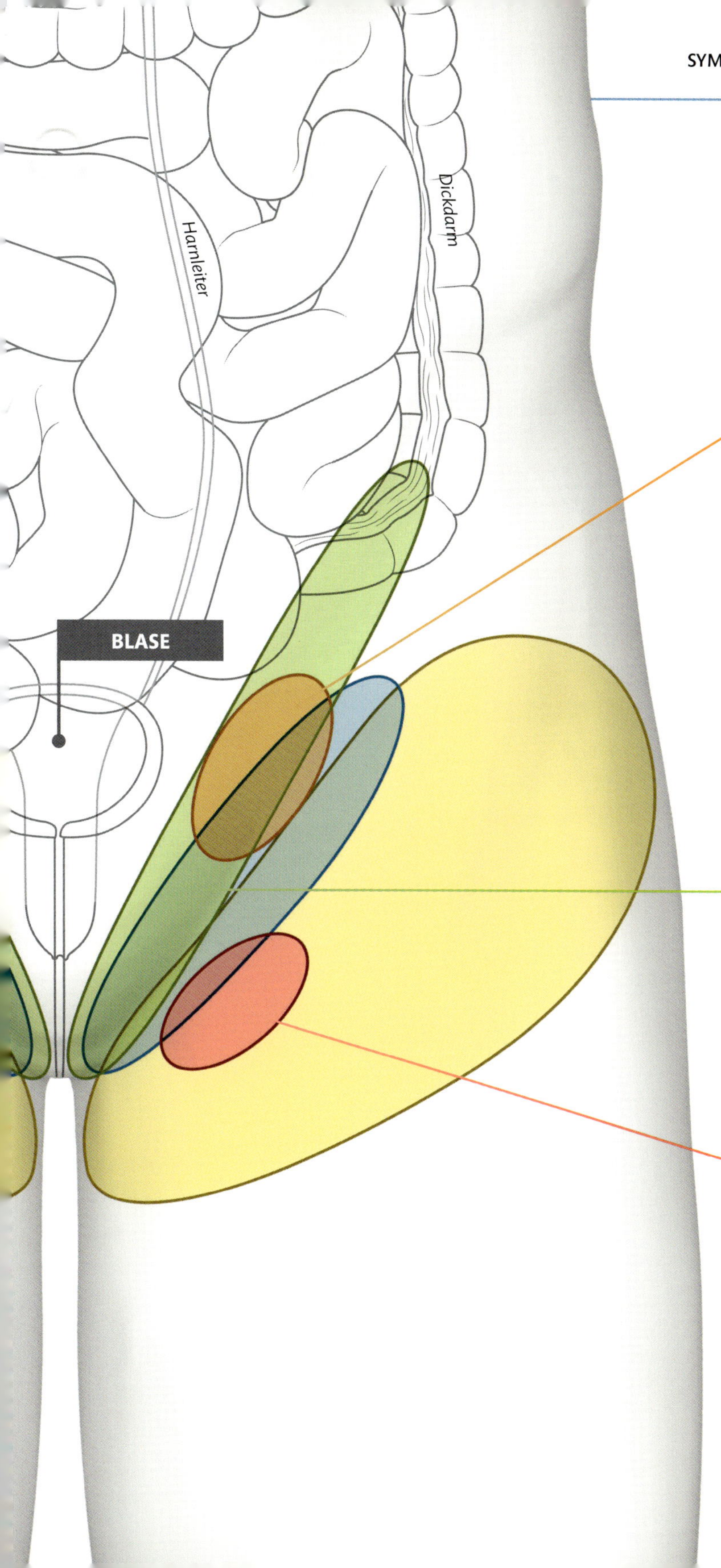

SOFORT ÄRZTLICHE HILFE SUCHEN BEI:

STARKEN LEISTEN-SCHMERZEN MIT ERBRECHEN

Leistenbruch *(S. 204)* ⊕⊕
Schmerzlose Beule an oder über der Leiste, die im Stehen hervortritt und beim Hinlegen verschwindet. Häufiger bei Männern.

Leistenbruch mit Einklemmung *(S. 204)* ⊕⊕⊕
Stechender, starker Schmerz, der rasch zunimmt. Schmerzhafte Beule, die beim Hinlegen nicht verschwindet. Verbunden mit Erbrechen und Blut im Stuhl. Dringend ärztliche Hilfe suchen.

Geschwollene Lymphknoten *(S. 187)* ⊕
Kleine, verschiebbare, meist schmerzlose Beulen. Gewöhnlich harmlos und sehr verbreitet. Bei Neuauftreten dennoch Arzt aufsuchen, ebenso wenn Beulen hart oder nicht verschiebbar sind oder länger als einige Wochen anhalten.

Nierenstein *(S. 208)* ⊕⊕
Plötzlicher, starker, wehenartiger Schmerz (Kolik), der manchmal in Genitalien herabwandert, falls der Stein das untere Ende des Harnleiters (zwischen Nieren und Blase) blockiert. Meist einseitig. Bei starken Beschwerden dringend Arzt aufsuchen.

Schenkelbruch *(S. 204)* ⊕⊕
Schmerzlose Beule an Leiste, die beim Hinlegen verschwindet. Selten, tritt häufiger bei Frauen auf als bei Männern.

Schenkelbruch mit Einklemmung *(S. 204)* ⊕⊕⊕
Plötzlicher, starker Leisten- und Unterleibsschmerz. Übelkeit und Erbrechen. Dringend ärztliche Hilfe suchen.

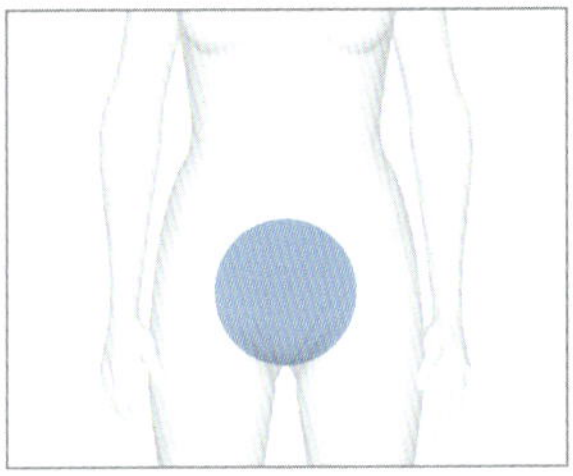

SIEHE AUCH
Unterbauch, links *S. 104–105,*
Unterbauch, rechts *S. 106–107,*
Weiblicher Unterleib *S. 108–109*

HARNWEGE
FRAU

Harnwegsinfekte kommen bei Frauen häufig vor und verursachen Schmerzen (und manchmal Blutungen) beim Urinieren. Greift die Infektion auf die Nieren über, kann das zu Fieber, Erbrechen und starken Rückenschmerzen führen.

STÖRUNGEN DER BLASENKONTROLLE

Stressinkontinenz *(S. 209)*
Urinverlust bei erhöhtem Druck auf die Blase, zum Beispiel beim Husten, Niesen oder Heben.

Dranginkontinenz *(S. 209)*
Plötzlich auftretender, starker Harndrang. Manchmal mit Verlust kleiner Mengen Urin.

Überaktive Blase *(S. 209)*
Häufiger Harndrang mit leichtem Urinverlust. Häufiges nächtliches Wasserlassen.

Chronischer Harnverhalt *(S. 210)*
Die Blase kann nicht vollständig entleert werden, dadurch häufiger Urinverlust.

Vollständige Inkontinenz *(S. 209)*
Ständiger Urinabgang aufgrund eines Verlusts der Blasenkontrolle.

Akuter Harnverhalt *(S. 210)*
Blase kann nicht entleert werden. Kann sehr schmerzhaft sein. Selten, kommt jedoch manchmal nach Rückenmarkverletzung oder Entbindung vor.

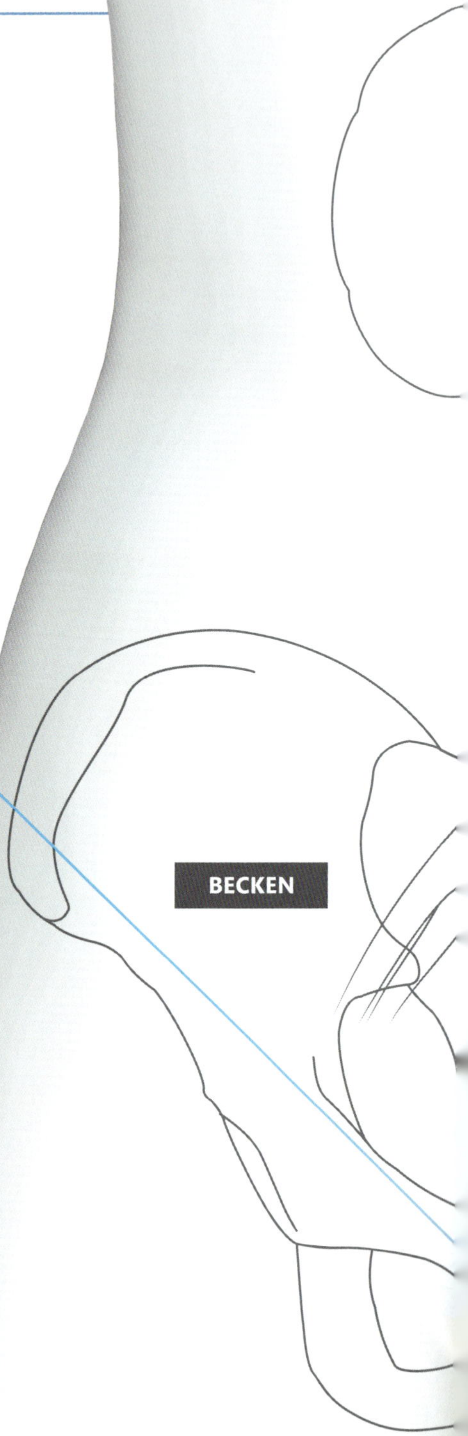

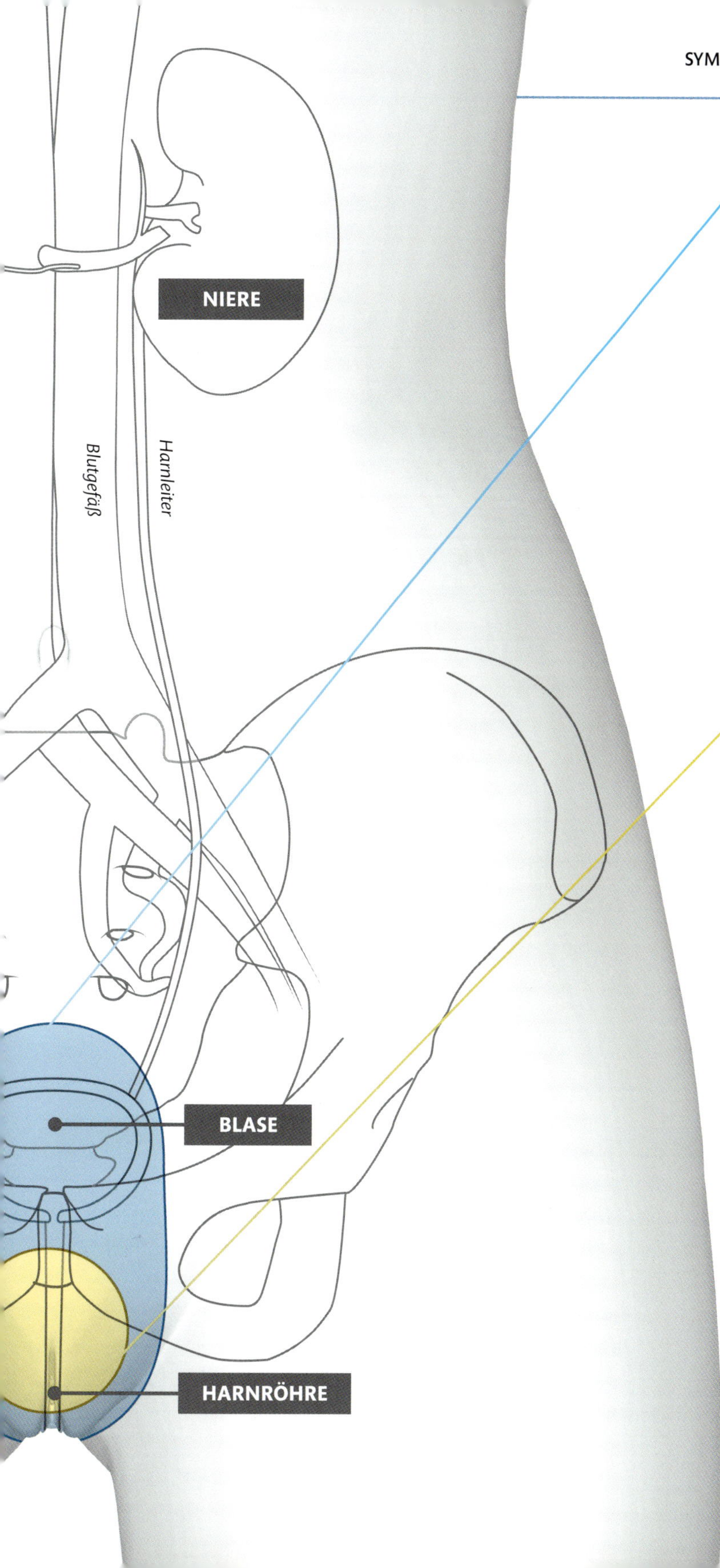

Blasenentzündung (Zystitis) *(S. 209)*
Schmerzen, Brennen oder Stechen beim Wasserlassen. Erhöhung von Harnfrequenz und Harndrang. Manchmal dunkler, trüber oder stark riechender Urin sowie Schmerzen im Unterleib. Allgemeines Unwohlsein.

Harnstein *(S. 210)*
Schmerz im Unterbauch, der abrupt beginnt und endet. Blut im Urin und schmerzhafter Harnverhalt.

Interstitielle Zystitis *(S. 209)*
Plötzlich auftretender, starker Harndrang, häufiges Wasserlassen in geringen Mengen. Starker Schmerz unterhalb des Bauchnabels. Erstmaliges Auftreten meist zwischen 30 und 50 Jahren. Betrifft Frauen sehr viel häufiger als Männer.

BLUT IM URIN

Blasenkrebs *(S. 210)*
Blut im Urin. Verursacht keine Schmerzen. Unerklärlicher Gewichtsverlust. Männer sind häufiger betroffen, vor allem Raucher.

Nierenbeckenentzündung *(S. 208)*
Fieber, Erbrechen, Blut im Urin, Schmerzen im unteren Rücken oder zwischen Brustkorb und Hüfte. Häufiges Wasserlassen in geringen Mengen. Bald ärztliche Hilfe suchen.

Nierenstein *(S. 208)*
Bauchschmerzen, die abrupt beginnen und enden. Blut im Urin sowie Schmerzen zwischen Brustkorb und Hüfte. Manchmal auch Erbrechen. Bald ärztliche Hilfe suchen.

Harnstein *(S. 210)*
Schmerz im Unterbauch, der plötzlich beginnt und endet. Blut im Urin und schmerzhafter Harnverhalt.

Interstitielle Zystitis *(S. 209)*
Plötzlich auftretender, starker Harndrang, häufiges Wasserlassen in geringen Mengen. Starker Schmerz unterhalb des Bauchnabels. Erstmaliges Auftreten meist zwischen 30 und 50 Jahren. Betrifft Frauen sehr viel häufiger als Männer.

Nierenzyste *(S. 208)*
Manchmal Blut im Urin, oft jedoch symptomlos.

Schistosomiasis *(S. 238)*
Blut im Urin, dabei schmerzfrei. Häufiger Harndrang. Am häufigsten in Afrika, Südamerika, der Karibik, dem Nahen Osten und Asien.

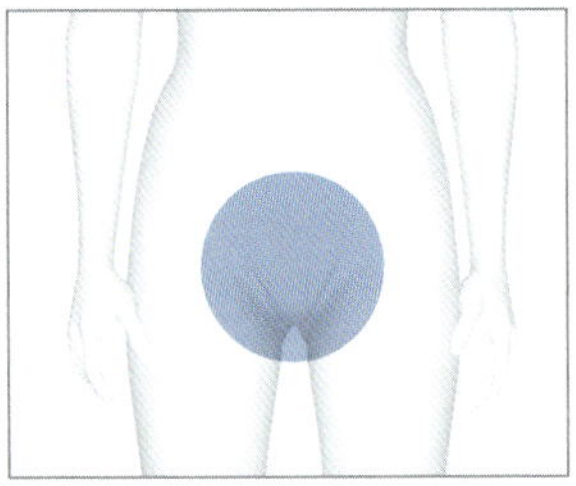

SIEHE AUCH
Weiblicher Unterleib *S. 108–109*,
Harnwege, Frau *S. 112–113*

WEIBLICHE GENITALIEN

Pilzinfektionen sind die häufigsten Erkrankungen der Vagina. Sie können Juckreiz und weißen Ausfluss verursachen. Juckreiz tritt auch häufig nach der Menopause auf und ist dann eine Folge des niedrigen Östrogenspiegels. Vaginale Blutungen außerhalb der Menstruation sind nicht normal und sollten untersucht werden.

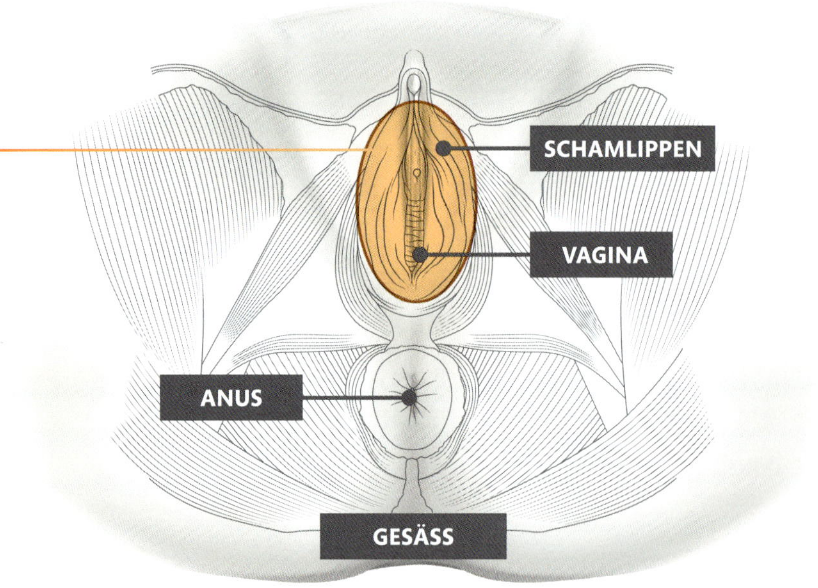

HAUTVERÄNDERUNGEN/ JUCKEN UND WUNDSEIN

Pilzinfektion (Candidose) *(S. 238)*
Wunde, juckende Vagina. Dicker weißer Ausfluss. Schlimmer vor der Periode.

Atrophische Kolpitis *(S. 215)*
Vaginale Trockenheit, Wundsein und Schmerzen beim Geschlechtsverkehr. Manchmal häufigeres und schmerzhaftes Wasserlassen. Kommt oft nach der Menopause vor.

Genitalherpes *(S. 218)*
Kleine Bläschen an der Scheide. Vor allem beim erstmaligen Auftreten schmerzhaft, spätere Episoden weniger. Verursacht manchmal Schmerzen beim Geschlechtsverkehr.

Lichen planus *(S. 222)*
Jucken mit Ausschlag in Form rotvioletter Papeln.

Genitalwarzen *(S. 218)*
Fleischige Papeln in der Scheide. Kann zu Wundsein und Reizung führen.

Lichen sclerosus *(S. 227)*
Schmerz und Jucken aufgrund dünner werdender Haut in der Vagina. Glänzende Haut. Manchmal Schmerzen beim Geschlechtsverkehr.

Vulvodynie *(S. 215)*
Wundsein und Jucken in der Scheide. Schmerzen beim Geschlechtsverkehr. Häufiger bei jungen Frauen.

SCHMERZEN BEIM GESCHLECHTSVERKEHR

Besonders zu Beginn des Sexuallebens einer Frau sind Schmerzen häufig. Gründe dafür können vaginale Trockenheit, Infektionen, Endometriose *(S. 214)* und Vaginismus *(S. 215)* sein. Folgende Erkrankungen können zu Schmerzen beim Geschlechtsverkehr führen, meist verbunden mit weiteren Symptomen:

- **Gonorrhö** *(S. 218)*
- **Chlamydien** *(S. 218)*
- **Scheidenpilz** *(S. 218)*
- **Trichomoniasis** *(S. 218)*
- **Genitalherpes** *(S. 218)*
- **Vaginismus** *(S. 215)*
- **Scheidenvorfall** *(S. 214)*
- **Atrophische Kolpitis** *(S. 215)*
- **Lichen sclerosus** *(S. 227)*
- **Vulvodynie** *(S. 215)*
- **Gebärmutterhalskrebs** *(S. 215)*
- **Unterleibsentzündung** *(S. 213)*

AUSFLUSS

Scheidenpilz (Candidose) *(S. 238)*
Dicker weißer Ausfluss, besonders vor der Periode. Manchmal Wundsein, Jucken und Schmerzen beim Geschlechtsverkehr.

Bakterielle Vaginose *(S. 215)*
Fischig riechender Ausfluss. Wenn anhaltend oder in Schwangerschaft, Hilfe suchen.

Chlamydieninfektion *(S. 218)*
Ausfluss, häufig dick und grün. Unterbauchschmerz, Schmerzen beim Geschlechtsverkehr und Zwischenblutungen.

Gonorrhö *(S. 218)*
Ausfluss, Schmerzen in Unterbauch und beim Geschlechtsverkehr, Zwischenblutung.

Unterleibsentzündung *(S. 213)*
Leichter bis schwerer Unterleibsschmerz. Ausfluss (manchmal auffällig in Geruch oder Farbe), abnorme Blutung und Schmerzen beim Geschlechtsverkehr. Manchmal Fieber und Rückenschmerzen.

Trichomoniasis *(S. 218)*
Schaumiger, gelb-grünlicher Ausfluss. Schmerz am Scheidenausgang und beim Geschlechtsverkehr.

Fremdkörper
Geruchsintensiver, blutiger Ausfluss, verursacht durch einen vergessenen Tampon oder einen anderen Fremdkörper in der Vagina.

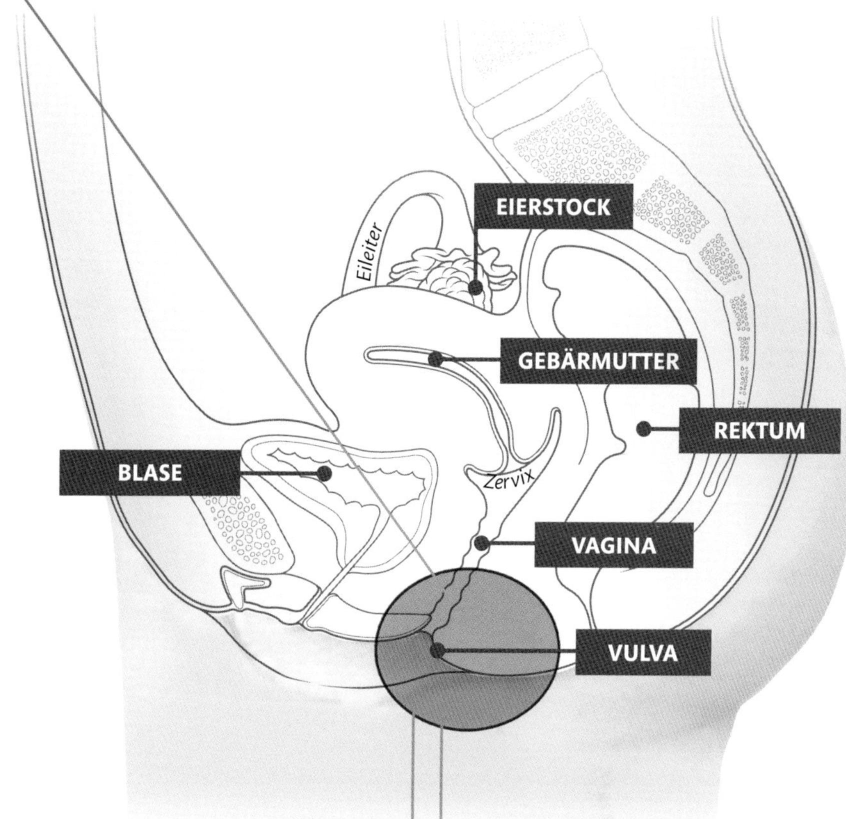

ABNORME BLUTUNG

Gebärmutterpolypen *(S. 215)*
Blutung zwischen den Perioden oder nach dem Geschlechtsverkehr oder starke Periode.

Unterleibsentzündung *(S. 213)*
Unterleibsschmerzen. Ausfluss (manchmal auffällig in Geruch oder Farbe), abnorme Blutung, Schmerzen beim Geschlechtsverkehr. Manchmal Fieber und Rückenschmerzen.

Gebärmuttermyome *(S. 215)*
Können starke, verlängerte Periode verursachen. Schwere und Ziehen im Unterleib.

Chlamydieninfektion *(S. 218)*
Ausfluss, häufig dick und grün. Unterbauchschmerz, Schmerzen beim Geschlechtsverkehr und Zwischenblutungen.

Gonorrhö *(S. 218)*
Ausfluss, Schmerzen in Unterbauch und beim Geschlechtsverkehr, Zwischenblutung.

Zervixerosion *(S. 214)*
Blutungen zwischen Perioden oder nach Geschlechtsverkehr. Häufiger bei jungen Frauen.

Gebärmutterhalskrebs *(S. 215)*
Abnorme Blutungen (nach Menopause, zwischen Periode oder nach Sex). Manchmal riechender Ausfluss oder Schmerzen beim Verkehr. Wird oft bei Krebsvorsorge entdeckt.

Gebärmutterkrebs *(S. 214)*
Abnorme Blutung. Manchmal Unterleibsschmerzen und Blähungen.

Scheidenvorfall *(S. 214)*
Auch Vaginalprolaps genannt. Gefühl, als würde etwas die Vagina hinunterwandern oder aus ihr heraustreten. Manchmal Blutungen, Unbehagen, Schmerzen beim Geschlechtsverkehr, häufiger Harndrang, Inkontinenz, Schwierigkeiten beim Stuhlgang.

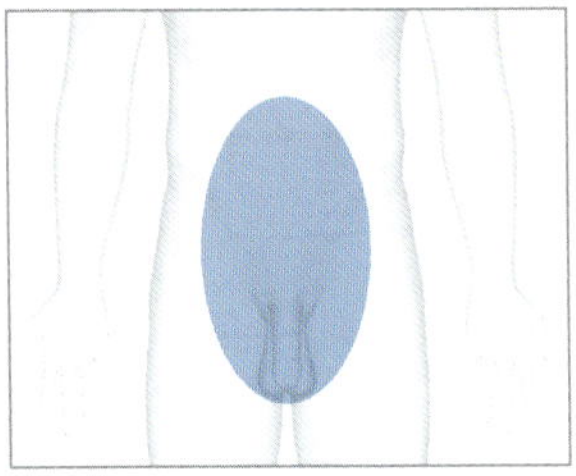

HARNWEGE
MANN

SIEHE AUCH
Unterbauch, links *S. 104–105,* **Unterbauch, rechts** *S. 106–107,* **Männliche Genitalien** *S. 118–119*

Die häufigsten Harnwegsprobleme bei Männern gehen auf die Prostata zurück, die sich mit fortschreitendem Alter vergrößert und dann auf die Harnröhre drücken kann, was das Wasserlassen erschwert. Wenn nicht anders angegeben, können die Symptome beidseitig auftreten.

SCHMERZEN BEIM URINIEREN

Nichtgonorrhoische Urethritis *(S. 218)*
Schmerzen, Brennen oder Stechen beim Wasserlassen.

Blasenentzündung *(S. 209)*
Schmerzen, Brennen oder Stechen beim Wasserlassen. Erhöhung von Harnfrequenz und Harndrang. Manchmal dunkler, trüber oder stark riechender Urin sowie Schmerzen im Unterleib. Allgemeines Unwohlsein.

Akuter Harnverhalt *(S. 210)*
Blase kann trotz maximaler Füllung nicht entleert werden, Druckschmerzen. Dringend Arzt aufsuchen.

Prostataentzündung *(S. 211)*
Schmerzhafter, häufiger Harndrang. Fieber und grippeähnliche Symptome. Schwächere, aber anhaltende Symptome können bei chronischer Prostataentzündung auftreten.

Harnstein *(S. 210)*
Wehenartiger Schmerz im Unterbauch, Blut im Urin und Schmerzen beim Wasserlassen oder Harnverhalt.

HÄUFIGER HARNDRANG

Prostatavergrößerung *(S. 212)*
Erhöhung von Harnfrequenz und -drang. Tröpfelnder, schwacher, verzögerter Strahl. Gefühl unvollständiger Entleerung der Blase. Blut im Urin.

Prostatakrebs *(S. 212)*
Häufiger, starker, nächtlicher Harndrang. Tröpfelnder, schwacher, verzögerter Strahl. Gefühl unvollständiger Entleerung der Blase. Blut im Urin.

Überaktive Blase *(S. 209)*
Häufiger Harndrang und Stressinkontinenz (Urinverlust beim Husten, Niesen oder Rennen).

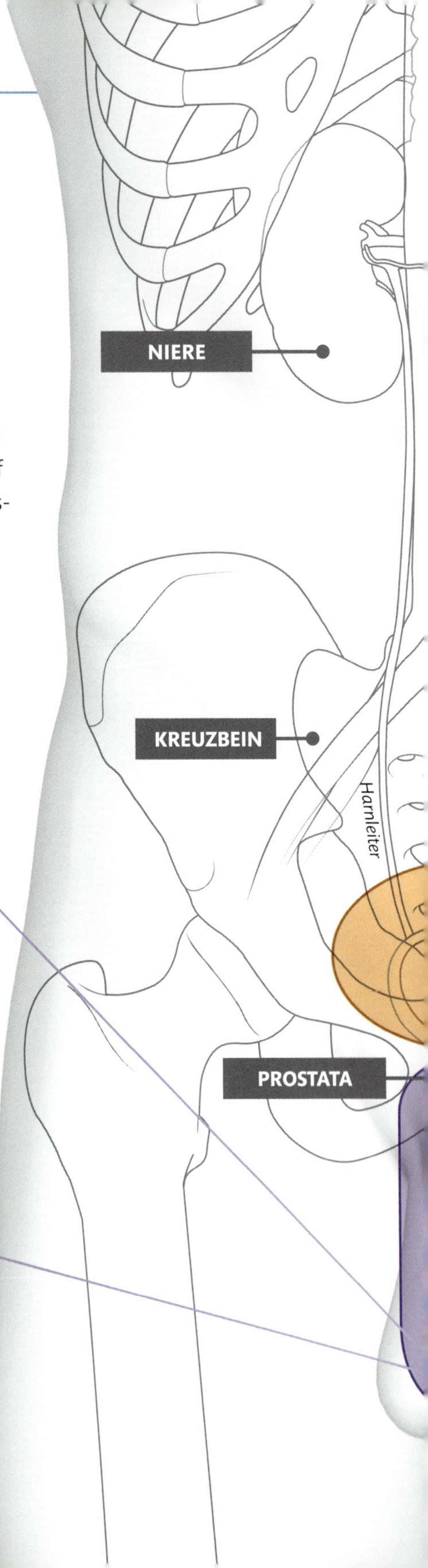

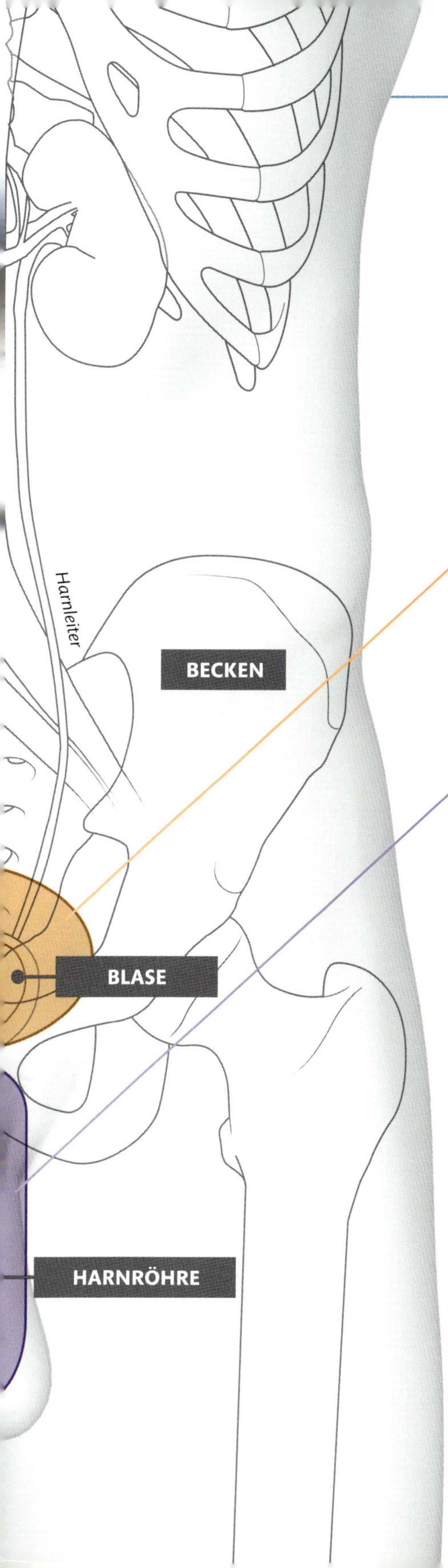

Harnstein *(S. 210)*
Wehenartiger Schmerz im Unterbauch, Blut im Urin und Schmerzen beim Wasserlassen oder Harnverhalt.

BLUT IM URIN

Prostatavergrößerung *(S. 212)*
Erhöhung von Harnfrequenz und Harndrang. Tröpfelnder, schwacher, verzögerter Strahl. Gefühl unvollständiger Entleerung der Blase. Blut im Urin.

Prostatakrebs *(S. 212)*
Häufiger, starker, nächtlicher Harndrang. Tröpfelnder, schwacher, verzögerter Strahl. Unvollständige Entleerung der Blase. Blut im Urin.

Blasenkrebs *(S. 210)*
Blut im Urin, dabei schmerzfrei. Betrifft meist ältere Männer, Raucher und Arbeiter in der Gummi- und Färbeindustrie.

Nierenbeckenentzündung *(S. 208)*
Blut im Urin, Fieber, Erbrechen, Schmerzen im unteren Rücken oder zwischen Rippen und Hüfte.

Nierenstein *(S. 208)*
Blut im Urin, wehenartiger Schmerz im Unterbauch oder zwischen Rippen und Hüfte. Manchmal Erbrechen.

Nierenkrebs *(S. 209)*
Blut im Urin, dabei schmerzfrei. Anämie und Nachtschweiß.

Harnstein *(S. 210)*
Wehenartiger Schmerz im Unterbauch, Blut im Urin und Schmerzen beim Wasserlassen oder Harnverhalt.

Nierenzyste *(S. 208)*
Manchmal Blut im Urin, oft jedoch symptomlos.

Schistosomiasis *(S. 238)*
Blut im Urin, dabei schmerzfrei. Häufiger Harndrang. Am häufigsten in Afrika, Südamerika, der Karibik, dem Nahen Osten und Asien.

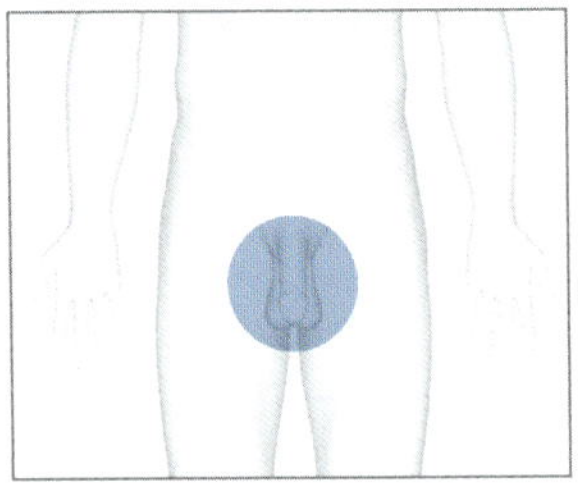

MÄNNLICHE GENITALIEN

SIEHE AUCH
Harnwege, Mann *S. 116–117*

Erkrankungen des Penis und der Hoden können erhebliches Unbehagen verursachen. Einige davon sind sexuell übertragbar, andere haben unterschiedliche Ursachen. Die Hoden auf Knötchen abzutasten ist wichtig, um Krebs früh zu entdecken.

SOFORT ÄRZTLICHE HILFE SUCHEN BEI:

STARKEN HODENSCHMERZEN

Erektionsstörung *(S. 211)*
Unvermögen, eine Erektion zu bekommen oder aufrechtzuerhalten.

Genitalwarzen *(S. 218)*
Kleine, feste, fleischige, erhabene Beulen mit rauer Oberfläche an Penis oder Hodensack.

Genitalherpes *(S. 218)*
Schmerzhafte rote Bläschen, die aufplatzen und dabei offene Geschwüre am Penis verursachen.

Ekzem *(S. 222)*
Rötung und Juckreiz. Kann zu Schmerzen beim Geschlechtsverkehr führen.

Nichtgonorrhoische Urethritis *(S. 218)*
Brennen beim Wasserlassen. Manchmal mit Juckreiz und Schmerzen am Penis. Weißer, trüber Penisausfluss.

Chlamydieninfektion *(S. 218)*
Manchmal Penisausfluss, Rötung und Juckreiz, Schmerzen beim Wasserlassen und beim Geschlechtsverkehr. (Oft symptomlos.)

Gonorrhö *(S. 218)*
Verbunden mit Harndrang, Schmerzen beim Wasserlassen, Rötung der Eichel und trübem Ausfluss. Am häufigsten bei jungen Männern und Männern über 40.

Pilzinfektion (Candidose) *(S. 238)*
Reizung, Brennen oder Jucken sowie Rötung oder rote Stellen unter Vorhaut oder an der Eichel. Ausfluss und Schwierigkeiten beim Zurückziehen der Vorhaut.

Trichomoniasis *(S. 218)*
Ausfluss, Rötung und Juckreiz. Manchmal Schmerzen beim Geschlechtsverkehr.

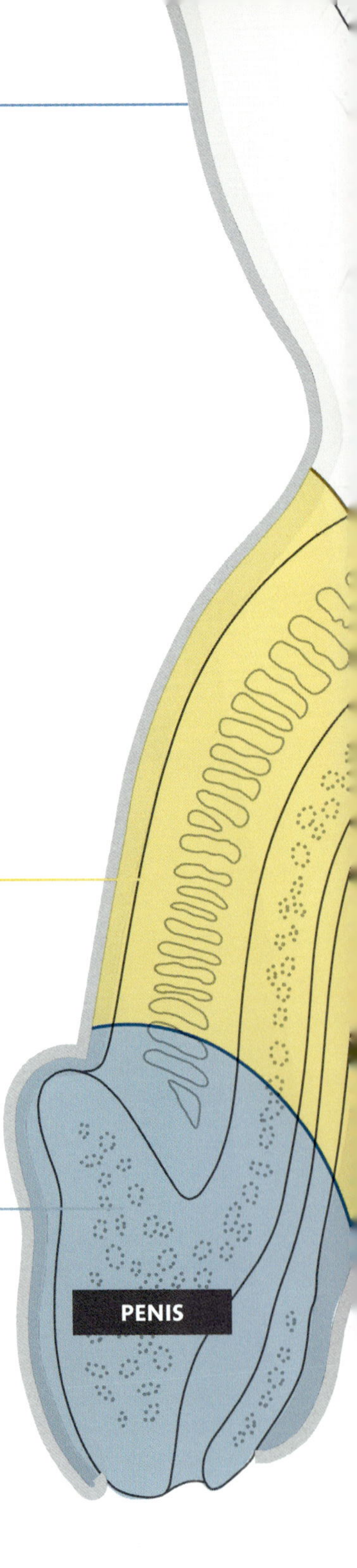

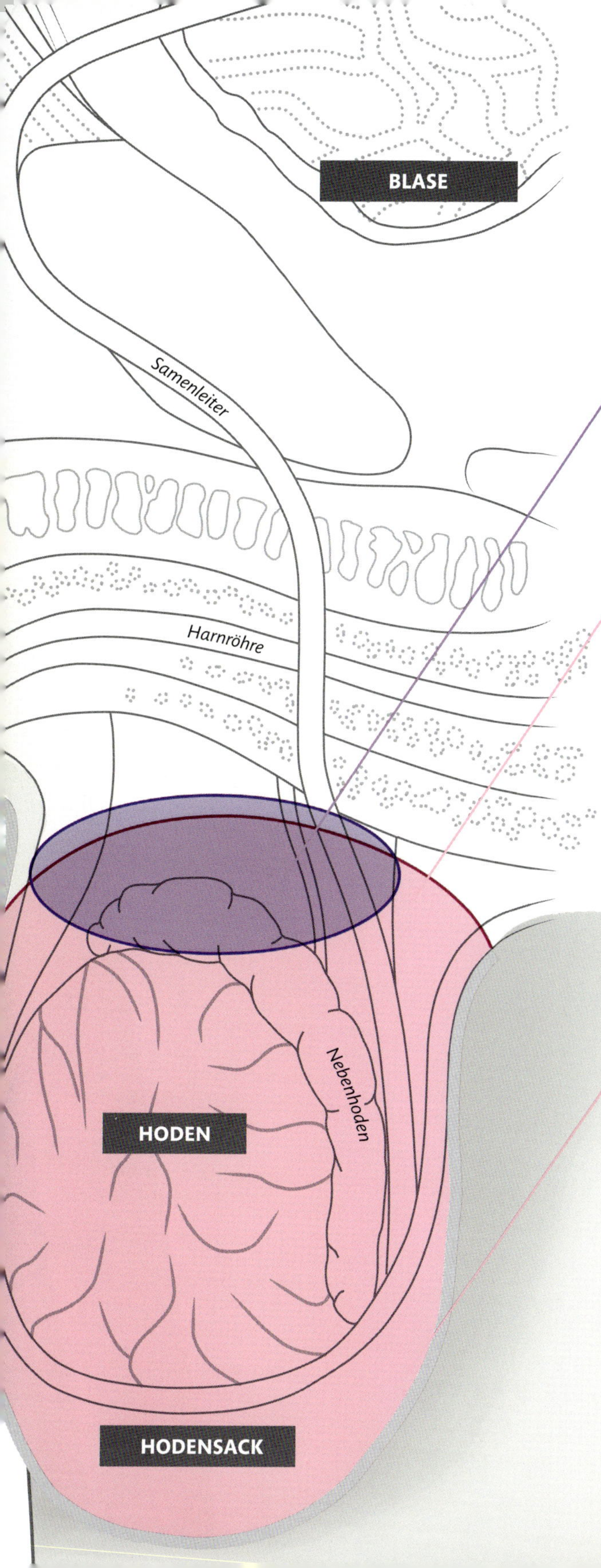

Leistenbruch mit Einklemmung *(S. 204)*
Schmerzen am Ansatz des Hodensacks, oft mit Übelkeit und Erbrechen. Manchmal mit nicht wegdrückbarer Beule. Dringend Hilfe suchen.

SCHMERZHAFTE SCHWELLUNG

Hodentorsion *(S. 210)*
Schwellung im Hodensack aufgrund einer Verdrehung der Hoden mit starken Schmerzen. Am häufigsten bei Jugendlichen und jungen Männern. Notfall. Notruf absetzen.

Epididymitis *(S. 210)*
Plötzlicher Schmerz und Schwellung in Hodensack. Meist einseitig.

Trauma (Verletzung)
Harte, oft schmerzhafte Schwellung mit Bluterguss. Manchmal mit Erbrechen.

Orchitis *(S. 210)*
Schwellung und/oder Schmerzen in einem oder beiden Hoden. Manchmal mit Fieber, Übelkeit.

SCHMERZLOSE SCHWELLUNG

Leistenbruch *(S. 204)*
Schwellung veränderlicher Größe, die im Lauf der Zeit größer oder kleiner wird.

Wasserbruch *(S. 211)*
Schmerzlose, glatte Schwellung im Hodensack, die in aufrechter Position oder bei Husten und Anstrengung größer wird.

Varikozele *(S. 211)*
Bildung von Krampfadern nahe der Hoden, meist links. Gewöhnlich schmerz- und harmlos. Kann manchmal drücken.

Nebenhodenzyste *(S. 210)*
Harmlose, schmerzfreie kleine Schwellung im Hodensack. Sehr häufig bei Männern über 40.

Hodenkrebs *(S. 211)*
Schwellung in einem Hoden, etwa von der Größe einer Erbse, manchmal größer. Gefühl von Schwere im Hodensack. Hoden kann sich fester anfühlen. Häufiger bei jungen Männern.

Filariose *(S. 238)*
Schwellung des Hodensacks. Manchmal mit Elephantiasis (abnormes Anschwellen der Beine). Selten außerhalb tropischer Gebiete.

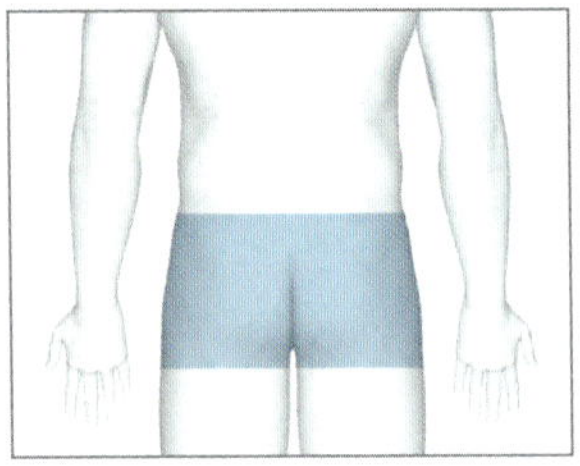

SIEHE AUCH
Darm, Durchfall *S. 122–123,*
Darm, Verstopfung *S. 124–125,*
Darm, abnormer Stuhl *S. 126–127*

GESÄSS UND ANUS

Der Anus bildet das Ende des Darms, durch das der Stuhl den Körper verlässt. Blutungen am Anus können die Folge von Verstopfung oder Hämorrhoiden sein. Juckreiz kann auf Madenwürmer oder Pilzinfektionen zurückgehen. Auch Geschwülste kommen häufig vor, etwa Fibrome, Warzen oder Abszesse.

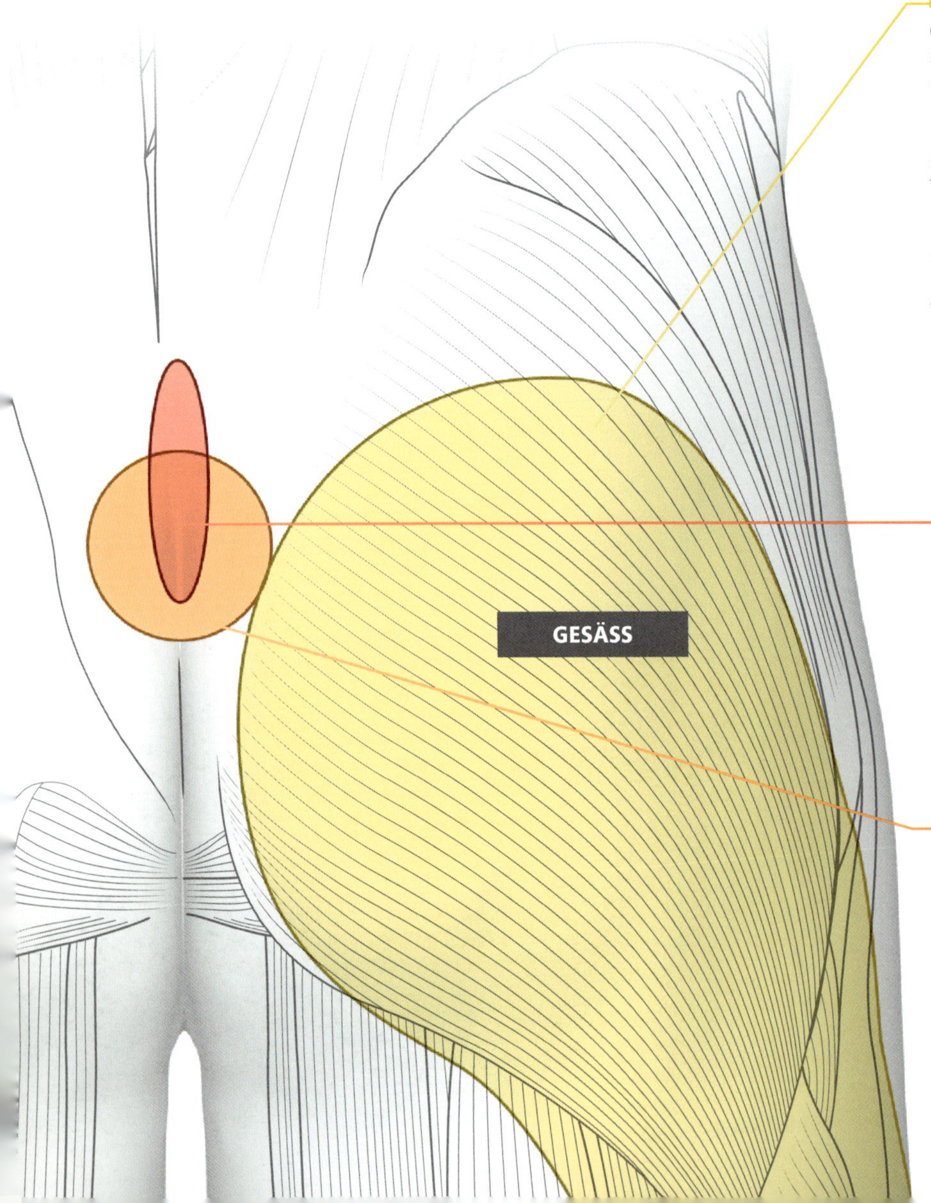

Gürtelrose *(S. 233)*
Schmerzen am Gesäß mit einseitigem, schmerzhaftem, blasenbildendem und manchmal streifenförmigem Ausschlag. Häufiger bei älteren Menschen oder bei geschwächtem Immunsystem.

Post-Zoster-Neuralgie *(S. 172)*
Starke Schmerzen nach dem Auftreten einer Gürtelrose. Zur Schmerzbehandlung Arzt aufsuchen.

Ischialgie *(S. 173)*
Schmerz, Taubheit und Kribbeln vom unteren Rücken abwärts entlang eines Beins. Bei starken oder anhaltenden Schmerzen Arzt aufsuchen.

Steißbeinfistel *(S. 231)*
Rote, geschwollene, schmerzende Stelle am oberen Ende der Gesäßfalte als Resultat der Infektion einer Steißbeinfistel (eingeschlossenes Epithelgewebe in der Haut der Gesäßfalte. Kann von Geburt an vorhanden sein).

Kokzygodynie *(S. 156)*
Schmerzen oder Druckempfindlichkeit um das Steißbein direkt über dem Gesäß nach einer Verletzung oder Zerrung, vor allem beim Sitzen auf weichen Oberflächen. Bei starken Schmerzen Arzt aufsuchen.

SCHMERZEN

Proktitis *(S. 206)*
Wundsein und Schmerzen mit Blutung des Anus. Schleimiger und eitriger Ausfluss.

Analfissur *(S. 207)*
Schmerzen und hellrote Blutungen beim Stuhlgang. Während Schwangerschaft und nach Entbindung häufig. Kann zu Verstopfung führen. Wenn anhaltend, Arzt aufsuchen.

Proctalgia fugax *(S. 206)*
Phasen starker, krampfartiger Schmerzen um den Anus, oft in der Nacht. Bei starken Beschwerden Arzt aufsuchen.

Hämorrhoiden *(S. 207)*
Geschwollene Venen, die als Beulen um den Anus hervorstehen können. Manchmal Blutungen, Jucken und Schmerzen beim Stuhlgang. Kann sehr schmerzhaft werden, wenn sich im Inneren Blutgerinnsel bilden.

Mastdarmkrebs *(S. 206)*
Rektale Blutungen und Verstopfung oder Durchfall. Schmerzen treten erst spät auf. Am häufigsten zwischen 50 und 70.

Analfistel *(S. 207)*
Schwellung, Rötung und Reizung um den Anus. Pochender Schmerz, der sich manchmal beim Sitzen verschlimmert. Tritt meist bei entzündlichen Darmerkrankungen auf.

GESCHWÜLSTE

Hämorrhoiden *(S. 207)*
Geschwollene Venen, die als Beulen um den Anus hervorstehen können. Manchmal Blutungen, Jucken und Schmerzen beim Stuhlgang.

Genitalwarzen *(S. 218)*
Fleischige, manchmal juckende Geschwülste um den Anus.

Analabszess *(S. 228)*
Pochender Schmerz mit harter, druckempfindlicher Geschwulst. Manchmal verbunden mit kleinen Rissen um den Anus. Kann zu Verstopfung führen und eitern.

Analkrebs *(S. 207)*
Schmerzen, Blutungen, kleine Beulen um den Anus, Geschwürbildung und Verlust der Stuhlkontrolle.

Rektumprolaps *(S. 207)*
Teilweises Heraustreten des Rektums oder seiner Schleimhaut aus dem Anus. Kann mit Verstopfung und rektalen Blutungen verbunden sein. Häufiger bei älteren Menschen.

JUCKREIZ

Hämorrhoiden *(S. 207)*
Geschwollene Venen, die als Beulen um den Anus hervorstehen können. Manchmal Blutungen, Jucken und Schmerzen beim Stuhlgang.

Madenwürmer *(S. 238)*
Juckreiz am Anus, der den Schlaf stören kann. Häufiger bei Kindern. Zur Behandlung Arzt oder Apotheker aufsuchen.

Pilzinfektion (Candidose) *(S. 238)*
Juckreiz am Anus. Zur Behandlung Arzt oder Apotheker aufsuchen.

Fibrome *(S. 226)*
Kleine, schmerzlose, oft gestielte Wucherungen. Harmlos, können allerdings jucken.

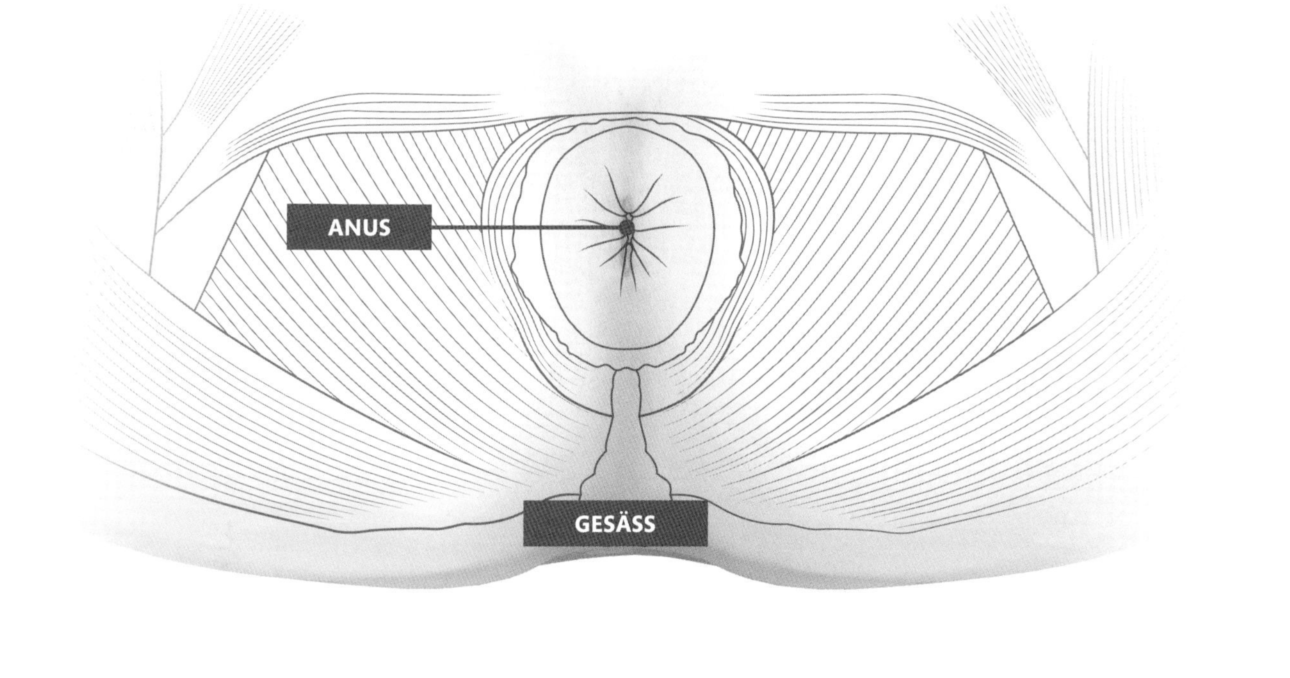

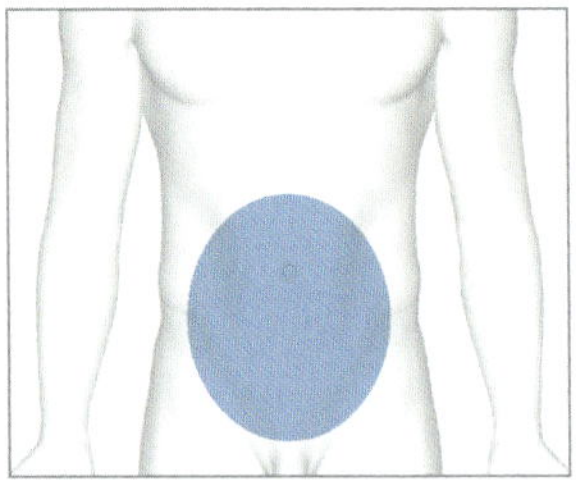

SIEHE AUCH
Unterbauch, links *S. 104–105*,
Unterbauch, rechts *S. 106–107*,
Darm, abnormer Stuhl *S. 126–127*

DARM
DURCHFALL

Durchfall bezeichnet das häufige (mehr als dreimal tägliche) Absetzen dünnen Stuhls. Plötzlich auftretender, kurzzeitiger Durchfall ist meist die Folge von Infektionen durch die Aufnahme verunreinigter Nahrungsmittel oder Getränke. Bei starkem Durchfall besteht die Gefahr auszutrocknen. Bei lang anhaltendem Durchfall (länger als vier Wochen) oder wenn ein Kind betroffen ist, sollte immer ein Arzt aufgesucht werden.

ANHALTEND

Zöliakie *(S. 204)*
Durchfall, Blähbauch und Blähungen können vorhanden sein. Bei Babys und Kindern mangelnde Gewichtszunahme. Wird durch Immunreaktion auf Gluten verursacht.

Morbus Crohn *(S. 203)*
Schmerzen, Blutung und Durchfall. Fieber und allgemeines Unwohlsein.

Colitis ulcerosa *(S. 203)*
Blutiger Durchfall, Unterbauchschmerz, Gewichtsverlust und Fieber. Kann mit Gelenkschmerzen und Augenproblemen verbunden sein.

Reizdarmsyndrom *(S. 203)*
Verstopfung und/oder Durchfall. Blähbauch, Blähungen und Aufstoßen. Häufiger bei Frauen und in der westlichen Welt.

Chologene Diarrhö *(S. 196)*
Wässriger, nicht blutiger Durchfall. Kann durchgehend oder sporadisch auftreten. Wird mit Erkrankungen wie Morbus Crohn *(S. 203)*, Pankreatitis *(S. 202)* oder Entfernung der Gallenblase in Verbindung gebracht.

Divertikulose *(S. 205)*
Durchfall und/oder Verstopfung. Blut oder Schleim im Stuhl.

Divertikulitis *(S. 205)*
Unbehagen im Bauch und Druckempfindlichkeit. Blutiger und schleimiger, rektaler Ausfluss. Oft mit Durchfall und/oder Verstopfung.

Darmkrebs *(S. 206)*
Gewichtsverlust, Durchfall (kann blutig sein) und manchmal Verstopfung. Manchmal zudem Anämie und Bauchschmerzen.

Laktoseintoleranz *(S. 203)*
Schaumiger Durchfall und schwimmender Stuhl. Bauchschmerzen und mangelnde Gewichtszunahme (bei Babys und Kleinkindern). Gewichtsverlust.

Pankreatitis *(S. 202)*
Durchfall und nicht absinkender Stuhl. Bauchschmerzen, häufiges Unwohlsein, Gelbsucht (Gelbfärbung von Haut und Augen).

Pankreaskrebs *(S. 202)*
Gewichtsverlust, Durchfall und Gelbsucht (Gelbfärbung von Haut und Augen). Bauchschmerzen. Manchmal heller, schwimmender Stuhl.

Schilddrüsenüberfunktion *(S. 220)*
Durchfall mit Gewichtsverlust, Hitzegefühl, Herzklopfen und Schwitzen.

Darminfektion *(S. 203)*
Anhaltender Durchfall mit Gewichtsverlust aufgrund einer Infektion mit Hakenwürmern *(S. 238)* oder Kryptosporidien *(S. 237)*, der Amöbenruhr *(S. 237)* oder Giardiasis *(S. 237)*. Am häufigsten an Orten mit begrenztem Zugang zu sauberem Wasser.

Diabetes *(S. 219)*
Häufiger und schwer zu kontrollierender Durchfall.

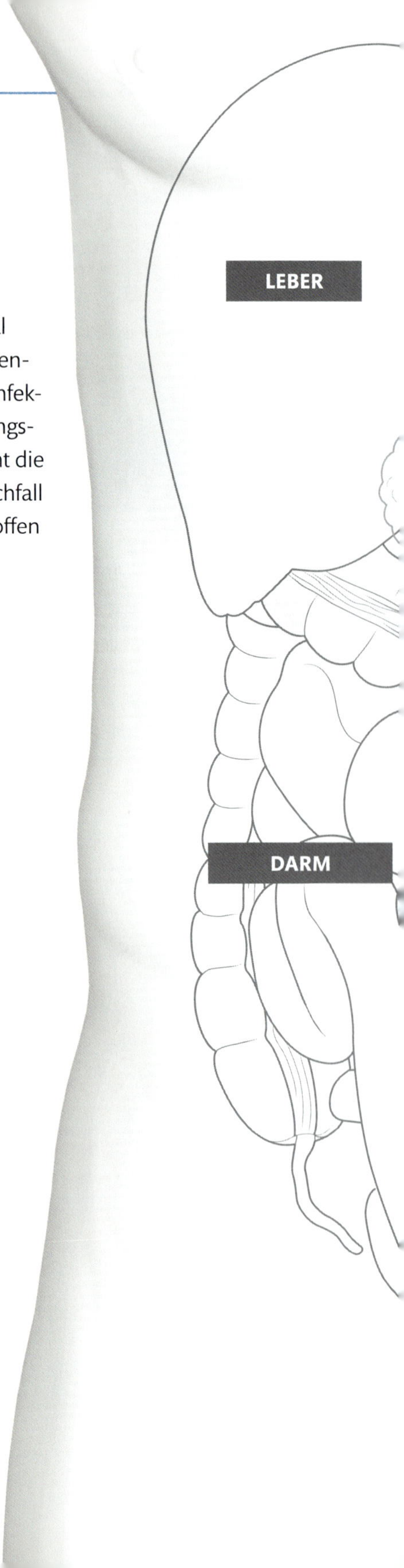

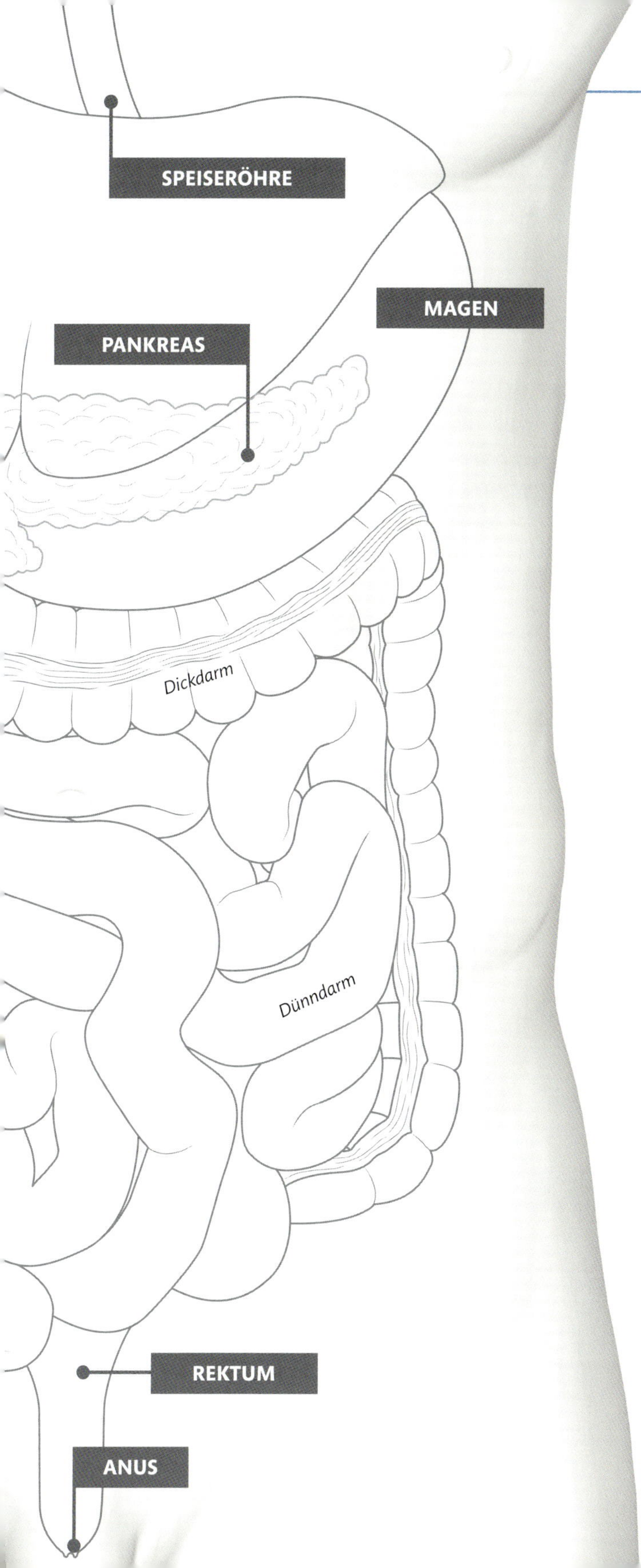

DURCHFALL BEI KINDERN

Kinder mit schwerem oder anhaltendem Durchfall können gefährlich austrocknen, weshalb dringend ein Arzt aufgesucht werden sollte. Manchmal ist Durchfall bei ihnen eine längerfristige Erkrankung.

Säuglingsdurchfall *(S. 196)*
Dünner Stuhl, oft mit unverdauter Nahrung. Meist bei ansonsten gesunden Kindern. Grund oft unbekannt.

Kuhmilchallergie *(S. 189)*
Durchfall und/oder Verstopfung, manchmal mit Blut oder Schleim im Stuhl. Oft verbunden mit Ekzemen *(S. 222)*, Asthma *(S. 193)* oder Nahrungsmittelallergien *(S. 189)*. Folgt Minuten oder Stunden auf das Trinken von Milch. Manchmal mit Blähungen, mangelnde Gewichtszunahme, Gewichtsverlust oder Keuchen.

VORÜBERGEHEND

Magen-Darm-Entzündung *(S. 196)*
Plötzlich auftretender, schwallartiger Durchfall. Manchmal verbunden mit Erbrechen und Fieber, schmerzhaften Bauchkrämpfen (Koliken) und Blut im Stuhl. Hält bei Erwachsenen gewöhnlich einige Tage an und endet spontan.

Kotstauung *(S. 196)*
Verstopfung, gefolgt von unkontrollierbarem Durchfall. Oft starke Bauchschmerzen und -krämpfe. Häufig bei älteren und bettlägerigen Menschen.

Angststörungen *(S. 240)*
Meist vorübergehende Phase mit Durchfall, der ohne Behandlung nachlässt.

Wurmfortsatzentzündung *(S. 205)*
Bauchschmerzen, beginnend in der Bauchmitte, die zur unteren rechten Seite wandern. Manchmal verbunden mit Durchfall und Fieber.

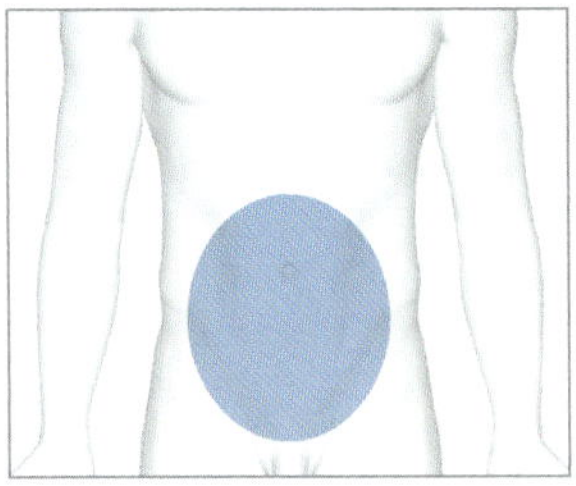

SIEHE AUCH
Unterbauch, links *S. 104–105,*
Unterbauch, rechts *S. 106–107,*
Gesäß und Anus *S. 120–121*

DARM
VERSTOPFUNG

Verstopfung – entweder seltener oder sehr harter, trockener Stuhlgang – tritt häufig bei ballaststoffarmer Ernährung auf. Sie betrifft häufiger ältere Menschen und Kinder. Bei Blut im Stuhl, Gewichtsverlust oder lang anhaltender Verstopfung sollte der Arzt um Rat gefragt werden.

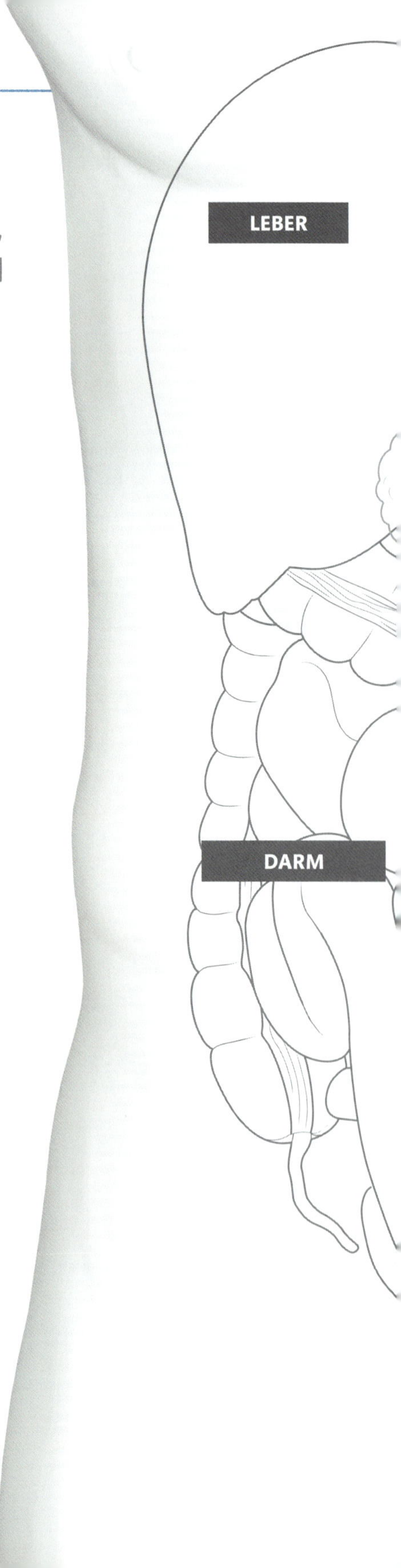

MIT BLUT

Divertikulitis *(S. 205)*
Unbehagen im Bauch und Druckempfindlichkeit. Blutiger und schleimiger rektaler Ausfluss. Oft mit Durchfall und/oder Verstopfung.

Darmkrebs *(S. 206)*
Gewichtsverlust, Durchfall (kann blutig sein) und manchmal Verstopfung. Manchmal zudem Anämie und Bauchschmerzen.

ANALE PROBLEME

Probleme im Bereich des Anus können indirekt zu Verstopfung führen, wenn die Darmentleerung schmerzhaft ist. Siehe auch *S. 120–121*.

Analfissur *(S. 207)*
Kleiner Riss im Anus, der beim Stuhlgang schmerzt und hellrot blutet. Führt oft zu Verstopfung.

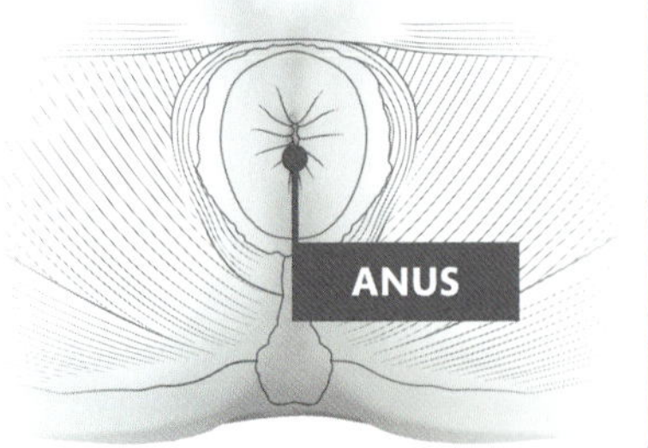

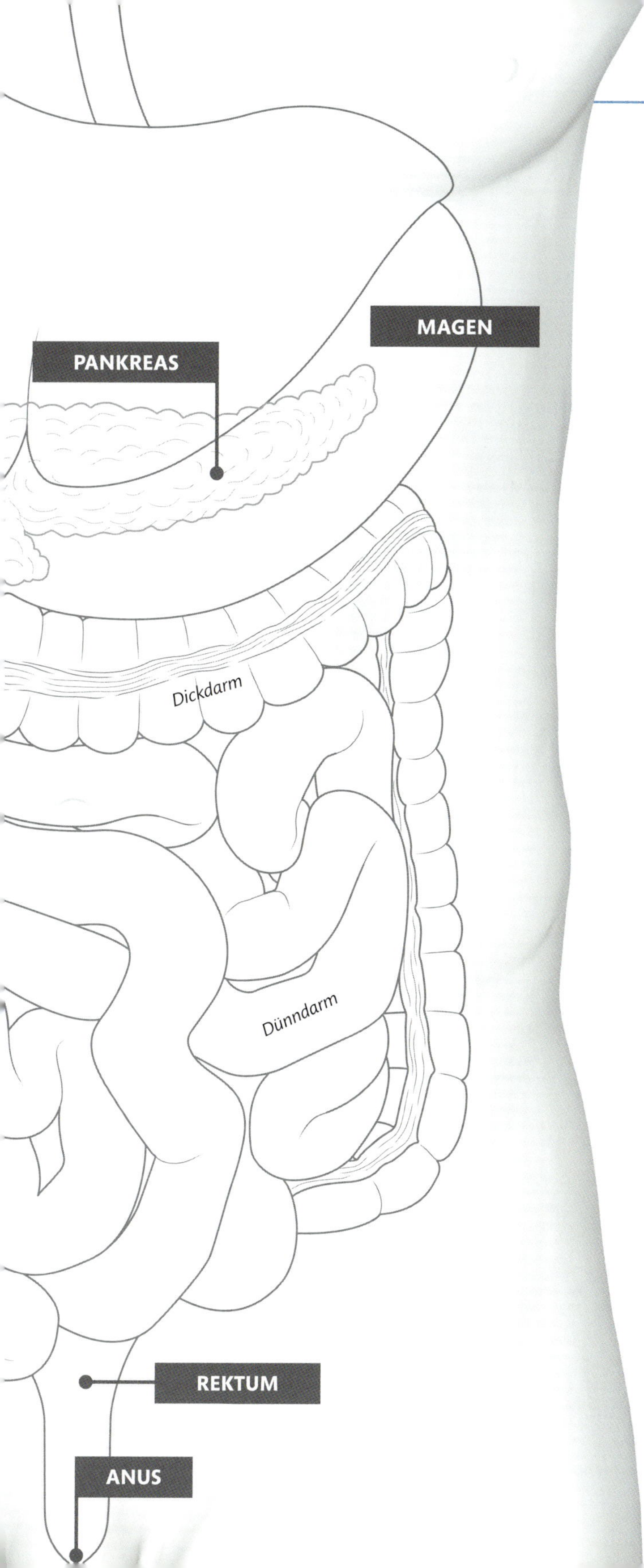

Reizdarmsyndrom *(S. 203)*
Verstopfung und/oder Durchfall. Blähbauch, Blähungen und Aufstoßen. Häufiger bei Frauen und in der westlichen Welt.

Zöliakie *(S. 204)*
Verstopfung, Durchfall und Blähungen. Bei Babys und Kindern mangelnde Gewichtszunahme. Wird durch Immunreaktion auf Gluten verursacht.

Divertikulose *(S. 205)*
Durchfall und/oder Verstopfung. Blut oder Schleim im Stuhl.

Darmkrebs *(S. 206)*
Verstopfung und/oder Durchfall für länger als drei Wochen, oft einhergehend mit Blut im Stuhl, Gewichtsverlust, Appetitlosigkeit, Anämie.

Darmverschluss *(S. 204)*
Verstopfung mit starken Bauchkrämpfen. Viele Darmgeräusche ohne Abgang von Winden; Erbrechen. Oft infolge von Darmkrebs *(S. 206)*, Divertikulitis *(S. 205)*, Morbus Crohn *(S. 203)* und nach Darmoperationen.

Schilddrüsenunterfunktion *(S. 220)*
Verstopfung, Gewichtszunahme, trockene Haut und Haare; Frieren; langsamer Stoffwechsel. Tritt häufiger bei Frauen auf.

Hyperkalzämie *(S. 187)*
Verstopfung, Knochenschmerzen, starke Bauchkrämpfe. Kann psychische Folgen haben wie Depression, Ängste, Verwirrung und Schlaflosigkeit.

VERSTOPFUNG BEI KINDERN

Verstopfung tritt häufig bei Kindern auf, oft als Folge von Schwierigkeiten bei der Sauberkeitserziehung oder Veränderungen von Ernährung oder Tagesablauf. Selten liegt eine ernste medizinische Ursache zugrunde. Gehen Sie zum Arzt, wenn die Verstopfung anhält, das Kind sehr klein ist oder Blut im Stuhl auftritt.

Morbus Hirschsprung *(S. 205)*
Verstopfung, die sich nicht behandeln lässt, manchmal schwallartige Entleerung. Gewichtsverlust, vermindertes Wachstum, Blähbauch, Unwohlsein.

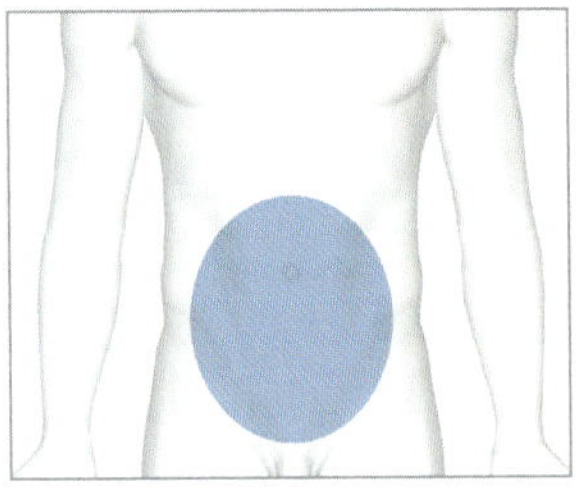

SIEHE AUCH
Darm, Durchfall *S. 122–123*,
Darm, Verstopfung *S. 124–125*

DARM
ABNORMER STUHL

Stuhl ist normalerweise je nach Ernährung hell- bis dunkelbraun. Sehr heller, stinkender und schaumiger Stuhl kann auf eine Störung der Absorption im Darm hinweisen. Schwarzer, klebriger Stuhl kann ein Zeichen für Magenblutungen sein. In beiden Fällen sollten Sie einen Arzt aufsuchen.

HELLER / FETTIGER STUHL

Gallensteine *(S. 202)*
Heller, öliger Fettstuhl. Starke Bauchkrämpfe und Gelbsucht. Bei Fieber oder starken Schmerzen den Arzt aufsuchen.

Pankreatitis *(S. 202)*
Heller, stinkender, flüssiger, eventuell schwimmender Stuhl. Bauchschmerzen und Gelbsucht.

Pankreaskrebs *(S. 202)*
Gewichtsverlust, Durchfall. Weicher, heller, schwimmender Fettstuhl. Bauchschmerzen.

Mukoviszidose *(S. 194)*
Heller, weicher, stinkender Fettstuhl. Bei Kindern Wachstum und Gewichtzunahme vermindert sowie wiederkehrende Atemwegsinfektionen. Wird meist in der Kindheit diagnostiziert.

Laktoseintoleranz *(S. 203)*
Nach Milchgenuss heller, stinkender, schaumiger Stuhl. Kann auch Folge einer Gastroenteritis sein *(S. 196)*.

Primär biliäre Cholangitis *(S. 201)*
Müdigkeit, Hautjucken, stinkender, heller Durchfall, Übelkeit und Blähungen.

SCHWARZER STUHL

Magengeschwür *(S. 200)*
Schwarzer, stinkender Stuhl mit Bauchschmerzen. Kann von Übelkeit und Erbrechen begleitet werden.

Magenkrebs *(S. 200)*
Dem Stuhl ist dunkles Blut beigemengt. Gewichtsverlust, Anämie, Appetitlosigkeit, Übelkeit/Erbrechen, Bauchschmerz.

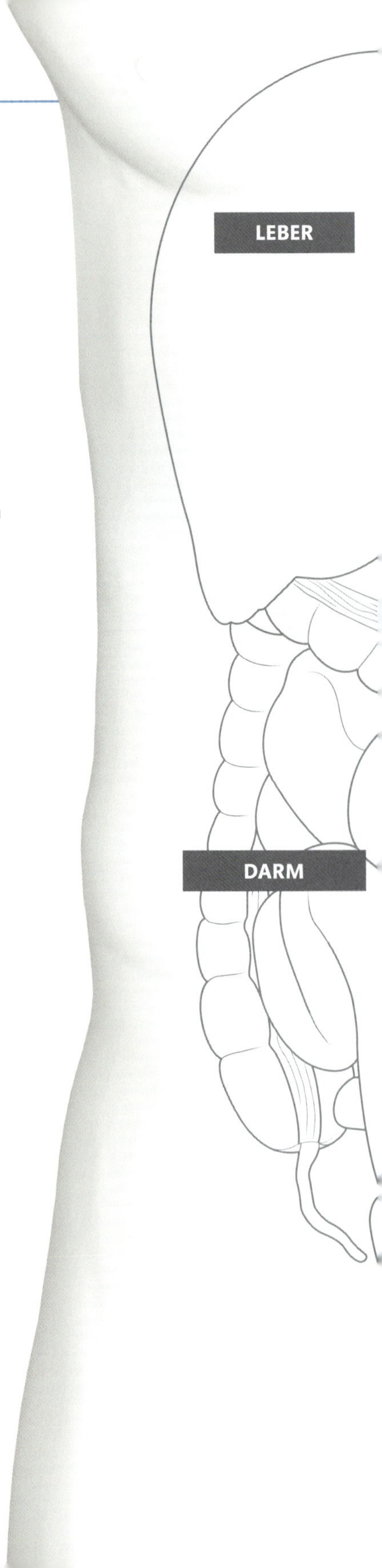

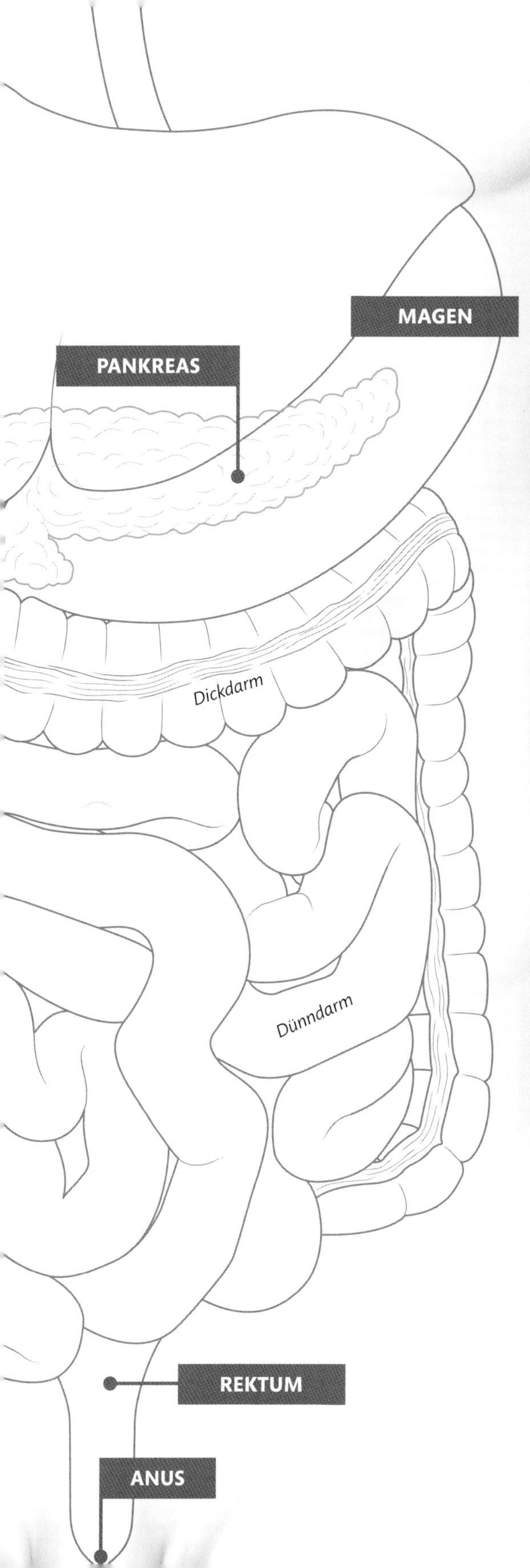

BLUT IM STUHL

Morbus Crohn *(S. 203)*
Schmerzen, Blutung und Durchfall. Fieber und allgemeines Unwohlsein.

Colitis ulcerosa *(S. 203)*
Blutiger Durchfall, Schmerzen im Unterbauch, Gewichtsverlust und Fieber. Gelegentlich auch Gelenkschmerzen und Augenprobleme.

Darmkrebs *(S. 206)*
Blut, hellrot oder gemischt, im Stuhl. Gewichtsverlust und veränderter Stuhlgang – vor allem anhaltender Durchfall – sowie Anämie.

Divertikulitis *(S. 205)*
Unbehagen im Bauch und Druckempfindlichkeit. Blutiger und schleimiger rektaler Ausfluss. Oft mit Durchfall und/oder Verstopfung.

Proktitis *(S. 206)*
Schmerz am Anus und Blutung. Manchmal schleimiger oder eitriger Ausfluss.

Polyp *(S. 204)*
Hellrotes Blut im veränderten Stuhlgang.

HELLROTES BLUT

Hämorrhoiden *(S. 207)*
Hellrotes Blut, das nicht mit dem Stuhl vermischt ist.

Analfissur *(S. 207)*
Hellrotes Blut auf dem Toilettenpapier. Oft einhergehend mit Verstopfung (als Folge von Schmerzen beim Stuhlgang).

Analfistel *(S. 207)*
Schmerz und Juckreiz um den Anus. Eitriger oder schleimiger Ausfluss. Manchmal einhergehend mit hellroter Blutung.

Proktitis *(S. 206)*
Wundsein und Blutung am Anus. Manchmal schleimiger oder eitriger Ausfluss.

Rektumprolaps *(S. 207)*
Schmerzen, Verstopfung und Stuhlinkontinenz, oft schmerzhafter Stuhlgang. Hellrotes Blut ist ein Anzeichen für ein Geschwür. Suchen Sie bald einen Arzt auf.

Darminfektionen
Durchfall, Blähungen und hellrote Blutung aufgrund von Infektionen wie Amöbenruhr *(S. 237)*. Oft verbunden mit Fieber und Unwohlsein.

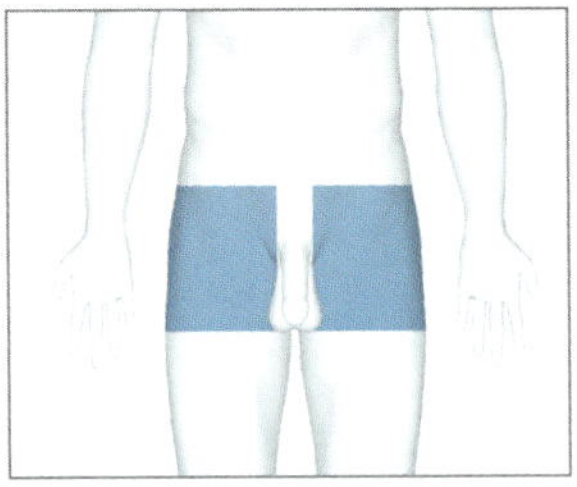

SIEHE AUCH
Leiste, Mann und Frau *S. 110–111,*
Hüfte, hinten *S. 130–131*

HÜFTE
VORNE

Die Hüften stützen den Körper beim Stehen, Gehen und Rennen. Vor allem ältere Menschen erleiden häufig einen Bruch des Oberschenkelhalses. Wenn nicht anders angegeben, können die Symptome beide Hüften betreffen.

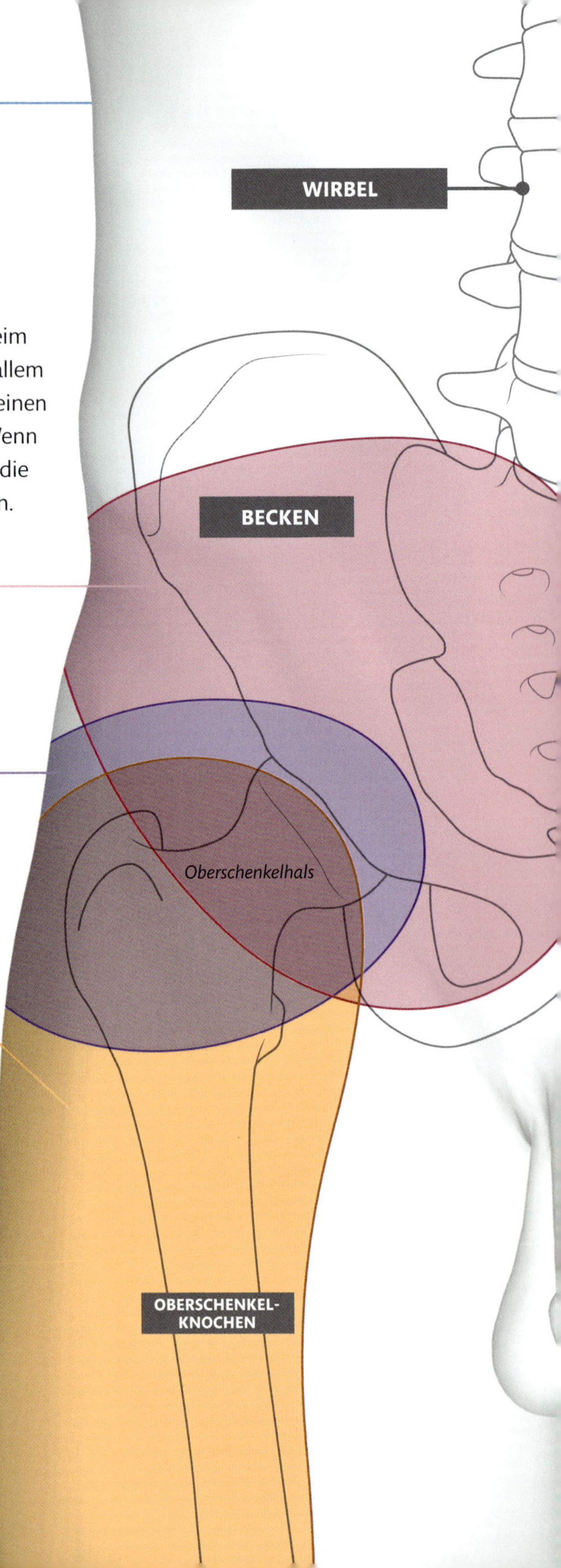

Paget-Syndrom *(S. 155)*
Schmerzende, schwache Beckenknochen, mit häufigen Brüchen und Arthritis benachbarter Gelenke. Betrifft eher Männer als Frauen, tritt meist erst ab 55 Jahren auf.

Arthrose *(S. 157)*
Bewegungsabhängige Schmerzen und eingeschränkte Beweglichkeit der Gelenke mit morgendlicher Steifheit, die weniger als 30 Minuten anhält. Die häufigste Form ist die Hüftarthrose, die meist ab dem 45. Lebensjahr auftritt.

Schenkelhalsfraktur *(S. 156)*
Schmerz in Oberschenkel oder Leiste, kann aber auch im Knie auftreten. Schlimmer beim Abbiegen oder Drehen des Beines, Bein ist nicht belastbar. Betrifft vor allem Menschen in höherem Alter, mit Osteoporose oder mit Krebsmetastasen in den Knochen. Notfall. Notruf absetzen.

Stressfraktur *(S. 156)*
Bewegungsabhängiger Schmerz in Hüfte, Leiste oder Oberschenkel, der durch Belastung des betroffenen Beines reproduziert werden kann.

Septische Arthritis *(S. 157)*
Stärker werdender Schmerz in Hüfte, Leiste oder Oberschenkel; Verschlimmerung bei Bewegung, Bein nicht belastbar. Hüfte kann geschwollen sein. Oft verbunden mit Fieber und Unwohlsein. Häufiger bei älteren Personen, Diabetikern und Personen mit vorgeschädigten Gelenken.

Knochennekrose *(S. 154)*
Hüftschmerzen durch absterbendes Gewebe im Hüftgelenk. Tritt vor allem zwischen dem 30. und 60. Lebensjahr auf. Folge von Trauma, Alkoholmissbrauch sowie Einnahme von Steroiden sowie einigen Medikamenten.

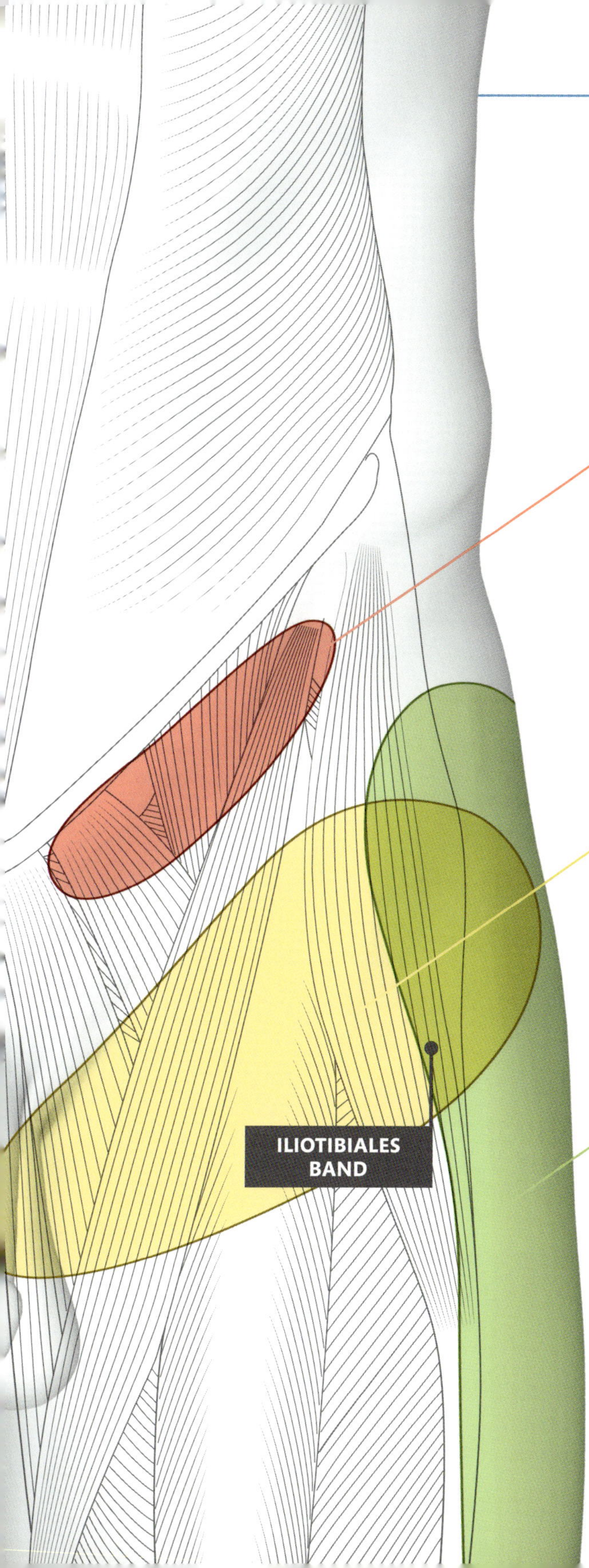

Schnappende Hüfte *(S. 159)*
Hör- oder spürbares Schnappen beim Beugen und Strecken der Hüfte, mit oder ohne Schmerz. Tritt am häufigsten bei Tänzern und Athleten auf.

Muskelzerrung *(S. 163)*
Schmerzen in Leiste und Oberschenkel bei Bewegung. Tritt für gewöhnlich beim Sporttreiben auf.

Iliotibiales Bandsyndrom *(S. 164)*
Schmerzen an Hüfte, Bein- oder Knieaußenseite. Schmerz ist typischerweise bei Bewegung sehr intensiv, lässt aber in Ruhe und beim Dehnen nach.

HÜFTPROBLEME BEI KINDERN

Schmerzen in der Hüfte können auf ein ernstes Problem hinweisen. Suchen Sie ärztliche Hilfe, wenn die Symptome länger als 48 Stunden anhalten oder schon früher, wenn das Kind über starke Schmerzen klagt, sich unwohl fühlt oder Fieber bekommt.

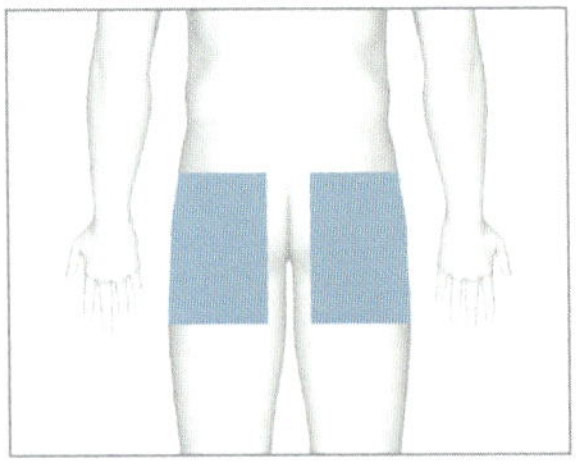

SIEHE AUCH
Unterer Rücken *S. 102–103,*
Gesäß und Anus *S. 120–121,*
Hüfte, vorne *S. 128–129,*
Oberschenkel, hinten *S. 134–135*

HÜFTE
HINTEN

Große Muskeln formen die charakteristische Rundung des Gesäßes und helfen mit, den Körper aufrecht zu halten. Schmerzen im Hüftbereich, die vom unteren Rücken und Nierensteinen herrühren, verschlimmern sich nicht, wenn die Hüfte bewegt wird.

Ischialgie *(S. 173)*
Zunehmender brennender Schmerz im Gesäß, der über die Rückseite des Beines bis zum Fuß ausstrahlen kann. Schmerzen, Taubheit und Kribbeln zwischen unterem Rücken und Bein. Bei starken oder anhaltenden Schmerzen den Arzt aufsuchen.

Piriformis-Syndrom *(S. 163)*
Kribbeln und Taubheit in Hüfte, Gesäß und Rückseite der Oberschenkel, ähnlich wie bei der Ischialgie. Beim Gehen mit auswärts gedrehtem Fuß verringert sich der Schmerz.

Polymyalgia rheumatica *(S. 161)*
Steifheit und Schmerzen in den großen Gesäßmuskeln. Kann auch andere Muskeln betreffen. Möglicherweise Schwierigkeiten beim Aufstehen und Treppensteigen. Schmerz ist morgens am schlimmsten. Tritt vor allem bei Personen über 65 auf und häufiger bei Frauen als bei Männern.

Cauda-equina-Syndrom *(S. 171)*
Starke Schmerzen im unteren Rücken mit Taubheit oder Gefühl von »Ameisenlaufen« an Perineum (Bereich zwischen Genitalien und Anus) und Innenseite der Oberschenkel; verminderte Harn- und Stuhlkontrolle; ischialgieähnliche Schmerzen auf einer oder beiden Seiten. Notfall. Notruf absetzen.

Dekubitus *(S. 225)*
Entzündete, schmerzende rote Bereiche durch Druck oder Reibung von Haut und Gewebe an einem Knochen. Tritt häufig an Hüfte und Wirbelsäule auf, vor allem bei Bettlägerigen und Rollstuhlfahrern.

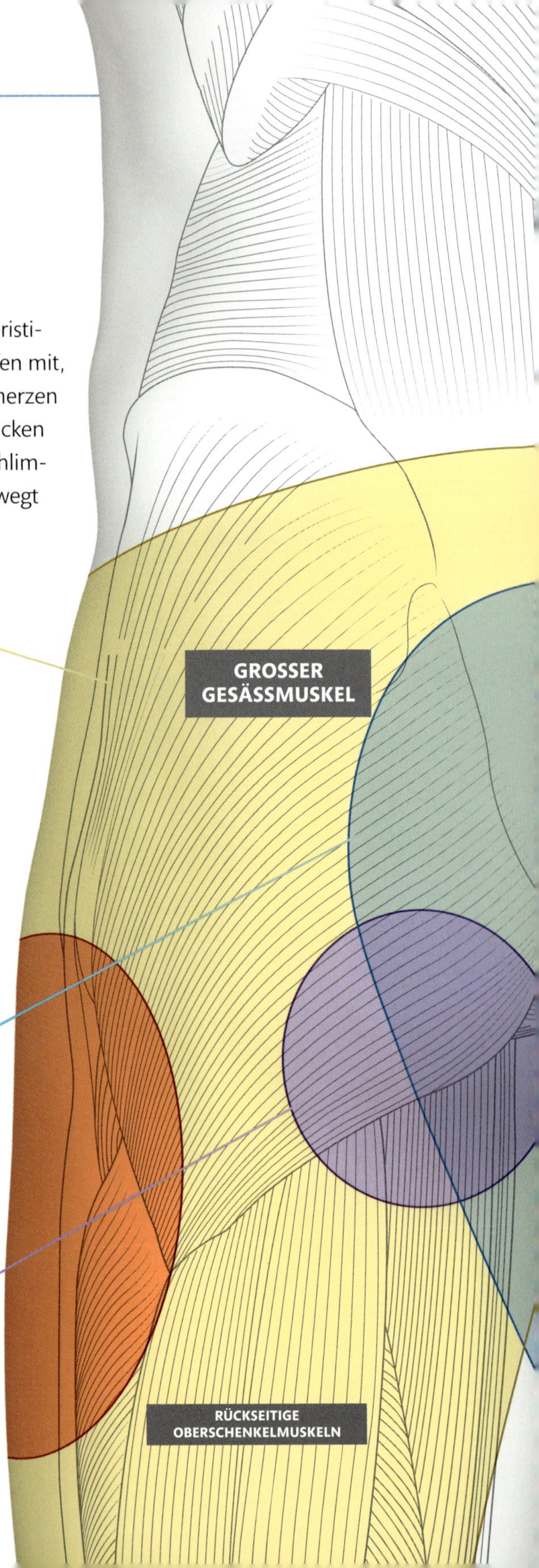

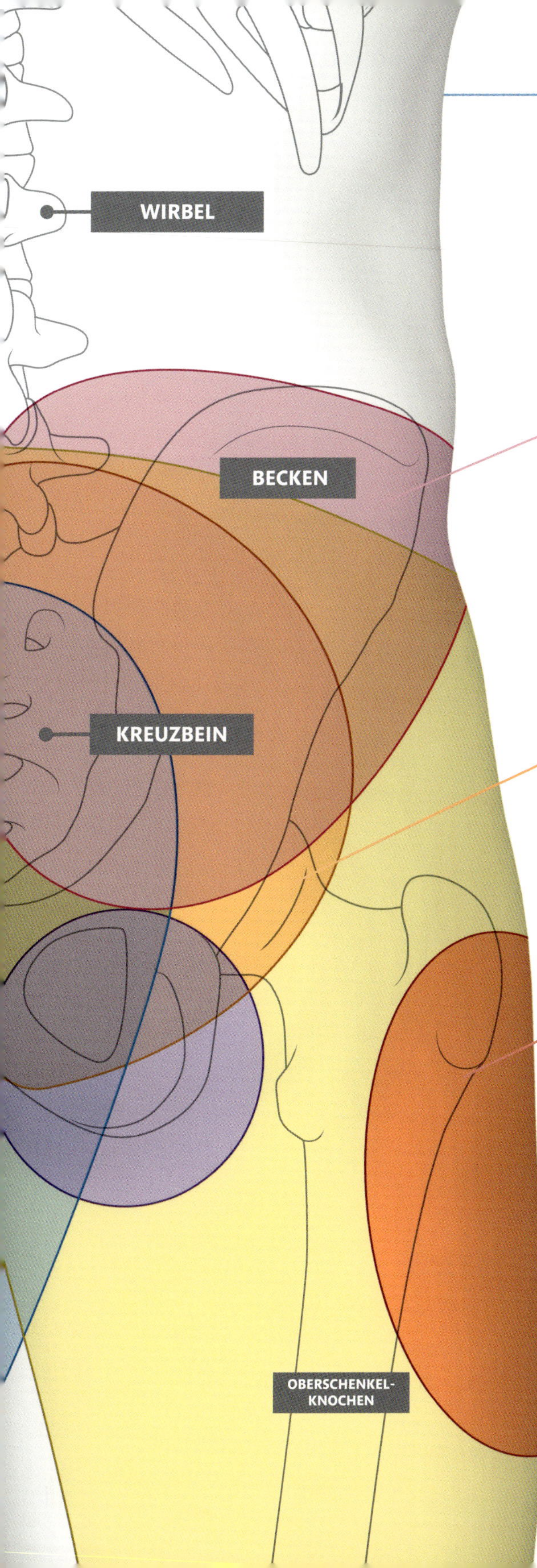

Paget-Syndrom *(S. 155)*
Schmerzende, schwache Beckenknochen, mit häufigen Brüchen und Arthritis benachbarter Gelenke. Betrifft eher Mänenr als Frauen, tritt meist erst ab 55 Jahren auf.

Iliosakralgelenk-Syndrom *(S. 159)*
Einseitiger Schmerz im unteren Rücken und Gesäß, schlimmer durch langes Sitzen oder Stehen. Treppensteigen, Bergaufgehen oder Aufstehen von einem Stuhl kann den Schmerz verstärken.

Schleimbeutelentzündung der Hüfte *(S. 159)*
Tiefer, ziehender oder brennender Schmerz an Hüfte oder Außenseite des Oberschenkels. Schlimmer durch Liegen auf der betroffenen Seite und durch Bewegung. Betrifft vor allem Personen zwischen 40 und 60, dabei Frauen häufiger als Männer.

Gürtelrose *(S. 233)*
Sehr schmerzhafter Ausschlag in lokal begrenztem Bereich auf einer Körperseite (oft Hüfte). Schmerz kann schon vor dem Ausschlag auftreten. Bläschen des Ausschlags können jucken und kribbeln. Häufiger bei älteren Menschen und bei geschwächtem Immunsystem.

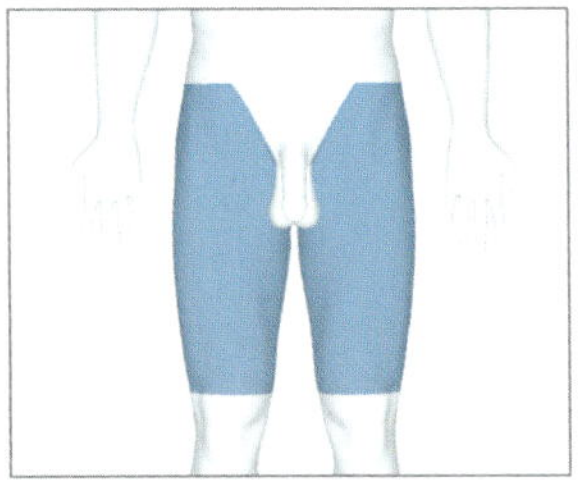

SIEHE AUCH

Leiste, Mann und Frau *S. 110–111,*
Gesäß und Anus *S. 120–121,*
Hüfte, vorne *S. 128–129,*
Oberschenkel, hinten *S. 134–135*

OBERSCHENKEL
VORNE

Der große Muskel an der Vorderseite des Oberschenkels heißt vierköpfiger Oberschenkelstrecker. Er kann beim Sport verletzt oder überdehnt werden. Der Oberschenkelknochen (Femur) ist der größte Knochen im Körper und trägt das Körpergewicht. Verletzungen oder Erkrankungen in diesem Bereich sind selten, jedoch eine große Behinderung.

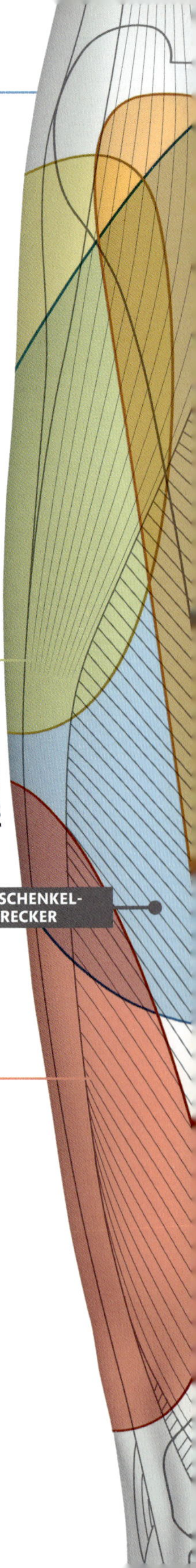

Schleimbeutelentzündung der Hüfte *(S. 159)*
Anhaltender Schmerz an der Außenseite von Oberschenkel und Hüfte. Verschlimmerung beim Liegen auf der betroffenen Seite und bei Anstrengung. Manchmal Hinken. Häufiger bei Personen zwischen 40 und 60 Jahren sowie bei Frauen.

Pferdekuss *(S. 164)*
Bluterguss, vorübergehende, teilweise Lähmung und Hinken. Kommt am häufigsten bei Kontaktsportarten wie Fußball oder Rugby vor, wenn die Außenseite des Oberschenkels getroffen wird.

Inguinaltunnel-Syndrom *(S. 173)*
Anhaltende Taubheit, Schmerzen oder Kribbeln im äußeren Oberschenkel. Erhöhte Berührungs- und Wärmeempfindlichkeit. Häufiger bei Schwangeren, Übergewicht, Diabetes und bei Männern.

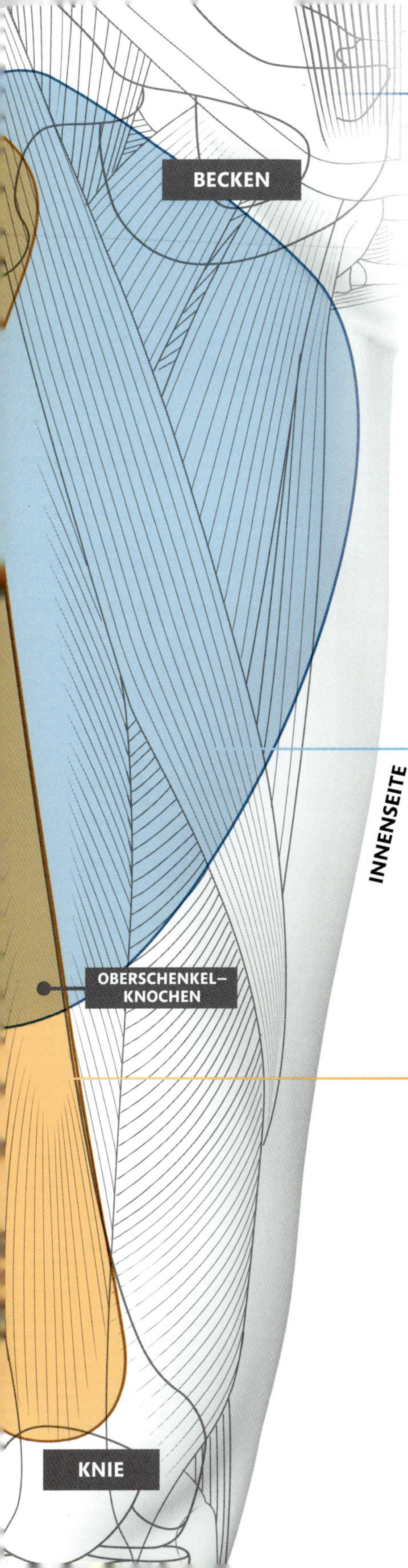

Polymyalgia rheumatica *(S. 161)* ✚✚
Steife, schmerzende Muskeln. Betrifft auch andere große Muskeln, wie das Gesäß. Kann Schwierigkeiten beim Aufstehen und Treppensteigen verursachen. Beschwerden morgens am schlimmsten. Betrifft meist Menschen über 65.

Osteoid-Osteom *(S. 155)* ✚✚
Kleine, knöcherne, harte Beule am Oberschenkelknochen. Verursacht meist andauernde, starke Schmerzen, besonders nachts. Betrifft Kinder und junge Erwachsene. Häufiger bei Männern.

Oberschenkelfraktur *(S. 156)* ✚✚✚
Plötzlicher, starker Schmerz und Schwellung sowie manchmal Deformität. Meist aufgrund eines schweren Unfalls. Notfall. Notruf absetzen.

Ewing-Sarkom *(S. 155)* ✚✚
Schmerzen, vor allem nachts. Empfindliche, warme Schwellung. Manchmal Hinken. Später können Fieber und Gewichtsverlust hinzukommen. Betrifft Teenager und junge Erwachsene. Bald den Arzt aufsuchen.

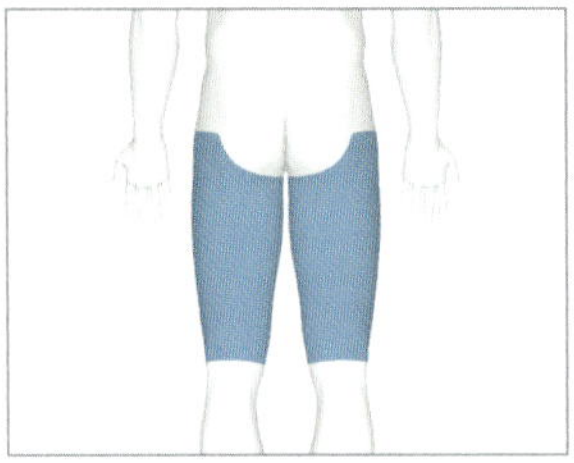

OBERSCHENKEL
HINTEN

Die drei rückseitigen Oberschenkelmuskeln machen den größten Teil des rückwärtigen Oberschenkels aus. Sie setzen unterhalb der Gesäßmuskeln am Becken an und erstrecken sich beiderseitig am Knie vorbei zu den Knochen des Unterschenkels (Schien- und Wadenbein). Die meisten Erkrankungen betreffen diese Muskeln, doch auch Oberschenkelknochen und Ischiasnerv können Probleme bereiten.

SIEHE AUCH
Gesäß und Anus *S. 120–121*,
Hüfte, hinten *S. 130–131*,
Oberschenkel, vorne *S. 132–133*,
Knie, hinten *S. 138–139*

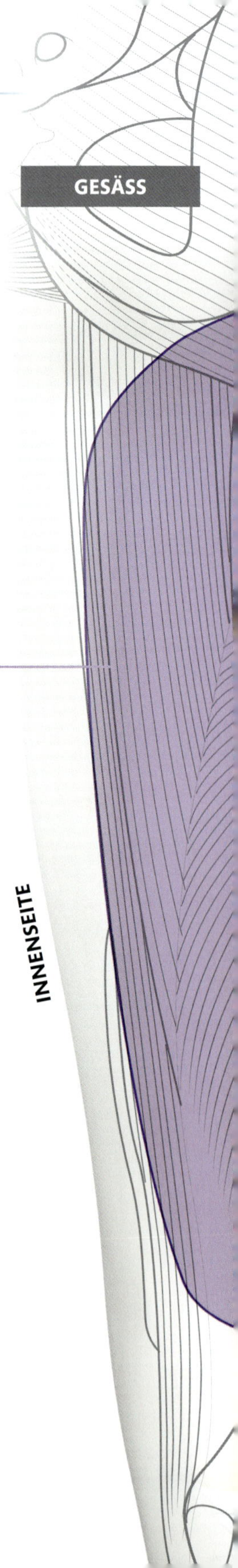

Krampf *(S. 161)*
Plötzliche, unfreiwillige, anhaltende (einige Sekunden bis Minuten) Muskelkontraktion mit starken Schmerzen und vorübergehender Bewegungsunfähigkeit. Wahrscheinlicher bei ermüdeter Muskulatur oder bei Nacht im Ruhezustand.

Verletzung der rückseitigen Oberschenkelmuskeln *(S. 163)*
Plötzlicher Schmerz und Druckempfindlichkeit im rückseitigen Oberschenkel während maximaler Anspannung. Kann zu Schmerzen bei Bewegung führen. Verlust an Kraft, sichtbarer Bluterguss über und hinter dem Knie.

Polymyalgia rheumatica *(S. 161)*
Steife, schmerzende Muskeln. Betrifft auch andere große Muskeln, wie das Gesäß. Kann Schwierigkeiten beim Aufstehen und Treppensteigen verursachen. Beschwerden morgens am schlimmsten. Meist bei Menschen über 65.

Ischialgie *(S. 173)*
Zunehmender, brennender Schmerz vom Gesäß hinab zum Oberschenkel, manchmal bis zum Fuß. Knie kann ebenfalls betroffen sein. Wenn anhaltend, Arzt aufsuchen.

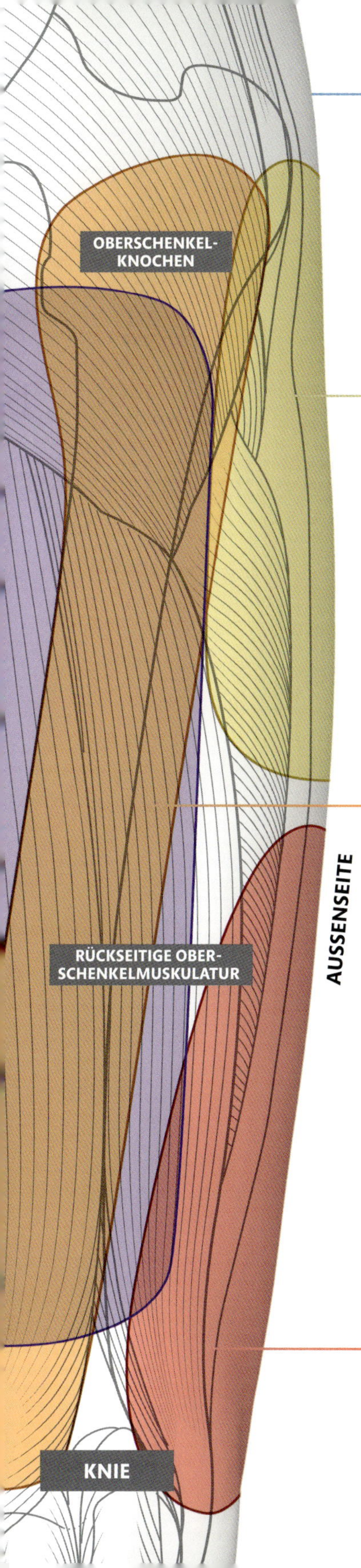

Schleimbeutelentzündung der Hüfte *(S. 159)* ✚✚
Anhaltender Schmerz an der Außenseite von Oberschenkel und Hüfte. Verschlimmerung beim Liegen auf der betroffenen Seite und bei Anstrengung. Manchmal Hinken. Häufiger bei Menschen zwischen 40 und 60 und bei Frauen.

Oberschenkelfraktur *(S. 156)* ✚✚✚
Plötzlicher, starker Schmerz und Schwellung sowie manchmal Deformität. Meist aufgrund eines schweren Unfalls. Notfall. Notruf absetzen.

Knochenkrebs *(S. 155)* ✚✚✚
Anhaltende, mit der Zeit zunehmende Knochenschmerzen, vor allem nachts. Schwellung, Rötung und Schwierigkeiten beim Bewegen angrenzender Gelenke. Im Verlauf können Fieber und Gewichtsverlust hinzukommen. Kann jeden Knochen betreffen.

Pferdekuss *(S. 164)* ✚✚
Bluterguss, vorübergehende, teilweise Lähmung und Hinken. Kommt am häufigsten bei Kontaktsportarten wie Fußball oder Rugby vor, wenn die Außenseite des Oberschenkels getroffen wird.

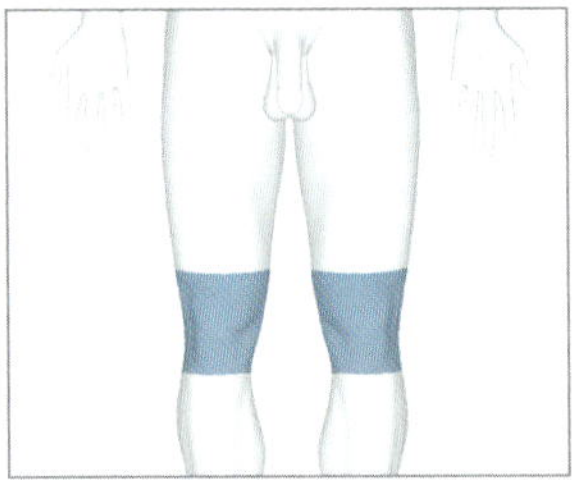

SIEHE AUCH
Knie, hinten *S. 138–139*

KNIE
VORNE

Das Knie ist das größte Gelenk im menschlichen Körper und anfällig für Verletzungen und Arthritis. Die Bänder um das Knie sind stark, können jedoch vor allem bei aktiven Sportarten verletzt werden. Meist handelt es sich dann um Zerrungen, die durch Ausruhen zurückgehen. Ernste Verletzungen ereignen sich eher bei Schlägen auf das Knie oder bei Bewegungen jenseits seines normalen Spielraums.

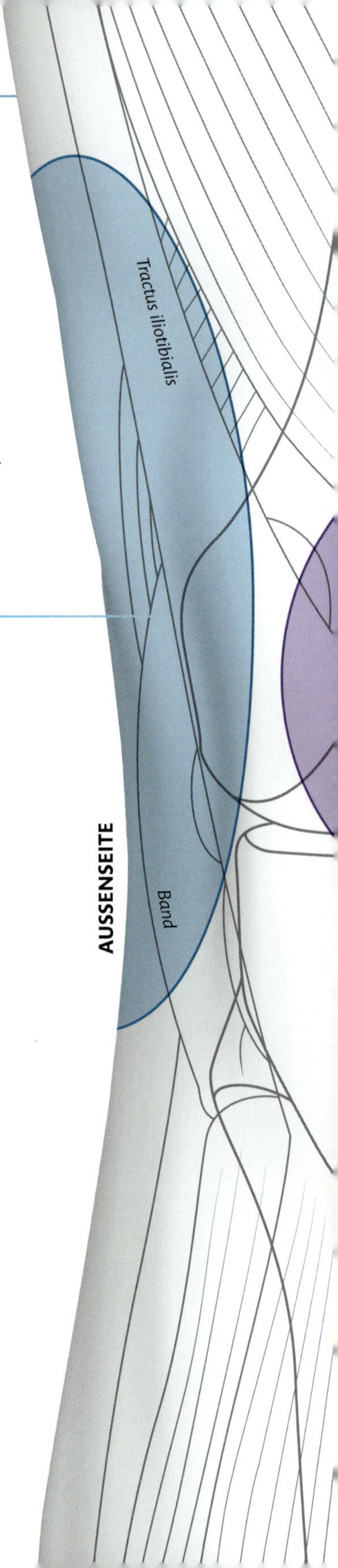

Meniskusriss *(S. 160)*
Knieschmerzen und Unvermögen, das Knie vollständig zu strecken. Druckempfindlichkeit entlang des Gelenkrands.

Iliotibiales Bandsyndrom (Läuferknie) *(S. 164)*
Stechender Schmerz über dem Knie, vor allem wenn der Fuß den Boden berührt oder beim Drehen des Beins. Zudem Schwellung und Druckempfindlichkeit. Bei starken Schmerzen Arzt aufsuchen.

Riss des lateralen Kollateralbands *(S. 162)*
Plötzlicher Schmerz, meist am äußeren Rand des Knies. Oft Resultat eines Schlags auf das Knie.

Arthrose *(S. 157)*
Schmerzen und Steifheit. Kniegelenk sieht »knubbelig« aus. Gefühl von Reibung im Gelenk. Schmerzen schlimmer beim Hinauf- oder Hinabsteigen von Hügeln oder Stufen.

Rheumatoide Arthritis *(S. 157)*
Schmerz, Schwellung, Steifheit und Bewegungseinschränkungen. Betrifft meist beide Knie sowie manchmal weitere Gelenke, besonders in Händen und Füßen.

Rheumatisches Fieber *(S. 184)*
Fieber, mehrere schmerzende Gelenke, Muskelzucken, nicht juckender Ausschlag. Beginn 2 bis 4 Wochen nach einer bakteriellen Halsentzündung. Kann das Herz schädigen.

Gicht *(S. 159)*
Plötzliche, zunehmende Schmerzen in Gelenken. Diese können gerötet, geschwollen sein. Häufiger bei Männern.

Septische Arthritis *(S. 157)*
Zunehmende Schmerzen, Schwellung, Rötung und Wärme im Gelenk. Schlimmer durch Bewegung. Unvermögen, das Gelenk zu belasten. Oft mit Fieber und Unwohlsein.

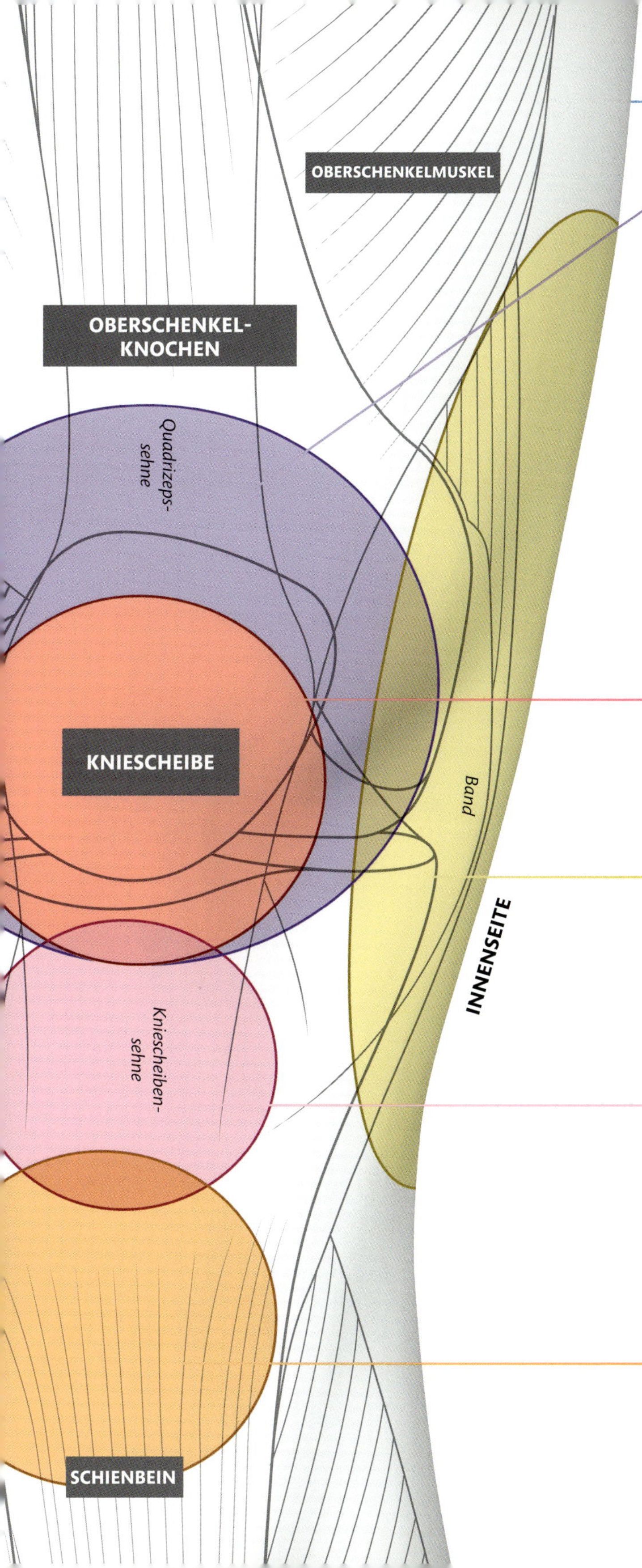

Verletzung des vorderen Kreuzbands *(S. 162)* ✚✚
Schmerz, meist nach plötzlicher Drehung mit gebeugtem Knie. Verletzungen des vorderen Kreuzbands sind bei Frauen häufiger als bei Männern. Etwa die Hälfte der Betroffenen haben zudem eine Verletzung des Meniskus oder eines anderen Bands im selben Knie.

Patellofemorales Schmerzsyndrom *(S. 160)* ✚✚
Allmählich einsetzende Schmerzen und Unbehagen, vor allem bei gebeugtem Knie und beim Treppensteigen.

Plica-Syndrom *(S. 160)* ✚✚
Schmerzempfindlichkeit und hörbares Klicken im Kniegelenk bei Bewegung.

Patellaluxation *(S. 161)* ✚✚✚
Plötzlicher Schmerz und hörbares Geräusch, wenn die Kniescheibe seitwärts aus ihrer Führung springt. Schwellung und Unvermögen, das Knie normal zu bewegen oder zu laufen.

Kniescheibenschleimbeutelentzündung *(S. 159)* ✚
Empfindliche Schwellung vor der Kniescheibe ohne Bewegungseinschränkungen. Bei schwerer Entzündung manchmal gerötet und heiß.

Riss des medialen Kollateralbands *(S. 162)* ✚✚
Leichte bis starke Schmerzempfindlichkeit und Schwellung, abhängig von Schwere der Verletzung.

Springerknie (Patellaspitzensyndrom) *(S. 164)* ✚✚
Schmerzen vorne am Knie, nahe der Kniescheibenbasis, aufgrund von Entzündung oder Verletzung der Kniescheibensehne. Betrifft meist Sportler. Tritt nach dem Rennen und/oder Springen auf.

Morbus Osgood-Schlatter *(S. 155)* ✚✚
Allmählich einsetzende Schmerzen und Empfindlichkeit unter der Kniescheibe bei Kindern und Jugendlichen. Manchmal ist an dieser Stelle der Knochen geschwollen.

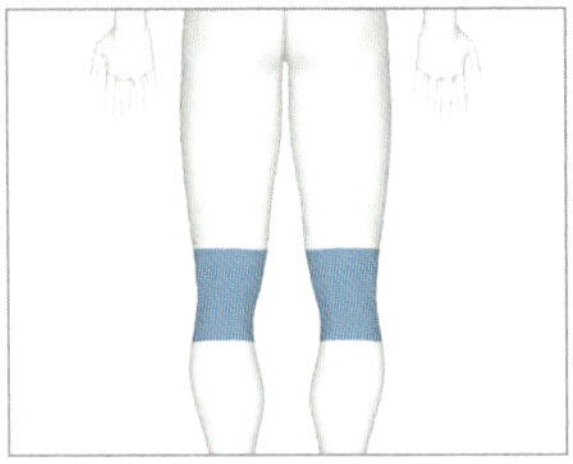

SIEHE AUCH
Knie, vorne *S. 136–137*

KNIE
HINTEN

Beschwerden an der Rückseite des Knies können von Bänder-, Muskel- oder Sehnenzerrungen oder ernsteren Verletzungen der Bänder oder des Gelenks stammen. Die Blutgefäße hier befinden sich direkt unter der Haut und sind anfällig für Erkrankungen. An der Haut der Kniekehle bilden sich oft Ekzeme.

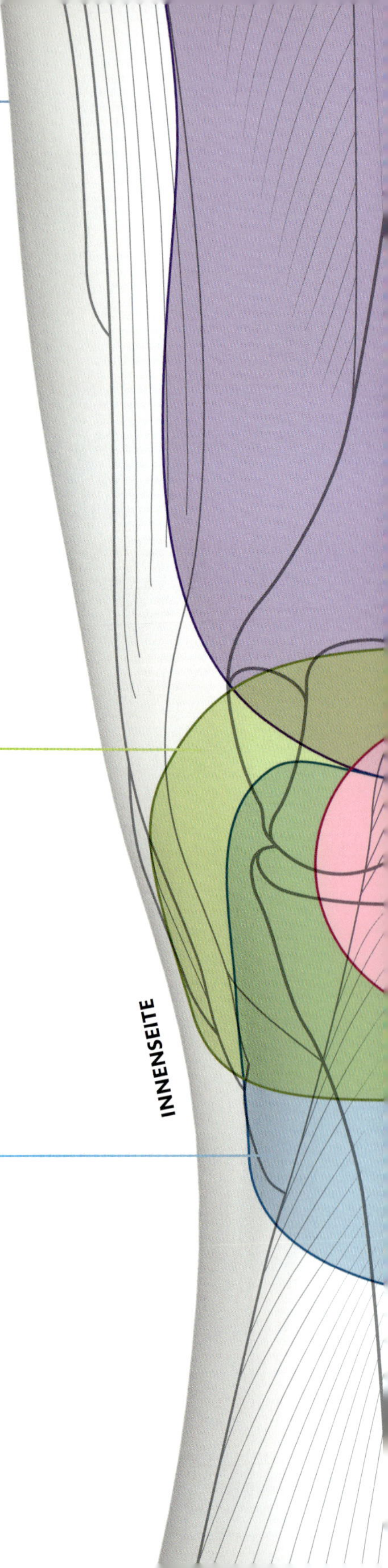

Ekzem *(S. 222)*
Juckende, trockene, entzündete Haut. Kann sich durch Kratzen infizieren. Haut nässt, verkrustet und quillt auf. Mit der Zeit kann sie auch dicker und dunkler werden.

Verletzungen des hinteren Kreuzbands *(S. 162)*
Zu Beginn geringe Beschwerden, abgesehen von Instabilität und Schmerzen beim Treppensteigen. Entsteht infolge eines Sturzes oder Schlages auf das gebeugte Knie.

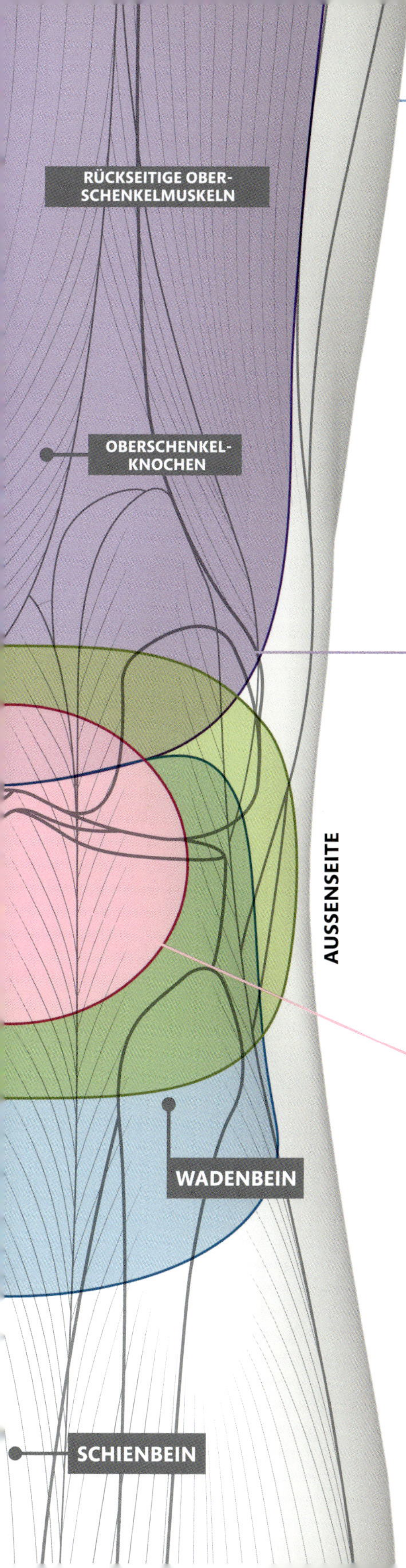

Ischialgie *(S. 173)*
Zunehmender, brennender Schmerz vom Gesäß hinab über die Rückseite des Oberschenkels bis zur Kniekehle, manchmal bis zum Fuß. Wenn anhaltend, Arzt aufsuchen.

Krampfadern *(S. 185)*
Vergrößerte, gewundene Venen irgendwo am Bein. Kann schmerzhaft sein, vor allem im Stehen, und langfristig zum Anschwellen des Beins, Hautveränderungen und Geschwürbildung führen. Häufiger bei Frauen und älteren Menschen.

Verletzung der rückseitigen Oberschenkelmuskeln *(S. 163)*
Plötzlicher Schmerz und Druckempfindlichkeit im rückseitigen Oberschenkel während maximaler Anspannung. Kann zu Schmerzen bei Bewegung führen. Verlust an Kraft mit sichtbarem Bluterguss über und hinter dem Knie. Betrifft vor allem Sportler.

Baker-Zyste *(S. 160)*
Mit Flüssigkeit gefüllte Schwellung in der Kniekehle. Kann platzen und plötzliche, starke Schmerzen, Schwellung und Rötung an Kniekehle und Wade verursachen.

Kniekehlenaneurysma *(S. 184)*
Ausbeulung der Kniekehlenarterie. Verursacht selten weitere Symptome. Häufiger bei Männern und älteren Menschen. Tritt oft an beiden Beinen auf.

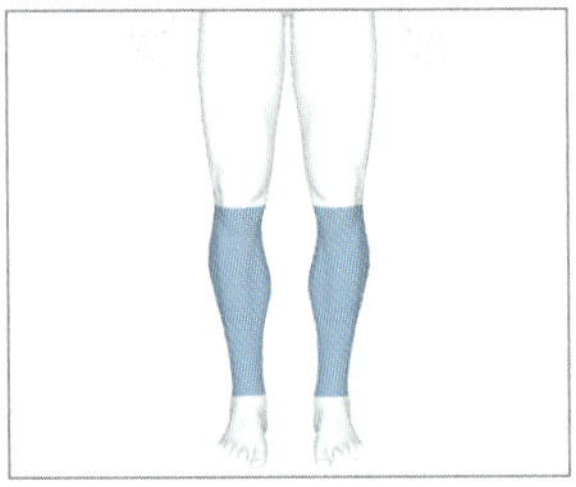

UNTERSCHENKEL
VORNE

Der Unterschenkel besteht aus zwei Knochen, dem Schien- und dem Wadenbein. Das Schienbein trägt den Großteil des Körpergewichts und ist ein wichtiger Teil von Knie- und Sprunggelenk. Unterschenkelverletzungen ereignen sich oft beim Sport. Zu den häufigsten gehören Verstauchungen (überdehnte Bänder) und Zerrungen (überdehnte Muskeln), die meist von selbst heilen.

SIEHE AUCH
Knie, hinten *S. 138–139,*
Unterschenkel, hinten *S. 142–143*

Schienbeinkantensyndrom *(S. 163)*
Dumpfer, drückender Schmerz zu Beginn sportlicher Betätigung, Nachlassen im Ruhezustand. Schwellung kann vorhanden sein. Manchmal nimmt der Schmerz so weit zu, dass kein Sport mehr möglich ist. Risikofaktoren sind Übergewicht und geringe körperliche Fitness.

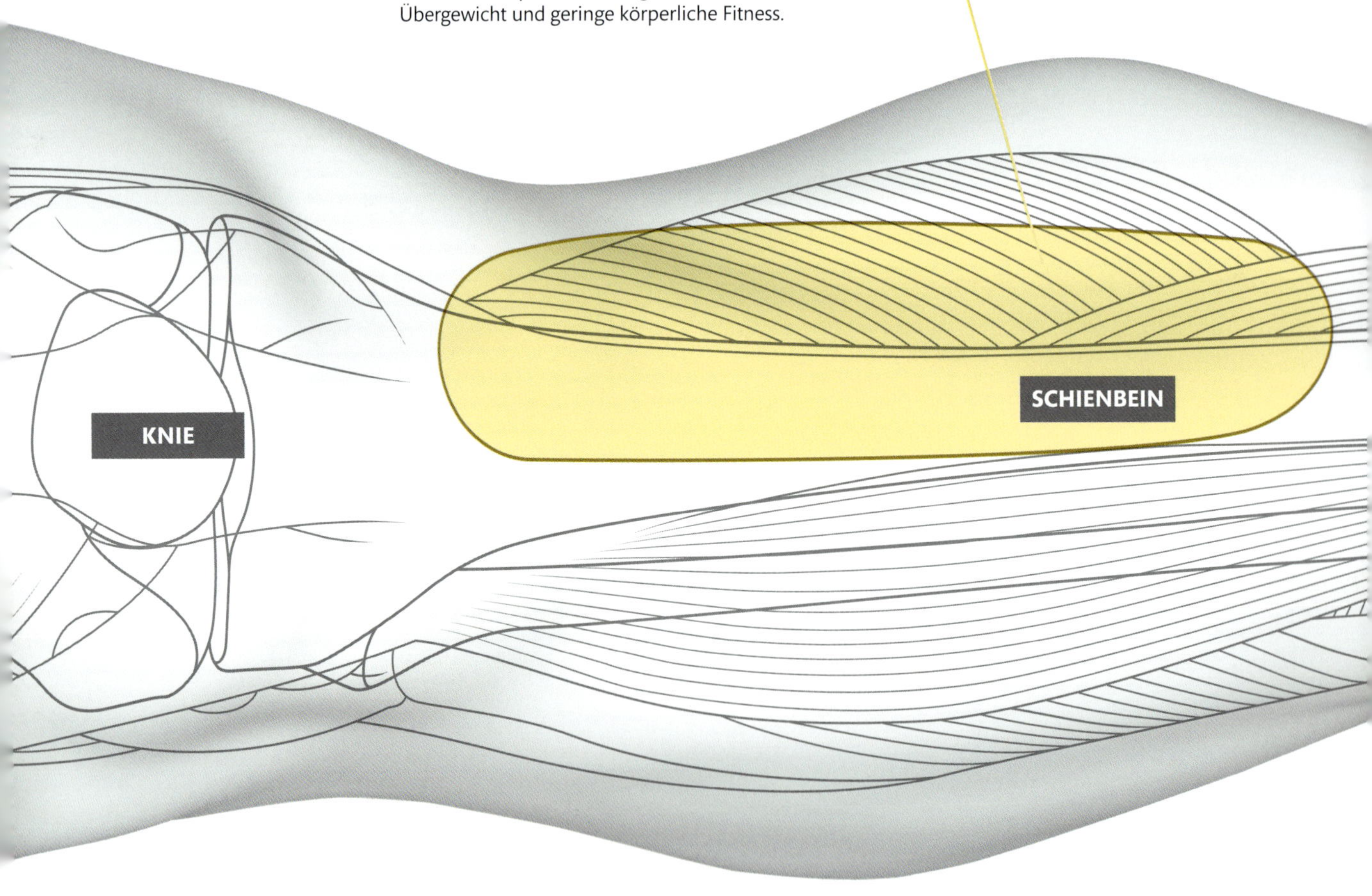

Fraktur *(S. 156)*
Starke Schmerzen, Schwellung, veränderte Form und Bluterguss. Laufen manchmal unmöglich. Entsteht durch Traumata wie Auto- oder Sportunfälle. Das Schienbein ist der am häufigsten gebrochene Röhrenknochen. In 75 Prozent der Fälle ist auch das Wadenbein betroffen. Notfall. Notruf absetzen.

Stressfraktur *(S. 156)*
Belastungsschmerz mit Verschlimmerung bei Aktivität und Linderung durch Ausruhen. Örtlich begrenzte Schmerzempfindlichkeit des Knochens, die sich durch Klopfen auf betreffende Stelle hervorrufen lässt. Entsteht durch sportliche Überbelastung in tragenden Knochen wie dem Schienbein oder in Sprunggelenk und Fuß.

Restless-Legs-Syndrom *(S. 162)*
Unangenehmer Bewegungsdrang in den Beinen, vor allem im Ruhezustand, der das Einschlafen stört. Manchmal im Schlaf zuckende Gliedmaßen. Häufiger bei Anämie, chronischer Niereninsuffizienz, Parkinson, Diabetes, rheumatoider Arthritis und in der Schwangerschaft.

Lymphödem *(S. 188)*
Teilweises oder ganzheitliches Anschwellen des Unterschenkels. Drücken mit dem Finger hinterlässt keinen Abdruck. Falls schmerzhaft oder anhaltend, Arzt aufsuchen.

HAUTVERÄNDERUNGEN

Ödem
Schwellung aufgrund überschüssiger Gewebsflüssigkeit. Betrifft meist auch Fuß und Fußknöchel. Manchmal bleibt der Abdruck eines Fingers einige Zeit sichtbar. Verbunden mit Verfärbung der Haut, Druckschmerzen und Gewichtszunahme. Falls schmerzhaft oder länger als 48 Stunden anhaltend, Arzt aufsuchen.

Zellulitis (Phlegmone) *(S. 228)*
Geröteter, heißer, schmerzender Bereich aufgrund einer Infektion. Tritt häufiger nach Verletzung, Operation, Insektenbiss oder Hautausschlag auf. Erhöhtes Risiko durch Schwangerschaft, Diabetes und Übergewicht.

Lymphangitis *(S. 187)*
Geröteter, warmer Bereich, oft mit erhabenem Rand. Kann zudem die Arme betreffen. Manchmal Schüttelfrost und Fieber sowie Schmerzen infolge einer Infektion. Charakteristische rote Linie zur Leiste (oder Achsel) auf der Haut. Verbunden mit schmerzempfindlichen Beulen in Leiste oder Achselhöhle.

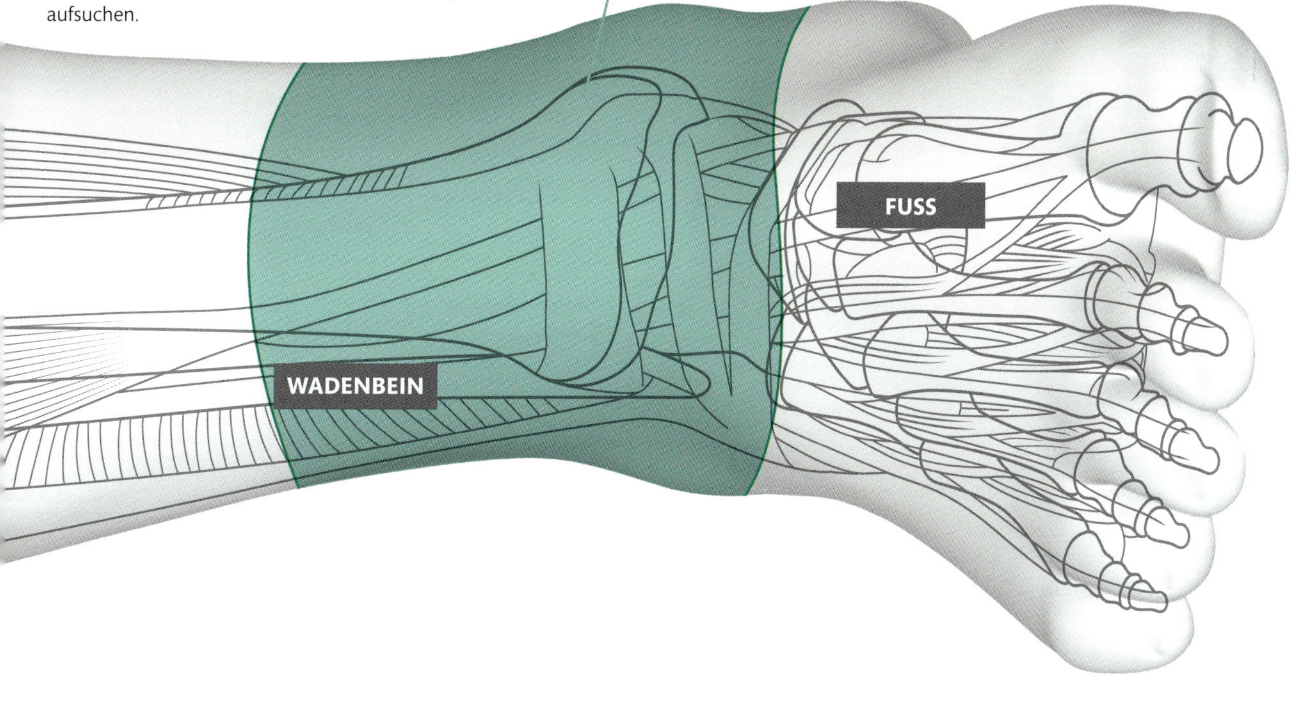

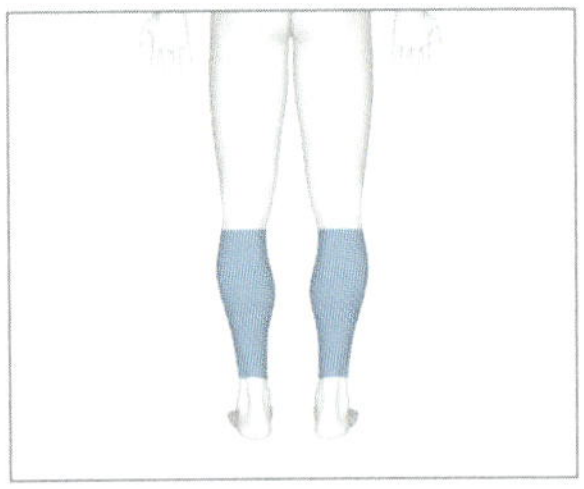

SIEHE AUCH
Knie, hinten *S. 138–139,*
Unterschenkel, vorne *S. 140–141*

UNTERSCHENKEL
HINTEN

An der Rückseite des Unterschenkels befinden sich große Muskelgruppen, die anfällig sind für Verletzungen und Zerrungen. Verstauchungen (überdehnte Bänder) und Zerrungen (überdehnte Muskeln) sind die häufigsten Verletzungen und heilen meist von selbst. Hautveränderungen können Zeichen schwerwiegenderer Erkrankungen sein.

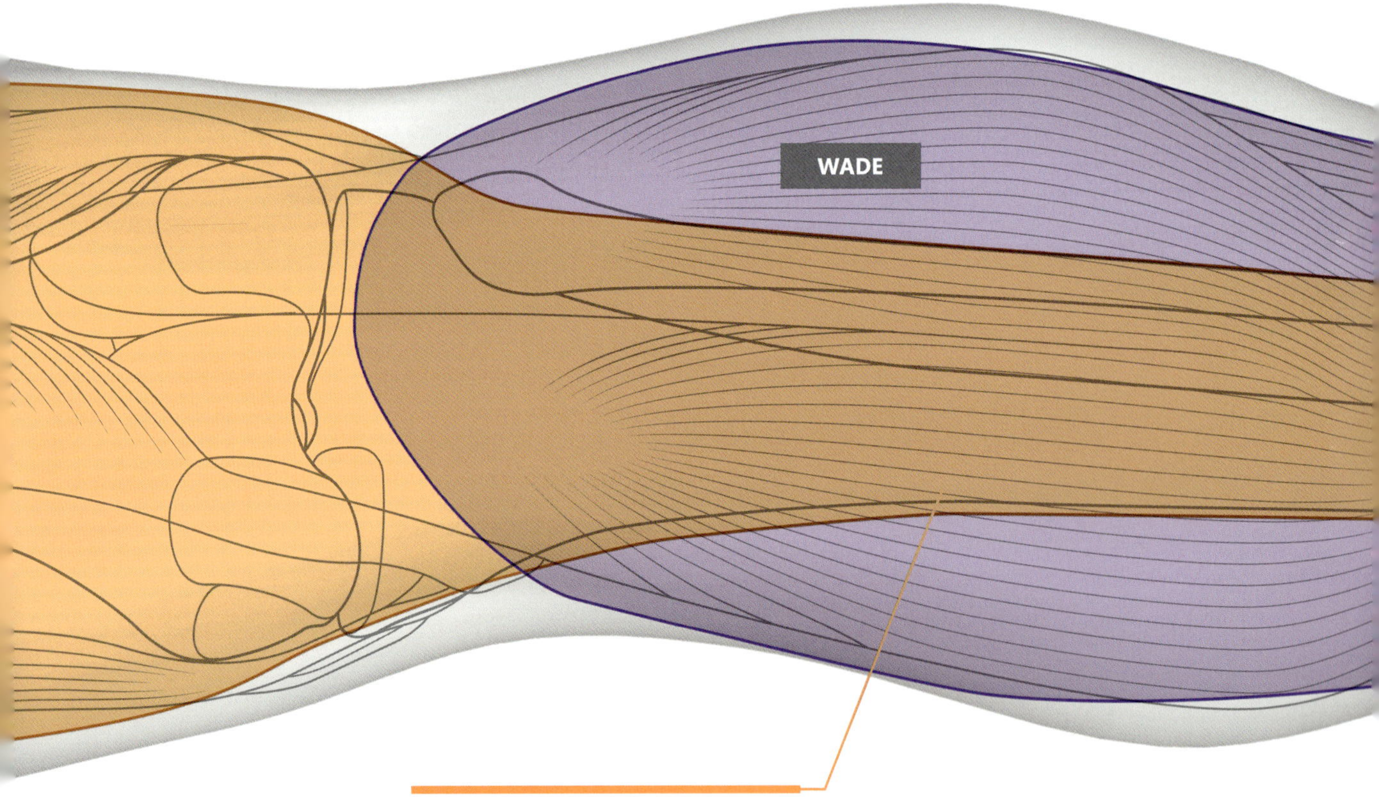

Ischialgie *(S. 173)*
Zunehmender, brennender Schmerz vom Gesäß, an der Rückseite des Oberschenkels entlang bis in Bein und Fuß. Wenn anhaltend oder zur Schmerzbehandlung Arzt aufsuchen.

Muskelfaserriss *(S. 163)*
Schmerzen, meist nach Überbeanspruchung der Muskeln (etwa durch exzessives Rennen oder Springen) oder durch plötzliches Strecken. Kann sehr schmerzhaft und lähmend sein.

Krampf *(S. 161)*
Plötzliche, unfreiwillige, anhaltende (einige Sekunden bis Minuten) Muskelkontraktion, die zu starken Schmerzen und vorübergehender Bewegungsunfähigkeit führt. Häufiger bei ermüdeten Muskeln, jedoch ereignen sich 75 Prozent der Krämpfe nachts. Muskelschmerzen halten nach Nachlassen des Krampfs eine Weile an.

Kompartmentsyndrom *(S. 163)*
Starke Schmerzen und Verspannungen, ausgelöst durch Überanstrengung. Linderung durch Ausruhen. Betroffene Muskeln fühlen sich hart an und schmerzen bei Streckung. Zudem Muskelschwäche, Taubheit und/oder Kribbeln sowie Schwierigkeiten beim Laufen. Betrifft meist Sportler unter 40 Jahren.

Tiefe Venenthrombose *(S. 184)*
Schmerzen und Druckempfindlichkeit, vor allem bei gestreckter Wade. Gefühl von Schwere und Druck sowie warme, gerötete Haut. Eine Wade ist stärker angeschwollen als die andere. Risiko erhöht sich ab 40 Jahren, bei vorausgegangener Thrombose oder bei familiärer Vorbelastung.

Wachstumsschmerzen
Unspezifische Schmerzen und Druck in beiden Beinen. Bei Kindern häufig. Tritt meist abends oder nachts auf. Betrifft auch Schienbein, Fußknöchel und die Vorderseite des unteren Oberschenkels. Harmlos, im Zweifelsfall jedoch den Arzt aufsuchen.

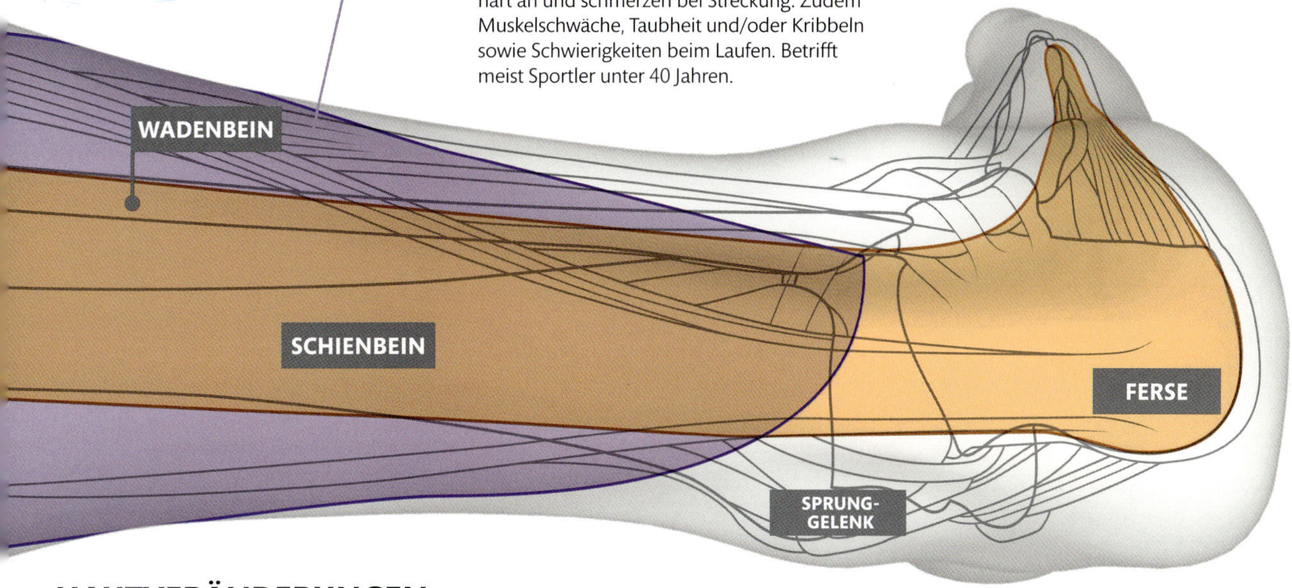

HAUTVERÄNDERUNGEN

Krampfadern *(S. 185)*
Vergrößerte, gewundene Venen, hauptsächlich von Kniekehle zur Wade. Druckschmerz, vor allem im Stehen. Kann zu Anschwellen des Beins, Hautveränderungen und Geschwürbildung führen. Häufiger bei Frauen.

Zellulitis (Phlegmone) *(S. 228)*
Geröteter, heißer, schmerzender Bereich aufgrund einer Infektion. Tritt häufiger nach Verletzung, Operation, Insektenbiss oder Hautausschlag auf. Erhöhtes Risiko durch Schwangerschaft, Diabetes und Fettleibigkeit.

Unterschenkelgeschwür *(S. 225)*
Hautveränderungen mit Rötung und Geschwüren. Manchmal schmerzhaft.

Restless-Legs-Syndrom *(S. 162)*
Unangenehmer Bewegungsdrang in den Beinen, vor allem im Ruhezustand, der das Einschlafen stört. Manchmal im Schlaf zuckende Gliedmaßen. Häufiger bei Anämie, chronischer Niereninsuffizienz, Parkinson, Diabetes, rheumatoider Arthritis und Schwangerschaft.

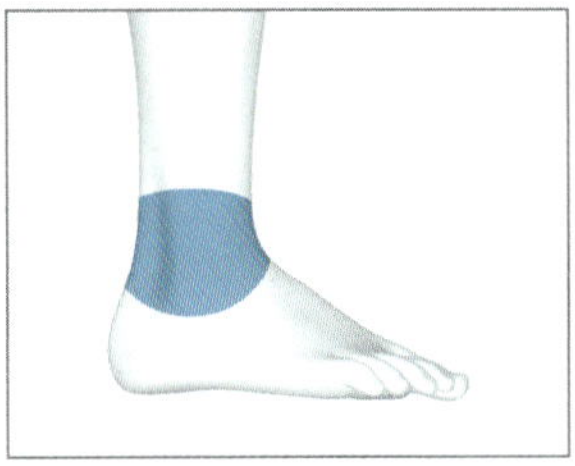

SIEHE AUCH
Unterschenkel, vorne *S. 140–141,*
Unterschenkel, hinten *S. 142–143,*
Fuß, allgemein *S. 146–147*

FUSSGELENK

Das Fußgelenk ist ein kompliziertes und verletzungsanfälliges Gelenk, da der Fuß bei uns Zweibeinern mehr Gewicht tragen muss und stärker für die Balance zuständig ist als bei vierbeinigen Tieren. Es ist anfällig für Verstauchungen (überdehnte Bänder), Zerrungen (überdehnte Muskeln) und Brüche.

GELENKERKRANKUNGEN

Arthrose *(S. 157)*
Kann am Gelenk nach einer Fraktur oder Verletzung auftreten. Schmerzen und Steifheit, vor allem in Bewegung. Eingeschränkter Bewegungsspielraum und Gefühl von Reibung. Betrifft meist nur ein Gelenk.

Rheumatoide Arthritis *(S. 157)*
Schmerzen, Schwellung, Steifheit und Bewegungseinschränkungen. Betrifft meist beide Gelenke. Kann auch an anderen Gelenken, etwa in Händen und Füßen, auftreten.

Rheumatisches Fieber *(S. 184)*
Fieber, Gelenkschmerzen (darunter im Fußgelenk), Muskelzucken und ein nicht juckender Ausschlag, 2 bis 4 Wochen nach einer bakteriellen Halsentzündung *(S. 192)*. Betrifft meist Kinder zwischen 5 und 14 Jahren.

Verstauchter Knöchel *(S. 162)*
Schmerzen, Schwellung, Bluterguss und Schmerzempfindlichkeit, Schwierigkeiten beim Bewegen des Knöchels, Hinken.

Fraktur *(S. 156)*
Starke Schmerzen, Schwellung und Bluterguss. Laufen kann unmöglich sein. Folgt auf Traumata wie Auto- oder Sportunfall. Abnorme Gelenkposition kann auf Ausrenkung hindeuten.

Gicht *(S. 159)*
Starke Schmerzen mit geröteter, warmer, sehr schmerzempfindlicher Schwellung eines Gelenks, wie dem Knöchel. Betrifft jedoch häufiger die große Zehe. Laufen kann unmöglich sein. Manchmal zudem harte, schmerzlose Beulen (Tophi) an der Ferse.

Septische Arthritis *(S. 157)*
Zunehmende Schmerzen, Schwellung und Hitze im Fußgelenk nach einer Verletzung oder Operation. Verschlimmerung durch Bewegung. Unvermögen, das Gelenk zu belasten, oft mit Fieber und allgemeinem Unwohlsein.

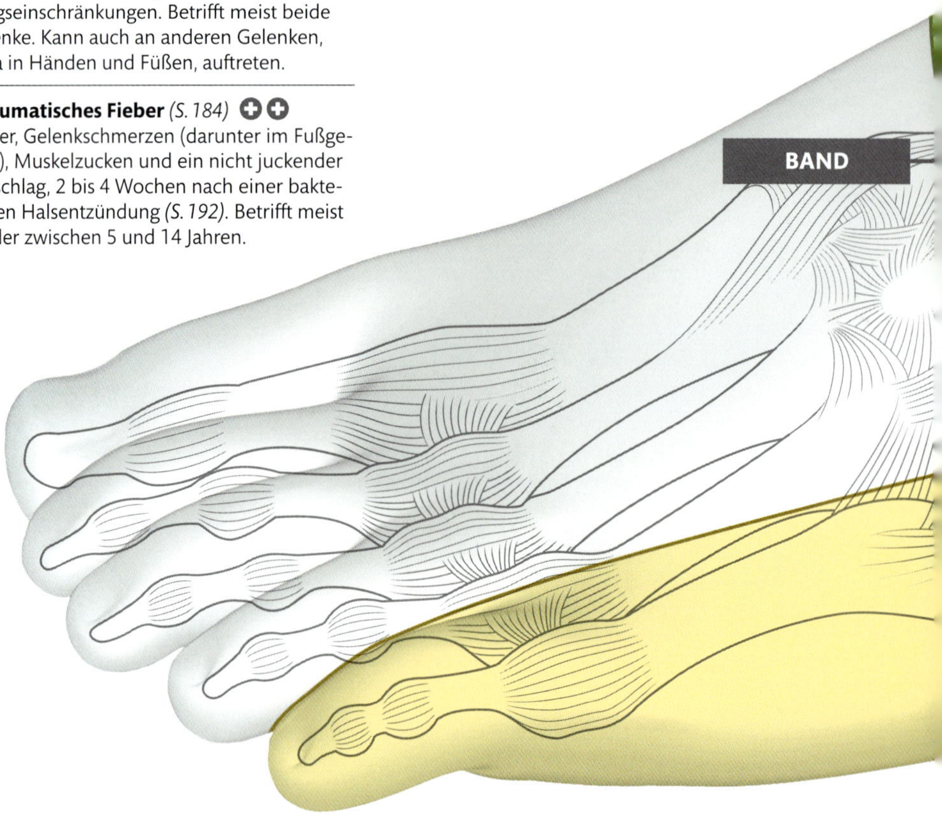

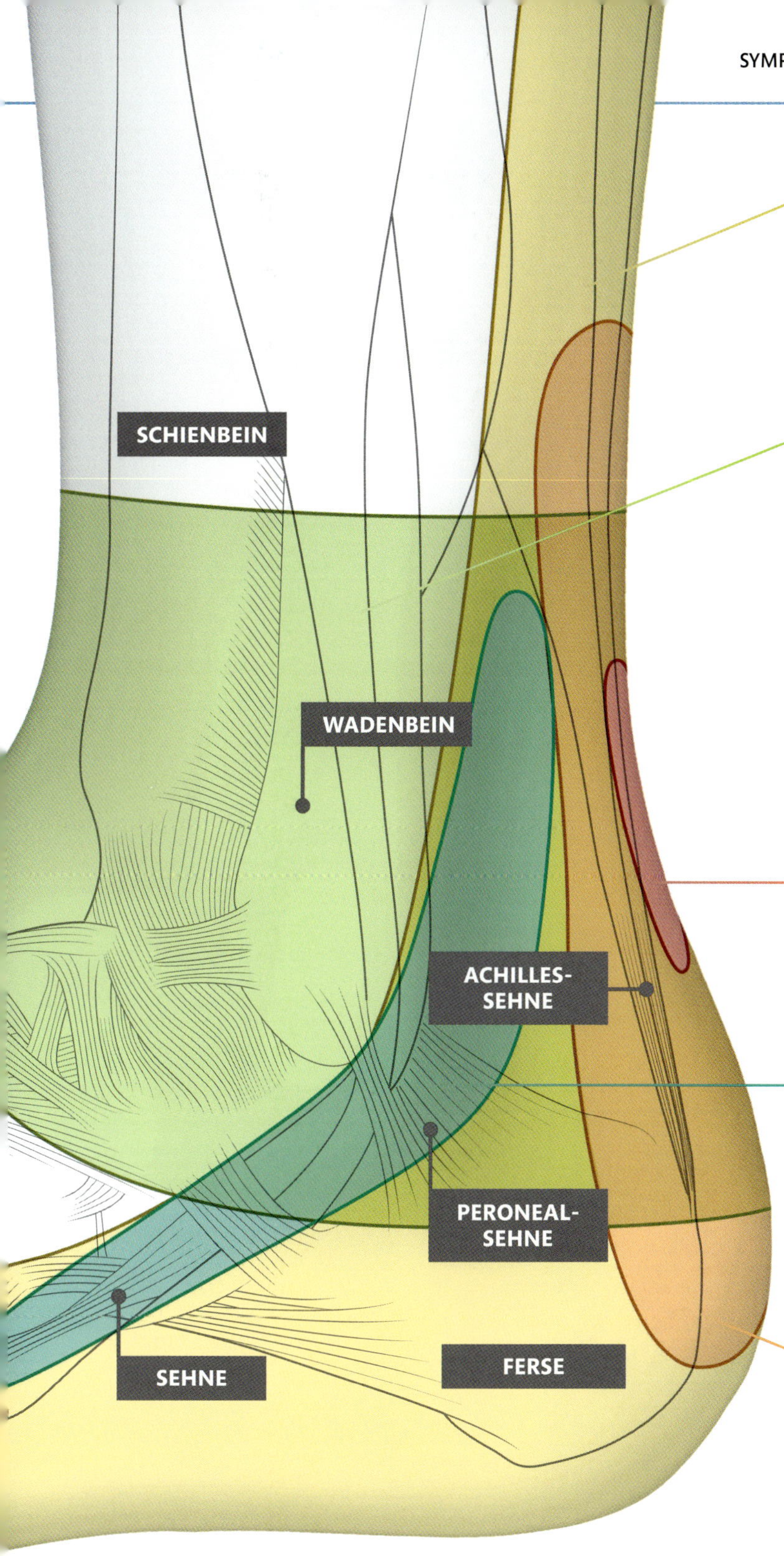

Ischialgie *(S. 173)*
Zunehmender, brennender Schmerz vom Gesäß, an der Rückseite des Oberschenkels entlang bis in Bein und Fuß. Wenn anhaltend oder sehr schmerzhaft, Arzt aufsuchen.

GESCHWOLLENE KNÖCHEL

Ödem *(S. 246)*
Schwellung aufgrund überschüssiger Gewebeflüssigkeit. Betrifft meist auch die Füße. Manchmal bleibt der Abdruck eines Fingers für einige Zeit sichtbar. Verbunden mit Verfärbung der Haut, Druckschmerzen und Gewichtszunahme. Falls schmerzhaft oder länger als 48 Stunden anhaltend, Arzt aufsuchen.

Zellulitis (Phlegmone) *(S. 228)*
Geröteter, heißer, schmerzender Bereich aufgrund einer Infektion. Tritt häufiger nach Verletzung, Operation, Insektenbiss oder Hautausschlag auf. Erhöhtes Risiko durch Schwangerschaft, Diabetes und Übergewicht.

Familiäre Hypercholesterinämie *(S. 221)*
Gelbe Ablagerungen cholesterinreichen Fetts. Kann auch an Sehnen des Ellbogens und des Knies auftreten.

Peroneale Tendinitis *(S. 164)*
Allmählich zunehmender Schmerz an Außenseite von Fuß und Fußgelenk mit Instabilität während und nach dem Belasten. Verschlimmerung beim Drehen des Fußes nach innen oder außen. Wenn anhaltend, Arzt aufsuchen.

Tendinitis der Achillessehne *(S. 164)*
Schmerzen, Steifheit und Schwellung an der Ferse, vor allem morgens und bei Bewegung.

Achillessehnenruptur *(S. 165)*
Knall, dann scharfer Schmerz von der Rückseite des Fußgelenks in den Unterschenkel. Fühlt sich an wie plötzlicher Tritt auf die Ferse. Schwellung, Unvermögen, auf Zehenspitzen zu stehen. Manchmal Gefühl einer Lücke in der Sehne.

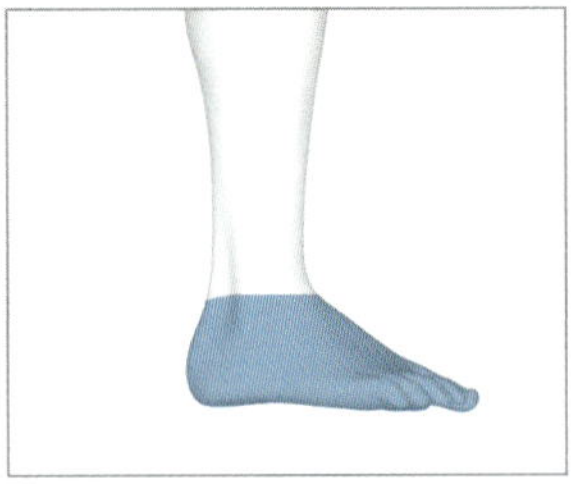

SIEHE AUCH Fußgelenk *S. 144–145*, Fuß, Oberseite *S. 148–149*, Fuß, Unterseite *S. 150–151*

FUSS
ALLGEMEIN

Der menschliche Fuß ist ein starkes, mechanisch komplexes Körperteil mit 26 Knochen. Er ist anfällig für verschiedene Infektionen und Verletzungen, die durch hohe Absätze und schlecht sitzende Schuhe verschlimmert werden können.

KÄLTEEINWIRKUNG

Erfrierung mit Gewebeschäden *(S. 239)*
Zu Beginn nur taube, geschwollene Hautstelle mit geröteter Begrenzung. Später können durch Bildung von Eiskristallen irreversible Gewebeschäden auftreten.

Oberflächliche Erfrierung *(S. 239)*
Erfrierung ohne Bildung von Eiskristallen in der Haut. Blasse Hautfarbe und Taubheit bilden sich nach Aufwärmen schnell zurück.

Frostbeulen *(S. 225)*
Lokale, entzündliche Hautbeulen an exponierten Körperstellen, Verschlimmerung durch Kälte. Rötung, Jucken, Entzündung und manchmal Blasenbildung.

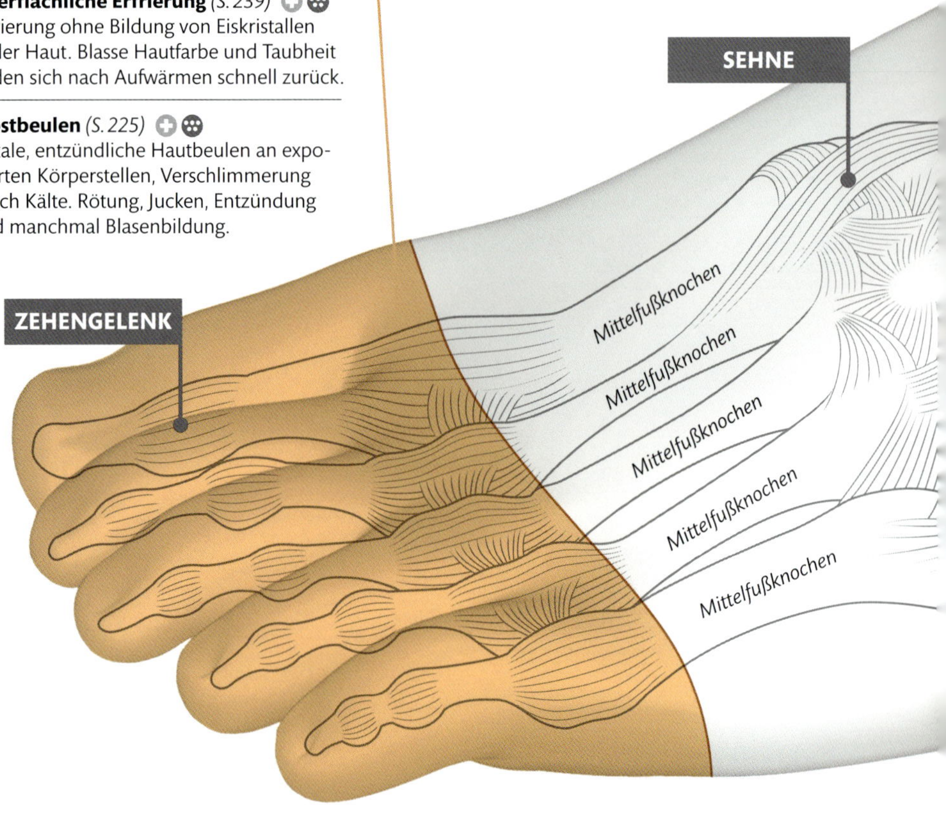

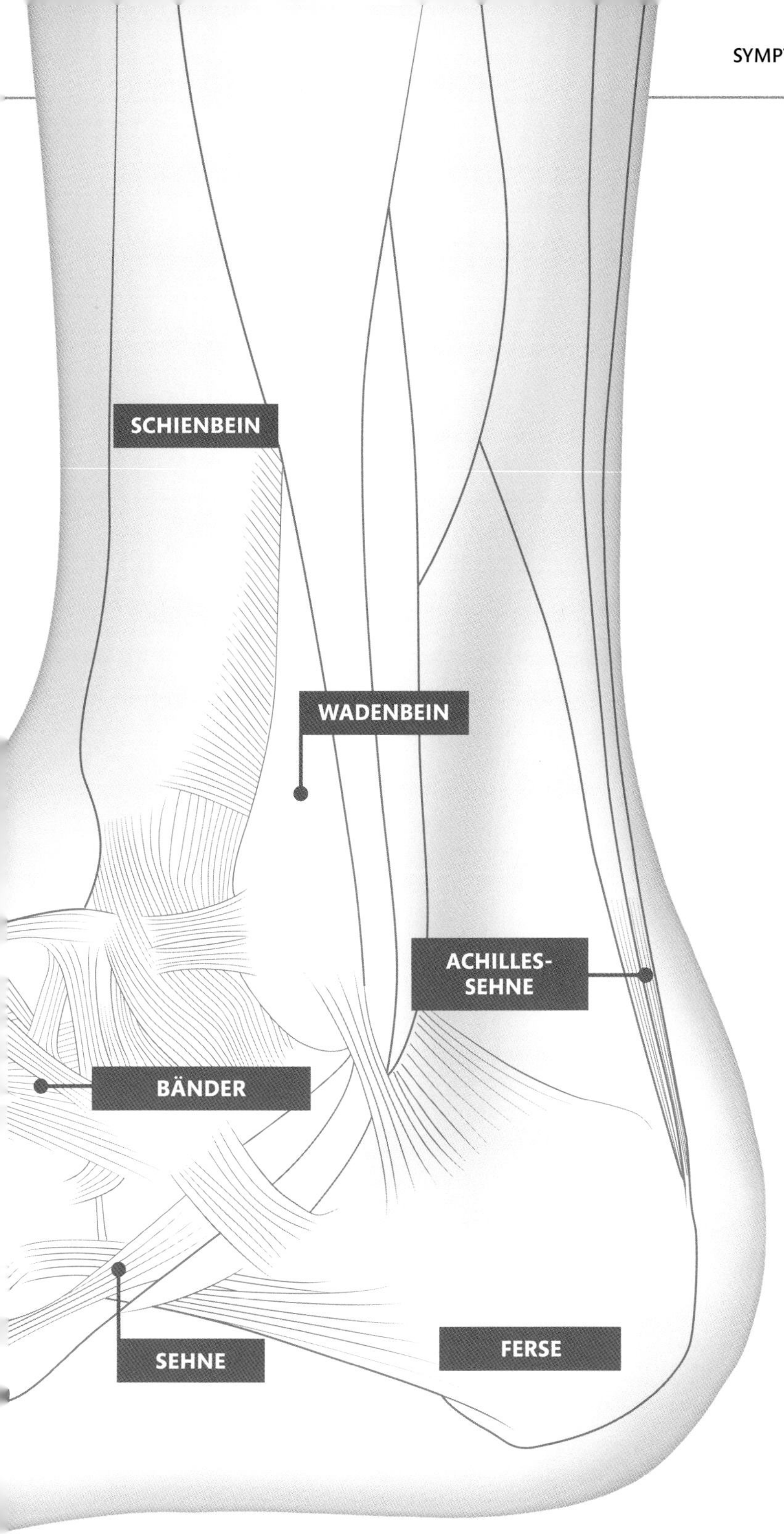

GELENKERKRANKUNGEN

Gicht *(S. 159)*
Starke Schmerzen mit geröteter, warmer, sehr schmerzempfindlicher Schwellung der Gelenke. Betrifft meist die große Zehe, kann jedoch auch an jedem anderen Gelenk des Fußes auftreten. Laufen kann unmöglich sein. Manchmal zudem harte, schmerzlose Beulen (Tophi) an Zehen und Ferse.

Arthrose *(S. 157)*
Schmerzen und Steifheit, vor allem bei Bewegung. Eingeschränkte Beweglichkeit.

Rheumatoide Arthritis *(S. 157)*
Schmerzen, Schwellung und Steifheit der Gelenke. Tritt meist symmetrisch auf (etwa an beiden großen Zehen) und kann verschiedene Gelenke betreffen. Allgemeinere Symptome sind leichtes Fieber, Müdigkeit und Gewichtsverlust.

Psoriasisarthritis *(S. 157)*
Empfindlicher, entzündeter Bereich dort, wo eine Sehne an einem Knochen ansetzt (etwa Achillessehne an Ferse). Manchmal Endgelenke der Zehen entzündet. Kann mit oder ohne Schuppenflechte *(S. 222)* auftreten.

Diabetisches Fußsyndrom *(S. 219)*
Meist schmerzlose, eitrige Geschwüre in Bereichen mit Hornhaut. Bereiche können geschwollen und gerötet sein.

Klumpfuß *(S. 156)*
Eine angeborene Deformität mit Einwärtsdrehung der Füße, was zum Gehen auf den Knöcheln oder äußeren Fußseiten führt.

Knochenkrebs *(S. 155)*
Zu Beginn manchmal schmerzlose, harte, unbewegliche Geschwulst. Schmerz kann mit der Zeit zunehmen. Zudem Schwäche, Fieber, Gewichtsverlust und/oder unerklärliche Knochenbrüche. Bald ärztliche Hilfe suchen.

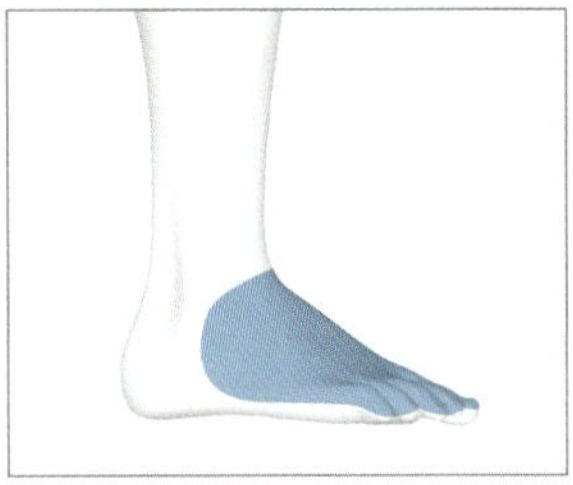

SIEHE AUCH
Fuß, allgemein *S. 146–147*

FUSS
OBERSEITE

Beugung des Fußes nach oben hebt die Zehen, streckt die Wadenmuskeln und reduziert die Spannung der Sehnen auf der Fußoberseite, welche ansonsten Schmerzen verursachen können. Erkrankungen der Zehen und Nägel sind oft das Resultat schlecht sitzender Schuhe.

Peroneale Tendinitis *(S. 164)* ⊕⊕
Allmählich zunehmender Schmerz an Außenseite von Fuß und Fußgelenk mit Instabilität während und nach dem Belasten. Verschlimmerung beim Drehen des Fußes nach innen oder außen.

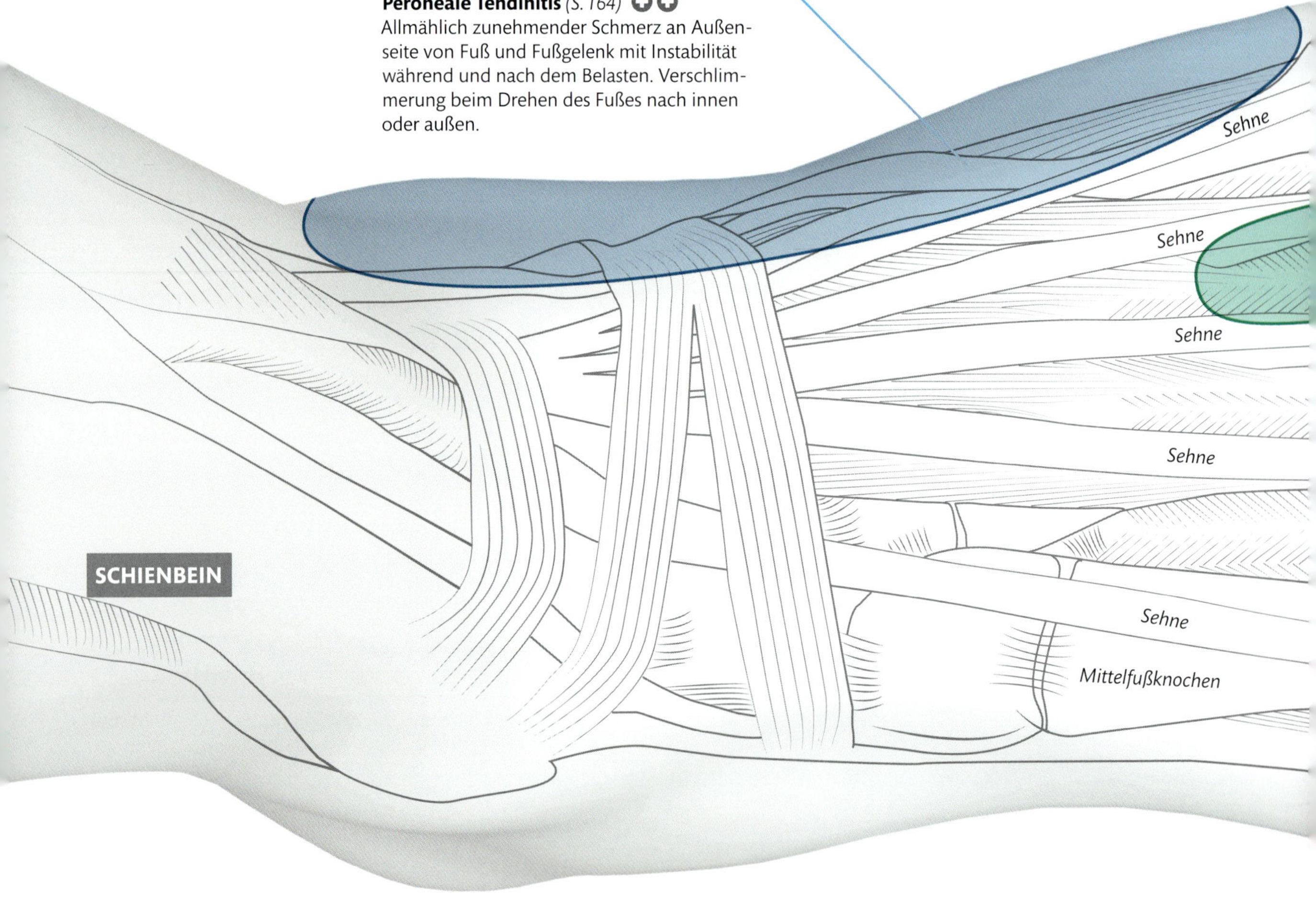

Stressfraktur *(S. 156)*
Schmerzen in tragendem Knochen, verschlimmert durch Anstrengung. Örtliche Druckempfindlichkeit des Knochens.

Fraktur *(S. 156)*
Schmerz, Druckempfindlichkeit, Bluterguss, Schwellung, Kribbeln oder Taubheit nach einem Trauma. Meist ist einer der Langknochen des Fußes betroffen.

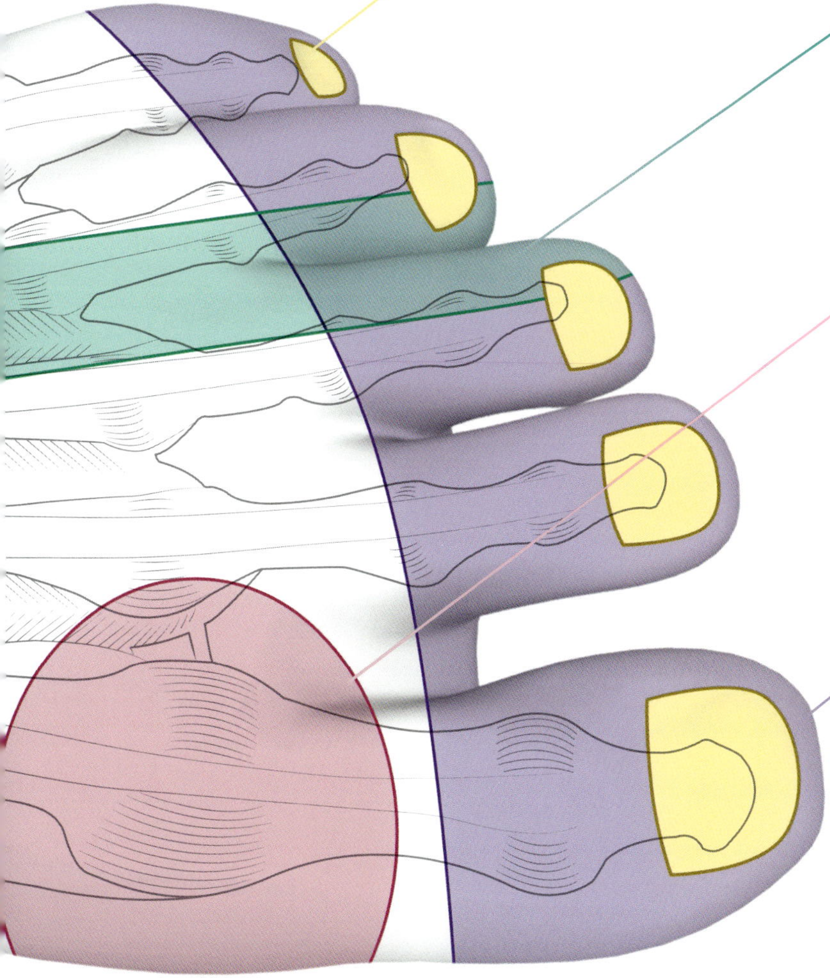

NAGELPROBLEME

Eingewachsener Zehennagel *(S. 231)*
Zustand, bei dem ein Zehennagel in den Nagelfalz der Zehe wächst. Daraufhin Infektion mit Rötung, Schmerzen und Schwellung.

Nagelpilz *(S. 231)*
Verfärbung, Verdickung, Reißen, Schuppen und sogar Auflösung eines Zehennagels, über mehrere Wochen voranschreitend.

Morton-Neuralgie *(S. 173)*
Scharfer, zeitweiliger Schmerz, der beim Tragen von Schuhen meist in die dritte und vierte Zehe einschießt. Örtliche Druckempfindlichkeit, teilweise Taubheit und/oder Kribbeln.

Arthrose *(S. 157)*
Schmerzen und Steifheit, vor allem bei Bewegung. Eingeschränkte Beweglichkeit.

Ballenzehe (Hallux valgus) *(S. 160)*
Verformung der großen Zehe, bei der sich diese seitwärts zur zweiten Zehe neigt. Dadurch entsteht eine charakteristische Beule an der Innenseite des unteren Gelenks.

ZEHENPROBLEME

Hammerzehe *(S. 165)*
Eine abnorm gekrümmte Zehe, wobei das Mittelgelenk permanent gebeugt und das Endgelenk nach unten gebogen ist.

Fußpilz *(S. 229)*
Juckender, schuppender, nässender Ausschlag, vor allem zwischen den Zehen, der sich über den Großteil der Fußsohle ausdehnen kann. Manchmal Blasenbildung.

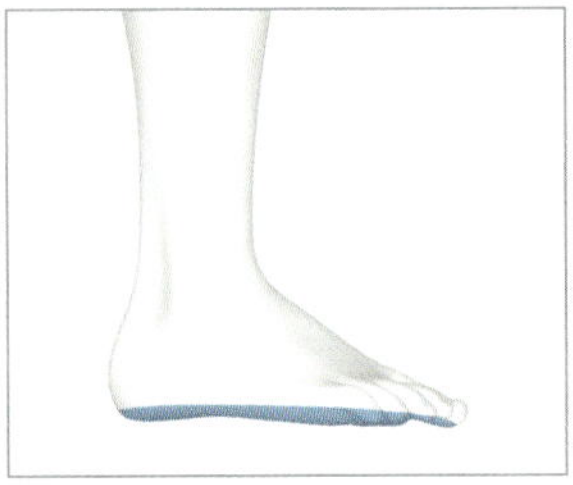

SIEHE AUCH **Fußgelenk** *S. 144–145,* **Fuß, allgemein** *S. 146–147,* **Fuß, Oberseite** *S. 148–149*

FUSS UNTERSEITE

Aufgrund des Gewichts, das auf der Fußsohle lastet, befinden sich dort die dicksten Hautschichten des Körpers mit einer hohen Dichte an Schweißdrüsen. Die Knochen unter der Sohle bilden das Fußgewölbe. Dieses kann im Alter nachgeben, was zu Plattfüßen führt.

Plantarfasziitis *(S. 165)*
Schmerzen an Ferse oder Fußgewölbe. Am schlimmsten bei den ersten Schritten nach dem Aufstehen. Lässt nach einer Weile nach, kann jedoch nach langem Stehen wieder auftreten.

Fersensporn *(S. 155)*
Harte, knöcherne Wucherung im weichen Fersen- oder Gewölbebereich.

Morbus Sever *(S. 162)*
Bei Kindern Schmerzen in einer oder beiden Fersen, die beim Stehen auf Zehenspitzen zunehmen. Führt zu Humpeln oder verändertem Gang beim Rennen.

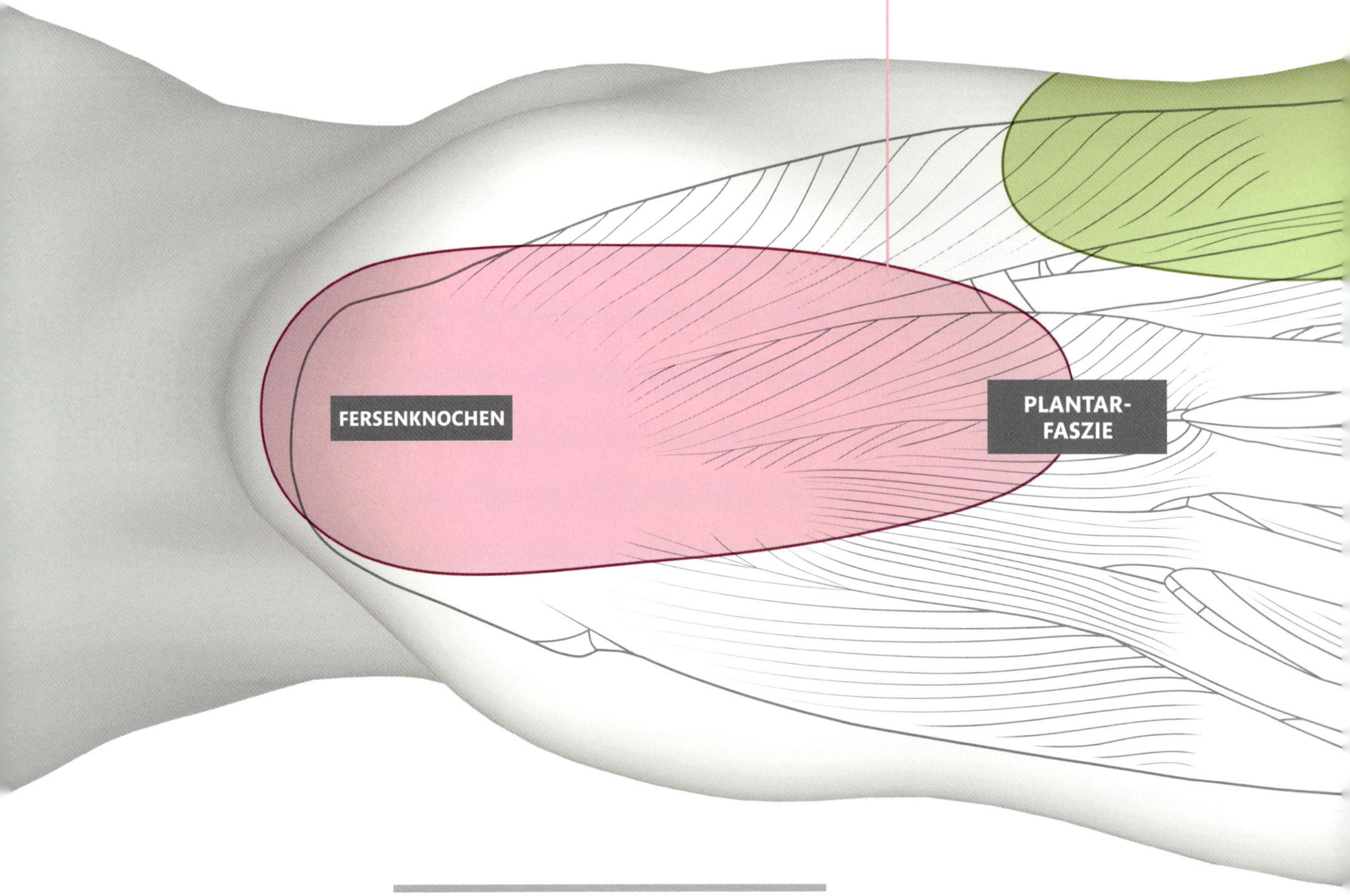

Plattfuß *(S. 156)*
Meist schmerzlose Abflachung des Fußgewölbes.

Hohlfuß *(S. 156)*
Schmerzen an Fußballen, Gewölbe und sogar am Fußgelenk.

Tendinitis der Großzehe *(S. 164)*
Schmerzen, Spannung und/oder Schwäche entlang der Sehne von der großen Zehe zum Gewölbe oder zur Fußgelenkinnenseite.

Tarsaltunnelsyndrom *(S. 173)*
Brennender Schmerz und Kribbeln entlang der Fußgelenkinnenseite und/oder in der Fußsohle. Schmerz nimmt bei langem Laufen oder Stehen zu.

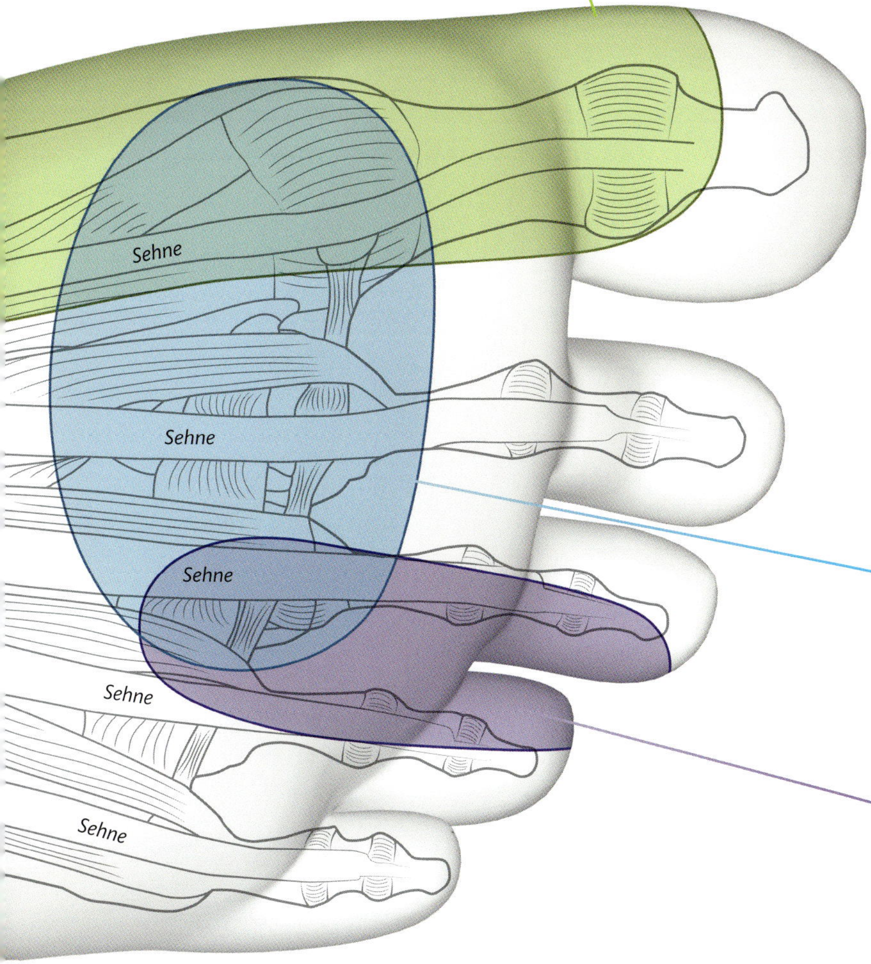

HAUTPROBLEME

Hornschwiele *(S. 246)*
Dicke, raue Hautschicht. Verdickt sich eine Hautstelle in einer Schwiele und hebt sich ab, spricht man von einem Hühnerauge.

Blase *(S. 225)*
Kleine, mit Flüssigkeit gefüllte Tasche zwischen den oberen Hautschichten. Entsteht durch zu viel Reibung in zu kurzer Zeit, sodass sich keine schützende Hornhaut bilden kann.

Druckgeschwür *(S. 225)*
Reicht von verfärbten Hautstellen bis hin zu offenen Wunden mit Sichtbarwerden der darunterliegenden Muskeln und Knochen. Bei starken Beschwerden Arzt aufsuchen.

Warzen *(S. 229)*
Kleine, dicke Hautgeschwülste infolge einer Virusinfektion. Können ansteckend sein, besonders bei Kindern zwischen 5 und 15.

Krampf *(S. 161)*
Plötzliche, unfreiwillige, anhaltende (einige Sekunden bis Minuten) Muskelkontraktion, die zu starken Schmerzen und vorübergehender Bewegungsunfähigkeit führt. Häufiger bei ermüdeten Muskeln, jedoch ereignen sich 75 Prozent der Krämpfe nachts. Muskelschmerzen halten nach Nachlassen des Krampfs eine Weile an.

Metatarsalgie *(S. 165)*
Schmerzen in den Fußballen beim Gehen (besonders auf den Zehenspitzen) oder hartem Auftreten (Rennen). Unangenehm beim Tragen von Schuhen.

Morton-Neuralgie *(S. 173)*
Scharfer, vorübergehender Schmerz, der beim Tragen von Schuhen meist in die dritte und vierte Zehe einschießt. Örtliche Druckempfindlichkeit, teilweise Taubheit und/oder Kribbeln.

TEIL 3
VERZEICHNIS DER ERKRANKUNGEN

MUSKELN UND SKELETT

OSTEOPOROSE

Bei der Osteoporose verliert das Knochengewebe an Dichte und die Knochen werden dünner und weicher. Sie ist eine häufige Alterserkrankung, die vor allem Frauen nach den Wechseljahren betrifft, da die Eierstöcke kein knochendichtestabilisierendes Östrogen mehr produzieren. Weitere Risikofaktoren für Osteoporose sind eine kalziumarme Ernährung, rheumatoide Arthritis, Schilddrüsenüberfunktion und chronische Niereninsuffizienz, langfristige Einnahme von Kortikoiden, Immobilisation sowie Rauchen.

Erstes Anzeichen einer Osteoporose ist meist eine Fraktur, oft des Handgelenks oder des Oberschenkelknochens. Auch Rückenwirbel können betroffen sein, was zu Schmerzen und fortschreitender Verringerung der Körpergröße führt.

Die Behandlung besteht aus der Einnahme von Kalzium und Vitamin D, regelmäßigem Training, um den Knochenaufbau zu fördern, und Medikamenten gegen den Knochenschwund. Für postmenopausale Frauen kann auch eine Hormonersatztherapie hilfreich sein, dagegen spricht jedoch das erhöhte Risiko von Erkrankungen wie Brustkrebs bei langfristiger Einnahme.

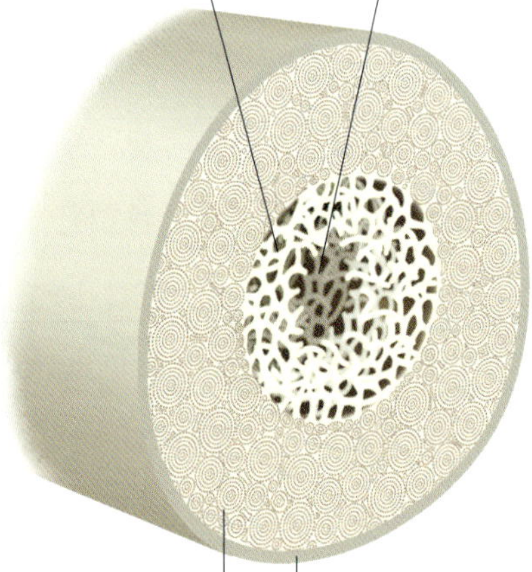

Gesunder Knochen
Die innere Schicht besteht aus schwammartigem Knochengewebe (Spongiosa) mit der Markhöhle in der Mitte. Sie umgibt ein Mantel aus hartem Knochengewebe (Kompakta), das von der Knochenhaut bedeckt ist.

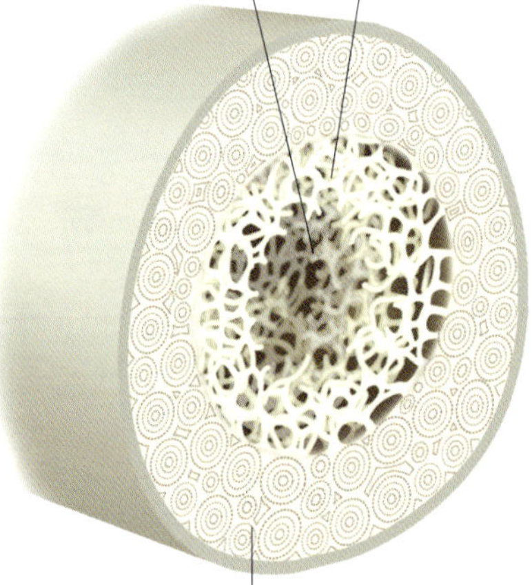

Knochen bei Osteoporose
Bei Osteoporose ist die Markhöhle vergrößert und das schwammartige sowie das harte Knochengewebe verlieren an Dichte. Dadurch wird der Knochen spröder und bricht leichter.

OSTITIS

Ostitis ist eine Knochenentzündung, meist aufgrund einer Verletzung, Operation oder einer übergreifenden Infektion im Körper. Auslöser können Bakterien wie Staphylococcus aureus, Tuberkulose oder Pilzinfektionen sein.

Bei akuter Ostitis treten die Symptome plötzlich auf, darunter Fieber und starke Knochenschmerzen. Bei chronischer Ostitis stellen sich die Symptome, leichtes Fieber und anhaltende Knochenschmerzen, allmählich ein.

Zur Behandlung dienen Antibiotika oder Antimykotika. Die Entfernung des befallenen Knochenteils kann erforderlich sein.

SPONDYLOLYSE

Spondylolyse ist eine Wirbelsäulenerkrankung, bei der ein Teil des fünften (selten des vierten) Lendenwirbels nicht aus normalem Knochen, sondern weichem Bindegewebe besteht. Aufgrund dessen ist der betroffene Wirbel anfällig für Belastungsschäden und Wirbelgleiten (Vorwärtsgleiten eines Wirbels über den darunterliegenden, S. 158).

Kommt es zum Wirbelgleiten, kann dies Schmerzen und Steifheit zur Folge haben und eine Behandlung erforderlich machen. Ansonsten verursacht die Spondylolyse meist keine Beschwerden und muss nicht behandelt werden.

KNOCHENNEKROSE

Bei der Knochennekrose stirbt ein Teil eines Knochens aufgrund einer Unterbrechung seiner Blutversorgung ab, meist als Resultat einer Fraktur. Sie tritt am häufigsten an Schulter, Hüfte oder Knie auf. Manchmal besteht zu Beginn Symptomfreiheit, doch später setzen oft anhaltende, zunehmende Schmerzen an der betroffenen Stelle ein.

Die Behandlung richtet sich nach dem Ausmaß der Knochenschädigung und reicht von Medikamenten bis hin zum operativen Einsetzen eines Knochentransplantats oder einer künstlichen Gelenkprothese.

PAGET-SYNDROM

Das Paget-Syndrom, auch Osteodystrophia deformans genannt, ist eine Störung des Knochenumbaus, die zu geschwächten und manchmal deformierten Knochen führt. Normalerweise wird die Knochensubstanz ständig abgebaut und durch neue ersetzt. Diese ist beim Paget-Syndrom jedoch aus unbekannter Ursache brüchig.

Am häufigsten betroffen sind Schädel, Rückgrat, Becken und Beine. Mögliche Symptome sind Knochen- und Gelenkschmerzen, Knochenverformungen wie O-Beine, Knochenbrüche, Taubheit sowie Kribbeln oder Schwäche im betroffenen Gebiet. Das Paget-Syndrom ist nicht heilbar, Medikamente können jedoch die Symptome lindern.

MORBUS OSGOOD-SCHLATTER

Morbus Osgood-Schlatter ist ein schmerzhaftes Anschwellen des Knochenfortsatzes des Schienbeins unterhalb des Knies (genannt Tuberositas tibiae). Es tritt am häufigsten bei intensiv sporttreibenden Teenagern auf. Man nimmt eine exzessive, repetitive Spannung des Oberschenkelmuskels als Ursache an, die sich auf die Tuberositas tibiae überträgt. Meist ist nur ein Bein betroffen, die Schmerzen verschlimmern sich bei körperlicher Anstrengung und lassen im Ruhezustand nach.

Eine Behandlung, abgesehen von Ruhe und Schmerzmitteln, ist meist nicht erforderlich. Der Zustand bildet sich üblicherweise innerhalb einiger Wochen oder Monate zurück.

KNOCHENKREBS
Ewing-Sarkom

Bösartige Knochentumoren können direkt vom Knochengewebe ausgehen (primäre Knochentumoren) oder aus dem Übergreifen einer sonstigen Krebserkrankung resultieren (sekundäre Knochentumoren).

Die wichtigsten primären Knochentumoren sind Osteosarkom, Ewing-Sarkom und Chondrosarkom. Zu den Symptomen aller Arten von Knochentumoren gehören anhaltende, allmählich zunehmende Knochenschmerzen, Schwellung und Entzündung im Bereich des betroffenen Knochens, Fieber, Müdigkeit und Gewichtsverlust. Die Behandlung umfasst meist eine Kombination aus operativer Entfernung des befallenen Knochenteils, Chemotherapie und Strahlentherapie. Manchmal ist eine Amputation notwendig.

Sekundäre Knochentumoren sind am häufigsten an Rückgrat, Becken, Rippen oder Schädel. Meist handelt es sich um Metastasen von Brust- (S. 216), Lungen- (S. 195), Prostata- (S. 212), Schilddrüsen- oder Nierentumoren (S. 209). Hauptsymptom sind Knochenschmerzen. Befall des Rückgrats kann ein Kollabieren der Wirbelkörper und Schwäche oder Lähmung einer Extremität zur Folge haben. Behandelt wird der auslösende Primärtumor.

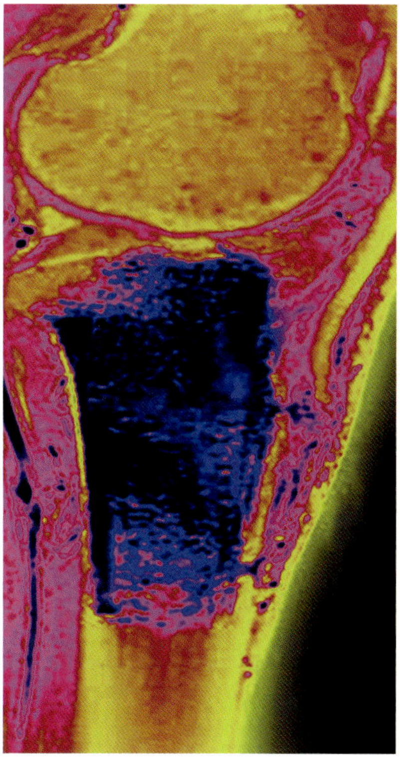

Knochenkrebs
Dieser eingefärbte Scan eines Unterschenkels zeigt ein Osteosarkom (dunkelblauer Bereich) am oberen Ende des Schienbeins. Dieser bösartige Tumor befällt meist Menschen unter 20 Jahren.

KNOCHENSPORNE

Knochensporne, auch Osteophyten genannt, sind Wucherungen von Knochengewebe auf bestehenden Knochen, um Gelenke oder an Rückenwirbeln. Sie treten häufig bei Arthritis (S. 157), Spondylose (S. 158) und Morbus Bechterew (Entzündung der Wirbel, S. 158) auf und entwickeln sich oft an Nacken, Schultern, Knien, Lendenwirbeln, Fingern oder Zehen. Fersensporne werden häufig durch wiederholte Schädigung der Fußmuskeln und -bänder verursacht und sind unter Sportlern verbreitet.

Nicht alle Knochensporne führen zu Beschwerden. Sie können aber Schmerzen, Bewegungseinschränkungen, Kribbeln und Taubheit oder Schwäche im betroffenen Bereich verursachen.

Die Behandlung besteht meist aus Schmerzmitteln. Bei Bewegungseinschränkungen kann Physiotherapie helfen. In schweren Fällen können Sporne operativ entfernt werden.

GUTARTIGE KNOCHENTUMOREN
Osteoid-Osteom

Gutartige Knochentumoren können an jedem Knochen vorkommen, am häufigsten jedoch in den Röhrenknochen der Gliedmaßen, den Rückenwirbeln und den Handknochen. Die wichtigsten Arten sind Osteoid-Osteome, Osteochondrome und Chondrome. Sie treten meist in der Kindheit oder Jugend auf.

Diese Tumoren verursachen üblicherweise keine Symptome, manchmal kann jedoch eine Vergrößerung und Verformung des betroffenen Knochens erfolgen. Drückt der Tumor auf einen Nerv, kann dies zudem Kribbeln oder Taubheit zur Folge haben oder Bewegungseinschränkungen und Schmerzen beim Druck auf umgebende Sehnen verursachen.

Gutartige Knochentumoren ohne Beschwerden können einfach nur beobachtet werden. Treten Symptome oder schnelles Wachstum auf, kann eine operative Entfernung erfolgen, meist mit Einsetzen eines Knochentransplantats.

KOKZYGODYNIE

Kokzygodynie bezeichnet starke, scharfe Schmerzen im Steißbein, dem unteren Endabschnitt der Wirbelsäule. Auslöser können eine Verletzung, etwa ein Sturz sein, andauernde Belastung aufgrund schlechter Sitzhaltung oder der Druck auf das Steißbein bei einer Entbindung. Oft gibt es jedoch keine erkennbare Ursache.

Kokzygodynie kann meist durch rezeptfreie Schmerzmittel gelindert werden und lässt gewöhnlich innerhalb einiger Wochen von selbst nach. Hält der Zustand an, kann zur Behandlung ein Kortikoid, oft zusammen mit einem Lokalanästhetikum, in den unteren Rücken injiziert werden. Weitere Behandlungsmaßnahmen sind meist nicht erforderlich.

FUSSDEFORMITÄTEN

Klumpfuß | Plattfuß | Hohlfuß

Bis zu einem Alter von zwei bis drei Jahren sind Plattfüße bei Kindern normal, dann entwickelt sich das Fußgewölbe. Manchmal geschieht dies jedoch nicht und die Plattfüße bleiben. Die Gewölbe können ebenfalls im Erwachsenenalter absinken, manchmal infolge von Übergewicht. Schmerzen durch Plattfüße können mithilfe von Einlagen gelindert werden.

Hohlfüße können erblich bedingt oder Folge einer Muskel- oder Nervenerkrankung sein. Bei möglicherweise auftretenden Schmerzen können orthopädische Einlagen helfen. In schweren Fällen ist manchmal eine operative Korrektur anzuraten.

Beim Klumpfuß liegt eine angeborene Einwärtsdrehung einer oder beider Füße vor. Er kann mithilfe einer wiederholt angewandten, manuellen Manipulationstechnik oder Spezialschuhen behandelt werden. Gelingt dies nicht, ist manchmal eine operative Korrektur erforderlich.

KNOCHENFRAKTUR

Jochbeinfraktur | Schlüsselbeinfraktur | Oberschenkelfraktur | Hüftfraktur | Oberarmfraktur | Rippenfraktur | Stressfraktur | Wirbelfraktur

Von Fraktur spricht man, wenn ein Knochen vollständig gebrochen ist oder einen Riss oder Spalt aufweist, meist infolge eines Traumas (Krafteinwirkung von außen) oder auch durch repetitive Überbelastung (Stressfraktur). Osteoporose (S. 154) kann zu Rissen in den Rückenwirbeln (Kompressionsfraktur) oder Oberschenkelbrüchen nahe dem Hüftgelenk führen.

Mögliche Symptome einer Fraktur umfassen unter Umständen heftige Schmerzen, Schwellung und Bluterguss, Deformität des betroffenen Bereichs sowie manchmal die Haut durchstoßende Knochen. Bisweilen treten auch schwere Blutungen auf. Wirbelsäulenfrakturen können das Rückenmark schädigen und zu Lähmungen führen.

Zur Behandlung wird der betroffene Körperteil meist durch einen Gips fixiert, bis der Knochen verheilt ist. Eventuell verschobene Knochenenden werden zuerst eingerichtet, manchmal durch einen operativen Eingriff. Bei Brüchen nahe eines Gelenks können Teile des Knochens oder das ganze Gelenk durch Prothesen ersetzt werden. Kompressionsfrakturen behandelt man gewöhnlich in erster Linie mit Schmerzmitteln.

Speichenfraktur
Diese eingefärbte Röntgenaufnahme zeigt einen Bruch der Speiche (ein Knochen des Unterarms). Dies ist eine geschlossene Fraktur. Bei offenen Frakturen durchstoßen ein oder mehrere Knochenfragmente die Haut und ragen heraus.

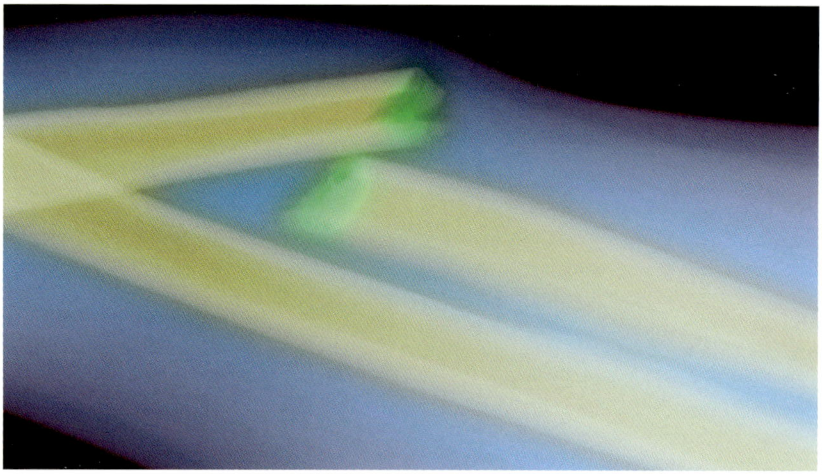

DEFORMITÄT DER WIRBELSÄULE

Kyphose | Skoliose

Bei der Kyphose besteht eine verstärkte Vorwärtskrümmung der Wirbelsäule im Brustbereich, die mit Rückenschmerzen einhergehen kann. Sie kommt häufig bei Kindern vor und verschwindet im Wachstum von selbst. Bei Erwachsenen entsteht eine Kyphose typischerweise haltungsbedingt, aufgrund geschwächter Wirbelkörper, etwa bei Osteoporose, oder durch Fettleibigkeit. Bei der Skoliose krümmt sich die Wirbelsäule seitwärts, meist im Brust- oder Lendenbereich. Sie kann eine gekrümmte Haltung und Rückenschmerzen verursachen. Skoliose beginnt gewöhnlich in der Jugend und neigt zu allmählicher Verschlimmerung bis zum Wachstumsstop.

Leichte Fälle beider Erkrankungen können oft mit Krankengymnastik behandelt werden. In schweren Fällen sind ein Korsett oder operative Methoden nötig.

ARTHROSE

Arthrose ist eine häufige Gelenkerkrankung, bei der eine allmähliche Abnutzung der Gelenkknorpel vorliegt. Bei gesunden Gelenken sind die Knochenenden von glattem, mit Gelenkschmiere bedecktem Knorpelgewebe geschützt. Dessen Abnutzung führt bei Arthrose zur Reibung zwischen den Knochen und damit zu Entzündung, Schmerzen und erhöhter Flüssigkeitsproduktion. Zudem können Knochenwucherungen um das Gelenk entstehen, welche die Reibung weiter erhöhen und die Beweglichkeit einschränken. Schließlich sind die Knorpel so weit abgetragen, dass Knochen auf Knochen reibt. Behandelt werden kann Arthrose mit Schmerzmitteln, Entzündungshemmern, Sport und Physiotherapie. In schweren Fällen muss das Gelenk manchmal operativ repariert oder ersetzt werden.

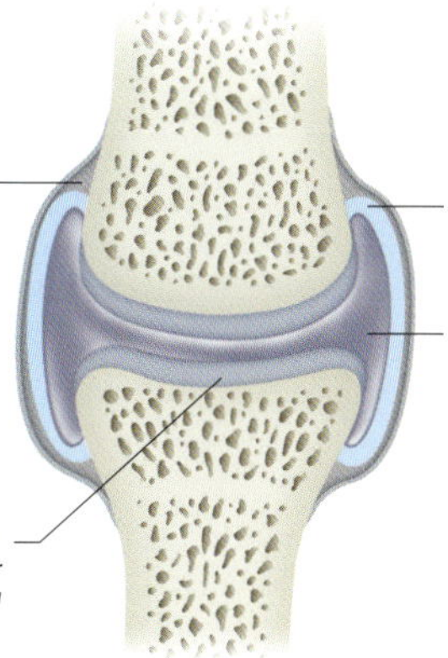

Gesundes Gelenk
Die Knochenenden sind mit einer intakten Schicht glatter Knorpel umgeben. Die Gelenkkapsel (gelenkumschließendes Gewebe) ist mit Synovialmembran ausgekleidet, die Schmiere produziert.

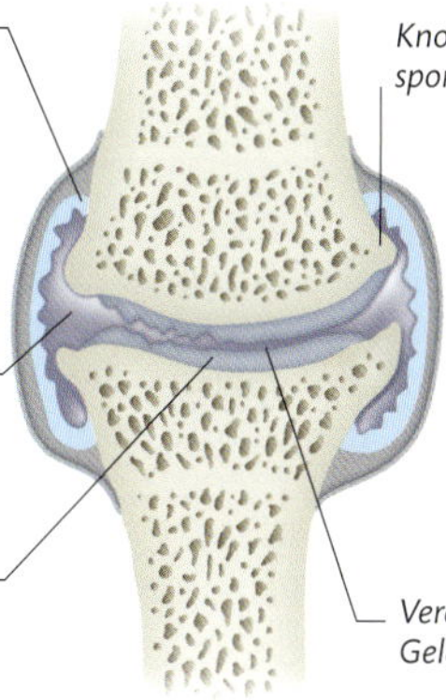

Frühe Arthrose
Schädigung und Abnutzung der Knorpelschichten führt zu einer Verengung des Gelenkspalts, gesteigerter Reibung sowie Flüssigkeitsproduktion und damit zu Schwellung und Schmerzen.

PSORIASISARTHRITIS

Psoriasisarthritis ist eine Art von Arthritis (Gelenkentzündung), die manchmal in Verbindung mit Schuppenflechte auftritt (S. 222). In leichten Fällen sind nur einige Gelenke betroffen, oft Endgelenke der Finger und Zehen, in schweren dagegen viele, darunter die der Wirbelsäule. Dabei treten die Symptome, wie Gelenkschmerzen, Schwellung und Steifheit, oft in gemeinsamen Schüben mit denen der Schuppenflechte auf. Unbehandelt kann Psoriasisarthritis zu bleibenden Gelenkschäden führen.

Zur Behandlung dienen Antirheumatika und Kortikoide gegen Schmerzen und Entzündung sowie Medikamente, die den Krankheitsfortschritt bremsen.

REAKTIVE ARTHRITIS

Reaktive Arthritis ist eine Gelenkentzündung aufgrund einer abnormen Immunreaktion auf eine kürzliche bakterielle Infektion, meist des Genitaltrakts oder Darms.

Hauptsymptome sind Gelenkschmerzen, Schwellung und Steifheit. Damit einhergehen können Beschwerden der Augen, wie Bindehautentzündung und verschwommenes Sehen, sowie der Harnröhre, etwa Schmerzen beim Urinieren und Harnröhrenausfluss.

Zur Behandlung der zugrunde liegenden Infektion dienen Antibiotika. Gegen die Arthritis werden Schmerzmittel, entzündungshemmende Kortikoide und manchmal Medikamente zur Unterdrückung der abnormen Immunreaktion eingesetzt.

SEPTISCHE ARTHRITIS

Septische Arthritis ist die Entzündung eines Gelenks aufgrund einer Infektion. Bakterien dringen meist durch eine nahe Wunde ein oder verbreiten sich von einer Infektion andernorts über den Blutkreislauf.

Zu den meist plötzlich auftretenden Symptomen gehören Schwellung, Rötung und Erwärmung um das Gelenk, starke Gelenkschmerzen, Bewegungseinschränkungen und Fieber. Zur Behandlung dienen Antibiotika, Schmerzmittel und Ruhe sowie Ablassen im Gelenk gebildeten Eiters.

RHEUMATOIDE ARTHRITIS

Rheumatoide Arthritis ist eine chronische Autoimmunerkrankung, bei der das Immunsystem die Gelenke angreift. Dies führt zu Schmerzen, Steifheit und Anschwellen der betroffenen Gelenke. Um diese entwickeln sich manchmal kleine, schmerzlose Knötchen. Dazu können allgemeine Beschwerden kommen, wie Müdigkeit, Fieber und Gewichtsverlust. Die Symptome treten in Schüben auf und betreffen manchmal auch andere Gewebe, etwa Lunge, Herz, Augen oder Blutgefäße.

Zur Behandlung dienen Antirheumatika und andere Medikamente, um den Krankheitsfortschritt zu verlangsamen, Kortikoide zur Entzündungshemmung, Schmerzmittel und Physiotherapie. Auch die operative Entfernung beschädigten Gewebes oder eine Gelenkprothese kann empfehlenswert sein.

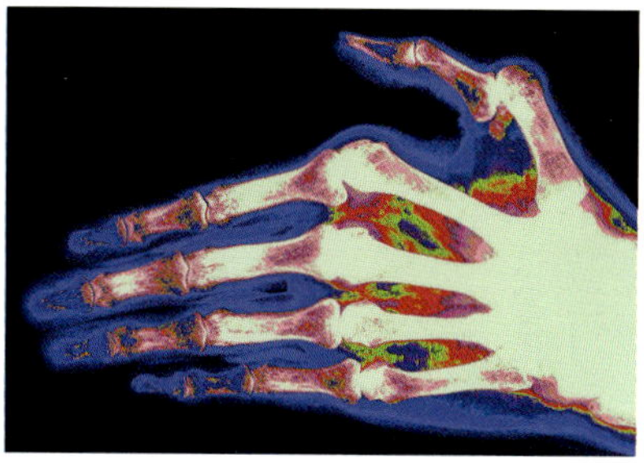

Rheumatische Hand
Dieses eingefärbte Röntgenbild zeigt rheumatoide Arthritis in den Gelenken von Daumen und Hand. Diese sind angeschwollen und deformiert.

WIRBELGLEITEN

Wirbelgleiten bezeichnet das Gleiten eines Wirbels über den darunterliegenden Wirbel. Meist sind Lendenwirbel betroffen. Es tritt gewöhnlich bei Erwachsenen auf und resultiert aus einer degenerativen Gelenkerkrankung wie Arthrose (S. 157), seltener aus einer Wirbelsäulenverletzung, etwa einer Stressfraktur (S. 156). Zudem kann es angeboren sein oder sich in der späteren Kindheit entwickeln. Die meisten Betroffenen sind beschwerdefrei, einige leiden jedoch unter Schmerzen, Steifheit oder Ischialgie. Zur Behandlung dienen Medikamente, bestimmte Übungen oder Physiotherapie. In schweren Fällen kann eine Operation notwendig sein.

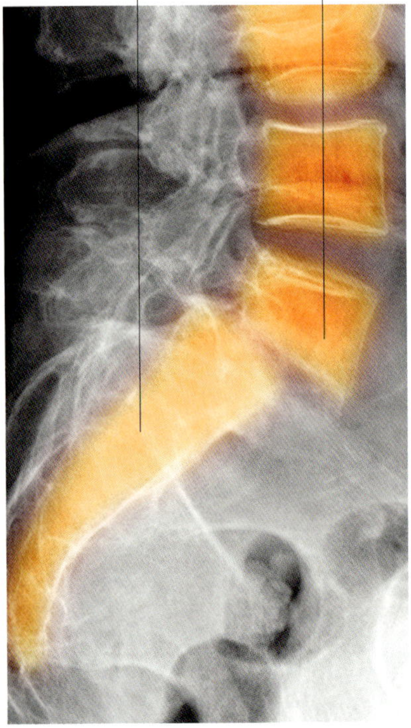

Wirbelgleiten
Wirbelgleiten kommt meist im Bereich der Lendenwirbelsäule vor, wie in dieser eingefärbten Röntgenaufnahme zu sehen. Sie zeigt, dass der fünfte (unterste) Lendenwirbel über dem Kreuzbein verschoben ist.

ZERVIKALE SPONDYLOSE

Zervikale Spondylose bedeutet Arthrose (S. 157) des Nackens. Dabei verdicken sich die Wirbelkörper der Halswirbelsäule, entwickeln Knochenwucherungen und die Gelenke zwischen den Wirbeln können sich entzünden. So entsteht Druck auf die Nerven und Blutgefäße im Nacken, was zu Symptomen wie Steifheit, Kopfschmerzen, von Schulter zu Hand ausstrahlenden Schmerzen, Taubheit, Kribbeln und Schwäche in den Händen und manchmal Schwindel führen kann. In schweren Fällen kann eine signifikante Stauchung der Wirbelsäule vorliegen und Schwäche in den Beinen sowie manchmal Inkontinenz auslösen.

Zur Behandlung dienen Medikamente, spezielle Übungen und Physiotherapie. In schweren Fällen kann operiert werden.

BANDSCHEIBENVORFALL

Zu einem Bandscheibenvorfall kommt es, wenn eine der Knorpelscheiben zwischen den Rückenwirbeln beschädigt wird und ihr Gallertkern hervorragt, welcher dann auf Rückenmarknerven drücken kann. Meist ist die Lendenwirbelsäule betroffen und es kommt zu Ischialgie, Schmerzen, Taubheit und Kribbeln an der Rückseite des Beins. Ein Auftreten im Nacken kann Nackenschmerzen und Schwäche in Arm und Hand verursachen.

Die Symptome bessern sich meist von selbst und können durch Schmerzmittel und Physiotherapie gelindert werden. Bewegung kann die Heilung beschleunigen. In schweren Fällen kann die operative Entfernung des beschädigten Teils der Bandscheibe notwendig sein.

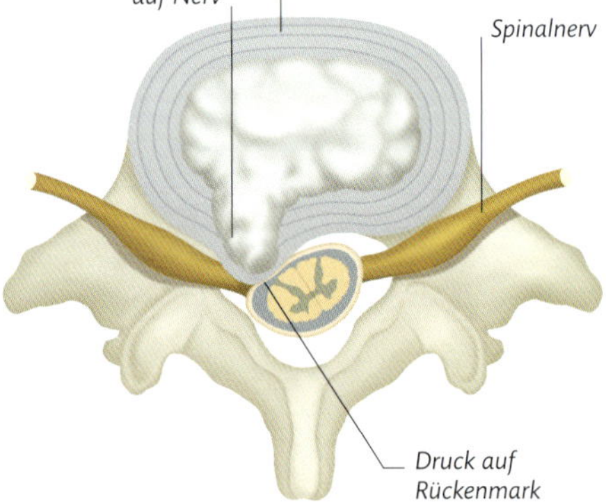

Bandscheibenvorfall
Ein Bandscheibenvorfall kann Druck auf das Rückenmark und die Wurzeln der Spinalnerven ausüben. Sind etwa zu den Beinen führende Nerven betroffen, kann dies Ischialgie auslösen.

MORBUS BECHTEREW

Bei Morbus Bechterew besteht eine anhaltende Entzündung von Kreuz-Darmbein-Gelenken (zwischen Rückgrat und Becken) und Rückenwirbeln. Die Ursache ist unbekannt, Vererbung spielt jedoch eine Rolle.

Gewöhnlich beginnen die Symptome allmählich, mit Schmerzen und Steifheit in Hüfte und unterem Rücken, vermehrt nach dem Ruhen und insbesondere frühmorgens. Zudem können Schmerzen in Brust und Ferse, Müdigkeit und gerötete, schmerzende Augen auftreten. Mit der Zeit kann die Entzündung der Wirbel zu bleibender Versteifung und Verkrümmung der Wirbelsäule führen. Die Behandlung besteht aus speziellen Übungen, Physiotherapie und Medikamenten.

TIETZE-SYNDROM

Das Tietze-Syndrom (Costochondritis) ist eine Entzündung der Knorpel, welche das Brustbein mit den Rippen verbinden. Typischerweise nehmen die Schmerzen zu bei tiefem Atmen, Niesen oder Husten, Druck gegen die Brust, Sport, Bewegen der Arme oder in einer bestimmten Position, etwa im Liegen.

Gewöhnlich verschwindet die Erkrankung ohne Behandlung, die Symptome können jedoch mehrere Monate anhalten. Zur Linderung dienen Schmerzmittel und Selbsthilfemaßnahmen, etwa das Vermeiden schmerzhafter Aktivitäten.

SCHLEIMBEUTELENTZÜNDUNG

Bursitis olecrani (Studentenellbogen) | Kniescheibenschleimbeutelentzündung | Schleimbeutelentzündung der Hüfte

Die Schleimbeutel sind flüssigkeitsgefüllte Säckchen zur Polsterung der Gelenke. Einige der wichtigsten Schleimbeutel befinden sich an der Kniescheibe, am Ellbogen und am seitlichen Vorsprung der Hüfte.

Eine Schleimbeutelentzündung resultiert meist aus lang andauernder oder wiederholter Belastung, etwa durch häufiges Knien, kann jedoch auch Folge einer Verletzung, exzessiven Sports oder gelegentlich einer bakteriellen Infektion sein. Bestimmte Gelenkerkrankungen, darunter Gicht und rheumatoide Arthritis (S. 157), erhöhen das Risiko.

Hauptsymptome sind Schmerzen, Schwellung, Druckempfindlichkeit und eingeschränkte Beweglichkeit des betroffenen Gelenks und, bei einer Infektion als Ursache, auch Fieber. Linderung bringen können Schonung des Gelenks, Medikamente, etwa Kortikoidinjektionen gegen die Entzündung oder Antibiotika bei Infektion, sowie Ablassen des betroffenen Schleimbeutels. Ein anhaltend oder wiederholt entzündeter Schleimbeutel kann zudem entfernt werden.

SCHNAPPENDE HÜFTE

Eine schnappende Hüfte macht sich durch ein fühl- oder hörbares Schnappen beim Laufen, Schwingen des Beins oder Aufstehen bemerkbar. Ursache des Schnappens ist das Gleiten eines Muskels oder einer Sehne über einen Knochenvorsprung an der Hüfte, wenn diese sehr eng anliegen. Es tritt häufiger bei Menschen auf, die Betätigungen nachgehen, welche ein häufiges Beugen der Hüfte erfordern, etwa Sportlern oder Tänzern.

Eine Behandlung ist nur erforderlich, wenn Schmerzen auftreten. Dann können Ruhe, Schmerzmittel und Physiotherapie helfen. Bringt dies keine Besserung, kann auch eine Operation zu empfehlen sein.

SCHMERZHAFTE SCHULTERSTEIFE

Als schmerzhafte Schultersteife oder Frozen Shoulder wird eine Entzündung und Verdickung des Gewebes um das Schultergelenk bezeichnet, die Schmerzen und Steifheit zur Folge haben. Die Ursache ist unbekannt, manchmal tritt sie nach einer Schulterverletzung auf oder geht mit anderen entzündlichen Gelenkerkrankungen oder Diabetes einher. Typisch ist ein Verlauf in drei Phasen: ein langsames, schmerzhaftes »Einfrieren« der Schulter über mehrere Wochen, dann ein monatelanger »Frost« mit geringeren Schmerzen, aber ausgeprägter Steifheit, und schließlich ein »Auftauen« über Monate mit nachlassenden Symptomen. Behandelt wird mit Medikamenten und Physiotherapie.

KRANIOMANDIBULÄRE DYSFUNKTION

Bei dieser Erkrankung passen die Kaumuskeln und Gelenke zwischen Schädel und Unterkiefer nicht richtig zusammen, was zu Beschwerden wie Kiefer-, Gesichts-, Kopf- und Ohrenschmerzen und abnormen Geräuschen (etwa Klicken) beim Kauen sowie beim Öffnen und Schließen des Mundes führen kann. Mögliche Gründe sind Verkrampfungen der Kaumuskulatur, oft aufgrund von Zähneknirschen, Zahnfehlstellung (Malokklusion), Kieferverletzung oder bestimmter Erkrankungen (etwa Arthrose, S. 157). Besserung bringen können die Korrektur der zugrunde liegenden Zahnfehlstellung, Medikamente oder, seltener, eine Operation.

GICHT

Gichtknoten

Gicht ist eine Erkrankung, bei der sich Kristalle in den Gelenken bilden. Gewöhnlich ist nur eines betroffen, meist das Großzehengrundgelenk. Dennoch kann Gicht an jedem Gelenk sowie an mehreren gleichzeitig vorkommen. Ursache sind große Mengen von Harnsäure (ein Abfallprodukt des Abbaus von Zellen und Proteinen) im Blut, die sich in Form von Kristallen in Gelenken ablagert, welche anfallartig auftretende, starke Schmerzen und Entzündung auslösen. Bei chronischer Gicht können die Ablagerungen mit der Zeit kleine Knoten um Gelenke sowie in den Ohrmuscheln und anderen Weichteilgeweben bilden.

Die Ursache der Gicht ist unbekannt. Verschiedene Faktoren können die Symptome hervorrufen, darunter bestimmte Nahrungsmittel (etwa rotes Fleisch, Innereien und Fettfisch), Alkohol (besonders Bier, Schnaps und Likörwein) und einige Medikamente. Zur Behandlung dienen Medikamente sowie das Vermeiden von Triggern.

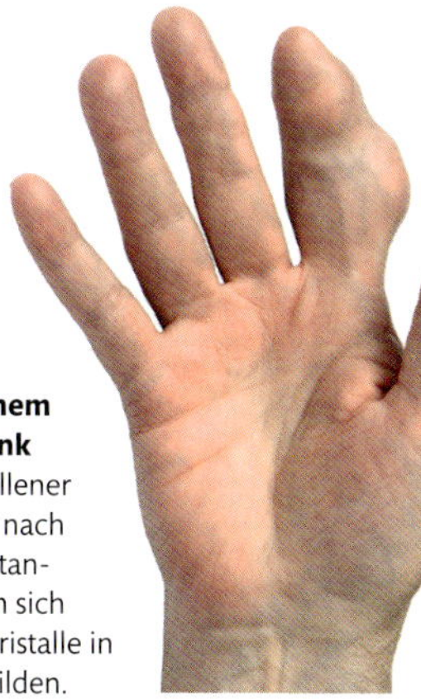

Gicht in einem Fingergelenk
Angeschwollener Zeigefinger nach einem Gichtanfall, bei dem sich Harnsäurekristalle in Gelenken bilden.

ILIOSAKRALGELENK-SYNDROM

Iliosakralgelenk-Syndrom oder Iliosakralgelenk-Dysfunktion ist ein allgemeiner Begriff für Schmerzen und Entzündung der Kreuz-Darmbein-Gelenke (Iliosakralgelenke). Diese befinden sich beiderseits der Wirbelsäule und verbinden das Kreuzbein (verschmolzene Wirbel am Ende der Wirbelsäule) mit den Darmbeinen (Beckenknochen). Schwangerschaft, Entbindung und zu große Schritte beim Rennen belasten diese Gelenke, die zudem auch von Erkrankungen wie Arthritis betroffen sein können.

Hauptsymptome sind Schmerzen in unterem Rücken, Hüfte, Gesäß, Oberschenkel oder Leiste. Helfen können die Behandlung eventuell zugrundeliegender Erkrankungen, Ruhe, Medikamente und Physiotherapie.

GERISSENER KNORPEL DES KNIES
Meniskusriss

Im Knie befinden sich zwei Knorpelscheiben (Menisken), die als Stoßdämpfer zwischen Oberschenkelknochen und Schienbein fungieren. Ein Meniskusriss ist meist die Folge einer plötzlichen Drehung des Beins und eine häufige Sportverletzung. Zu den Symptomen gehören typischerweise plötzlicher Schmerz und Anschwellen des Knies sowie Schwierigkeiten beim Strecken des Beins.

Ein leichter Riss kann mit Ruhe und nichtsteroidalen Antirheumatika behandelt werden. In schweren Fällen kann ein Eingriff zur Reparatur oder Entfernung des beschädigten Knorpels notwendig sein.

PATELLOFEMORALES SCHMERZSYNDROM

Patellofemorales Schmerzsyndrom ist der Fachbegriff für Schmerzen um die Kniescheibe ohne erkennbare Ursache. Typischerweise tritt der Schmerz beim Treppensteigen verstärkt auf. Zudem können eine Schwellung um die Kniescheibe und ein fühlbares Knirschen beim Beugen und Strecken des Knies vorliegen.

Zur Behandlung dienen Ruhe, Schmerzmittel und Physiotherapie. Bis zum vollständigen Abklingen können mehrere Monate vergehen. Manchmal hält die Erkrankung sogar Jahre an.

PLICA-SYNDROM

Plicae sind Gewebefalten im Knie, von denen man annimmt, dass sie sich normalerweise während der Embryonalentwicklung zurückbilden. Bei manchen Menschen sind sie jedoch über die Geburt hinaus vorhanden. Sie beeinträchtigen nicht die Funktion des Knies, können sich jedoch im Zuge des Plica-Syndroms entzünden und Schmerzen an der Innensenseite des Knies verursachen, die gewöhnlich beim Beugen und verstärkt während und nach dem Sport auftreten.

Zur Behandlung dienen Ruhe, Schmerzmittel und Injektionen von Kortikoiden gegen die Entzündung. Hilft dies nicht, kann auch eine Operation anzuraten sein.

BAKER-ZYSTE

Eine Baker-Zyste ist ein flüssigkeitsgefülltes Geschwür an der Rückseite des Knies. Sie kann im Zuge von Erkrankungen wie Arthrose (S. 157) und rheumatoider Arthritis (S. 157) oder nach einer Knieverletzung auftreten. Zysten sind meist schmerzlos, können jedoch gelegentlich platzen und zu Wadenschmerzen führen.

Häufig bildet sich die Zyste von selbst zurück. Große, schmerzhafte Zysten können mit Schmerzmitteln und Kortikoiden gegen Entzündung behandelt werden. Selten ist eine Punktion oder Entfernung notwendig.

GANGLION

Ein Ganglion ist eine flüssigkeitsgefüllte Zyste, die sich unter der Haut nahe einem Gelenk oder einer Sehne entwickelt, am häufigsten an Handgelenk oder -rücken, manchmal am Fuß. Ganglien sind harmlos und können jahrelang symptomlos vorhanden sein, bis sie von selbst verschwinden. In manchen Fällen jedoch verursachen sie Schmerzen oder Bewegungseinschränkungen und können dann punktiert oder operativ entfernt werden.

BALLENZEHE (HALLUX VALGUS)

Eine Ballenzehe bezeichnet das Vorhandensein eines hervorstehenden Großzehenballens. Zugrunde liegende Ursache ist eine geringe Knochendeformität, genannt Hallux valgus, bei der das Großzehengrundgelenk hervorragt und einen Schiefstand der Zehe bedingt. Als Folge von Druck auf den hervorstehenden Knochen verdickt sich das Gewebe des Großzehenballens, an dem schließlich schmerzhafte Entzündungen und Hornschwielen auftreten können.

Bei leichten Ausprägungen kann eine Schiene zur Begradigung der Großzehe helfen, in schweren ist eventuell eine operative Entfernung des hervorstehenden Knochenteils mit Begradigung der Zehe sinnvoll.

Ballenzehe
Ein abnormes Hervorragen des Großzehengrundgelenks bewirkt eine Verdickung des umliegenden Gewebes und führt zur Ballenzehe.

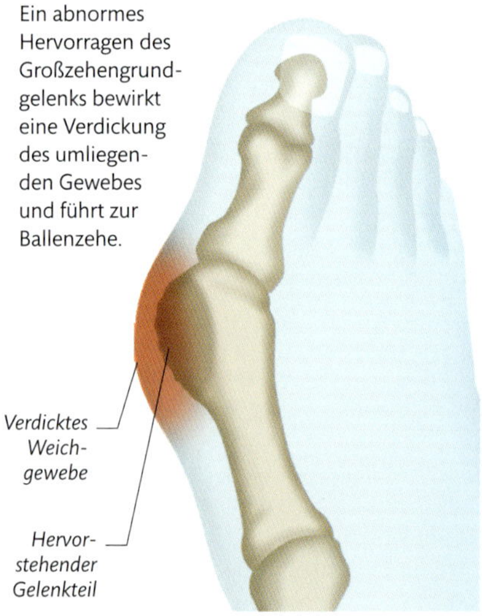

GELENKINSTABILITÄT
Schultergelenkinstabilität

Normalerweise sind die Knochen, Bänder und Muskeln eines Gelenks fest verbunden und halten einander in der richtigen Position. Bei einer Gelenkinstabilität mangelt es dieser Verbindung an Festigkeit, mit der Folge, dass das Gelenk an Beweglichkeit einbüßt oder sich leicht ausrenken lässt. Bei einer Schultergelenkinstabilität fühlt sich das Schultergelenk lose an, zudem können Symptome wie Kribbeln, Taubheit oder Schwäche im Arm vorhanden sein. In schweren Fällen kann es immer wieder zur Auskugelung kommen.

Zur Behandlung dienen Physiotherapie und entzündungshemmende Medikamente oder eine operative Stabilisierung oder Reparatur des Gelenks. Ein ausgekugeltes Gelenk muss manuell wieder eingerenkt werden.

GELENKAUSRENKUNG

Patellaluxation | Schulterluxation

Eine Gelenkausrenkung (Luxation) ist die Verschiebung der Knochen eines Gelenks, gewöhnlich hervorgerufen durch Gewalteinwirkung. Sie geht oft mit dem Reißen der Bänder und Beschädigung der Gelenkkapsel einher. Auch umliegende Nerven, Sehnen und Blutgefäße können in Mitleidenschaft gezogen werden. Zu den Symptomen gehören starke Schmerzen im betroffenen Bereich, Deformität des Gelenks sowie Schwellung und Bluterguss.

Zur Behandlung wird das Gelenk wieder eingerenkt und meist durch eine Schiene oder einen Gips fixiert. In manchen Fällen kann eine operative Einrichtung und Reparatur nötig sein.

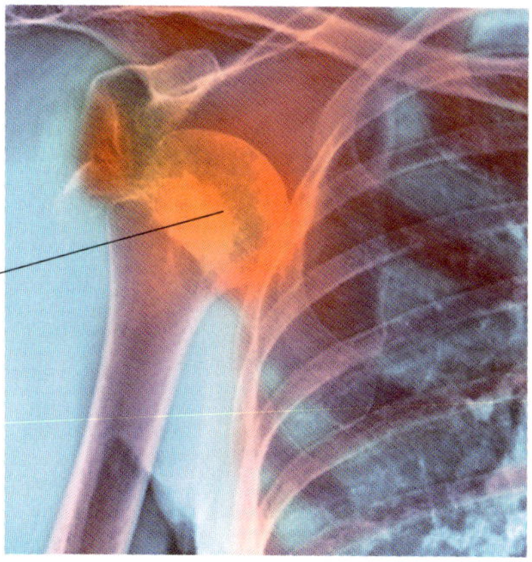

Ausgerenktes Schultergelenk
Dieses eingefärbte Röntgenbild zeigt einen Oberarmknochen, dessen Kopf aus der Gelenkpfanne am Ende des Schulterblatts gesprungen ist.

SCHLEUDERTRAUMA

Ein Schleudertrauma ist eine Nackenverletzung durch heftige Beschleunigung des Kopfes. Es tritt häufig nach Verkehrsunfällen auf, wenn der Kopf etwa bei einer Fahrzeugkollision plötzlich in eine Richtung geschleudert und wieder abgebremst wird.

Die Schwere eines Schleudertraumas reicht von geringen Zerrungen bis hin zu schwerwiegenden Traumata mit Riss der Bänder des Nackens. Durch den plötzlichen Zug von Muskeln und Sehnen am Knochen können Rückenwirbelfortsätze abbrechen. Auch Nerven und Blutgefäße können beschädigt werden, was zu Schmerzen in Nacken, Schultern und Armen führen und eventuell Schwindel und Sehstörungen hervorrufen kann. Zudem können Muskelkrämpfe, Schwellungen und Steifheit im betroffenen Bereich auftreten. Die Symptome entstehen manchmal erst mehrere Stunden nach einem Unfall und können über die folgenden Tage zunehmen.

Schleudertraumata bessern sich meist allmählich im Verlauf einiger Wochen unter Einsatz von Eispackungen gegen Entzündung, Schmerzmitteln und – soweit möglich – Vermeidung von Schonhaltung.

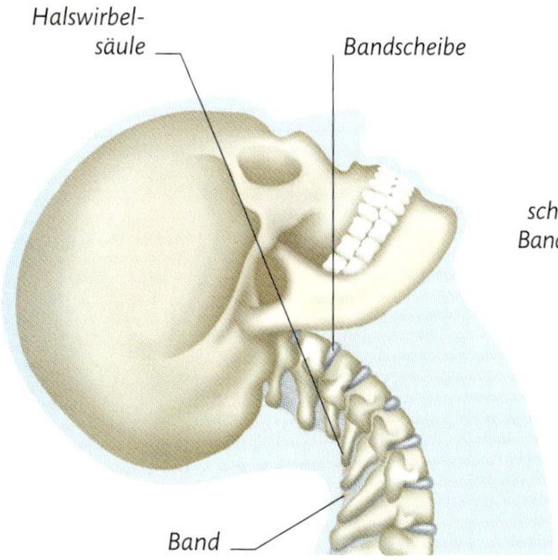

Plötzliche Beschleunigung
Eine plötzliche Beschleunigung von hinten (etwa durch einen Heckaufprall im Auto) bewirkt ein Zurückschleudern des Kopfes mit Überstreckung der Halswirbelsäule und anschließendem Vorschnellen.

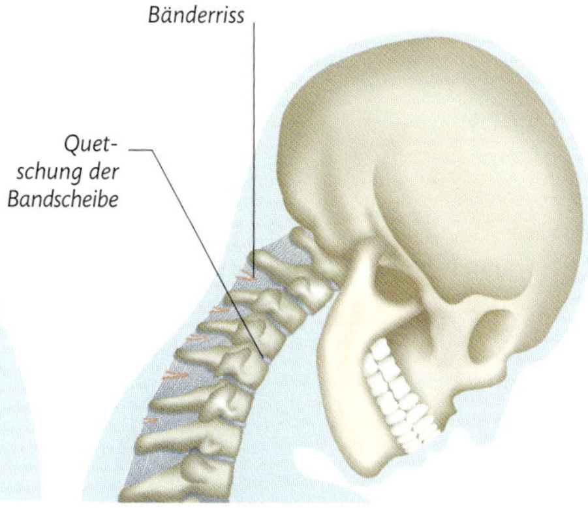

Plötzliches Abbremsen
Ein plötzliches, heftiges Abbremsen (etwa beim Auffahren auf ein stehendes Auto) bewirkt ein Vorschleudern des Kopfes mit Überstreckung des Nackens und nachfolgendem Zurückschnellen.

MUSKELKRÄMPFE

Spontane Krämpfe mit schmerzhafter Verhärtung in Muskeln oder Muskelgruppen kommen oft während körperlicher Anstrengung vor. Weitere Auslöser sind Sitzen oder Liegen in unnatürlichen Positionen sowie bestimmte Medikamente. Zudem können sie Zeichen einer Erkrankung sein. Oft jedoch haben Krämpfe keinen erkennbaren Grund.

Strecken oder Massieren der betroffenen Muskeln löst die meisten Krämpfe auf. Bei schweren oder häufigen Krämpfen kann ein Arzt Chinin (ein Malariamedikament, das auch krampflösend wirkt) oder Muskelrelaxanzien verschreiben und möglichen Ursachen nachgehen.

POLYMYALGIA RHEUMATICA

Polymyalgia rheumatica ist eine Erkrankung unbekannter Ursache, die hauptsächlich Muskeln an Hüfte, Oberschenkeln, Schultern sowie Hals betrifft. Hauptsymptome sind steife, schmerzende Muskeln am Morgen, Fieber und Nachtschweiß, Müdigkeit, Gewichtsverlust und Depression. Begleitet werden können die Symptome von denen der Riesenzellarteriitis (S. 183), wie etwa Kopfschmerzen und druckempfindlicher Kopfhaut.

Zur Behandlung dienen Kortikoide zur Entzündungshemmung und Linderung der Symptome. Oft muss die Behandlung etwa zwei Jahre fortgesetzt werden, um ein Wiederauftreten der Symptome zu verhindern.

VERSTAUCHUNGEN UND BÄNDERRISSE

Sprunggelenkverstauchung | Verletzung des vorderen Kreuzbands | Chronische Sprunggelenkinstabilität | Verletzung des medialen Kollateralbands | Verletzung des hinteren Kreuzbands

Die Bänder verbinden die Knochen eines Gelenks miteinander. Sie sind wenig dehnbar und können reißen, besonders bei plötzlicher, kraftvoller Verdrehung eines Gelenks. Die möglichen Verletzungen reichen von einer Überdehnung, auch Verstauchung genannt, bis zum vollständigen Riss eines Bands. Am häufigsten von Verletzungen betroffen sind die Bänder des Knies, das mediale Kollateralband, das vordere und hintere Kreuzband sowie die Sprunggelenkbänder.

Zu den Symptomen gehören plötzliche Schmerzen, Anschwellen und eingeschränkte Beweglichkeit des verletzten Gelenks. Leichtere Verletzungen können meist selbst mit Hochlagerung, Kühlung und Schmerzmitteln behandelt werden. Bei schweren Verletzungen sollte ärztliche Hilfe gesucht werden, da ein Eingriff zur Reparatur oder Ersetzung des Bands notwendig sein kann.

Verstauchtes Fußgelenk
Plötzliche Verdrehung des Fußes kann eine Verstauchung zur Folge haben. Häufig sind Verletzungen der Kollateralbänder durch Einwärtsverdrehung.

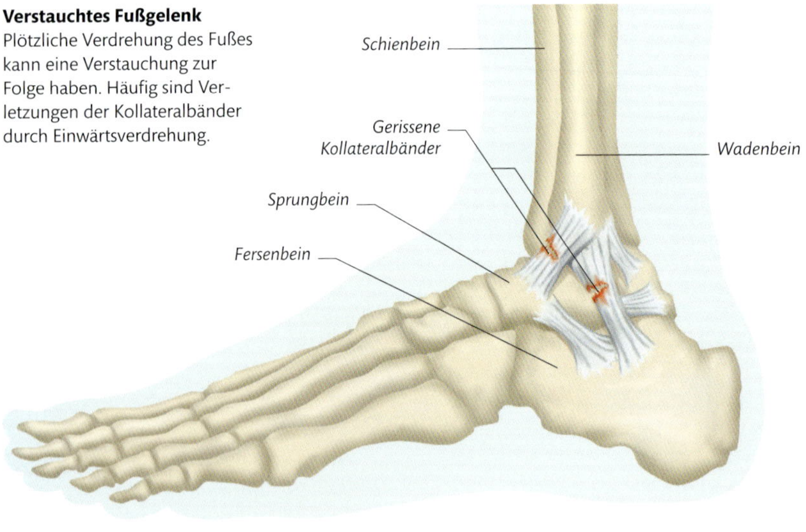

SPINALE MUSKELATROPHIE

Spinale Muskelatrophie (SMA) ist eine angeborene Erkrankung, die zu Muskelschwund (Atrophie), Muskelschwäche und Lähmungen führt.

Zu den Symptomen gehören Schwäche der Gliedmaßen, Bewegungsstörungen, etwa beim Laufen, Zittern sowie Schluck- und Atemschwierigkeiten. Die schwerste Form von SMA tritt bei Babys unter sechs Monaten auf und führt meist innerhalb der ersten Lebensjahre zum Tod. Die leichteste Form beginnt im frühen Erwachsenenalter, verursacht gewöhnlich relativ geringe Symptome und beeinflusst nicht die Lebenserwartung. SMA ist nicht heilbar, die Behandlung zielt auf die Linderung der Symptome.

TORTICOLLIS

Torticollis, auch bekannt als Schiefhals, ist eine Fehlhaltung des Halses, die mit Schmerzen und Steifheit einhergehen kann. Sie entsteht häufig aufgrund einer leichten Nackenverletzung oder einer problematischen Schlaf- oder Sitzhaltung. Seltenere Ursachen sind bestimmte Nervenerkrankungen oder zervikale Spondylose (S. 158).

Torticollis kann gewöhnlich mit Schmerzmitteln, Wärme, Massagen und sanften Nackenübungen behandelt werden. In schweren oder anhaltenden Fällen können Muskelrelaxanzien eingesetzt werden.

RESTLESS-LEGS-SYNDROM

Typisch für das Restless-Legs-Syndrom ist ein unwiderstehlicher Drang, die Beine zu bewegen, gepaart mit Empfindungen unangenehmen Kitzelns, Brennens, Kribbelns oder Drückens in den Beinen. Die Symptome treten meist nachts auf und können den Schlaf stören, oder sie werden durch langes Sitzen hervorgerufen. Die Ursache ist unbekannt.

Bei leichten Fällen können Kühlen oder Wärmen der Beine, Herumlaufen oder Entspannungsübungen helfen, in schwereren werden Medikamente wie das bei Parkinson wirksame Levodopa oder Antikonvulsiva eingesetzt.

FIBROMYALGIE

Fibromyalgie ist eine chronische Erkrankung, die mit Muskelschmerzen am ganzen Körper einhergeht. Ihre Ursache ist unbekannt, jedoch entwickelt sie sich oft in Stressphasen. Weitere Symptome sind Müdigkeit, Kopfschmerzen, Schlafstörungen, Durchfall, Verstopfung, Konzentrationsprobleme, Angst, Depression und, bei Frauen, Menstruationsschmerzen.

Die Behandlung zielt auf die Linderung der Symptome und umfasst Medikamente wie Schmerzmittel, Muskelrelaxanzien und Antidepressiva sowie Psychotherapie und Entspannungstechniken.

MORBUS SEVER

Morbus Sever ist eine schmerzhafte Entzündung an der Sohle der Ferse, die bei Kindern zwischen 8 und 14 Jahren auftritt. In diesem Alter sind die Fersenbeine noch nicht vollständig entwickelt und können sich bei wiederholter Überbelastung (beispielsweise beim Sport) entzünden.

Die Behandlung schließt das Vermeiden schmerzverursachender Aktivitäten, nichtsteroidale Antirheumatika gegen Schmerzen und Entzündung sowie Schuheinlagen ein. Zudem kann Physiotherapie zu empfehlen sein.

MYASTHENIA GRAVIS

Bei Myasthenia gravis greift das Immunsystem die Rezeptoren in den Muskeln an, welche die Nervensignale empfangen, was zu Muskelschwäche führt. Die Erkrankung ist manchmal mit einem Tumor des Thymus (eine Immundrüse in der Brust) verbunden.

Mögliche Symptome sind hängende Augenlider, Doppelsehen, Lallen, Kau- und Schluckschwierigkeiten, Schwäche von Armen und Beinen sowie Atemnot.

Zur Behandlung dienen Medikamente, welche die Signalübertragung der Nerven verbessern, Immunsuppressiva und manchmal die operative Entfernung des Thymus. Nehmen die Symptome plötzlich stark zu, wird dringend ärztliche Hilfe benötigt.

BESCHWERDEN DER ROTATORENMANSCHETTE

Die Rotatorenmanschette ist eine Gruppe von Muskeln und Sehnen um das Schultergelenk, die den Kopf des Oberarmknochens in seinem Gelenk halten und an Bewegungen der Schulter beteiligt sind.

Häufige Armbewegungen über Kopf können eine Entzündung oder einen Riss in der Manschette und damit Schmerzen und Bewegungseinschränkungen hervorrufen. Leichte Beschwerden können gewöhnlich mit Ruhe, Eispackungen und rezeptfreien Schmerzmitteln behandelt werden. Manchmal sind zudem Kortikoidinjektionen und Physiotherapie hilfreich. Bei schweren Rissen kann eine Operation nötig sein.

PIRIFORMIS-SYNDROM

Der Piriformismuskel befindet sich im Gesäß nahe dem Hüftgelenk. Beim Piriformis-Syndrom verkrampft sich der Muskel und drückt auf den Ischiasnerv, der vom Gesäß das Bein hinab verläuft. Dadurch entstehen Schmerzen, Kribbeln oder Taubheit im Gesäß und manchmal entlang der Rückseite des Beins.

Zur Behandlung werden gewöhnlich Wärme oder Kälte, Massagen und Physiotherapie eingesetzt, um den Muskel zu entspannen und so die Schmerzen zu reduzieren. Manchmal werden auch Schmerzmittel verschrieben. Nach Abklingen der Symptome können spezielle Übungen helfen, ein Wiederauftreten zu vermeiden.

KOMPARTMENTSYNDROM

Das Kompartmentsyndrom tritt auf, wenn sich Druck in einer abgeschlossenen Muskelkammer aufbaut, meist aufgrund einer Blutung oder Entzündung. Ein akutes Kompartmentsyndrom entwickelt sich rasch, gewöhnlich nach einer Verletzung, etwa einem Bruch, und verursacht starke Schmerzen. Dann muss der erhöhte Druck dringend durch eine Operation vermindert werden. Ein chronisches Kompartmentsyndrom tritt allmählich auf, oft verursacht durch exzessives Sporttreiben, und verursacht üblicherweise krampfartige Schmerzen, die während des Trainings beginnen und bei Ruhe nachlassen. Es kann meist durch Ausruhen, Physiotherapie und Schmerzmittel behandelt werden.

SCHIENBEINKANTENSYNDROM

Das Schienbeinkantensyndrom, auch als mediales Tibiakantensyndrom bekannt, bezeichnet Schmerzen im Schienbein, meist hervorgerufen durch sportliche Aktivitäten wie Joggen. Es tritt gewöhnlich bald nach dem Loslaufen auf, steigert sich während des Laufens und lässt in Ruhe allmählich nach. Es kann meist durch Aussetzen der verursachenden Aktivität und den Einsatz von Eispackungen und Schmerzmitteln behandelt werden.

MUSKELZERRUNGEN UND -RISSE

Verletzung der rückseitigen Oberschenkelmuskeln | Leistenzerrung | Steifer Nacken

Muskelverletzungen reichen von leichten Zerrungen, bei denen die Muskelfasern überdehnt werden, bis zu vollständigen Rissen. Meist sind sie die Folge schwerer körperlicher Arbeit oder Überbeanspruchung beim Sport. Zerrungen oder Risse können an beinahe jedem Muskel auftreten. Häufig betroffen ist die Muskulatur des unteren Rückens, der Beine und der Leiste. Typische Symptome sind Schmerzen bei Beanspruchung des betroffenen Muskels, Schwellung und Bluterguss sowie schmerzhafte Muskelkontraktionen.

Die meisten Fälle können durch Hochlagern und Kühlen sowie mit Schmerzmitteln behandelt werden. Ein Arzt kann zudem Physiotherapie oder Ruhigstellen des betroffenen Bereichs durch Schiene oder Gips empfehlen. In schweren Fällen kann eine Operation notwendig sein.

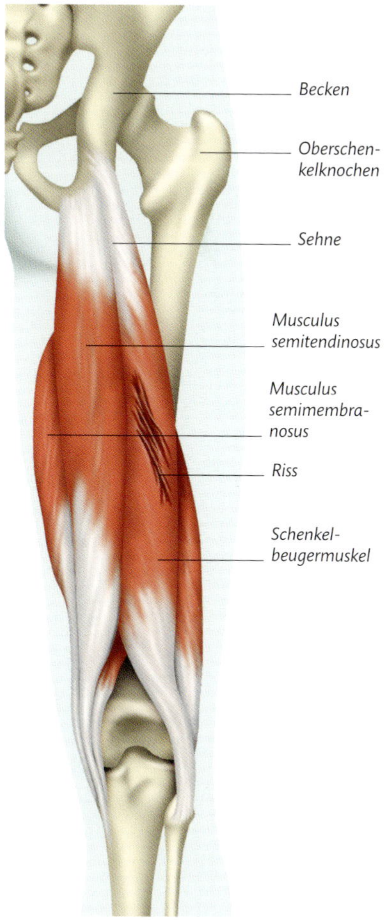

Riss an rückseitiger Oberschenkelmuskulatur
Die rückseitigen Oberschenkelmuskeln beugen das Knie und ziehen das Bein nach hinten. Sie werden oft bei Sportarten verletzt, die häufiges Rennen oder Springen erfordern.

ILIOTIBIALES BANDSYNDROM

Das Iliotibialband erstreckt sich vom Becken entlang der Außenseite des Oberschenkels bis unter das Knie, wo es mit dem Schienbein (Tibia) vebunden ist. Das iliotibiale Bandsyndrom (ITBS) ist eine schmerzhafte Entzündung des Bands an der Außenseite des Knies aufgrund wiederholten Reibens gegen das Kniegelenk bei repetitivem Beugen und Strecken des Beins. Diese Bewegungen sind typisch für Aktivitäten wie Joggen und Radfahren.

Behandelt werden kann das ITBS durch Ruhe sowie Eispackungen und Schmerzmittel, um die Symptome zu lindern.

PFERDEKUSS

Ein Pferdekuss ist eine Prellung der vorderen Oberschenkelmuskeln infolge eines Schlags, bei dem diese gegen den Oberschenkelknochen gequetscht werden.

Nach der Verletzung sind meist Schmerzen und manchmal eine Schwellung sowie Kribbeln vorhanden. Später nehmen Schmerzen und Schwellung zu, ein Bluterguss wird sichtbar und der verletzte Muskel verhärtet sich, was die Beweglichkeit einschränkt.

Behandelt wird ein Pferdekuss durch Ruhe, Hochlagern, Kompression und Kühlen. Zudem kann Physiotherapie zu empfehlen sein.

REPETITIVE STRAIN INJURY

Das Repetitive-Strain-Injury-Syndrom (RSI) bezeichnet Symptome, die durch andauernde, repetitive Bewegungen hervorgerufen werden, beispielsweise durch Arbeiten an einer Computertastatur.

RSI tritt hauptsächlich an Nacken, Schultern, Armen und Händen auf. Symptome sind Schmerzen, Kribbeln, Pochen, Steifheit, Schwäche und Krämpfe im betroffenen Bereich. Die Behandlung kann aus Schmerzmitteln und Physiotherapie bestehen. Die auslösende Tätigkeit sollte modifziert werden. Falls das RSI berufsbedingt auftritt, sollte auch der Arbeitgeber informiert werden.

TENDINITIS UND SEHNENSCHEIDENENTZÜNDUNG

Tendinitis der Achillessehne | Tendinitis des Bizeps | Tendinitis der Großzehe | Tendovaginitis de Quervain | Patellaspitzensyndrom (Springerknie) | Peroneale Tendinitis | Sehnenentzündung | Schnellender Finger

Tendinitis ist die Entzündung einer Sehne, dem bindegewebigen Strang, der einen Muskel mit einem Knochen verbindet. Tendovaginitis ist die Entzündung der Sehnenhülle. Häufig treten diese Erkrankungen gemeinsam auf und werden meist durch Überbeanspruchung, etwa beim Sport, verursacht. Gelegentlich sind sie auch Folgen von Infektionen oder Erkrankungen wie rheumatoider Arthrose.

Die am häufigsten betroffenen Bereiche sind Schulter, Ellbogen, Handgelenk, Knie und Rückseite der Ferse. Mögliche Symptome im betroffenen Bereich sind Schmerzen und Schwellung, Steifheit und Bewegungseinschränkungen, warme, gerötete Haut oder eine Beule über der Sehne. Manchmal besteht ein fühlbares Knirschen oder Hängenbleiben der Sehne bei Bewegungen.

In den meisten Fällen können die genannten Erkrankungen mit Ruhe, Eispackungen gegen Entzündung, Schmerzmitteln sowie Bandagen und Schienen zur Ruhigstellung des betroffenen Körperteils behandelt werden. Zudem können Kortikoidinjektionen, Physiotherapie sowie die Behandlung eventuell zugrunde liegender Erkrankungen zu empfehlen sein.

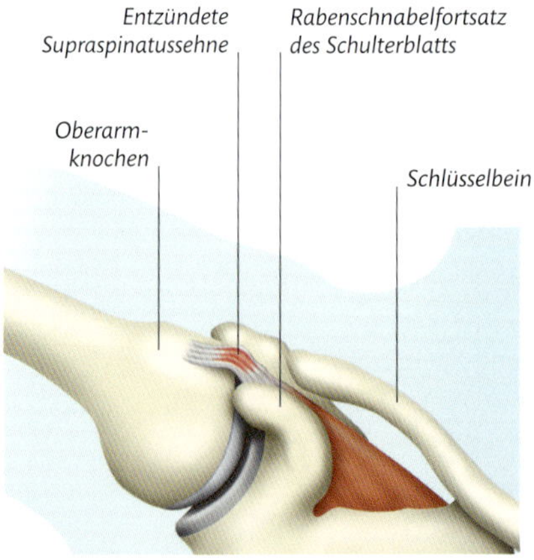

Tendinitis
Sehnen übertragen den Zug der Muskeln zu den Knochen. Durch Verletzung oder Überbeanspruchung kann sich eine Sehne entzünden oder reißen. Die Folge sind Schmerzen und manchmal ein fühlbares Knirschen der Sehne bei Bewegung.

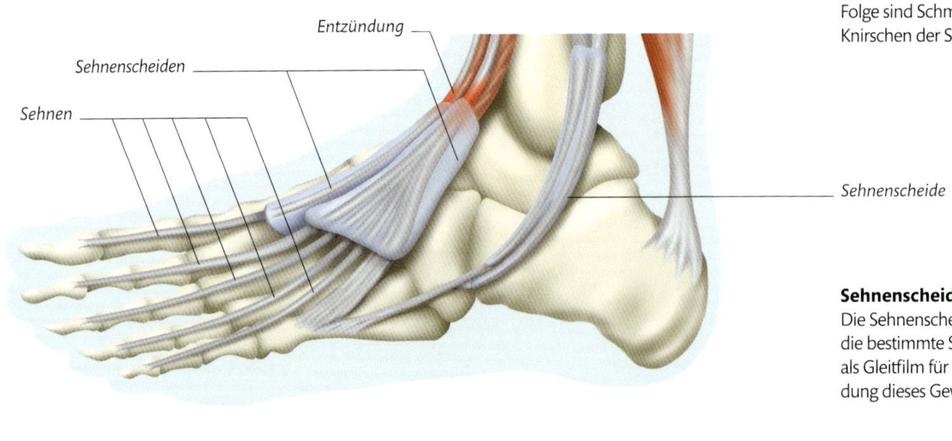

Sehnenscheidenentzündung
Die Sehnenscheide ist eine schützende Gewebehülle, die bestimmte Sehnen umhüllt und Gelenkschmiere als Gleitfilm für die Sehne produziert. Eine Entzündung dieses Gewebes ist schmerzhaft.

TENNISARM UND GOLFERARM

Tennisarm und Golferarm (auch Golferellbogen genannt) treten auf, wenn die Sehnenbefestigung des Muskels am Knochen des Ellbogens geschädigt ist. Dies verursacht eine Entzündung, die zu Schmerzen führt. Beim Tennisarm ist die Sehne an der Außenseite des Ellenbogens betroffen, beim Golferarm die Sehne auf der Innenseite. Beide Zustände werden durch Überbeanspruchung des Unterarms durch wiederholte Drehbewegungen verursacht.

Behandelt wird meist mit Selbsthilfemaßnahmen wie Ruhe, Eispackungen und Schmerzmitteln. In schweren Fällen kann ein Arzt Physiotherapie oder Kortikoidinjektionen in den betroffenen Bereich empfehlen.

SEHNENRUPTUR

Achillesriss | Bizepsriss

Eine Sehnenruptur ist das vollständige Abreißen einer Sehne. Am häufigsten tritt sie bei sehr aktiven Sportarten auf, kann aber auch Folge einer Verletzung oder Komplikation einer langfristigen Gelenkerkrankung wie rheumatoider Arthritis (S. 157) sein. Am anfälligsten für einen Riss sind die Sehnen in den Gliedmaßen.

Die Symptome umfassen typischerweise ein Schnappgefühl und starke Schmerzen, wenn die Sehne reißt, schnelles Anschwellen und Unfähigkeit, den betroffenen Körperteil zu bewegen.

In einigen Fällen kann eine Sehne durch Ruhigstellung in einer Schiene oder einem Gipsverband heilen. Schmerzmittel können hilfreich sein. In schwereren Fällen ist eine Operation erforderlich.

PLANTARFASZIITIS

Die Plantarfaszie ist ein Gewebeband an der Fußsohle zwischen Ferse und Zehen. Eine Entzündung dieses Gewebes – die Plantarfasziitis – wird am häufigsten durch wiederholtes Überdehnen des Gewebes durch körperliche Aktivität verursacht.

Hauptsymptom ist der Schmerz unter der Ferse, der in der Regel nach Phasen, in denen der Fuß nicht belastet wurde, am schlimmsten ist. Die Behandlung umfasst Ruhe, Eispackungen und Schmerzmittel. Übungen zur Dehnung des Gewebes und spezielle Schuheinlagen können ebenfalls empfohlen werden. Schwere Fälle lassen sich mit einer Kortikoidinjektion behandeln.

MORBUS DUPUYTREN

Bei der Dupuytren-Kontraktur verdickt sich das Bindegewebe der Handfläche und bildet Knoten. Die Knoten verbinden sich zu Strängen, die sich nach und nach verkürzen, wodurch ein oder mehrere Finger in Richtung der Handfläche gebogen werden. Der Zustand kann in einer oder beiden Händen auftreten und betrifft am häufigsten den vierten und fünften Finger. Er ist normalerweise schmerzlos. Die Gewebeveränderungen entwickeln sich langsam über Monate oder Jahre hinweg. Die Ursache von Morbus Dupuytren ist unbekannt, er tritt jedoch familiär gehäuft auf.

Die Krankheit verläuft oft leicht, hat wenig Einfluss auf die Funktion der Hand und benötigt keine Behandlung. Wenn doch, kann dies Strahlentherapie für die Hand, Injektionen eines Enzyms in das verdickte Gewebe oder Durchschneiden des verdickten Gewebes umfassen. In schweren Fällen kann das verdickte Gewebe operativ entfernt werden.

METATARSALGIE

Schmerz im Fußballen – die Metatarsalgie – entsteht in der Regel durch übermäßigen Druck auf den Fußballen durch Sport, schlecht sitzendes Schuhwerk oder Übergewicht. Andere Ursachen sind Fußdeformitäten wie Hohlfuß, Hallux valgus oder Hammerzehen, ein Spannungsbruch des Mittelfußknochens und Erkrankungen wie rheumatoide Arthritis (S. 157), Gicht (S. 159), Diabetes (S. 219) oder Morton-Neuralgie (Reizung eines Nervs zwischen den Zehenknochen, S. 173).

Die Schmerzen können durch Ruhen, Abnehmen, Schuheinlagen und Schmerzmittel gelindert werden. Andere Maßnahmen hängen von der zugrunde liegenden Ursache ab.

HAMMERZEHE

Eine Hammerzehe ist eine Deformität der zweiten, dritten oder vierten Zehe, bei der die Zehe am mittleren Gelenk dauerhaft gebogen ist. Eine häufige Ursache sind schlecht sitzende Schuhe, aber auch Verletzungen, Hallux valgus oder rheumatoide Arthritis gelten als Auslöser.

Eine Hammerzehe entwickelt auf dem gebeugten Gelenk häufig eine schmerzhafte Schwiele, auch Kallus genannt. Sie kann außerdem den Fußballen so stark belasten, dass es zu einer Metatarsalgie (Schmerzen im Fußballen) kommt. Ein Schutzpolster über dem gebeugten Gelenk kann den Druck auf den Zeh und Schmerzen mindern. In schweren Fällen kann eine Operation zur Streckung der Zehe empfohlen werden.

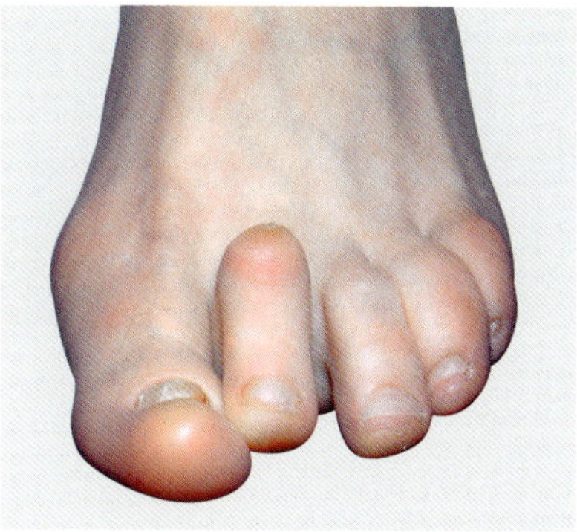

Hammerzehe
Bei der Hammerzehe ist das mittlere Gelenk der Zehe in der gebeugten Stellung fixiert. Der Zustand kann alle mittleren Zehen betreffen, tritt jedoch am häufigsten bei der zweiten Zehe auf.

NERVENSYSTEM

KOPFSCHMERZ

Medikamenteninduzierter Kopfschmerz | Spannungskopfschmerz

Kopfschmerzen sind sehr verbreitet und selten Zeichen einer ernsten Erkrankung. Die häufigste Art ist der Spannungskopfschmerz aufgrund verkrampfter Muskeln in Gesicht, Kopf und Hals. Weitere Arten sind Migräne (siehe unten) und Cluster-Kopfschmerz.

Häufige Gründe für Kopfschmerzen sind zu viel Alkohol oder Stress, Veränderung von Schlaf- oder Essgewohnheiten und schlechte Haltung. Bei sensiblen Personen können Nahrungsmittelinhaltsstoffe eine Ursache sein. Zudem können Kopfschmerzen die Folge eines übermäßigen Gebrauchs von Schmerzmitteln (medikamenteninduzierter Kopfschmerz) oder von Erkrankungen sein, wie Nasennebenhöhlenentzündung (Sinusitis, S. 191), Zahnprobleme, Arthritis des Nackens (zervikale Spondylose, S. 158) und Kopfverletzung. Zu den seltenen Ursachen gehören Hirnhautentzündung (Meningitis, S. 168), Bluthochdruck, Hirntumor, Entzündung von Blutgefäßen im Kopf (Riesenzellarteriitis) oder die Erweiterung eines Blutgefäßes im Gehirn (Aneurysma).

Meist müssen Kopfschmerzen nicht ärztlich behandelt werden. Bei starken oder länger als 24 Stunden anhaltenden Kopfschmerzen, oder wenn sie von Symptomen wie Schwindel, Erbrechen, Ausschlag oder Lichtempfindlichkeit begleitet werden, sollte man jedoch dringend Hilfe suchen.

MIGRÄNE

Migräne ist ein wiederkehrender, oft starker Kopfschmerz, der gewöhnlich auf einer Seite des Kopfes auftritt und mit Symptomen wie Übelkeit und Sehstörungen einhergehen kann. Die zugrunde liegende Ursache ist unbekannt, man nimmt jedoch an, dass abnorme Aktivitäten des Gehirns sowie Veränderungen in dessen Stoffwechsel und Blutgefäßen der Anlass sind. Verschiedene Faktoren können eine Attacke auslösen, darunter Stress, Müdigkeit, niedriger Blutzucker, Austrocknung, helle, flackernde Lichter, Koffein, Alkohol oder der Stoff Tyramin in Nahrungsmitteln wie Käse oder Schokolade, zudem Menstruation, die Antibabypille oder Hormonersatztherapie.

Es gibt hauptsächlich zwei Arten von Migräne: mit Aura und ohne Aura. Migräne ohne Aura äußert sich gewöhnlich als einseitiger Kopfschmerz, oft mit Übelkeit, Erbrechen sowie Licht- und Lärmempfindlichkeit. Migräne mit Aura hat die gleichen Symptome, jedoch geht ihnen eine Phase mit Warnzeichen (die Aura) wie Sehstörungen oder Taubheit einer Körperseite voraus. Manche Menschen verspüren auch sehr frühe Vorzeichen (genannt Prodrom), wie Veränderungen von Stimmung oder Appetit vor Beginn der Aura oder der Kopfschmerzphase. Migräne kann meist durch Vermeidung von Auslösern und Medikamente zur Linderung der Symptome behandelt werden.

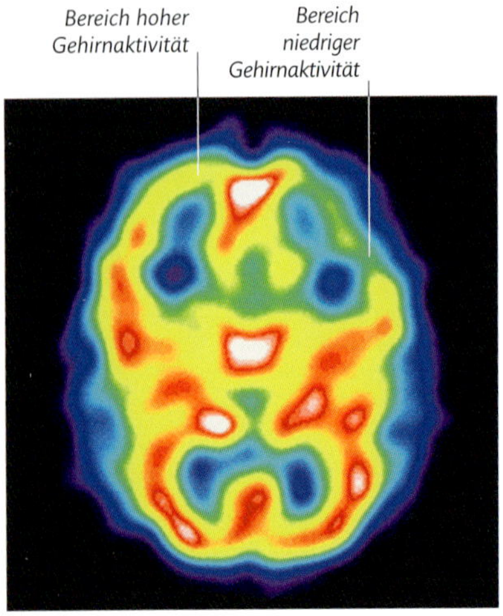

Gehirn während einer Migräne
Dieser Gehirnscan zeigt die unterschiedlichen Aktivitätsstufen während einer Migräne: Rot und Gelb bedeuten hohe Aktivität, Grün und Blau geringe Aktivität.

CLUSTER-KOPFSCHMERZ

Cluster-Kopfschmerzen äußern sich durch heftige Schmerzen um ein Auge oder an der Schläfe aufgrund der Erweiterung von Blutgefäßen im Gehirn. Die Anfälle beginnen plötzlich, betreffen nur eine Seite des Kopfs und können begleitet werden von Tränen des Auges, Herabhängen des Augenlids und einer einseitig verstopften oder laufenden Nase. Episoden dauern Minuten bis Stunden und können mehrmals täglich auftreten. Die Anfälle erfolgen in Clustern mit wochenlangen Perioden täglicher Anfälle, gefolgt von anfallsfreien Phasen, die Monate oder Jahre dauern können, bis wieder Anfälle auftreten.

Zur Behandlung dienen Medikamente, Sauerstoff oder die Stimulation eines Nervs am Hals mit einem Handgerät.

CHRONISCHES ERSCHÖPFUNGSSYNDROM

Das chronische Erschöpfungssyndrom, auch bekannt als myalgische Enzephalomyelitis (ME), ist eine Erkrankung, die über einen längeren Zeitraum zu extremer Müdigkeit führt. Die Ursache ist unbekannt, jedoch entwickelt es sich manchmal nach einer Infektion oder einem psychischen Trauma. Das Hauptsymptom ist anhaltende, überwältigende Müdigkeit. Weitere Symptome können Konzentrationsstörungen, schlechtes Kurzzeitgedächtnis, Muskel- oder Gelenkschmerzen, Kopfschmerzen und Schlafstörungen sein.

Das Syndrom ist zudem oft mit Angst oder Depression verbunden. Die Schwere der Symptome kann von Tag zu Tag und auch während eines Tages variieren. Es gibt keine spezifische Behandlung. Besserung bringen können jedoch kognitive Verhaltenstherapie, spezielles Ausdauertraining (Graded Exercise Therapy) oder Medikamente. Außerdem kann die Erkrankung nach einigen Jahren von selbst nachlassen.

SCHÄDEL-HIRN-TRAUMA

Die meisten Beulen und Blutergüsse am Kopf sind harmlos, eine schwere Verletzung birgt jedoch das Risiko von Hirnschäden und kann sogar tödlich sein. Ein Schlag auf den Kopf kann zu Erschütterung und Blutergüssen am Gehirn führen und bei einem Schädelbruch können Fremdkörper ins Gehirn eindringen und eine Infektion auslösen. Ein Schlag oder eine penetrierende Verletzung kann eine Schwellung oder Blutung des Gehirns zur Folge haben.

Bei leichten Kopfverletzungen kann es bei Kopfschmerzen oder einer Gehirnerschütterung (kurze Bewusstlosigkeit aufgrund einer Störung der Gehirnfunktion) bleiben. Eine schwerere Verletzung kann zu erheblichen Hirnschäden, längerer Bewusstlosigkeit oder Koma führen und möglicherweise tödlich sein. Nach einer schweren Verletzung können Muskelschwäche oder Lähmung und Taubheit auftreten und es kann zu Gedächtnisverlust kommen. Eine schwere Kopfverletzung kann eine Operation erfordern und zu langfristiger Behinderung führen.

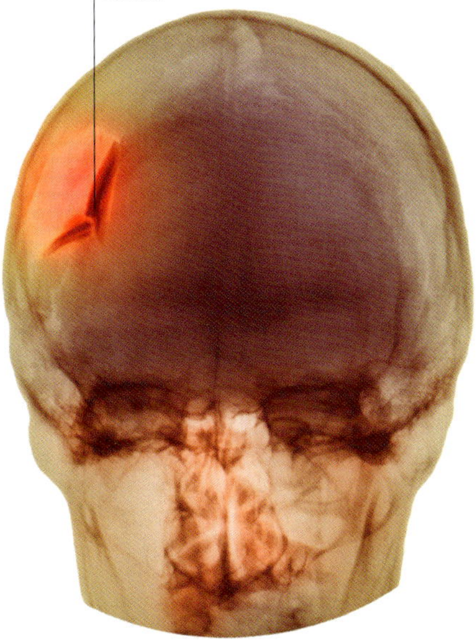

Schädelbruch
Dieses farbige Röntgenbild zeigt eine Fraktur am Hinterkopf. Verletzungen wie diese können zu Gehirnschäden führen und in schweren Fällen tödlich sein.

EPILEPSIE

Epilepsie ist durch wiederkehrende Krampfanfälle aufgrund abnormer elektrischer Gehirnaktivität gekennzeichnet. In vielen Fällen ist die Ursache der Epilepsie unbekannt, in anderen resultiert sie aus einer Erkrankung oder einer Gehirnschädigung. Bei Menschen mit Epilepsie können Krampfanfälle durch blinkende Lichter, Stress oder Schlafmangel ausgelöst werden.

Es gibt unterschiedliche Anfallsformen bei Epilepsie. Einfache fokale Anfälle sind auf einen kleinen Bereich begrenzt und verursachen Symptome wie das Zucken eines Körperteils und Missempfindungen. Komplexe fokale Anfälle führen zu Bewusstseinsstörung sowie merkwürdigem Verhalten und Bewegungen. Generalisierte Anfälle betreffen einen Großteil des Hirns oder das ganze Gehirn. Sie verursachen typischerweise Bewusstseinsverlust, Kollaps und Muskelkrämpfe, gefolgt von einer Phase veränderten Bewusstseins und Müdigkeit. Viele Betroffene haben auch kurz vor einem Anfall eine »Aura« mit Missempfindungen. Eine Form des generalisierten Anfalls wird als Absence bezeichnet und führt zu Bewusstseinsstörung ohne abnorme Körperbewegungen.

Epilepsie kann normalerweise mit Medikamenten behandelt werden. Manchmal kann es zu sehr lang dauernden oder in dichter Folge auftretenden Anfällen kommen. Ein solcher Status epilepticus ist ein medizinischer Notfall.

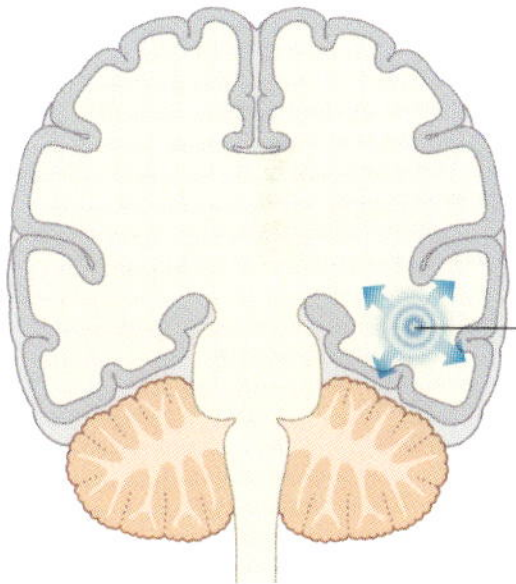

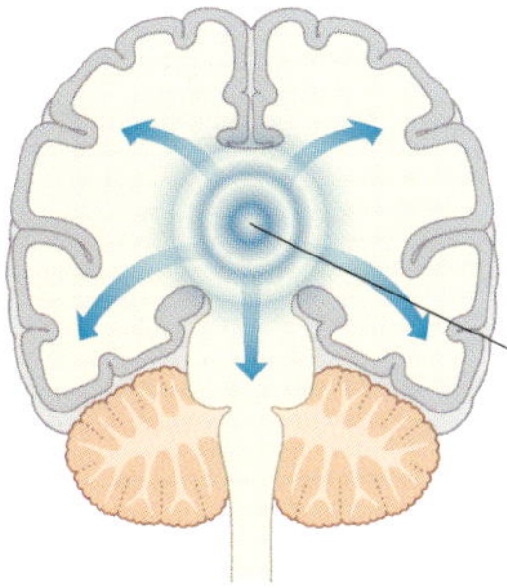

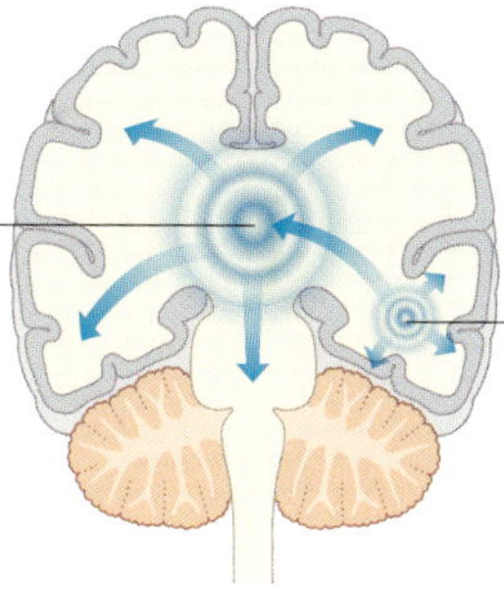

Generalisierter Anfall
Die abnorme Aktivität breitet sich im gesamten Gehirn aus. Die Symptome variieren, typisch sind jedoch unkontrollierte Bewegungen des ganzen Körpers mit mehrere Minuten andauerndem Bewusstseinsverlust.

Fokaler Anfall
Die abnorme Aktivität entsteht in einem Gehirnareal und bleibt normalerweise auf dieses beschränkt (oberes Diagramm), kann sich jedoch manchmal ausbreiten oder generalisieren (unteres Diagramm).

NARKOLEPSIE

Narkolepsie ist durch anhaltende Tagesmüdigkeit gekennzeichnet, mit wiederholtem Einschlafen im Tagesverlauf, auch zu unpassenden Zeiten, etwa beim Essen. Die Schlafanfälle können einige Minuten bis über eine Stunde dauern. Weitere mögliche Symptome sind Bewegungsunfähigkeit während des Einschlafens oder Aufwachens (Schlaflähmung), Halluzinationen vor dem Einschlafen und vorübergehendes Aussetzen der Muskelspannung (Kataplexie) mit Hinfallen.

Sehr häufig ist Narkolepsie auf das Fehlen eines bestimmten Botenstoffs im Gehirn zurückzuführen, der den Schlaf reguliert, möglicherweise aufgrund einer Fehlfunktion des Immunsystems. Die Behandlung von Narkolepsie beinhaltet regelmäßigen Schlaf (auch tagsüber) und Medikamente.

MENINGITIS

Meningitis ist eine Entzündung der Hirnhäute (fachsprachlich Meningen), die Gehirn und Rückenmark umgeben. Meist entsteht sie infolge einer viralen oder bakteriellen Infektion, kann jedoch manchmal auch durch Pilze oder Parasiten oder bestimmte Arzneimittel verursacht werden. Menschen mit geschwächtem Immunsystem sind besonders gefährdet.

Die Hauptsymptome von Meningitis sind Fieber, starke Kopfschmerzen, Übelkeit, Erbrechen, Lichtempfindlichkeit und ein steifer Nacken. Bei Meningokokken-Meningitis (eine Form der bakteriellen Meningitis) kann zudem ein purpurroter Ausschlag auftreten, der bei kurzem Drücken nicht verblasst. Ist eines dieser Symptome vorhanden, sollte dringend ärztliche Hilfe gesucht werden. Bei viraler Meningitis entwickeln sich die Symptome allmählich und sind tendenziell eher mild, bei bakterieller Meningitis jedoch können unbehandelt innerhalb von Stunden Müdigkeit, Krampfanfälle, Koma und der Tod eintreten.

Eine virale Meningitis klingt oft ohne Behandlung ab. Meningitis durch Bakterien-, Pilz- oder Parasiteninfektion wird üblicherweise medikamentös behandelt. Manchmal führt Meningitis zu Spätfolgen wie Hörverlust oder Hirnschäden. Impfungen können vor einigen Formen der viralen und bakteriellen Meningitis schützen.

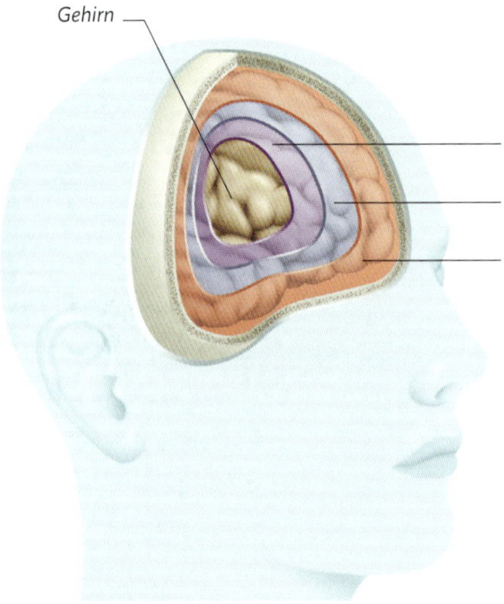

Hirnhäute
Die Hirnhäute bestehen aus Pia mater (innere Schicht), Arachnoidea (mittlere Schicht) und Dura mater (äußere Schicht).

Infektionswege
Die meisten Fälle von Meningitis werden durch Erreger wie Bakterien verursacht, die sich von anderswo im Körper auf die Hirnhäute ausbreiten. Sie können diese auch direkt infolge einer Verletzung, Operation oder eines Hirnabszesses befallen.

ENZEPHALITIS

Enzephalitis ist eine Entzündung des Gehirns und in der Regel Folge einer Virusinfektion, manchmal auch einer Störung des Immunsystems oder einer Bakterieninfektion oder sie tritt als Komplikation einer Meningitis oder eines Gehirnabszesses auf. Enzephalitis verursacht grippeähnliche Symptome, Fieber und Kopfschmerzen. Schwerere Fälle können schnell zu Verwirrung, Krampfanfällen und Koma führen. Tritt eines dieser Symptome auf, ist dringende ärztliche Hilfe nötig. Die Behandlung erfolgt medikamentös. Manche Betroffene erholen sich vollständig, während andere aufgrund von Hirnschäden chronische Beschwerden zurückbehalten.

GEHIRNABSZESS

Eine mit Eiter gefüllte Schwellung im Gehirn, meist aufgrund einer Infektion, die nach einer Kopfverletzung entsteht oder die sich von anderswo im Körper ausbreitet. Obwohl selten, können Hirnabszesse lebensbedrohlich sein und langfristige Folgen wie Epilepsie oder Hirnschäden haben. Mögliche Symptome sind Fieber, Übelkeit, Erbrechen, Kopfschmerzen und Krampfanfälle. Bei Vorhandensein eines dieser Symptome ist dringende ärztliche Hilfe notwendig.

Abhängig vom betroffenen Hirnareal können weitere Symptome wie Sprach- oder Sehstörungen auftreten. Die Behandlung erfolgt medikamentös oder operativ.

HIRNTUMOR

Die meisten Hirntumoren sind Metastasen – sekundäre Tumoren aufgrund einer sich ausbreitenden Krebserkrankung anderswo im Körper. Primäre Hirntumoren mit Ursprung im Gehirn selbst sind weniger verbreitet.

Bösartige Tumoren wachsen gewöhnlich schnell und breiten sich im Gehirn aus, gutartige neigen zu langsamem Wachstum und geringer Ausbreitung. Beide Typen können Druck auf das Hirngewebe ausüben, die Gehirnfunktion beeinträchtigen und Hirnschäden verursachen. Die Symptome variieren je nach betroffenem Hirnareal und können starke Kopfschmerzen, verschwommenes Sehen, Lähmung eines Körperteils, Schwierigkeiten beim Sprechen oder Verstehen von Sprache, Persönlichkeitsveränderungen und Krampfanfälle umfassen. Manchmal treten plötzliche Schmerzen und Bewusstseinsverlust auf. Zu den Behandlungsmöglichkeiten zählen Medikamente, Bestrahlung oder eine Operation.

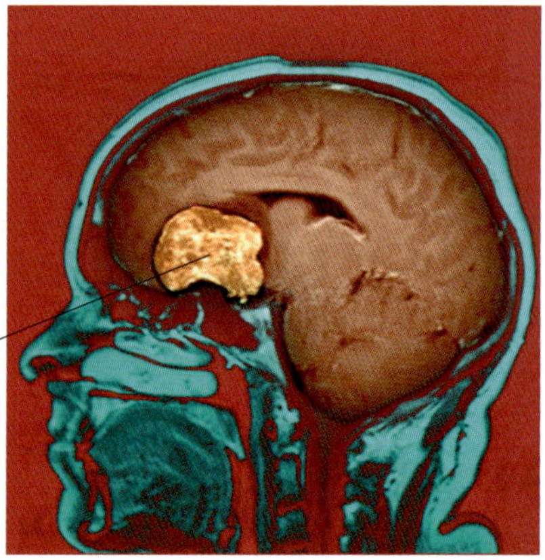

Hirntumor
Dieser Hirnscan zeigt einen großen, nicht bösartigen Gehirntumor. Ob ein gutartiger Tumor chirurgisch entfernt werden kann, hängt von seiner Lage ab.

TRANSITORISCHE ISCHÄMISCHE ATTACKE (TIA)

Eine transitorische ischämische Attacke (TIA) ist eine kurze Unterbrechung der Blutversorgung des Gehirns, die zu vorübergehenden Beeinträchtigungen des Sehens, der Sprache, der Empfindung oder der Motorik führen kann. Die Symptome halten in der Regel einige Minuten bis zu mehreren Stunden an, verschwinden aber vollständig innerhalb von 24 Stunden (länger andauernde Symptome weisen auf einen Schlaganfall hin). Es gibt keine bleibenden Schäden, jedoch kann eine TIA einem Schlaganfall vorausgehen.

Eine TIA ähnelt einem gerinnselbedingten Schlaganfall (unten), jedoch ist bei einer TIA das Blutgefäß nur vorübergehend blockiert.

Risikofaktoren für eine TIA sind hoher Blutdruck, ungesunde Ernährung, Rauchen und Störungen wie Diabetes, Hyperlipidämie (hoher Blutfettgehalt) und Herzerkrankungen.

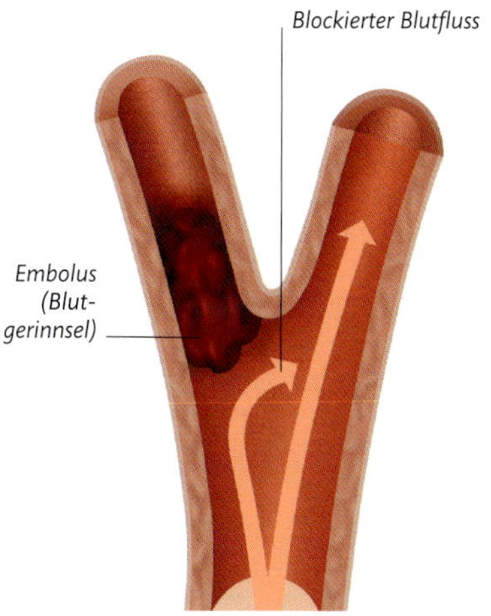

Vorübergehende Blockade
Eine TIA tritt auf, wenn ein Blutgerinnsel (Embolus) ein Blutgefäß im Gehirn verstopft.

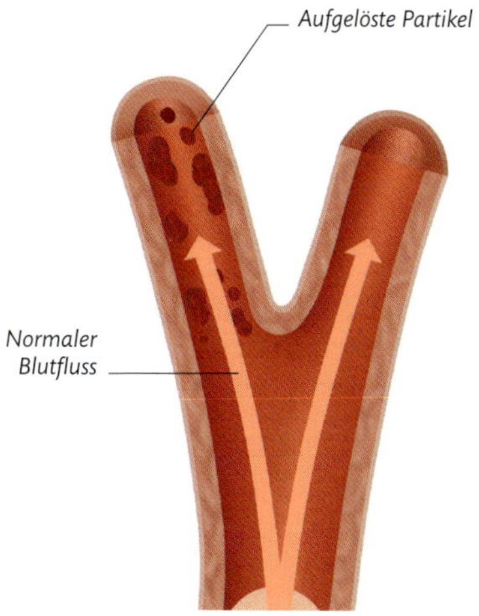

Auflösung der Blockade
Das blockierende Gerinnsel löst sich aufgrund des Blutdrucks, der sich hinter ihm aufbaut. Der unterversorgte Teil des Gehirns wird nun wieder durchblutet.

SCHLAGANFALL

Ein Schlaganfall ist eine Hirnschädigung aufgrund einer plötzlichen Störung der Blutversorgung des Gehirns. Die häufigste Form (ischämischer Schlaganfall) ist auf die Verstopfung von Hirnarterien durch Blutgerinnsel zurückzuführen. Zudem kann ein Schlaganfall Folge einer Hirnblutung aufgrund eines gerissenen Blutgefäßes (Aneurysma) sein, was als hämorrhagischer Schlaganfall bezeichnet wird.

Risikofaktoren sind hoher Blutdruck, zu wenig Bewegung, ungesunde Ernährung, Rauchen und Störungen wie Hyperlipidämie (hoher Blutfettgehalt), Diabetes und bestimmte Herzerkrankungen. Typische Symptome sind Muskelschwäche, die zu einseitigem Herabhängen von Gesicht, Mund oder Auge führen kann, Schwäche oder Taubheit der Arme und Sprachstörungen wie Lallen. Ein schwerer Schlaganfall kann Bewusstlosigkeit und Koma hervorrufen und lebensbedrohlich sein, deshalb ist dringend ärztliche Hilfe notwendig. Die Behandlung richtet sich nach der Art des Schlaganfalls. Manche Menschen erholen sich gut, während bei anderen dauerhafte Schäden zurückbleiben.

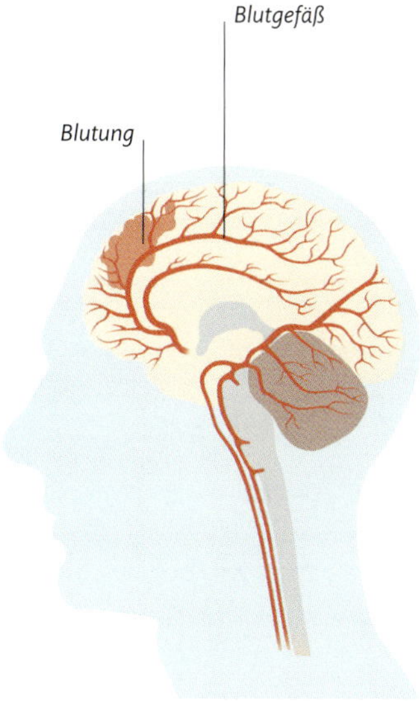

Blutung im Gehirn
Das Reißen von Blutgefäßen im Gehirn wird als intrazerebrale Blutung bezeichnet und ist die Ursache eines hämorrhagischen Schlaganfalls. Diese Form tritt oft bei Bluthochdruck auf.

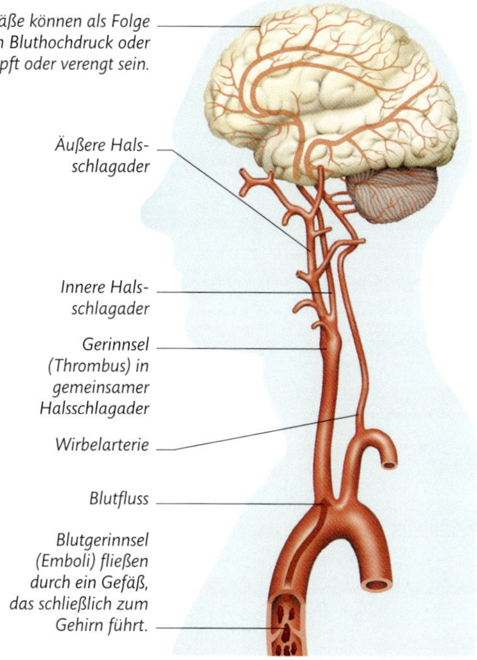

Verstopfte Blutgefäße
Verstopfungen können durch ein Gerinnsel hervorgerufen werden, das im betroffenen Gefäß selbst gebildet wird (Thrombus) oder von anderswo im Körper stammt (Embolus).

SUBARACHNOIDALBLUTUNG

Eine Subarachnoidalblutung ist eine Form des Schlaganfalls, bei der ein Blutgefäß platzt und Blut zwischen die inneren zwei der drei Hirnhäute (Meningen, S. 168) eindringt. In den meisten Fällen ist ein geplatztes Aneurysma – eine geschwächte, angeschwollene Verbindungsstelle zweier Hirnarterien – die Ursache. Bei manchen Menschen ist die Blutung Folge missgebildeter Blutgefäße. Beides kann von Geburt an vorhanden sein. Zudem kann eine Subarachnoidalblutung auch spontan nach ungewohnter Belastung auftreten.

Typischerweise verursacht sie plötzlichen, heftigen Kopfschmerz mit Erbrechen, steifem Nacken und Lichtempfindlichkeit. Bei Vorliegen dieser Symptome ist dringend ärztliche Hilfe notwendig. Darauf können Verwirrung, Krampfanfälle, Bewusstlosigkeit und Koma folgen. Die Behandlung erfolgt medikamentös oder operativ. Eine vollständige Genesung tritt jedoch nicht immer ein und viele Fälle sind tödlich.

DEMENZ

Alzheimer-Krankheit

Demenz ist ein Zustand allmählicher, fortschreitender Verschlechterung der geistigen Funktion. Er betrifft meist ältere Menschen und wird in der Regel durch Erkrankungen des Gehirns oder der Blutgefäße im Gehirn verursacht. Die häufigste Form ist die Alzheimer-Krankheit, bei der Gehirnzellen degenerieren und sich abnorme Proteineinlagerungen im Gehirn bilden. Eine andere Form ist die vaskuläre Demenz, bei der die Verstopfung kleiner Blutgefäße im Gehirn zahlreiche kleine Hirnschädigungen verursacht. Bei der Lewy-Körper-Demenz sammeln sich winzige Gebilde (genannt Lewy-Körperchen) im Gehirn an und beeinträchtigen dessen Funktion. Manchmal kann eine Demenz als Folge von Hirnverletzungen oder Erkrankungen wie Parkinson auch bei jüngeren Menschen auftreten. Die Behandlung zielt darauf ab, die Symptome zu lindern und das Fortschreiten zu verlangsamen.

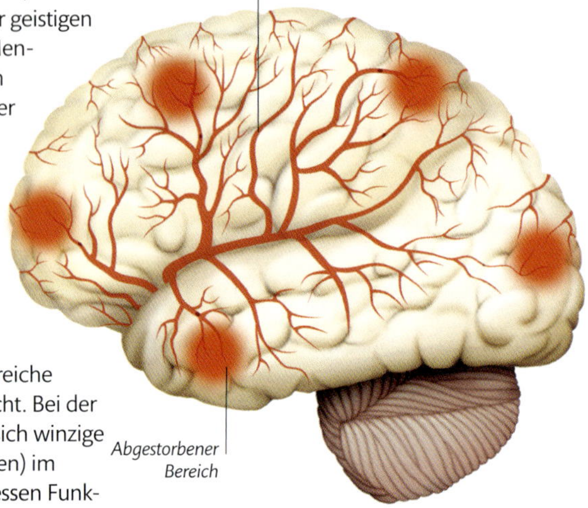

Vaskuläre Demenz
Bei dieser Form der Demenz führt eine Reihe von transitorischen ischämischen Attacken mit der Zeit zur Schädigung oder zum Absterben von Gewebe. Die Erkrankung schreitet voran, je mehr Bereiche des Gehirns betroffen sind.

SUBDURALES HÄMATOM

Ein subdurales Hämatom ist eine Einblutung zwischen die äußeren beiden der drei Hirnhäute. Dadurch entsteht eine Tasche mit Blut (ein Hämatom), die auf das Gehirn drückt. Die Blutung kann langsam (chronisch) oder schnell (akut) erfolgen. Eine chronische Blutung kann die Folge einer scheinbar harmlosen Kopfverletzung sein, und es kann Monate dauern, bis Symptome auftreten. Diese sind typischerweise Kopfschmerzen, allmählich eintretende Verwirrung, Schwäche und Bewusstseinstrübung. Eine akute Blutung ist gewöhnlich Folge einer schweren Kopfverletzung und verursacht typischerweise schnellen Bewusstseinsverlust. Bei Vorliegen derartiger Symptome ist dringend ärztliche Hilfe notwendig. Die Behandlung erfolgt gewöhnlich operativ. Viele Betroffene erholen sich gut, auch wenn einige Restsymptome bestehen bleiben können. Ein großes Hämatom kann tödlich sein.

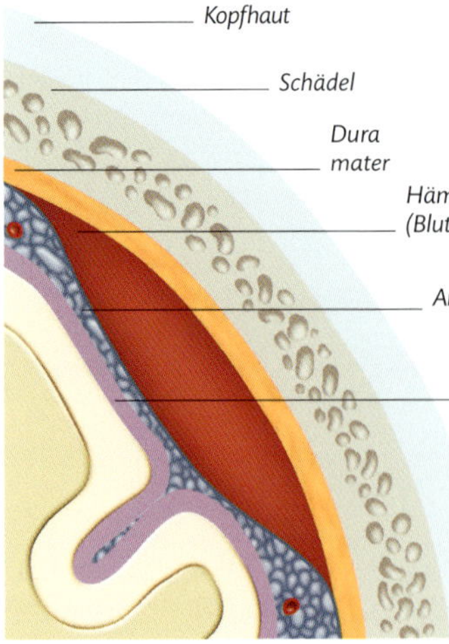

Subdurales Hämatom
Ein Hämatom (Blutansammlung) zwischen den äußeren beiden Hirnhäuten (Dura mater und Arachnoidea) übt Druck auf das Gehirn aus. Das Hämatom kann innerhalb von Stunden anwachsen oder Monate brauchen, um sich zu vergrößern.

EPIDURALES HÄMATOM

Dies ist eine Einblutung (Hämatom) zwischen Schädel und der äußersten der drei Hirnhäute. Sie wird meist durch eine Kopfverletzung mit Reißen eines Blutgefäßes verursacht. Typischerweise entwickeln sich die Symptome innerhalb von Stunden nach der Verletzung. Möglich sind Kopfschmerzen, Erbrechen, Müdigkeit, einseitige Lähmung und Krampfanfälle. Jeder mit diesen Symptomen sollte dringend ärztliche Hilfe suchen. Ein Hämatom kann die Ursache sein, wenn jemand nach einer Verletzung kurz das Bewusstsein verliert und dann Stunden später erneut in Ohnmacht fällt. In einigen Fällen erfolgt die Blutung relativ langsam und es treten erst Tage später Symptome auf.

Die Behandlung erfolgt operativ und verspricht, wenn sie prompt erfolgt, gute Genesung, auch wenn anhaltende Probleme, wie Schwäche, zurückbleiben können. Schwere Fälle können tödlich sein.

MULTIPLE SKLEROSE

Bei multipler Sklerose (MS) werden Nervenzellen in Gehirn und Rückenmark zunehmend geschädigt, was zu Problemen bei einer Vielzahl von Körperfunktionen führt. Elektrische Signale werden über die Nerven zwischen Gehirn und Körper ausgetauscht. Gesunde Nerven sind von einer Schutzhülle aus Myelin umgeben, welche die Signalübertragung verbessert. MS entsteht durch fortschreitende Zerstörung der Myelinscheiden und eine Störung der Signalübertragung. MS ist eine Autoimmunerkrankung, bei der das körpereigene Immunsystem die Myelinscheiden angreift. Die zugrunde liegende Ursache ist unbekannt, jedoch spielen genetische Faktoren und Umwelteinflüsse eine Rolle. Gewöhnlich treten Symptome erstmals zwischen 20 und 40 Jahren auf. Möglich sind Störungen von Sprache, Gleichgewicht und Koordination, Taubheit, Kribbeln, Schwäche, Muskelkrämpfe, Schmerzen, Müdigkeit, Inkontinenz und Stimmungsschwankungen. In manchen Fällen kommen und gehen die Symptome, in anderen werden sie zunehmend stärker. Es gibt keine Heilung, doch Medikamente können die Symptome lindern.

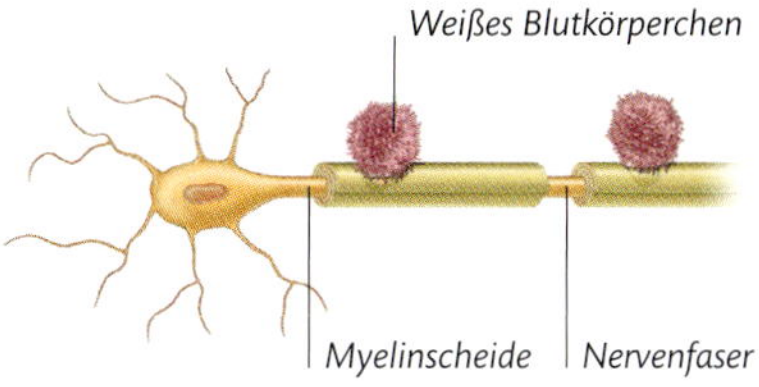

Frühe MS
Weiße Blutkörperchen des Immunsystems greifen die Myelinscheiden der Nerven an. Im Frühstadium kann der Schaden zum Teil noch repariert werden.

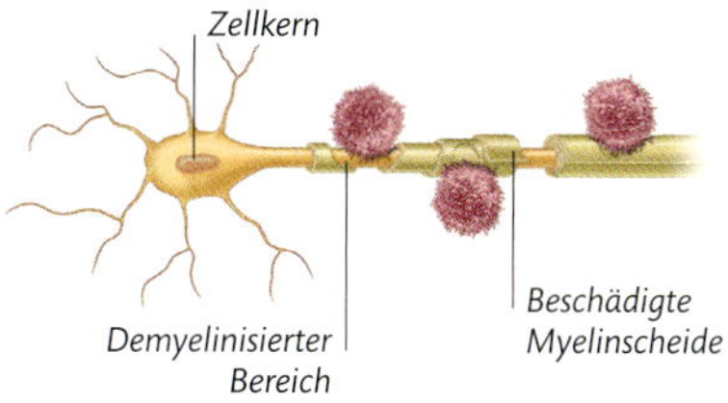

Späte MS
Beim Voranschreiten der Erkrankung nimmt der Schaden an den Myelinscheiden zu und mehr Nerven sind betroffen. Der Schaden ist irreversibel.

PARKINSON-KRANKHEIT

Die Parkinson-Krankheit ist eine fortschreitende Erkrankung, die Tremor (unwillkürliches Zittern, meist der Hände), Langsamkeit der Bewegungen und Steifheit verursacht. Sie entsteht durch das Absterben von Zellen in einem Hirnareal, das Dopamin produziert, ein Stoff, der an der Feinmotorik beteiligt ist. Somit ist zu wenig Dopamin für die Muskelkontrolle vorhanden.

Meist hat die Erkrankung keine erkennbare Ursache, obwohl genetische Faktoren manchmal eine Rolle spielen. Sie kann zudem aus einer Entzündung des Gehirns (Enzephalitis) oder einer Schädigung der Basalganglien durch Drogen oder wiederholte Kopfverletzungen resultieren. Hauptsymptome sind einseitiges Zittern von Hand, Arm oder Bein, welches sich auf die Gliedmaßen der anderen Seite ausweiten kann, Muskelsteifheit, die das Beginnen einer Bewegung erschwert und Bewegungen allgemein verlangsamt, sowie Gleichgewichtsstörungen. Weitere Symptome sind gebeugte Haltung, schlurfender Gang, Sprachstörungen, ausdrucksloses Gesicht und Schluckbeschwerden. Manche Menschen entwickeln auch eine Demenz (links) oder eine Depression (S. 242).

Zur Behandlung dienen unterstützende Maßnahmen wie Physiotherapie und Medikamente. In manchen Fällen kann ein chirurgischer Eingriff eine Option sein.

CHOREA HUNTINGTON

Chorea Huntington ist eine erbliche Hirnerkrankung, die unwillkürliche, ruckartige Bewegungen und Demenz (links) verursacht. Sie wird durch ein mutiertes Gen ausgelöst. Erbt man dieses von einem Elternteil, entwickelt man die Erkrankung. In den meisten Fällen treten die Symptome im Alter zwischen 35 und 50 Jahren auf und schreiten für etwa 10 bis 25 Jahre voran, bis der Betroffene schließlich stirbt. Es gibt keine Heilung, Medikamente können jedoch einige der Symptome lindern. Gefährdete Personen können sich auf das mutierte Gen testen lassen.

CAUDA-EQUINA-SYNDROM

Bei dieser Erkrankung werden Nerven an der Basis des Rückenmarks, der Cauda equina (einem Nervenbündel, das an einen Pferdeschwanz erinnert), komprimiert, was Symptome wie Rückenschmerzen, Darm- und Blasenprobleme, Taubheit, Beinschwäche und Erektionsstörungen auslöst. Grund ist meist ein Bandscheibenvorfall (S. 158), jedoch kann das Cauda-equina-Syndrom gelegentlich auch durch Infektion, Rückenmarksverletzung oder Knochenkrebs verursacht werden. Gewöhnlich werden die betroffenen Nerven durch eine Notoperation entlastet.

MOTONEURON-KRANKHEIT

Als Motoneuron-Krankheit bezeichnet man die fortschreitende Degeneration der sogenannten Motoneuronen (Nerven, die Bewegungen steuern) im Rückenmark. Die Erkrankung betrifft auch die Muskeln, da diese schwinden, wenn die Motoneuronen die Fähigkeit verlieren, sie zu stimulieren. Die Motoneuron-Krankheit beginnt gewöhnlich ab 50 Jahren, selten kann sie auch in der Kindheit und Jugend auftreten. Die Ursache ist unbekannt, bei einigen Menschen besteht jedoch eine genetische Anfälligkeit.

Anfangs entwickeln sich über einige Monate hinweg Symptome wie Schwäche und Muskelschwund in Händen, Armen und Beinen, zudem Muskelzucken, Steifheit, Krämpfe und Sprachstörungen.

Mit Fortschreiten der Krankheit verschlimmern sich die Symptome und verursachen Probleme bei alltäglichen Dingen, wie dem Halten von Gegenständen, Treppensteigen und Laufen. Geistige Fähigkeiten sind in der Regel nicht beeinträchtigt, jedoch kann die Emotionsregulierung gestört sein und manche Betroffene werden depressiv. Sobald die Atemmuskulatur betroffen ist, tritt schließlich der Tod ein.

Es gibt keine Heilung für die Erkrankung, die Behandlung kann jedoch einige der Symptome lindern und den Krankheitsfortschritt verlangsamen.

NEUROPATHIE

Neuropathie ist ein Obergriff für Erkrankungen, Schäden oder Funktionsstörungen der peripheren Nerven, die Gehirn und Rückenmark mit dem restlichen Körper verbinden. Mögliche Ursachen sind Diabetes, Nährstoffmangel (etwa der B-Vitamine), starker Alkoholkonsum, Leber- oder Nierenerkrankungen, Störungen des Immunsystems wie rheumatoide Arthritis, bestimmte Infektionen, etwa mit HIV oder Lepra, einige Krebsarten, wie Lymphome (Krebs des lymphatischen Systems), Vergiftung durch Schwermetalle wie Blei und Drogenkonsum. Die Symptome sind abhängig davon, welche Nerven betroffen sind. Allgemein können Taubheit, Kribbeln, Schmerzen, Gleichgewichts- und Koordinationsstörungen, Muskelschwäche, verschwommenes Sehen, Schwindel, Darm- und Blasenprobleme sowie Erektionsstörungen auftreten.

NEURALGIE

Post-Zoster-Neuralgie

Neuralgien sind Schmerzen aufgrund der Schädigung oder Reizung eines Nervs. Die Schmerzen treten gewöhnlich in kurzen Schüben auf und können sehr stark sein. Einige Formen der Neuralgie sind Symptome bestimmter Krankheiten. Die Post-Zoster-Neuralgie ist ein brennender Schmerz, der am Ort des Auftretens einer Gürtelrose (Herpes zoster, S. 233) noch Monate oder Jahre nach der Erkrankung vorhanden sein kann

Andere Formen der Neuralgie resultieren aus der Störung eines bestimmten Nervs. Bei der Trigeminusneuralgie etwa treten Schmerzen im Gesicht in dem Bereich auf, der vom Trigeminusnerv versorgt wird.

Die Behandlung erfolgt in der Regel medikamentös, manchmal kann auch eine Operation sinnvoll sein.

TRIGEMINUSNEURALGIE

Die Trigeminusneuralgie ist ein plötzlicher, sehr starker Schmerz in einer Gesichtshälfte aufgrund einer Störung des Trigeminusnervs, welcher Empfindungen von Teilen des Gesichts weiterleitet und einige der Kaumuskeln steuert. Ursache ist meist ein Blutgefäß, seltener ein Tumor, der auf den Nerv drückt. Die Attacken können einige Sekunden bis zu mehreren Minuten dauern und so heftig sein, das die Betroffenen in dieser Zeit handlungsunfähig sind. Danach verschwindet der Schmerz gewöhnlich vollständig. Attacken können spontan auftreten oder durch Tätigkeiten wie Kauen, Sprechen oder Berühren des Gesichts ausgelöst werden. Die Attacken können häufig auftreten, in manchen Fällen gibt es jedoch lange Remissionsperioden.

Die Behandlung erfolgt gewöhnlich medikamentös, manchmal kann auch ein chirurgischer Eingriff eine Option sein.

KARPALTUNNELSYNDROM

Das Karpaltunnelsyndrom äußert sich durch Taubheit, Kribbeln und Schmerzen in Fingern und Hand aufgrund von Druck auf den Mediannerv im Handgelenk. Der Mediannerv verläuft durch den Unterarm zur Hand, wo er Muskeln an der Basis des Daumens kontrolliert und Empfindungen in der Handfläche weiterleitet. Auf dem Weg zur Hand verläuft der Nerv durch den Karpaltunnel, einen Kanal zwischen den Knochen des Handgelenks und den darüberliegenden Bändern, durch den neben dem Nerv auch Sehnen verlaufen.

Das Syndrom tritt auf, wenn der Nerv zusammengedrückt wird, etwa durch eine Schwellung der Sehnen oder eine Flüssigkeitsansammlung im Karpaltunnel aufgrund von Überbeanspruchung, Arthritis, Diabetes oder Schilddrüsenproblemen. Auch hormonelle Veränderungen während Schwangerschaft und Wechseljahren können ein Grund sein. Der Druck auf den Nerv führt zu Taubheit, Kribbeln, Schmerzen und Verlust der Greiffähigkeit in Daumen, den ersten beiden Fingern und einer Hälfte des Ringfingers.

Zur Behandlung dienen Ruhe, eine Schiene oder Medikamente. Manchmal ist eine Operation nötig.

Karpaltunnel
Der Karpaltunnel ist ein enger Kanal, der von den Knochen des Handgelenks und dem Karpalband gebildet wird. Der Mediannerv verläuft durch diesen Kanal.

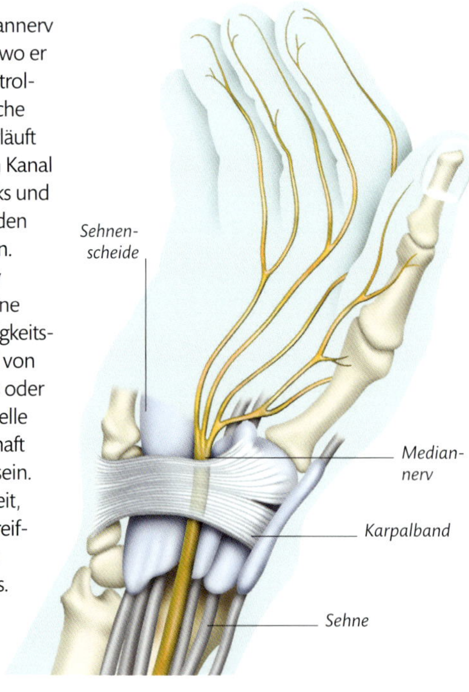

KOMPLEXES REGIONALES SCHMERZSYNDROM

Ehemals unter verschiedenen Namen wie Kausalgie und Morbus Sudeck bekannt, ist das komplexe regionale Schmerzsyndrom eine Erkrankung mit chronischen Schmerzen, meist in einem Arm oder Bein und manchmal auch anderen Körperregionen. Auslöser ist meist eine Verletzung, jedoch sind die Schmerzen stärker und länger anhaltend als aufgrund der Schwere der Verletzung zu erwarten wäre. Die Haut über der schmerzenden Stelle kann rot und empfindlich oder blau, kalt und klamm sein. Sie kann so empfindlich sein, dass selbst eine leichte Berührung zu starken Schmerzen führt.

Das Syndrom kann sich nach leichten aber auch schweren Verletzung entwickeln, darunter Frakturen, Verstauchungen oder Zerrungen, Verbrennungen oder Schnitte. Es ist nicht bekannt, warum manche Menschen nach solchen Verletzungen das Syndrom entwickeln und andere nicht.

Die Symptome können mit einer Kombination aus Medikamenten, Psychotherapie und physischer Rehabilitation behandelt werden.

TARSALTUNNELSYNDROM

Beim Tarsaltunnelsyndrom handelt es sich um Schmerzen, Kribbeln oder Taubheit in der Fußsohle aufgrund von Druck auf den Schienbeinnerv, der entlang der Beinrückseite um den Knöchel zum Fuß verläuft. Am Knöchel führt er durch den Tarsaltunnel, einen Kanal, der von den Knochen und Bändern des Sprunggelenks gebildet wird.

Das Syndrom tritt auf, wenn der Kanal verengt und der Nerv komprimiert wird, meist aufgrund von Überbeanspruchung, Verletzung oder Arthritis. Zudem kommt es häufiger bei Menschen mit Plattfüßen vor. Zur Behandlung dienen Ruhe, Medikamente und manchmal ein chirurgischer Eingriff.

ZERVIKALE RADIKULOPATHIE

Eingeklemmter Nerv

Allgemein als eingeklemmter Nerv bezeichnet, ist die zervikale Radikulopathie ein Zustand, der entsteht, wenn ein Nerv im Nacken, wo er vom Rückenmark abzweigt, gereizt oder komprimiert wird. Auslöser sind meist ein Bandscheibenriss in der Halswirbelsäule oder ein Knochensporn an einem Wirbel. Die Erkrankung tritt oft einseitig auf und verursacht typischerweise Schmerzen, die vom Nacken zu Schulter und Arm ausstrahlen, Kribbeln in Fingern und Hand, Muskelschwäche in Schulter, Arm oder Hand und Taubheit. Die Behandlung erfolgt medikamentös oder manchmal chirurgisch.

FAZIALISLÄHMUNG

Bei einer Fazialislähmung, auch bekannt als Fazialparese, handelt es sich um eine Gesichtsmuskelschwäche aufgrund einer Beschädigung oder Entzündung des Gesichtsnervs, der bestimmte Muskeln im Gesicht kontrolliert. Sie tritt einseitig auf und verursacht ein Herabhängen des Augenlids und des Mundwinkels. Weitere mögliche Symptome sind Ohrenschmerzen, Geräuschempfindlichkeit und veränderter Geschmackssinn. Die Ursache ist oft nicht feststellbar, jedoch ist die Lähmung manchmal Folge einer Schädigung des Nervs durch einen Tumor oder eine Operation, oder sie geht mit einer Virusinfektion einher. Die Behandlung erfolgt medikamentös oder chirurgisch.

INGUINALTUNNEL-SYNDROM

Beim Inguinaltunnel-Syndrom bestehen Missempfindungen wie brennender Schmerz, Taubheit oder Kribbeln im äußeren Oberschenkel. Stehen oder Gehen verschlimmert oft die Symptome. Auslöser ist die Einklemmung eines bestimmten Nervs unter einem Band in der Leiste. Ursache ist manchmal eine Verletzung oder Überbeanspruchung, in vielen Fällen ist sie jedoch nicht feststellbar. Zudem kann das Syndrom mit Schwangerschaft und Fettleibigkeit einhergehen.

Zur Behandlung dienen Ruhe und Medikamente, seltener eine Operation.

MORTON-NEURALGIE

Bei dieser Erkrankung besteht eine Reizung eines Nervs zwischen den Zehenknochen. Meist liegt der betroffene Nerv zwischen der dritten und vierten, es kann sich jedoch auch um den Nerv zwischen der zweiten und dritten Zehe handeln. Typische Symptome sind Kribbeln zwischen den Zehen und Schmerzen in den Fußballen oder Zehengrundgelenken. Gehen oder das Tragen enger Schuhe verschlimmern oft den Schmerz. Weite Schuhe, Ruhe und Schmerzmittel können die Symptome lindern. In schweren Fällen kann auch eine Operation zu empfehlen sein.

ISCHIALGIE

Ischialgie ist ein Nervenschmerz, verursacht durch Druck auf oder Beschädigung des Ischiasnervs, der vom Rückenmark das Bein entlang zum Fuß verläuft. Der Schmerz tritt gewöhnlich einseitig und am häufigsten in Gesäß und Oberschenkel auf, kann jedoch bis zum Fuß reichen. Zudem können Taubheit und Schwäche im betroffenen Gebiet vorhanden sein.

Ischialgie wird meist durch einen Bandscheibenvorfall (S. 158) verursacht, bei dem Teile der Bandscheibe auf den Ischiasnerv drücken. Weitere mögliche Ursachen sind Muskelkrämpfe, langes Sitzen in ungesunder Haltung, eine Verletzung oder Infektion des Rückenmarks oder seltener ein Tumor, der auf den Nerv drückt. Manchmal entwickelt sie sich auch aufgrund statischer Veränderungen während der Schwangerschaft, die den Ischiasnerv unter Druck setzen. In vielen Fällen verschwinden die Symptome von selbst. Ist eine Behandlung notwendig, erfolgt sie gewöhnlich medikamentös. Selten kann auch eine Operation zu empfehlen sein.

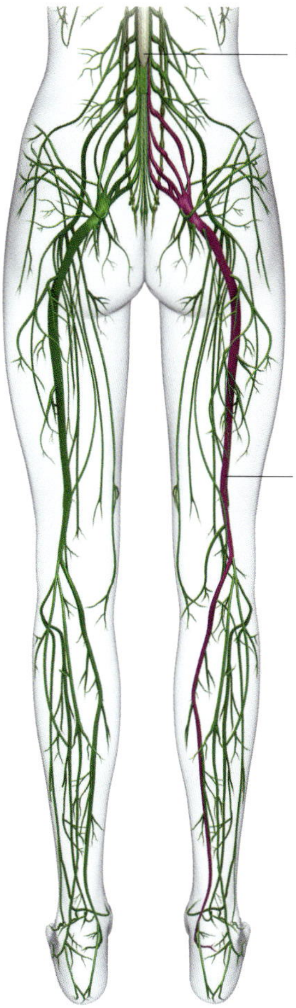

Verlauf des Ischiasnervs
Der Ischiasnerv entsteht durch die Vereinigung mehrerer Nerven des unteren Rückenmarks. Mit seinen Verzweigungen verläuft er entlang dem Bein zu Knöchel und Fuß.

OHREN UND AUGEN

AUSSENOHRENTZÜNDUNG

Bei einer Außenohrentzündung entzündet sich der äußere Gehörgang, in der Regel aufgrund einer bakteriellen, viralen oder Pilzinfektion. Sie wird manchmal »Schwimmbad-Otitis« genannt, da ständige Feuchtigkeit im Ohr das Infektionsrisiko erhöht. Die Erkrankung kann auch im Rahmen einer allgemeinen Hauterkrankung, etwa eines Ekzems, auftreten.

Symptome einer Außenohrentzündung sind Anschwellen, eitriger Ausfluss aus dem Ohr, Jucken oder Schmerzen im Gehörgang und manchmal vorübergehender Hörverlust. Oft genügt es, zur Behandlung das Ohr sauber und trocken zu halten, bis die Infektion verschwindet. In anhaltenden oder schweren Fällen werden auch Medikamente eingesetzt.

OHRMUSCHELPERICHONDRITIS

Ohrmuschelperichondritis ist eine Entzündung des Knorpelgewebes der Ohrmuschel, meist als Folge einer bakteriellen Infektion nach einem Schnitt oder dem Piercen des Ohrs. Die Infektion verursacht Entzündung, Anschwellen und Schmerzen in der Ohrmuschel. Eine Behandlung mit Antibiotika beseitigt normalerweise die Infektion.

OTOSKLEROSE

Bei Otosklerose kommt es zu abnormem Knochenwachstum um den Steigbügel, eines der drei Gehörknöchelchen im Mittelohr, die Schall zum Innenohr weiterleiten. Die Beweglichkeit des Steigbügels wird allmählich beeinträchtigt, was zu fortschreitendem Hörverlust führt. Meist sind beide Ohren betroffen. Neben Taubheit kann Otosklerose auch Tinnitus verursachen.

In vielen Fällen kann ein Hörgerät helfen. Darüber hinaus kann das Gehör üblicherweise durch das operative Einsetzen eines künstlichen Steigbügels wiederhergestellt werden.

OHRHÄMATOM

Blumenkohlohr

Ein Ohrhämatom ist ein Bluterguss (Hämatom) in der äußeren Ohrmuschel, der zu Schwellung, Rötung und Schmerzen führt. Es wird durch Verletzungen des Ohrs mit Blutungen im weichen Knorpelgewebe verursacht, wie sie etwa bei Kontaktsportarten vorkommen können. Schwere oder wiederholte Hämatome können zu einer bleibenden Deformierung der Ohrmuschel führen, die allgemein als Blumenkohlohr bezeichnet wird.

Als Erste Hilfe dienen Eispackungen, die Schwellung reduzieren. In schweren Fällen kann das Hämatom punktiert und ein Druckverband angelegt werden. Zur Korrektur eines Blumenkohlohrs kann ein plastischer Eingriff notwendig sein.

OHRENSCHMALZPFROPF

Ohrenschmalz wird von Drüsen im äußeren Gehörgang produziert, um diesen zu reinigen und zu befeuchten. Normalerweise wird das Schmalz von selbst ausgeschieden, manchmal sammelt es sich jedoch an und führt zu einer Verstopfung mit Verschlussgefühl und Hörbeeinträchtigung. Meist kann ein solcher Pfropf mit Tropfen behandelt werden. In hartnäckigen Fällen kann das Absaugen oder Ausspülen durch einen Arzt notwendig sein.

SCHALLEMPFINDUNGS-SCHWERHÖRIGKEIT

Schallempfindungsschwerhörigkeit ist eine Form des Hörverlusts aufgrund einer Schädigung der sensorischen Nerven im Ohr oder des Nervs, der Hörinformationen zum Gehirn überträgt. Sie tritt meist mit dem Alter oder durch lange Lärmexposition auf. Manchmal ist sie auch angeboren oder die Folge verschiedener Erkrankungen. Schallempfindungsschwerhörigkeit ist normalerweise dauerhaft. In manchen Fällen können Hörgeräte helfen, in anderen ein Cochlea-Implantat.

MITTELOHRENTZÜNDUNG

Paukenerguss

Auslöser für eine Mittelohrentzündung ist meist eine bakterielle oder virale Infektion. Sie kommt häufiger bei Kindern vor, da ihre Eustachischen Röhren (Verbindung zwischen Mittelohr und Nasenrachen) enger sind und leicht verstopfen können, sodass sich Eiter und Flüssigkeit im Mittelohr ansammeln, anstatt abzufließen, was als Paukenerguss bezeichnet wird.

Manchmal reißt das Trommelfell, was blutigen Ausfluss und eine Abnahme der Schmerzen zur Folge hat. Zur Behandlung einer Mittelohrentzündung dienen Medikamente, welche die Infektion bekämpfen und die Schmerzen lindern.

BAROTRAUMA

Ein Barotrauma ist eine Schädigung, hauptsächlich des Mittelohrs, aufgrund von Druckveränderungen, wie sie beim Fliegen oder Tauchen auftreten können. Diese können kleinere Schäden am Mittelohr hervorrufen und zu Schmerzen, Verschlussgefühl und Tinnitus führen. Meist gehen die Symptome innerhalb einiger Stunden von selbst zurück. In schweren Fällen kann jedoch das Trommelfell reißen, dann ist ärztliche Hilfe notwendig.

PRESBYAKUSIS

Presbyakusis ist eine Form der Schallempfindungsschwerhörigkeit, die mit dem Alter auftritt. Ursache sind die natürliche Degeneration und das Absterben sensorischer Nervenzellen im Ohr. Gewöhnlich sind beide Ohren betroffen. Schwierigkeiten ergeben sich vor allem beim Hören hoher Töne und von Sprache, insbesondere bei Hintergrundlärm.

Presbyakusis ist nicht heilbar, in den meisten Fällen können jedoch Hörgeräte helfen.

GERISSENES TROMMELFELL

Ein gerissenes Trommelfell verursacht typischerweise plötzliche, starke Schmerzen, blutigen Ausfluss aus dem Ohr und Hörbeeinträchtigungen. Die häufigsten Ursachen für ein gerissenes Trommelfell sind Entzündungen des Mittelohrs, Druckverletzungen (Barotrauma) und Schläge gegen oder Stiche in das Ohr.

Die Behandlung erfolgt in der Regel mit Medikamenten, welche die Infektion bekämpfen und die Schmerzen lindern.

Unter Behandlung heilt ein gerissenes Trommelfell gewöhnlich etwa innerhalb eines Monats. In seltenen Fällen ist auch eine operative Reparatur des Trommelfells notwendig.

Gerissenes Trommelfell
Ein intaktes, gesundes Trommelfell (unten links) überträgt Schall zum Mittelohr. Bei einem gerissenen Trommelfell (unten rechts) ist die Schallübertragung und damit das Gehör beeinträchtigt.

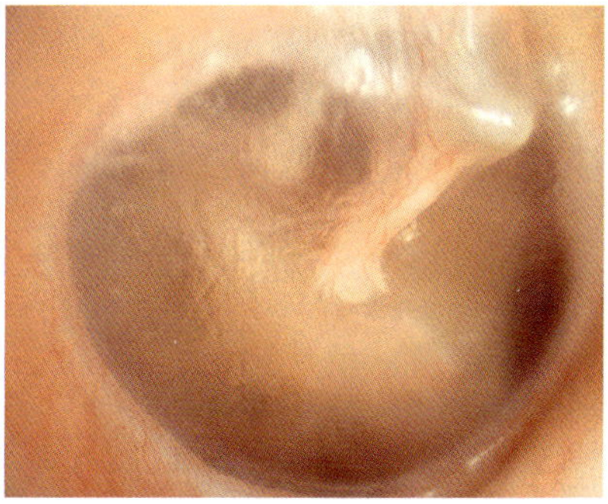

INTAKTES TROMMELFELL

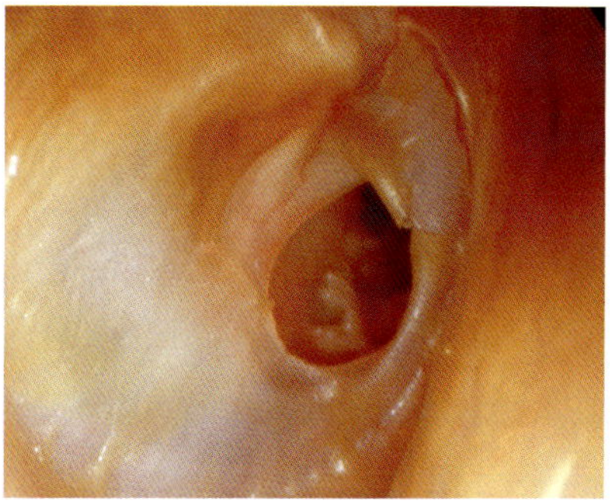

GERISSENES TROMMELFELL

SCHWINDEL

Benigner paroxysmaler Lagerungsschwindel

Schwindel ist das Gefühl, dass die Umgebung sich dreht oder kippt. Er kann zu Bewegungsunsicherheit und manchmal zu Übelkeit und Erbrechen führen. Ruckartige Kopfbewegungen verschlimmern oft die Symptome. Bei manchen Menschen geht Schwindel mit Höhenangst einher oder tritt als Nebenwirkung bestimmter Medikamente auf.

Zudem kann Schwindel Symptom einer Innenohrerkrankung sein, wie einer Infektion, der Menière-Krankheit (S. 176) oder dem benignen paroxysmalen Lagerungsschwindel, bei dem sich winzige Kristalle ablösen, die normalerweise in einem Gel im Innenohr eingebettet sind. Weitere mögliche Ursachen sind Migräne, Schlaganfall, Gehirntumor, Akustikusneurinom (S. 176) oder multiple Sklerose (S. 171). Die Symptome können durch Medikamente gegen Übelkeit behandelt werden. Andere Mittel richten sich nach der zugrunde liegenden Ursache.

TUBENMITTELOHRKATARRH

Die Eustachische Röhre, die das Mittelohr mit dem Nasenrachen verbindet, fungiert als Abfluss und reguliert den Druck im Mittelohr. Ist diese Röhre blockiert oder entzündet, kann dies zu Symptomen wie Hörbeeinträchtigung, Verschlussgefühl im Ohr, Tinnitus (Ohrgeräusche) und manchmal Schwindel führen.

Eine Funktionsstörung der Eustachischen Röhre rührt in den meisten Fällen von einer Infektion der Nase, der Nebenhöhlen, des Ohrs oder des Halses her oder von einer Allergie wie Heuschnupfen. Kinder sind besonders anfällig für Probleme mit den Eustachischen Röhren, da diese bei ihnen kürzer und enger sind. Oft geht ein leichter Tubenmittelohrkatarrh nach einigen Tagen von selbst zurück.

Sind die Symptome schwer oder anhaltend, können auch Medikamente gegen die Entzündung eingesetzt werden.

Aufbau des Ohrs
Die Eustachische Röhre verbindet das Mittelohr mit der Nase. Im Mittelohr befinden sich winzige Knöchelchen, die Schall vom Trommelfell zum Innenohr weiterleiten. Das Innenohr enthält die Hörschnecke (Cochlea) und Gleichgewichtsorgane (Bogengänge).

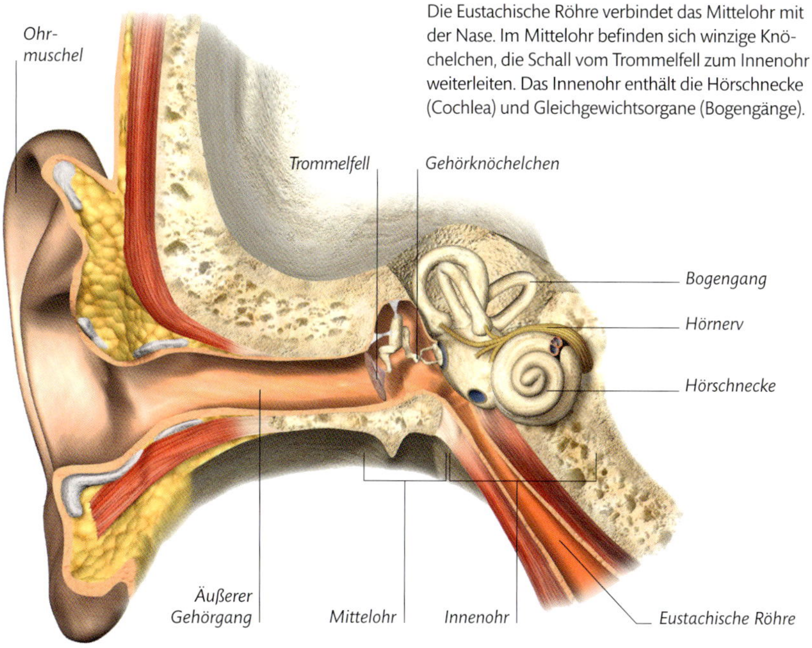

NEURITIS VESTIBULARIS

Neuritis vestibularis, auch bekannt als Neuropathia vestibularis, ist eine Entzündung des Gleichgewichtsnervs im Innenohr, meist aufgrund einer bakteriellen oder viralen Infektion wie Erkältung oder Grippe. Die Hauptsymptome sind Benommenheit, Schwindel, Übelkeit, Erbrechen und verschwommenes Sehen. Die virale Neuritis vestibularis geht gewöhnlich innerhalb einiger Wochen von selbst zurück, Medikamente können jedoch die Symptome wie Übelkeit und Erbrechen lindern. Die bakterielle Form bedarf meist einer Behandlung mit Antibiotika.

TINNITUS

Tinnitus ist die Bezeichnung für Ohrgeräusche, wie Summen, Klingeln oder Zischen, die ihren Ursprung im Inneren des Ohrs haben und nicht von außerhalb kommen. Sie sind häufig mit Hörverlust verbunden und können auch als Symptom von Erkrankungen, wie Innenohrentzündung, Menière-Krankheit, Mittelohrentzündung (S. 174) oder Verstopfung durch Ohrenschmalz auftreten.

Besserung kann eine Behandlung der zugrunde liegenden Ursache bringen. Andernfalls können angenehme Geräusche, ein Tinnitus-Masker (ein Gerät, das weißes Rauschen erzeugt), Psychotherapie oder Tinnitus-Retraining (eine Methode zur Veränderung der Reaktion des Gehirns auf Tinnitus) helfen.

INNENOHRENTZÜNDUNG

Innenohrentzündung ist eine Entzündung des Innenohrs, das die Hör- und Gleichgewichtsorgane enthält. Sie wird gewöhnlich durch eine bakterielle oder virale Infektion, etwa eine Erkältung, ausgelöst und kann eine Komplikation der Mittelohrentzündung sein (S. 174). Mögliche Symptome sind Schwindel, Übelkeit, Erbrechen, verschwommenes Sehen, Schwerhörigkeit und Tinnitus. Die virale Form geht gewöhnlich innerhalb einiger Wochen von selbst zurück, jedoch können die Symptome durch Medikamente gelindert werden. Die bakterielle Form bedarf meist einer Antibiotikabehandlung.

MENIÈRE-KRANKHEIT

Die Menière-Krankheit ist eine Erkrankung des Innenohrs, die durch wiederkehrende Anfälle von Schwindel, Tinnitus (Ohrgeräusche) und Hörverlust gekennzeichnet ist. Ursache ist eine Flüssigkeitsansammlung im Labyrinth, welches die Hör- und Gleichgewichtsorgane enthält. Die Anfälle treten typischerweise plötzlich auf und können Minuten bis Tage anhalten.
Zu den Symptomen gehören Schwindel, Übelkeit, Erbrechen, Tinnitus, Schwerhörigkeit und ein Druckgefühl oder Schmerzen im Ohr. Die Zeit zwischen den Anfällen kann von Tagen bis Jahren variieren. Wiederholte Anfälle führen oft zu einem fortschreitenden Hörverlust bis hin zu völliger Taubheit.

Die Behandlung erfolgt in erster Linie mit Medikamenten zur Linderung der Symptome. In manchen Fällen können auch Medikamente eingesetzt werden, welche die Häufigkeit der Anfälle reduzieren. Wenn Medikamente keine Besserung bringen, kann ein chirurgischer Eingriff eine Option sein.

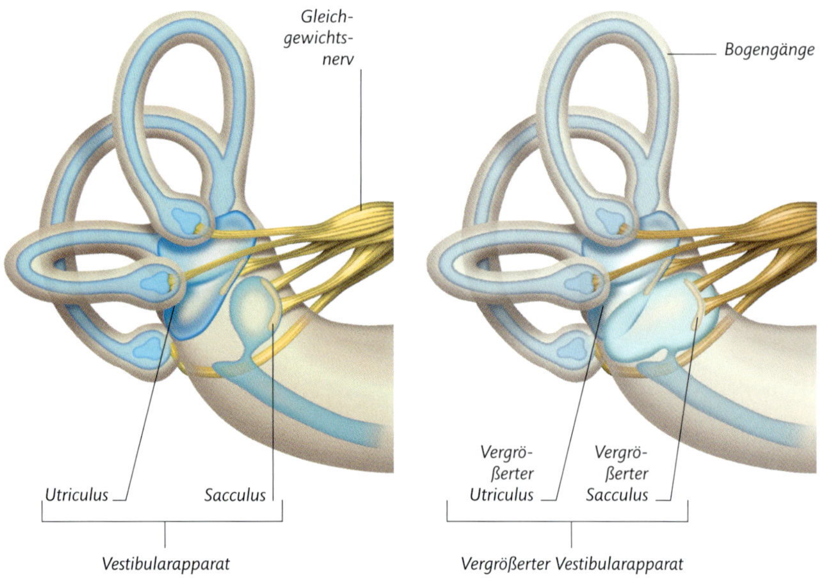

Normaler Gleichgewichtssinn
Im knöchernen Labyrinth des Ohrs befinden sich die Gleichgewichtsorgane: die Bogengänge und der Vestibularapparat, die mit Flüssigkeit gefüllt sind. Bewegungen dieser Flüssigkeit lösen Nervensignale an das Gehirn aus, welches diese als Bewegung interpretiert.

Gleichgewichtssinn bei Menière-Krankheit
Bei der Menière-Krankheit gibt es eine Flüssigkeitsansammlung im Vestibularapparat, wodurch sich dessen Kammern vergrößern. Man nimmt an, dass dies die normale Funktion des Gleichgewichtssinns beeinträchtigt und zu Symptomen wie Schwindel führt.

AKUSTIKUSNEURINOM

Ein Akustikusneurinom ist ein gutartiger Tumor des Hörnervs, der Signale der Hör- und Gleichgewichtsorgane vom Ohr zum Gehirn weiterleitet. Gewöhnlich ist nur der Nerv eines Ohrs betroffen. Meist ist die Ursache nicht feststellbar, jedoch kann in einer Minderheit der Fälle eine erbliche Neurofibromatose zugrunde liegen, die zur Bildung von Nerventumoren führt.

Ein kleines Neurinom verursacht oft keine signifikanten Probleme, ein größeres kann zu Hörverlust, Schwindel, Tinnitus und manchmal zu Kopfschmerzen sowie Schmerzen und Schwäche im Gesicht, verschwommenem Sehen und Koordinationsstörungen führen. Ist der Tumor klein, kann es ausreichen, ihn im Auge zu behalten. Ein großes oder störendes Neurinom wird operativ entfernt oder durch Bestrahlung behandelt.

KATARAKT

Ein Katarakt ist eine Trübung der Augenlinse, die zu undeutlichem Sehen führt. Typischerweise treten Katarakte an beiden Augen auf, doch ist gewöhnlich eines stärker betroffen. In den meisten Fällen sind Katarakte eine normale Alterserscheinung und sind bei den meisten Menschen über 65 Jahren zu einem gewissen Grad vorhanden. Manchmal sind sie auch von Geburt an vorhanden oder durch Faktoren wie Verletzungen des Auges, bestimmte Erkrankungen (etwa Uveitis, eine Entzündung der mittleren Augenhaut), lange Sonneneinstrahlung, langfristige Kortikoidbehandlung oder Diabetes bedingt. Zudem kommen Katarakte häufig bei Menschen mit Down-Syndrom vor. Rauchen fördert die Kataraktbildung.

Typischerweise entwickeln sich Katarakte über Monate und Jahre. Sie bewirken ausschließlich Beeinträchtigungen des Sehens, wie verschwommenes Sehen, veränderte Farbwahrnehmung oder Lichtkränze um helle Lichter. Zur Behandlung wird in den meisten Fällen die natürliche Linse entfernt und durch eine künstliche ersetzt. Dadurch bessert sich das Sehvermögen gewöhnlich signifikant, jedoch müssen einige Menschen danach noch immer eine Brille oder Kontaktlinsen tragen.

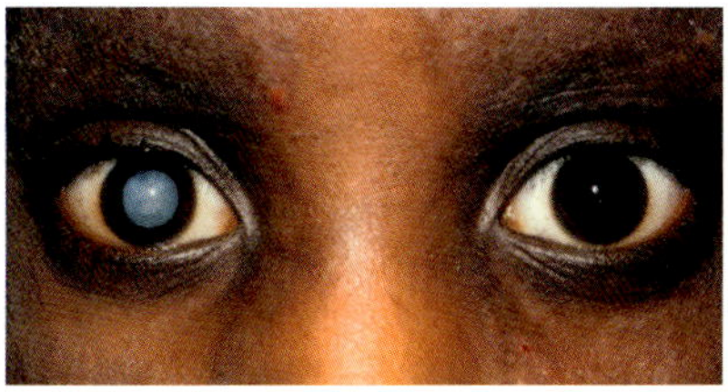

Aussehen eines Katarakts
Ein starker Katarakt, wie der im rechten Auge dieser Person, ist oft in Gestalt eines blassen, nebligen Flecks im Auge sichtbar.

TRACHOM

Ein Trachom ist eine Augenerkrankung, die durch das Bakterium *Chlamydia trachomatis* verursacht wird. In den Industrieländern selten geworden, ist sie immer noch eine häufige Ursache für Blindheit im Rest der Welt.

Die Infektion gelangt durch Kontakt mit kontaminierten Händen oder Fliegen in die Augen. Zu den Symptomen gehören Rötung und Ausfluss aus dem Auge. Wiederholte Infektionen können zur Vernarbung der Lider und zum Einstülpen der Wimpern führen, die dann gegen die Hornhaut reiben und dort eine Vernarbung hervorrufen, die schließlich zu Blindheit führt.

Im frühen Stadium kann ein Trachom mit Antibiotika behandelt werden. Haben sich die Wimpern eingestülpt, kann ein chirurgischer Eingriff nötig sein, um zu verhindern, dass sie gegen die Hornhaut reiben. Ist diese vernarbt, kann ein Transplantat eingesetzt werden.

HYPOSPHAGMA

Ein Hyposphagma ist eine Unterblutung der Bindehaut (die klare Membran, die das Weiße des Auges bedeckt) mit Auftreten eines roten Bereichs in der weißen Augenhaut. Es tritt häufig spontan oder nach einer leichten Augenverletzung, Niesen, Husten oder (seltener) im Zusammenhang mit der Bluterkrankheit auf. Ein Hyposphagma ist gewöhnlich schmerzlos und verschwindet innerhalb einiger Wochen ohne Behandlung. Hält es an oder bestehen Schmerzen im Auge, sollte jedoch ärztlicher Rat eingeholt werden.

KONJUNKTIVITIS

Konjunktivitis ist eine Entzündung der Bindehaut (die klare Membran, die das Weiße des Auges bedeckt), die Rötung, Unwohlsein und Ausfluss verursacht. Sie kann an einem oder an beiden Augen auftreten.

Es gibt zwei häufige Formen der Bindehautentzündung: eine infektionsbedingte, die durch Bakterien oder Viren ausgelöst wird, und eine allergisch bedingte, welche eine allergische Reaktion auf Substanzen wie Pollen oder Kosmetika darstellt. Neugeborene entwickeln manchmal eine Konjunktivitis aufgrund einer im Geburtskanal zugezogenen Infektion. Die infektionsbedingte Konjunktivitis ist ansteckend und kann durch Kontakt der Hände mit den Augen übertragen werden.

Beide Formen haben ähnliche Symptome, bei der infektionsbedingten Konjunktivitis enthält der Ausfluss jedoch Eiter, der die Augenlider verkleben kann. Bei der allergischen Konjunktivitis ist der Ausfluss klar und häufig sind die Lider geschwollen. Gewöhnlich verschwindet eine infektionsbedingte Konjunktivitis unbehandelt innerhalb von etwa zwei Wochen, in schweren oder anhaltenden Fällen können jedoch Antibiotika eingesetzt werden. Die allergische Form wird mit Medikamenten zur Linderung der Symptome behandelt.

PTERYGIUM

Ein Pterygium ist eine flügelförmige Verdickung der Bindehaut (die klare Membran, die das Weiße des Auges bedeckt), die an der Nasenseite des Auges beginnt und zu seiner Mitte reicht. Es kann an einem oder an beiden Augen auftreten. Man nimmt an, dass lang anhaltende Sonneneinstrahlung die Ursache ist. Verursacht es Beschwerden oder behindert es das Sehen, kann ein Pterygium chirurgisch entfernt werden.

UVEITIS

Uveitis ist eine Entzündung der Uvea, die aus der Iris (Regenbogenhaut), dem Strahlenkörper (ein Muskelring hinter der Iris) und der Aderhaut (eine Gewebeschicht, auf der die Netzhaut liegt) besteht. Man nimmt an, dass in vielen Fällen Autoimmunerkrankungen (Erkrankungen, bei denen das Immunsystem körpereigenes Gewebe angreift) wie Morbus Crohn (S. 203) und Morbus Bechterew (S. 158) oder Infektionen wie Windpocken (S. 233), Gürtelrose (S. 233) oder Tuberkulose (S. 236) Auslöser einer Uveitis sind. Manchmal gibt es auch keine feststellbare Ursache.

Mögliche Symptome sind Rötung und Wundsein des Auges, verschwommenes Sehen, kleine oder unregelmäßig geformte Pupillen und Lichtempfindlichkeit.

Zur Behandlung dienen meist Kortikoide. In manchen Fällen werden auch Tropfen eingesetzt, welche die Muskeln des Auges entspannen. Ohne umgehende Behandlung besteht die Gefahr einer dauerhaften Sehbehinderung.

RETINALE THROMBOSE

Die Verstopfung einer Arterie der Netzhaut durch einen Thrombus (Blutgerinnsel) betrifft typischerweise nur ein Auge und verursacht plötzlich auftretende Blindheit oder teilweisen Sehfeldverlust. Sie muss dringend behandelt werden, etwa durch Augenmassage, Ablassen von Flüssigkeit aus dem Auge oder mit Medikamenten, jedoch ist der Sehverlust trotz Behandlung gewöhnlich dauerhaft. Die Verstopfung einer Netzhautvene verursacht normalerweise ein Nachlassen des Sehvermögens über mehrere Tage, das jedoch auch plötzlich auftreten kann. Zur Behandlung werden Medikamente ins Auge injiziert oder es wird mittels Laser operiert. Trotz Behandlung ist eine dauerhafte Sehbeeinträchtigung wahrscheinlich.

NETZHAUTABLÖSUNG

Glaskörperabhebung

Bei einer Netzhautablösung trennt sich die Retina von der Rückwand des Auges. Sie kann Folge einer Verletzung sein oder spontan auftreten. Meist ist nur ein Auge betroffen. Glaskörperabhebung ist eine Trennung der Innenwand des Auges von der Retina.

Mögliche Symptome einer Netzhautablösung sind blitzende Lichter oder ein schwarzer Vorhang am Rand des Sichtfelds und eine große Zahl an Glaskörperflocken. Umgehende Behandlung ist notwendig, um ein Erblinden zu verhindern. Sie kann mittels Laser, Kryotherapie (Vereisung) oder operativ erfolgen und ist meist Erfolg versprechend, jedoch kann manchmal eine Sehbeeinträchtigung zurückbleiben.

HAGELKORN

Ein Hagelkorn ist eine runde, rote, meist schmerzhafte Schwellung im oberen oder unteren Augenlid aufgrund der Verstopfung einer Meibom-Drüse (Talgdrüsen, welche die Augenlider befeuchten). Hagelkörner ähneln Gerstenkörnern, jedoch entstehen sie nicht am Rand des Lids. Warme Kompressen können die Beschwerden lindern. Die meisten Hagelkörner verschwinden innerhalb einiger Wochen von selbst.

MAKULADEGENERATION

Makuladegeneration (auch bekannt als altersbedingte Makuladegeneration oder AMD) ist eine Degeneration der Makula, des zentralen Bereichs der Netzhaut, der für das Sehen von Details verantwortlich ist. AMD verursacht einen etwa mittig gelegenen, kreisrunden blinden Fleck, der allmählich wächst. Das periphere Sehen ist nicht beeinträchtigt. Es gibt zwei Formen von AMD. Die trockene AMD schreitet gewöhnlich über mehrere Monate bis Jahre voran. Es gibt keine Behandlung, jedoch kann eine Ernährung, die reich an grünem Blattgemüse ist, den Verlauf möglicherweise verlangsamen. Auch Sehhilfen, etwa eine Lupe, können den Alltag erleichtern. Die feuchte AMD schreitet meist schneller voran und verschlechtert das Sehvermögen manchmal innerhalb von Tagen. Sie kann durch Injektion von Medikamenten ins Auge oder eine Laseroperation verlangsamt werden.

GERSTENKORN

Ein Gerstenkorn ist eine kleine, eitergefüllte Schwellung an der Basis einer Wimper, die Schmerzen beim Blinzeln verursachen kann. Auslöser ist meist eine bakterielle Infektion. Ein Gerstenkorn beginnt meist als rötliche Beule am Rand des Lids. Daraufhin rötet sich das Lid und schwillt an, auf dem Gerstenkorn kann sich ein gelber Fleck bilden. Unter Anwendung warmer Kompressen platzt ein Gerstenkorn meist innerhalb einiger Tage und heilt ab. Hartnäckige Fälle können mit Antibiotika behandelt werden. Gerstenkörner sind häufiger bei Menschen mit seborrhoischem Ekzem (S. 222).

SCHIELEN

Schielen, medizinisch Strabismus, ist ein Zustand, bei dem die Augen in verschiedene Richtungen blicken. Es ist bei Babys häufig und verschwindet gewöhnlich innerhalb einiger Monate von selbst. Grund für ein Schielen in der späteren Kindheit ist meist eine Störung der Organe zur Ausrichtung der Augen. Bei Erwachsenen geht es gewöhnlich auf eine Erkrankung wie Schlaganfall (S. 169) zurück.

Bei Kindern kann Schielen durch Brillen, Augenübungen, Injektionen in die Augenmuskeln oder eine Operation behandelt werden. Bei Erwachsenen richtet sich die Behandlung nach der zugrunde liegenden Ursache.

GLAUKOM (GRÜNER STAR)

Normalerweise gibt ein als Strahlenkörper bezeichnetes Organ Flüssigkeit in die vordere Augenkammer ab, die das dortige Gewebe ernährt und die Form des Auges erhält. Überschüssige Flüssigkeit fließt durch den sogenannten Kammerwinkel ab. Beim Glaukom ist der Weg der Flüssigkeit blockiert und sie staut sich, was eine Erhöhung des Augeninnendrucks verursacht und zu Sehbeeinträchtigungen oder sogar Blindheit führt.

Ein akutes Glaukom entwickelt sich rasch und verursacht Schmerzen sowie plötzlichen Sehverlust. Es bedarf einer medikamentösen oder operativen Notfallbehandlung. Ein chronisches Glaukom entwickelt sich langsamer, ist schmerzlos und kann über Jahre unbemerkt bleiben, bis es eine signifikante Sehbeeinträchtigung verursacht. Die Behandlung verhindert meist weiteren Sehverlust, stellt jedoch bereits verlorenes Sehvermögen nicht wieder her.

Chronisches Glaukom

Der Strahlenkörper produziert kontinuierlich Flüssigkeit, die normalerweise durch das siebartige, trabekuläre Geflecht zwischen der Iris und dem Rand der Hornhaut abfließt. Beim chronischen Glaukom ist der Abfluss blockiert und es baut sich Druck im Auge auf.

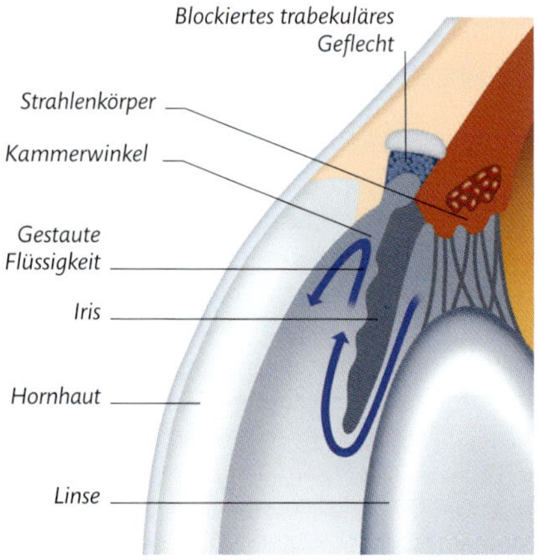

FEHLSICHTIGKEIT

Weitsichtigkeit | Kurzsichtigkeit | Astigmatismus

Die Erzeugung eines scharfen Bildes auf der Retina (die lichtempfindliche Schicht an der Rückwand des Auges) ist abhängig von der Linse, der Größe des Augapfels und der Hornhaut. Muskeln um die Linse kontrahieren oder entspannen sich und verändern so deren Form und damit auch die Brechkraft, um den Fokus zwischen nahen und fernen Objekten zu verschieben.

Bei der Weitsichtigkeit (Hypermetropie) ist der Augapfel relativ zur Brechkraft der Linse zu kurz, deshalb erscheinen entfernte Objekte scharf und nahe verschwommen. Bei der Kurzsichtigkeit (Myopie) ist der Augapfel relativ zur Brechkraft der Linse zu lang, deshalb erscheinen entfernte Objekte verschwommen und nahe scharf. Astigmatismus ist eine unregelmäßige Krümmung der Linse oder Hornhaut. Dadurch können nicht alle Lichtstrahlen, die ins Auge treffen, auf der Hornhaut fokussiert werden und das Bild erscheint verzerrt und verschwommen.

Alle drei Zustände können durch eine Brille, Kontaktlinsen oder mittels Laserchirurgie korrigiert werden.

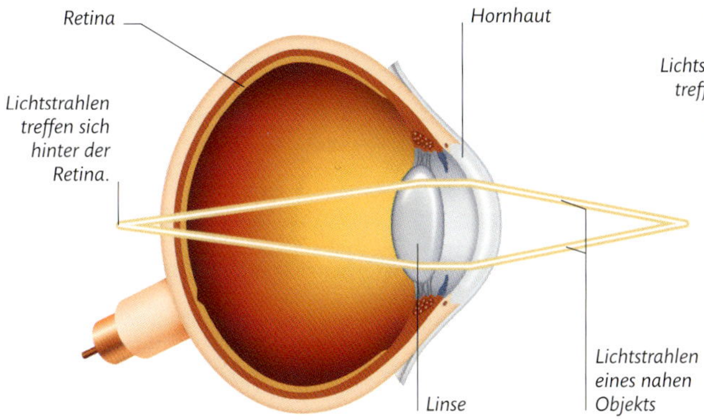

Weitsichtigkeit
Bei der Weitsichtigkeit ist der Augapfel relativ zur Brechkraft der Linse zu kurz und Lichtstrahlen von nahen Objekten werden auf einen Punkt hinter der Retina fokussiert.

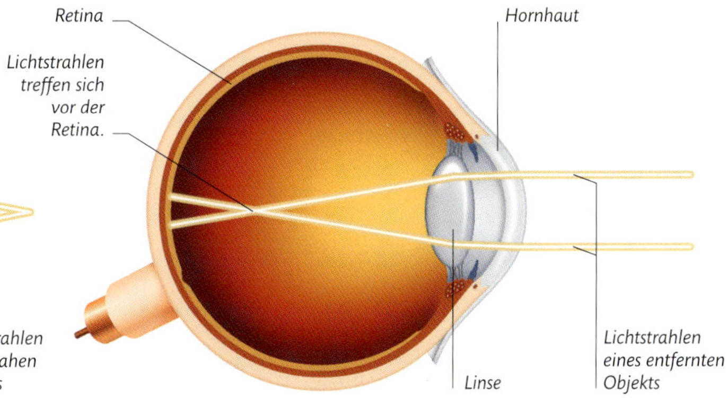

Kurzsichtigkeit
Bei der Kurzsichtigkeit ist der Augapfel relativ zur Brechkraft der Linse zu lang und Lichtstrahlen von entfernten Objekten werden auf einen Punkt vor der Retina fokussiert.

EKTROPIUM UND ENTROPIUM

Ein Ektropium ist eine Ausstülpung des Unterlids. Dessen freiliegende Innenfläche trocknet aus und wird wund, wodurch manchmal das Auge tränt. Da sich die Lider nicht vollständig schließen lassen, ist die Hornhaut nicht vor Schäden und Infektionen geschützt. Meist ist der Zustand altersbedingt, kann jedoch auch durch Schädigung eines Gesichtsnervs ausgelöst werden. Zur Behandlung wird das Augenlid chirurgisch gestrafft.

Ein Entropium ist eine Einstülpung des unteren, oberen oder beider Augenlider. Als Folge reiben die Wimpern gegen die Hornhaut und verursachen Schmerzen, Reizung und Tränen des Auges. Anhaltendes Reiben kann die Hornhaut vernarben lassen und zu Sehverlust führen. Ein Entropium tritt häufig im Alter auf, kann jedoch auch durch ein Trachom (S. 177), eine Augeninfektion, verursacht werden. Es kann gewöhnlich chirurgisch behoben werden.

BLEPHARITIS

Blepharitis ist eine Entzündung der Augenlider und verursacht Rötung, Juckreiz, talgige Schuppen an den Lidrändern und Krusten auf den Wimpern. Sie kann mit Hauterkrankungen wie seborrhoischem Ekzem (S. 222), bakteriellen Infektionen oder Allergien einhergehen. Durch Vermeiden von Allergenen, Sauberhalten der Wimpern und Verwenden eines Antischuppenshampoos verschwindet die Blepharitis oft von selbst. In anhaltenden oder wiederholten Fällen können Antibiotika eingesetzt werden.

XANTHELASMA

Xanthelasmen sind gelbliche Fettablagerungen um die Augen. Sie sind bei älteren Menschen häufig und harmlos, können auf Wunsch jedoch chirurgisch entfernt werden. Bei jüngeren Menschen können Xanthelasmen möglicherweise mit erhöhten Blutfettwerten (Hyperlipidämie) einhergehen. Dann können Maßnahmen wie eine Ernährungsumstellung oder Medikamente zu empfehlen sein, um das Risiko von Herzinfarkt (S. 180) und Schlaganfall (S. 169) zu reduzieren.

PTOSIS

Ptosis ist das abnorme Herabhängen des oberen Augenlids aufgrund einer Schwäche der Muskeln, die es normalerweise oben halten. Das schlaffe Lid kann das Auge ganz oder teilweise verdecken. Es kann an einem oder an beiden Augen auftreten. Eine Ptosis ist manchmal von Geburt an vorhanden, kommt jedoch häufiger bei Erwachsenen vor. Sie kann eine normale Alterserscheinung sein oder Folge einer Verletzung oder Erkrankung, wie Myasthenia gravis (S. 163), die zu fortschreitender Muskelschwäche führt. Zur Behandlung einer Ptosis kann der Muskel des Augenlids chirurgisch gestrafft werden.

HERZ UND KREISLAUF

HERZINFARKT

Ein Herzinfarkt, medizinisch als Myokardinfarkt bezeichnet, ist das Absterben eines Teils des Herzmuskels nach der Verstopfung einer Koronararterie oder einer ihrer Verzweigungen, die das Herz mit Blut versorgen. Durch die Verstopfung erhält ein Teil des Herzmuskels keinen oder nicht ausreichend Sauerstoff und stirbt ab.

Ursache der Verstopfung eines Herzkranzgefäßes ist in der Regel eine koronare Herzkrankheit, bei der die Arterien durch Fettablagerungen, sogenannte Plaques, verengt werden. Diese können einreißen, wodurch sich ein Blutgerinnsel (Thrombus) bildet, das den Blutfluss unterbrechen und zu einem Infarkt führen kann.

Typisches Symptom eines Herzinfarkts sind plötzliche Schmerzen in der Mitte der Brust. Manchmal ist das erste Symptom auch ein plötzlicher Kollaps. Einige Infarkte verlaufen ohne oder mit nur leichten Symptomen, sogenannte stille Infarkte. Die Schädigung des Herzmuskels durch einen Infarkt kann zu Herzinsuffizienz (verminderte Pumpleistung) oder Herzrhythmusstörungen führen, welche in schweren Fällen rasch tödlich sein können. Schnelle Behandlung mit gerinnungshemmenden Medikamenten oder durch Angioplastie (ein Verfahren zur Erweiterung verengter Blutgefäße) können die Blutversorgung des Herzens wiederherstellen. Weitere Medikamente können Herzrhythmusstörungen beheben oder die Bildung weiterer Blutgerinnsel verhindern.

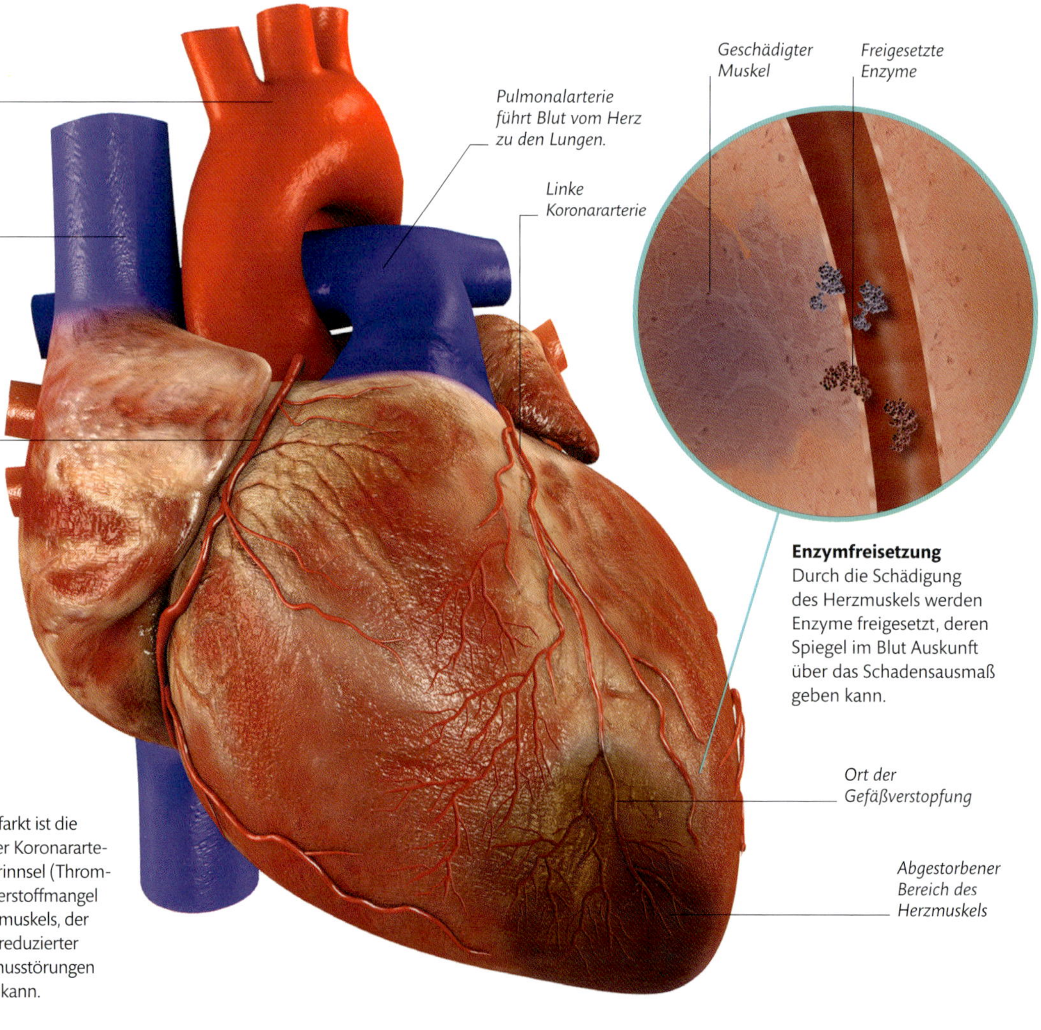

Enzymfreisetzung
Durch die Schädigung des Herzmuskels werden Enzyme freigesetzt, deren Spiegel im Blut Auskunft über das Schadensausmaß geben kann.

Herzinfarkt
Ein Herz- oder Myokardinfarkt ist die Folge der Verstopfung einer Koronararterie, meist durch ein Blutgerinnsel (Thrombus). Diese verursacht Sauerstoffmangel in einem Bereich des Herzmuskels, der daraufhin abstirbt, was zu reduzierter Pumpleistung, Herzrhythmusstörungen oder Herzstillstand führen kann.

ANGINA PECTORIS

Angina ist ein Brustschmerz aufgrund mangelnder Blutversorgung des Herzens. Auslöser ist normalerweise eine koronare Herzerkrankung, bei der die Koronararterien, die das Herz mit Blut versorgen, durch Fettablagerungen verengt werden. Weitere mögliche Ursachen sind eine krampfartige Gefäßverengung, bei der sich die Gefäße spontan und kurzzeitig verengen, Herzklappenfehler und Herzrhythmusstörungen. Eine schwere Anämie, welche die Sauerstoffkapazität des Blutes verringert, kann ebenfalls eine Angina auslösen.

Der Angina-Schmerz beginnt meist in der Brustmitte, kann jedoch in Nacken, Rücken und Arme oder zwischen die Schulterblätter ausstrahlen. Typischerweise steigert sich der Schmerz bei Anstrengung und klingt bei Ruhe ab. Hält der Schmerz im Ruhezustand an, kann ein Herzinfarkt die Ursache sein (links).

Angina pectoris ist oft durch gefäßerweiternde Medikamente behandelbar, bei häufigerem oder heftigerem Auftreten können jedoch eine Angioplastie oder Bypassoperation empfehlenswert sein.

HERZINSUFFIZIENZ

Herzinsuffizienz bedeutet, dass das Herz nicht in der Lage ist, das Blut ausreichend durch den Körper zu pumpen. Sie kann sich rasch entwickeln (akute Herzinsuffizienz), oft infolge eines Infarkts, oder allmählicher (chronische Herzinsuffizienz) aufgrund einer Langzeiterkrankung wie Bluthochdruck, koronarer Herzkrankheit, chronisch obstruktiver Lungenerkrankung oder Störungen von Herzklappen oder -rhythmus.

Insuffizienzen werden nach der betroffenen Herzseite als links- oder rechtsseitig klassifiziert. Bei der linksseitigen Insuffizienz sammelt sich Flüssigkeit in der Lunge und führt zu Atemnot, bei der rechtsseitigen in Leber, Milz, Nieren und Unterhautgewebe. Letzteres schwillt an, besonders an Beinen und Fußgelenken.

Die Behandlung richtet sich nach Art, Schwere und Auslöser der Herzschwäche und umfasst Medikamente und Einsetzen eines Schrittmachers oder eines Spenderherzens.

HERZRHYTHMUSSTÖRUNGEN

Abweichungen in Frequenz oder Rhythmus des Herzschlags (Arrhythmien) werden durch Störungen im elektrischen Kontrollsystem des Herzens verursacht. Das Herz verfügt über einen natürlichen Schrittmacher, den Sinusknoten, im rechten Vorhof. Dieser sendet elektrische Signale durch die Vorhöfe (obere Räume) zum sogenannten Atrioventrikularknoten, von wo aus sie zu den Kammern (untere Räume) gelangen. Diese Signale regulieren die Kontraktionen des Herzmuskels und damit Pumpfrequenz und -rhythmus. Schlechte Signalübertragung oder Unregelmäßigkeiten der elektrischen Aktivität können verschiedene Arrhythmien (unten dargestellt) hervorrufen. Ursache können etwa Herzerkrankungen, wie Infarkt oder Störungen von Herzmuskel oder -klappen, bestimmte Medikamente oder eine Schilddrüsenüberfunktion sein.

Behandlungsmöglichkeiten sind Defibrillation, Medikamente, eine Operation oder das Einsetzen eines Herzschrittmachers, um den normalen Schlagrhythmus wiederherzustellen oder zu erhalten.

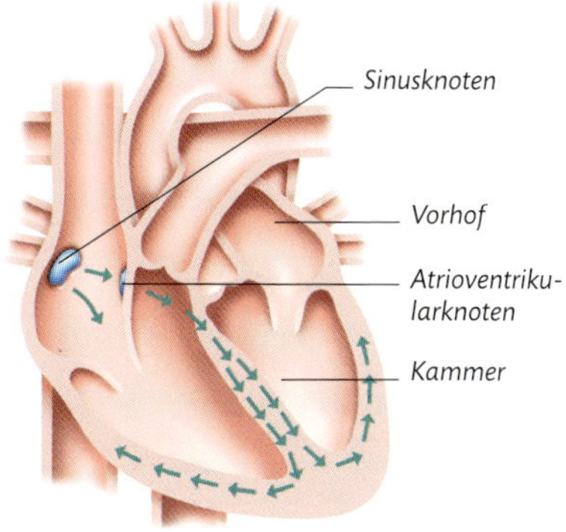

Sinustachykardie
Ein Zustand, bei dem der Puls bei normalem Rhythmus über 100 Schläge pro Minute beträgt. Grund können Anstrengung, Angst oder auch Fieber, Anämie und Schilddrüsenerkrankungen sein.

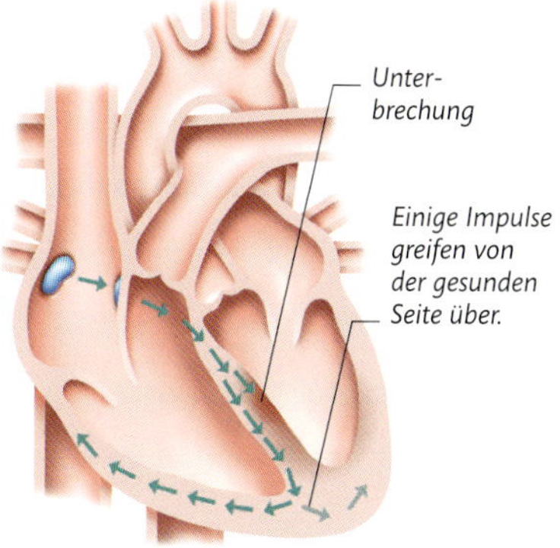

Schenkelblock
Die Impulse des Sinusknotens werden ganz oder teilweise blockiert, was die Kontraktion einer Seite verzögert. Beim vollständigen Schenkelblock kontrahieren die Kammern nur noch 20- bis 40-mal pro Minute.

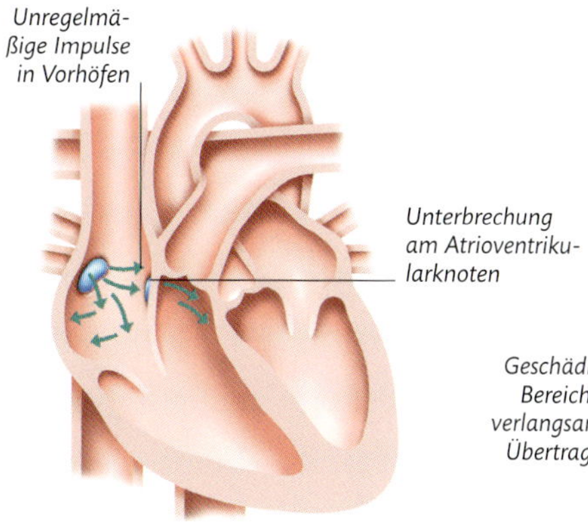

Vorhofflimmern
Werden Signale des Sinusknotens durch zufällige elektrische Aktivität in den Vorhöfen gestört und passieren ungeordnet den Atrioventrikularknoten, führt dies zu sehr schnellen, unregelmäßigen Vorhofkontraktionen.

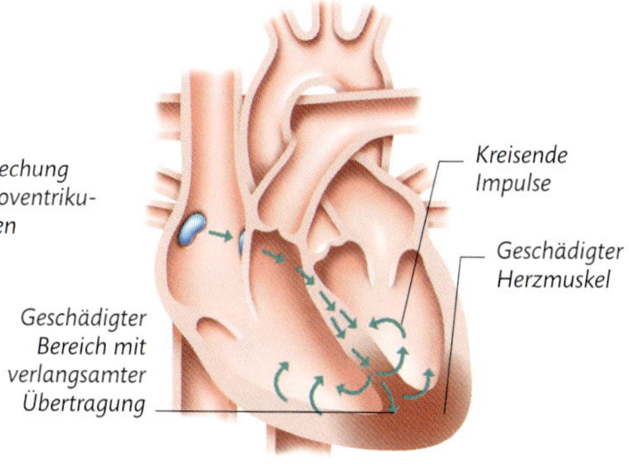

Ventrikuläre Tachykardie
Abnorme elektrische Impulse im Vorhofmuskel führen zu schnellen Kontraktionen der Vorhöfe, welche die Sinussignale stören und einen schnellen, regelmäßigen, aber ineffizienten Herzschlag produzieren.

HERZKLAPPENFEHLER

Herzklappeninsuffizienz | Mitralklappenprolaps

Das Herz hat vier Klappen, die dafür sorgen, dass das Blut in der richtigen Richtung durch das Herz fließt. Ihre Funktion kann durch altersbedingte Veränderungen, Infektionen wie Endokarditis (Infektion der Herzinnenhaut), rheumatisches Fieber oder einen Infarkt beeinträchtigt sein. Manchmal sind Herzklappenfehler auch angeboren.

Die Verengung einer Klappe, bekannt als Stenose, verhindert ihre vollständige Öffnung und schränkt der Blutfluss ein. Alternativ bedeutet eine Klappeninsuffizienz den unvollständigen Schluss einer Klappe, sodass etwas Blut zurückfließen kann, oft aufgrund einer sich wölbenden Herzklappe (Prolaps). In beiden Fällen muss das Herz härter arbeiten, um das Blut durch den Körper zu pumpen, was schließlich zu Herzinsuffizienz führen kann. Klappenfehler erhöhen zudem das Risiko von Gerinnseln und Schlaganfällen, in leichten Fällen können sie jedoch auch symptomfrei sein.

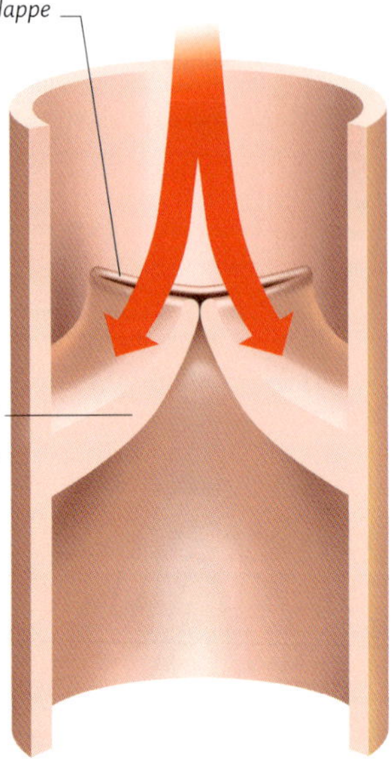

Normaler Herzklappenschluss
Außerhalb des geschlossenen Ventils steigt der Blutdruck und die Klappensegel schließen sich, sodass kein Blut zurückfließen kann.

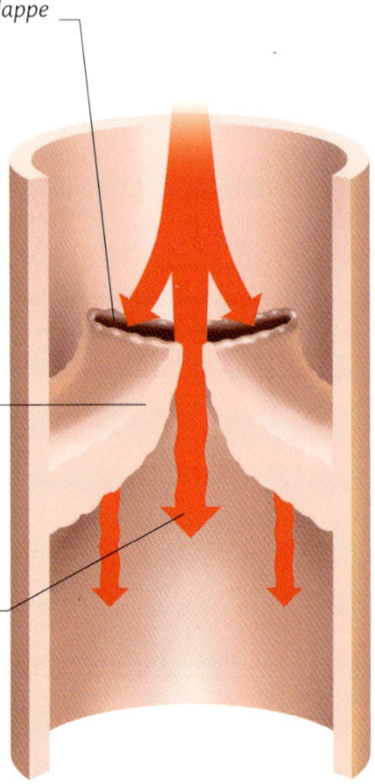

Insuffiziente Herzklappe
Eine insuffiziente Klappe schließt unvollständig und lässt Blut zurückfließen (Regurgitation), was die Arbeit des Herzens erschwert.

HERZBEUTELENTZÜNDUNG

Das Herz ist von zwei Membranschichten, dem Herzbeutel, umgeben. Dieser kann sich entzünden, gewöhnlich aufgrund einer Infektion, manchmal auch als Folge eines Infarkts, einer entzündlichen Erkrankung wie rheumatoider Arthritis, der Streuung von Krebs eines anderen Organs oder einer Schädigung durch eine Verletzung. Die Entzündung kann plötzlich (akut) oder langfristig (chronisch) auftreten.

Die akute Form verursacht typischerweise Schmerzen in der Brustmitte und kann mit einem Herzinfarkt verwechselt werden. Bei der chronischen Form zieht sich der Herzbeutel aufgrund einer Narbenbildung um das Herz zusammen und beeinträchtigt dessen Funktion. Beide Formen der Erkrankung können die Ansammlung von Flüssigkeit zwischen den Schichten des Herzbeutels zur Folge haben, was als Herzbeutelerguss bezeichnet wird. Diese Flüssigkeitsansammlung kann die Herztätigkeit behindern und zur Herzinsuffizienz führen. Die Behandlung erfolgt medikamentös oder durch eine Operation.

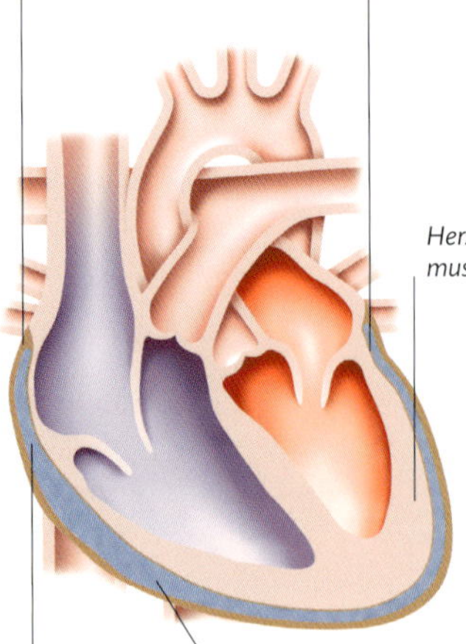

Herzbeutelerguss
Eine Flüssigkeitsansammlung zwischen den Schichten des Herzbeutels kann auf das Herz drücken und seine Tätigkeit beeinträchtigen.

INFEKTIÖSE ENDOKARDITIS

Das Endokard (Herzinnenhaut) ist eine Membran, die das Herz von innen auskleidet und die Herzklappen bedeckt. Infektiöse Endokarditis ist eine Entzündung dieser Membran aufgrund einer meist bakteriellen, manchmal auch durch andere Mikroorganismen bedingten Infektion. Die Infektion kann während einer Operation (einschließlich einer dentalen) oder eines anderen invasiven Verfahrens (etwa Einführen eines Katheters), durch offene Wunden oder intravenösen Drogenkonsum erfolgen.

Menschen mit Vorschädigungen des Endokards, einer künstlichen Herzklappe oder verminderter Immunfunktion sind besonders gefährdet. Zu den Symptomen der infektiösen Endokarditis, die plötzlich oder allmählich auftreten kann, gehören anhaltendes Fieber, Müdigkeit und Atemnot. Unbehandelt kann es zu lebensbedrohlichen Komplikationen wie Herzinsuffizienz oder Schlaganfall kommen. Die Behandlung erfolgt in der Regel medikamentös, manchmal ist auch eine Operation erforderlich.

RIESENZELLARTERIITIS

Riesenzellarteriitis, früher auch Arteriitis temporalis genannt, ist eine Erkrankung, bei der sich bestimmte Arterien entzünden. Gewöhnlich sind Arterien in Kopf und Kopfhaut betroffen, etwa die Schläfenarterien, aber auch andere Arterien in Kopf und Hals sowie die Aorta (die Hauptschlagader) können befallen sein.

Die Ursache der Riesenzellarteriitis ist unbekannt, sie kann jedoch bei Polymyalgia rheumatica (S. 189), einer entzündlichen Muskelerkrankung, auftreten und ist manchmal erblich. Typische Symptome sind starke Kopfschmerzen, schmerzempfindliche Kopfhaut, Schmerzen beim Kauen und manchmal Verlust eines Teils des Sehfelds. Zur Behandlung werden entzündungshemmende Medikamente eingesetzt.

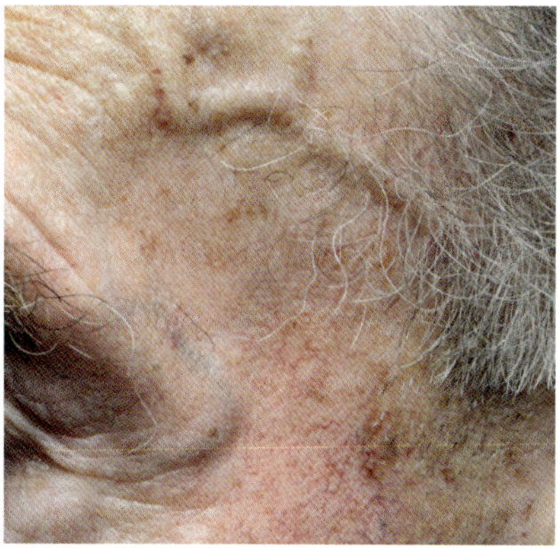

Geweitete Schläfenarterie
Am häufigsten betrifft eine Riesenzellarteriitis die Schläfenarterien an einer oder an beiden Seiten der Stirn, welche sich dadurch entzünden und hervortreten.

HYPOTONIE

Hypotonie ist der medizinische Ausdruck für niedrigen Blutdruck. In seiner häufigsten Form, der orthostatischen Hypotonie, äußert er sich durch Schwindel oder Schwäche beim plötzlichen Aufstehen oder -setzen. Hypotonie hat zahlreiche mögliche Ursachen, von Austrocknung über Medikamentennebenwirkungen bis hin zu Erkrankungen. Zu den Erkrankungen, die Hypotonie auslösen können, zählen Herzprobleme, Störungen wie Diabetes (S. 219) und Nervenerkrankungen wie Parkinson (S. 171). Starker Blutverlust oder schwere Verbrennungen, anaphylaktischer Schock (schwere allergische Reaktion), Septikämie (Infektion im Blutkreislauf) und Herzinfarkt können alle plötzliche schwere Hypotonie verursachen.

THROMBOSE UND EMBOLIE

Lungenembolie

Thrombose ist die Bildung eines Blutgerinnsels (Thrombus) in einem Blutgefäß. Bei einer Embolie bewegt sich ein Substanzklumpen (Embolus) durch den Blutkreislauf, bis er in einem Gefäß hängen bleibt. Beide Fälle bedeuten eine Blockierung des Blutflusses. Ein Thrombus kann sich bilden, wenn das Blut aufgrund genetischer Veranlagung, Schwangerschaft, Einnahme der Antibabypille, Hormonersatztherapie oder der Bildung von Fettablagerungen an Gefäßwänden (Atherosklerose) zum Gerinnen neigt und in der Folge zähfließend ist. Die meisten Embolien werden durch Bruchstücke größerer Blutgerinnsel, die bei einem Herzinfarkt oder als Folge einer tiefen Venenthrombose entstehen, ausgelöst. Weitere Formen sind die Luftembolie, die durch in den Blutkreislauf gelangte Luftblasen verursacht wird, und die Fettembolie aufgrund bei einem Knochenbruch freigesetzter Fettpfropfen.

Die Symptome einer Thrombose oder Embolie sind vom betroffenen Gefäß abhängig. Verstopfung der Arterien zum Gehirn kann einen Schlaganfall auslösen, Verstopfung der Koronararterien einen Herzinfarkt und Verstopfung der Lungenarterien eine Lungenembolie.

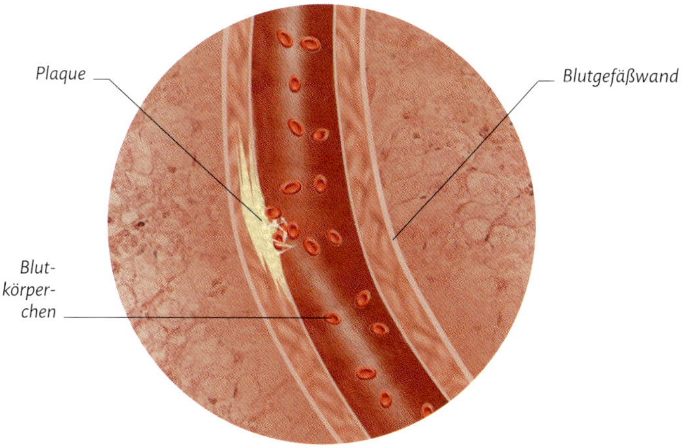

Beginn einer Thrombose
Thrombose beginnt oft mit der Bildung von Plaques an den Blutgefäßwänden. Plaques bestehen aus Fetten, Abfallprodukten und Fibrin, einem fadenförmigen Protein, das an der Blutgerinnung beteiligt ist.

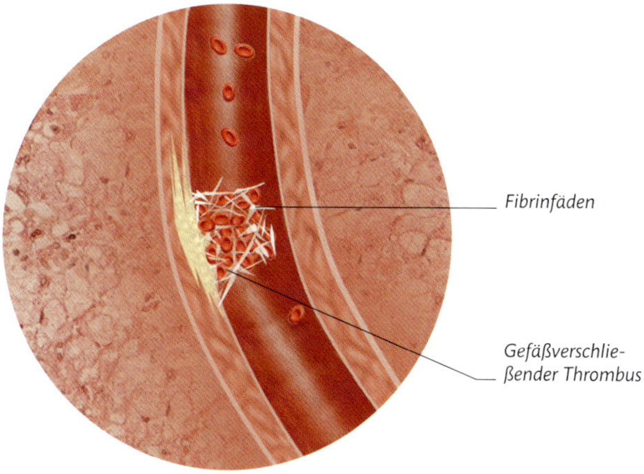

Gerinnselbildung
Das Plaque wächst, behindert den Blutfluss und reißt ein. Nach dem Reißen bindet sich das Fibrin aus dem Plaque an Blutplättchen, sodass sich ein Blutgerinnsel (Thrombus) bildet.

TIEFE VENENTHROMBOSE

Tiefe Venenthrombose (TVT) ist die Bildung eines Blutgerinnsels in einer tiefliegenden Vene, meist im Bein. Obwohl an sich nicht gefährlich, kann ein Teil des Gerinnsels in ein Lungengefäß gelangen und dieses verstopfen, was eine potenziell lebensgefährliche Lungenembolie verursachen kann.

Grund einer TVT ist eine Kombination aus Durchblutungsstörung, Blutgefäßschäden und erhöhter Gerinnungsneigung des Blutes. Risikofaktoren sind längere Ruhigstellung, Verletzungen wie Knochenbrüche, Operationen, Dehydrierung, Schwangerschaft, bestimmte Blutkrankheiten, Hormonersatztherapie oder Antibabypille, Rauchen und Übergewicht. Die Behandlung erfolgt mit gerinnungshemmenden Medikamenten zur Verhinderung einer Embolie (S. 183) und manchmal durch eine Operation.

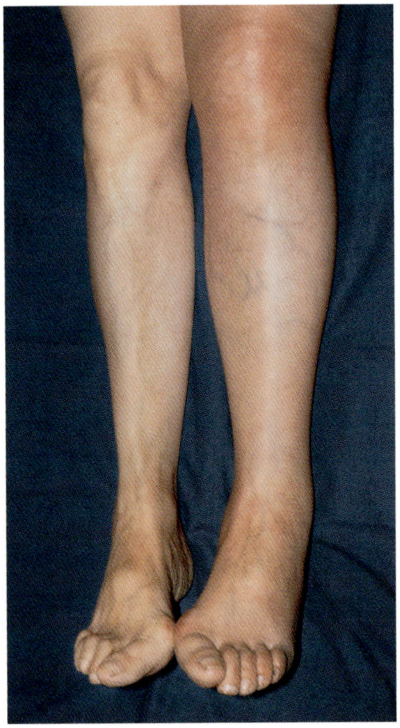

Tiefe Venenthrombose
Das linke Bein dieser Person ist aufgrund einer tiefen Venenthrombose merklich angeschwollen. Neben der Schwellung kann eine tiefe Venenthrombose Schmerzen und Rötung des Beins verursachen.

ANEURYSMA

Bauchaortenaneurysma | Kniekehlenaneurysma

Ein Aneurysma ist die Aussackung einer Arterie aufgrund einer Schwächung der Gefäßwand. Die meisten Aneurysmen gehen mit einer Verengung und Schwächung der Arterien durch Fettablagerungen (Atherosklerose) einher, manchmal werden sie auch durch eine Verletzung oder eine erbliche Erkrankung verursacht. Aneurysmen betreffen häufiger Männer und das Risiko, sie zu entwickeln, steigt mit dem Alter. Weitere Risikofaktoren sind Bluthochdruck, ungesunde Lebensweise und das Auftreten der Erkrankung bei nahen Verwandten. Aneurymsen können an jeder Arterie vorkommen, am häufigsten jedoch sind sie an der Aorta (Hauptschlagader des Körpers) oder den Arterien des Gehirns zu finden. Kniekehlenaneurysmen sind ebenfalls relativ häufig.

Die meisten Aneurysmen sind symptomlos, sehr große können jedoch schmerzen oder pochen. Das Platzen (Ruptur) eines Aneurysmas kann massive innere Blutungen zur Folge haben. Eine Art vom Aneurysma, die als arterielle Dissektion bezeichnet wird, neigt besonders zum Platzen.

Ein Aneurysma muss möglicherweise nicht behandelt, jedoch überwacht werden. Bei einer Ruptur ist eine Notoperation erforderlich und auch bei großen Aneurysmen oder drohender Ruptur kann ein Eingriff zu empfehlen sein.

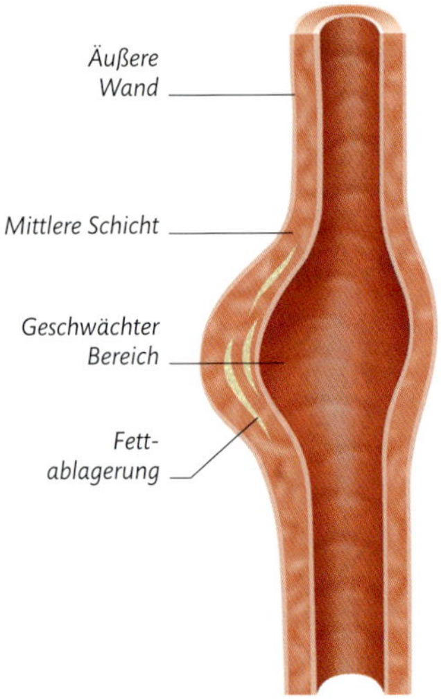

Gewöhnliches Aneurysma
Diese Art von Aneurysma entsteht bei Schwächung der mittleren Schicht der Gefäßwand. Aufgrund des Blutdrucks wölbt sich der geschwächte Bereich.

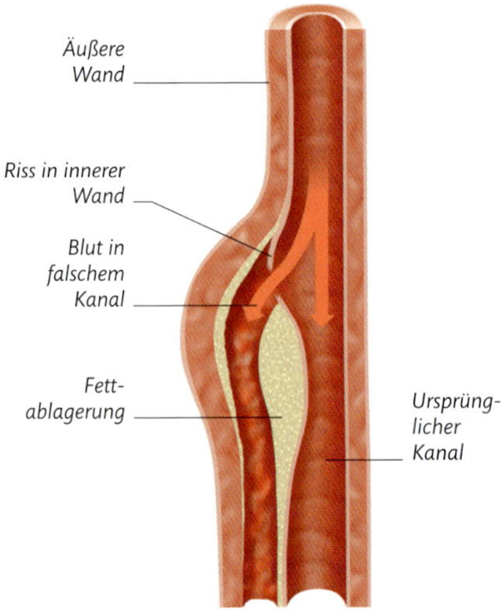

Arterielle Dissektion
Bei dieser Art von Aneurysma wird Blut durch einen Riss in der Innenwand gepresst, wodurch ein alternativer Blutkanal zwischen den Schichten entsteht.

RHEUMATISCHES FIEBER

Rheumatisches Fieber ist eine Erkrankung, die im gesamten Körper, besonders in den Gelenken, Entzündungen auslöst und Schmerzen sowie Schwellungen verursacht. Es kann sich zudem auf das Herz auswirken, indem es Herzklappenprobleme (S. 182) auslöst, auf die Haut in Form von Ausschlag und manchmal auf das Nervensystem, über das es unkontrollierbare Zuckungen auslösen kann. Rheumatisches Fieber entwickelt sich nach einer Infektion, meist des Rachens, durch Streptokokken. Man nimmt an, dass die Ursache ein Angriff des Immunsystems auf körpereigenes Gewebe infolge der Infektion ist. Zur Behandlung dienen Medikamente und Ruhe.

RAYNAUD-SYNDROM

Bei dieser Erkrankung verengen sich kleine Blutgefäße in den Extremitäten schlagartig und behindern den Blutfluss. In den meisten Fällen ist die zugrunde liegende Ursache unbekannt und die Erkrankung wird als Raynaud-Syndrom bezeichnet. Gibt es eine erkennbare Ursache, spricht man vom Raynaud-Phänomen. Mögliche Ursachen sind rheumatoide Arthritis, systemischer Lupus erythematodes (Lupus), Sklerodermie (eine autoimmune Hautkrankheit), bestimmte Medikamente und das Hand-Arm-Vibrations-Syndrom.

Die Symptome können durch Kälte, Stress und Rauchen ausgelöst werden. Dann werden Finger, Zehen, Ohren oder Nase aufgrund der sich zusammenziehenden Blutgefäße kühl, weiß und dann blau. Daraufhin weiten sich die Gefäße wieder, der Blutfluss nimmt zu und das Gewebe wird rot. Zudem können Taubheit, Schmerzen und Kribbeln auftreten. In schweren Fällen kann die Minderdurchblutung zu Hautgeschwüren oder Gangrän (Gewebetod) führen. Die Symptome können durch Warmhalten der Extremitäten und Nichtrauchen vermieden werden. In schweren Fällen werden auch Medikamente eingesetzt.

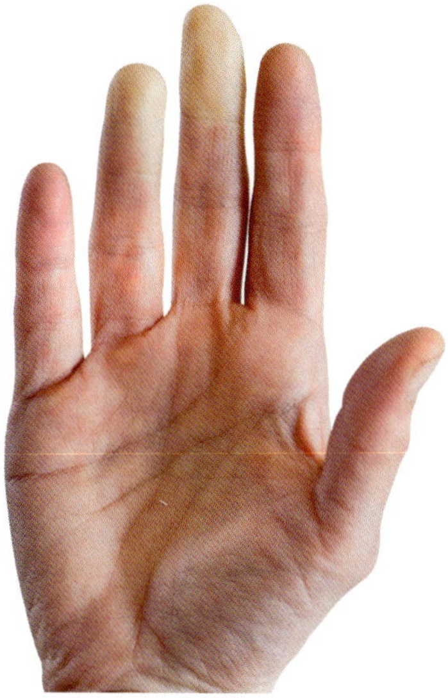

Raynaud-Syndrom der Hand
Eine Attacke des Raynaud-Syndroms in der Hand schränkt die Blutversorgung der Fingerspitzen ein und lässt sie blass werden. Weiten sich die Gefäße wieder, kommt es oft zu Schmerzen und Kribbeln.

KRAMPFADERN

Krampfadern sind erweiterte, verformte Venen unter der Haut, meist an den Beinen zu finden. Normalerweise helfen Muskelkontraktionen in den Beinen, Blut durch die Venen zu drücken. Die Venenklappen verhindern, dass es zurückfließt. Krampfadern entstehen, wenn diese Klappen nicht richtig schließen und einen Blutrückfluss erlauben. Dadurch erhöht sich der Druck in den Venen und lässt sie anschwellen. Ursache ist oft ein erhöhter Druck aufgrund von Gewichtszunahme in der Schwangerschaft oder bei Fettleibigkeit sowie langes Stehen. Selten sind auch abnorm dehnbare Venen oder ein Mangel an Venenklappen der Grund.

Neben der optischen Beeinträchtigung können Krampfadern Symptome wie Drücken, Brennen oder Pochen in den Beinen, geschwollene Füße und Fußknöchel sowie Beinkrämpfe verursachen. Die Haut über einer Krampfader kann zudem trocken sein und jucken, zum Bluten neigen und Geschwüre bilden.

Krampfadern erfordern in der Regel keine Behandlung außer Kompressionsstrümpfe und Maßnahmen, die eine Verschlimmerung verhindern, etwa Gewichtsabnahme, Sport und die Vermeidung langen Stehens. Wenn nötig, können betroffene Venen verschlossen oder vollständig entfernt werden.

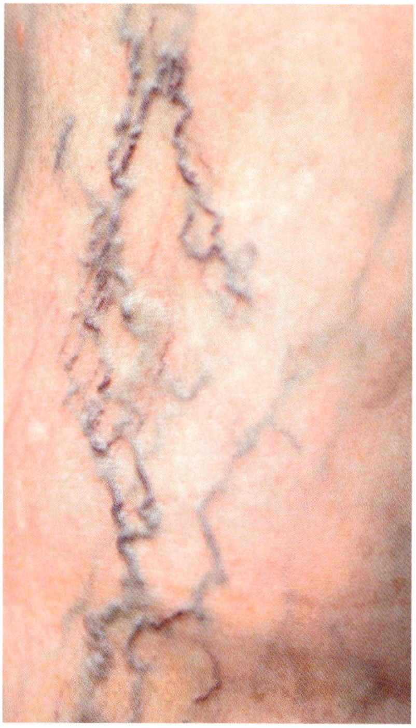

Krampfadern im Bein
Jede Vene kann zur Krampfader werden, am häufigsten sind sie jedoch am Bein. Die geschwollenen, verformten Venen können bei langem Stehen hervortreten.

HAND-ARM-VIBRATIONS-SYNDROM

Bei dieser Erkrankung kommt es zu Schmerzen und Taubheit in Händen und Armen infolge wiederholter Schädigungen der Blutgefäße und Nerven aufgrund des lang andauernden Gebrauchs vibrierender Maschinen. Zu den Symptomen gehören oft auch eine bläulich weiße Verfärbung der Finger, Kribbeln und Störungen der Feinmotorik. Außerdem kann es zur Entstehung des Raynaud-Syndroms führen. Es gibt keine spezifische Behandlung, die Vermeidung vibrierender Maschinen kann jedoch eine Verschlimmerung verhindern. Manchmal werden auch Medikamente eingesetzt.

KAWASAKI-SYNDROM

Das Kawasaki-Syndrom ist eine Erkrankung, die am häufigsten Kinder unter fünf befällt und ein lang anhaltendes Fieber verursacht. Die Ursache ist unbekannt. Neben ein bis zwei Wochen andauerndem Fieber gehören wunde Augen, aufgesprungene Lippen sowie Schwellung und Rötung der Hände und Füße mit darauffolgender Ablösung der Haut an Zehen und Fingern zu den Symptomen. Unter Behandlung erholen sich die meisten Kinder vollständig, unbehandelt kann es zu Störungen des Herzens und der Blutgefäße, etwa Aneurysmen (Aussackung von Gefäßwänden), kommen.

BLUT, LYMPHSYSTEM UND IMMUNSYSTEM

ANÄMIE

Bei Anämie kommt es zu einer Verringerung der Anzahl der roten Blutkörperchen im Körper oder zu einem Mangel oder einer Störung des Hämoglobins. Hämoglobin ist der Bestandteil roter Blutkörperchen, der sich in der Lunge mit Sauerstoff verbindet und diesen durch den Blutkreislauf zu den Körpergeweben befördert. Gibt es zu wenige rote Blutkörperchen, mangelt es ihnen an Hämoglobin oder ist dieses gestört, reduziert sich die Sauerstoffkapazität des Blutes und es kann zu einer Unterversorgung der Körpergewebe mit Sauerstoff kommen.

Normalerweise wird ein stabiler Hämoglobinspiegel im Blut durch ein Gleichgewicht zwischen der Bildung roter Blutkörperchen im Knochenmark und ihrer Zerstörung in der Milz aufrechterhalten. Eine Störung dieses Gleichgewichts oder eine Abnormität des Hämoglobins kann zur Anämie führen.

Es gibt vier Hauptarten der Anämie. Die erste beruht auf einem Mangel der zur Bildung roter Blutkörperchen notwendigen Stoffe. Die häufigste Form dieser Art ist Eisenmangelanämie. Sie ist eine Folge niedriger Eisenwerte im Körper und ist am häufigsten bei Frauen mit starker Menstruationsblutung. Die zweite Art ist auf Erbkrankheiten zurückzuführen, die eine Störung der Hämoglobinbildung verursachen, etwa die Sichelzellenkrankheit (siehe unten). Die dritte Art, die sogenannte hämolytische Anämie, tritt auf, wenn rote Blutkörperchen schneller abgebaut werden, als sie ersetzt werden können. Ursache können ihre Zerstörung durch das Immunsystem, verschiedene Erbkrankheiten oder Infektionen wie Malaria sein. Die vierte Art, die aplastische Anämie, beruht auf dem Unvermögen des Knochenmarks, genügend rote Blutkörperchen zu produzieren. Auslöser können Gifte, Strahlung oder bestimmte Medikamente sein, jedoch ist dies oft nicht feststellbar.

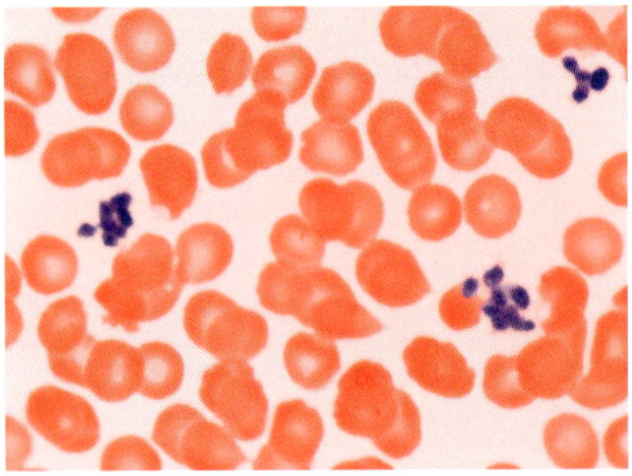

Normale Blutzellen
Diese farbverstärkte Lichtmikroskopaufnahme von menschlichen Blutzellen zeigt das charakteristische Aussehen gesunder roter Zellen: rund, leuchtend rot und mit einem kleinen, hellen Bereich in der Mitte.

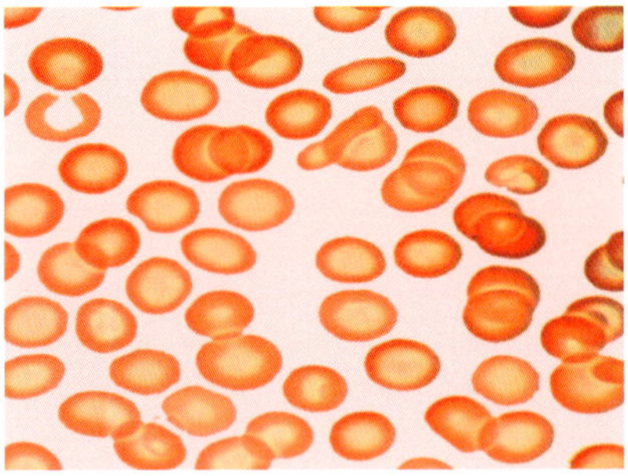

Rote Blutkörperchen bei Eisenmangel
Diese Lichtmikroskopaufnahme zeigt rote Blutkörperchen mit Eisenmangel. Bei Eisenmangelanämie sind die roten Blutkörperchen etwas kleiner als normal, allgemein blasser und der helle Bereich in ihrer Mitte ist vergrößert.

SICHELZELLENANÄMIE

Die Sichelzellenanämie ist eine erbliche Erkrankung, bei der die roten Blutkörperchen fehlgebildetes Hämoglobin (Stoff, mit dem das Blut Sauerstoff transportiert) enthalten und dadurch fragil, starr und sichelförmig werden. Diese abnormen Zellen können vorzeitig absterben, was zu Anämie (siehe oben) führt, oder sich in kleinen Blutgefäßen verfangen und den Blutfluss sowie die Sauerstoffversorgung der Organe behindern. Dies kann zu Anfällen mit starken Schmerzen (Sichelzellkrisen) und schließlich zu Organschäden führen.

Die Erkrankung tritt am häufigsten bei Menschen afrikanischer oder afrokaribischer Herkunft auf und wird durch eine Genmutation verursacht. Erbt ein Kind das abnorme Gen zweifach (einmal von jedem Elternteil), entwickelt es die Krankheit. Erbt ein Kind jedoch nur einmal das abnorme Gen, ist es von einer milderen Form betroffen, die normalerweise keine Symptome verursacht. Ein Screening auf Sichelzellenanämie kann während der Schwangerschaft oder kurz nach der Geburt durchgeführt werden. Die Behandlung zielt darauf ab, die Krisen mit Medikamenten, Rehydrierung oder Bluttransfusionen zu bekämpfen. In manchen Fällen kann eine Knochemarktransplantation infrage kommen.

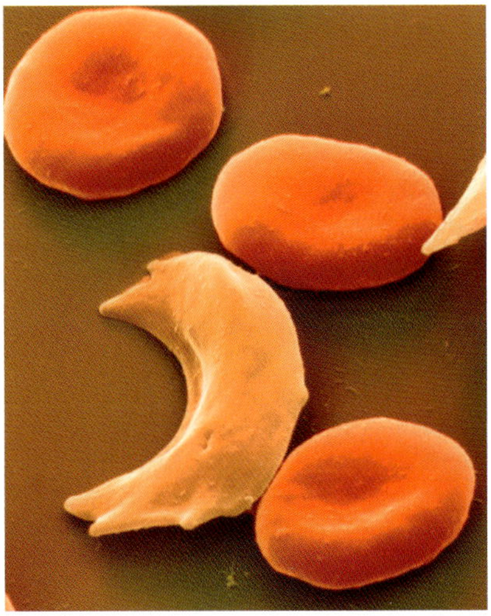

Rote Blutzellen bei Sichelzellenanämie
Bei der Sichelzellenanämie weisen manche rote Blutkörperchen eine Sichelform auf. Diese fehlgebildeten Zellen haben eine verkürzte Lebensdauer, was zu Anämie führt.

LEUKÄMIE

Leukämie ist eine Gruppe von Krebserkrankungen, bei denen eine unkontrollierte Vermehrung abnormer weißer Blutkörperchen im Knochenmark bei gleichzeitiger reduzierter Produktion normaler Blutzellen vorliegt. Die krankhaften weißen Blutzellen sind zur Infektionsabwehr unbrauchbar, der Mangel roter Blutzellen verursacht Anämie und die Reduktion der Blutplättchen führt zu erhöhter Blutungsneigung. Leukämie kann schnell fortschreiten (akut) oder sich langsamer entwickeln (chronisch) und kann ohne Behandlung, etwa mit Chemotherapie, Bluttransfusionen, Strahlentherapie oder Knochenmarktransplantationen, tödlich sein.

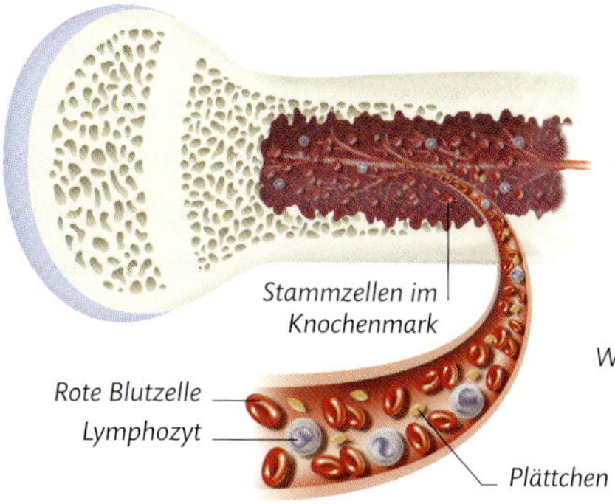

Blutzellproduktion
Alle Blutkörperchen entstehen aus Stammzellen im Knochenmark. Rote Blutkörperchen transportieren Sauerstoff. Lymphozyten sind eine Art von weißen Blutzellen, die Infektionen bekämpfen. Plättchen lassen das Blut in Wunden gerinnen.

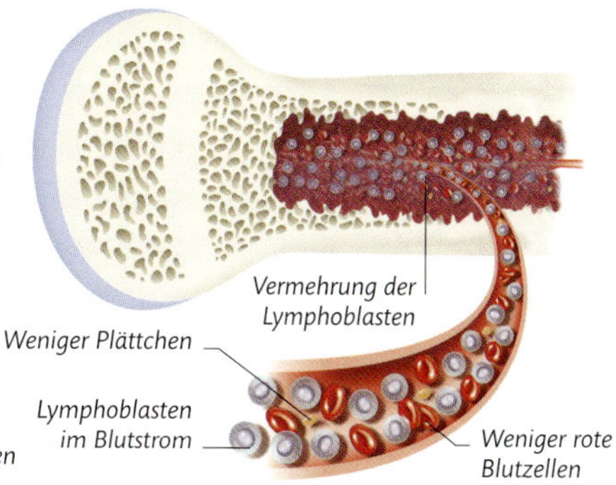

Akute lymphoblastische Leukämie
Lymphoblasten (bösartig entartete, unreife Lymphozyten) vermehren sich rasch im Knochenmark und stören die Produktion normaler Blutzellen. Die Lymphoblasten verbreiten sich zudem über den Blutstrom und tragen die Krankheit zu weiteren Geweben und Organen im Körper.

HYPERKALZÄMIE

Ein abnorm hoher Kalziumspiegel im Blut wird als Hyperkalzämie bezeichnet. Sie wird häufig durch eine Überaktivität der Nebenschilddrüsen (kleine Drüsen am Hals, die helfen, den Kalziumspiegel im Blut zu regulieren) verursacht. Auch Krebs kann eine Hyperkalzämie auslösen, wenn er sich entweder auf die Knochen ausbreitet oder Hormone ausschüttet, die eine Kalziumfreisetzung durch die Knochen bewirken. Seltener kann der Zustand auf zu viel Vitamin D in der Ernährung oder bestimmte entzündliche Erkrankungen wie Sarkoidose zurückgeführt werden.

LYMPHANGITIS

Lymphangitis ist eine Entzündung der Lymphgefäße aufgrund der Ausbreitung von Bakterien von einer infizierten Stelle, meist einer Wunde. Die Erkrankung betrifft typischerweise Lymphgefäße in Arm oder Bein. Die infizierten Gefäße entzünden sich, werden schmerzempfindlich und auf der darüberliegenden Haut können rote Streifen sichtbar sein. Zudem können nahe gelegene Lymphknoten anschwellen und manchmal bilden sich Geschwüre auf der Haut über den infizierten Lymphgefäßen. Unbehandelt kann sich die Infektion über das Blut verbreiten und eine unter Umständen tödliche Sepsis (S. 234) verursachen.

LYMPHADENOPATHIE
Geschwollener Lymphknoten

Die Lymphadenopathie ist eine Vergrößerung der Lymphknoten aufgrund einer Infektion oder der Anhäufung weißer Blutkörperchen in ihrem Inneren. Es können ein einzelner über eine Gruppe bis hin zu allen Lymphknoten betroffen sein.

Das Anschwellen eines Knotens oder einer Gruppe ist oft auf eine lokale bakterielle Infektion zurückzuführen. Geschwollene Lymphknoten im Hals deuten etwa häufig auf eine Halsentzündung hin und bilden sich zurück, wenn die Infektion nachlässt. Aufgrund einer Infektion geschwollene Knoten sind oft schmerzhaft. Sind viele oder alle Lymphknoten dauerhaft angeschwollen, können bestimmte Krebsarten, wie Brustkrebs, Leukämie oder ein Lymphom (Krebs des Lymphsystems), verantwortlich sein. Ist Krebs die Ursache, sind die Knoten normalerweise nicht schmerzhaft. Weitere mögliche Ursachen für eine anhaltende Schwellung der Lymphknoten sind chronische Infektionen, etwa mit Tuberkulose oder HIV.

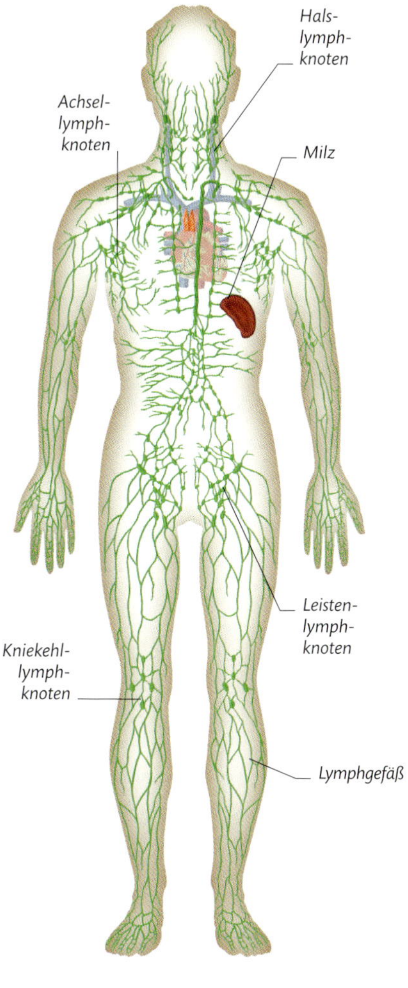

Lymphsystem
Das Lymphsystem besteht aus den Lymphknoten, die durch ein Netzwerk aus Lymphgefäßen verbunden sind. Die Knoten häufen sich an verschiedenen Stellen, vor allem an Hals, Achselhöhlen und Leiste. Auch Organe, wie die Milz, gehören zum Lymphsystem.

LYMPHÖDEM

Ein Lymphödem ist eine Flüssigkeitsansammlung in einem Lymphgefäß, die zum schmerzlosen Anschwellen einer Extremität führt. Es gibt eine Reihe möglicher Ursachen, darunter die Verstopfung von Lymphgefäßen durch Krebszellen oder parasitäre Würmer. Die chirurgische Entfernung von Lymphknoten oder Bestrahlung eines Lymphknotenbereichs kann ebenfalls zu einem Ödem führen. Selten kann auch eine erbliche Unterentwicklung der Lymphgefäße verantwortlich sein. In manchen Fällen ist die Ursache nicht feststellbar. Ein Lymphödem ist gewöhnlich eine chronische Erkrankung, deren Symptome durch Behandlung gelindert werden können.

LYMPHOM

Lymphome sind Krebsarten, die entstehen, wenn Lymphozyten (eine Art von weißen Blutkörperchen) sich im Lymphsystem vermehren und Tumoren bilden. Es gibt zwei Haupttypen, Hodgkin- und Non-Hodgkin-Lymphome. Im Fall von Morbus Hodgkin sind bestimmte Krebszellen vorhanden, alle anderen Fälle werden als Non-Hodgkin zusammengefasst. Hodgkin tritt am häufigsten im Alter zwischen 15 und 35 oder über 50 auf, die anderen Lymphome hauptsächlich über 60. Die Ursache ist unbekannt, manchmal spielen Vererbung oder ein geschwächtes Immunsystem eine Rolle. Zudem können Lymphome durch bestimmte Infektionen ausgelöst werden.

MESENTERIALE LYMPHADENITIS

Bei mesenterialer Lymphadenitis entzünden sich die Lymphknoten im Mesenterium (die Membran, mit der die Organe an der Bauchwand aufgehängt sind). Die Erkrankung betrifft meist Kinder und wird gewöhnlich durch eine Virusinfektion verursacht. Die Hauptsymptome sind Schmerzen in der Mitte oder unteren rechten Seite des Bauches, Fieber, Übelkeit und Durchfall.

Meist genügt eine Schmerzmittelbehandlung und die Erkrankung klingt innerhalb einiger Tage von selbst ab. Jedoch sollte ein Arzt konsultiert werden, um andere mögliche Ursachen der Symptome, etwa eine Blinddarmentzündung (S. 205), auszuschließen.

HIV UND AIDS

HIV (Human Immunodeficiency Virus) zerstört allmählich Immunzellen und kann schließlich zu AIDS (Acquired Immunodeficiency Syndrome) führen, einer lebensbedrohlichen Erkrankung. HIV wird durch infizierte Körperflüssigkeiten übertragen, darunter Blut, Sperma, Vaginalsekret und Muttermilch, und kann auch während der Schwangerschaft oder Geburt von einer Frau an ihr Kind weitergegeben werden. Zu Beginn können eine kurze, grippeähnliche Krankheitsphase, Mundgeschwüre, Ausschlag oder auch gar keine Symptome auftreten. Dann vermehrt sich das Virus über mehrere Jahre und schädigt das Immunsystem. Das Ausmaß des Schadens kann anhand der Anzahl bestimmter Immunzellen, den CD4-Lymphozyten, beurteilt werden. Bei fortschreitender Infektion kann es zu Fieber, Nachtschweiß, Durchfall, Gewichtsverlust, geschwollenen Lymphknoten und wiederkehrenden Infektionen kommen. Im Spätstadium, bekannt als AIDS, sinkt die CD4-Zahl stark ab und Krankheiten, die bei gesunden Menschen meist harmlos sind, können schwerwiegend werden, etwa Candidose, Pneumocystispneumonie und Zytomegalovirusinfektion. Es gibt keine Behandlung oder Impfung für HIV, Medikamente können den Krankheitsfortschritt jedoch bremsen.

HIV beim Ausknospen
Diese Mikroskopaufnahme zeigt Cluster von Viruspartikeln (oben), die aus einem infizierten Lymphozyten (eine Art von weißem Blutkörperchen) ausknospen.

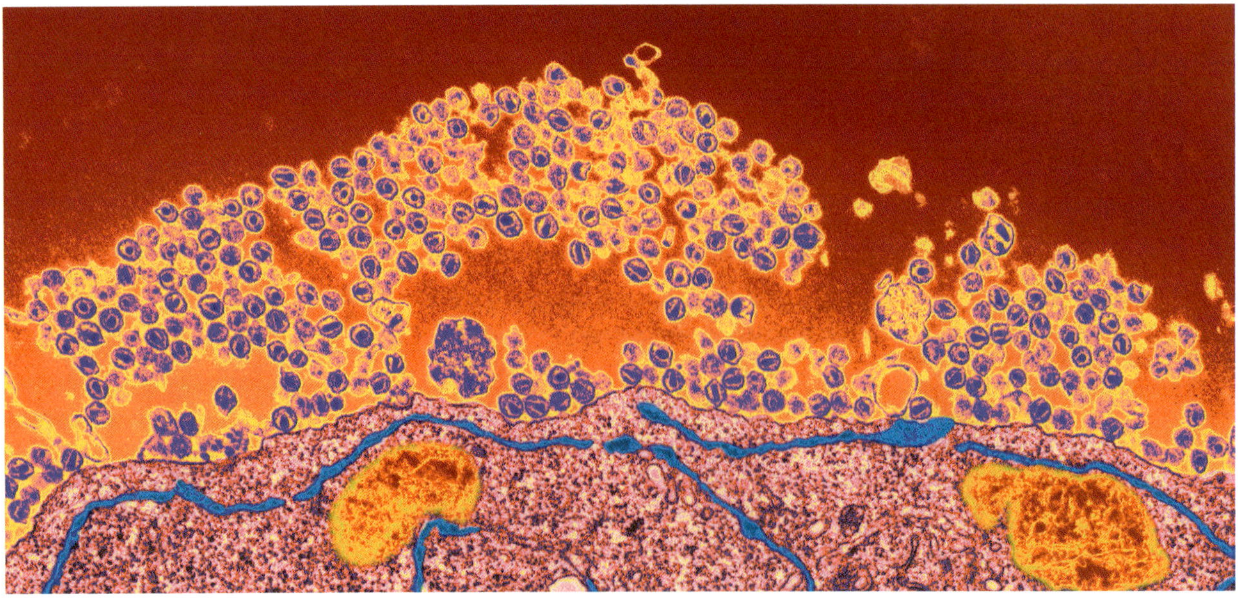

POLYMYALGIA RHEUMATICA

Dies ist eine entzündliche Erkrankung, die starke Steifheit und Schmerzen in den Muskeln von Schultern, Hals und Hüften verursacht. Diese treten verstärkt am Morgen nach dem Erwachen auf, bessern sich aber mit körperlicher Aktivität. Weitere Symptome, wie Müdigkeit, Antriebslosigkeit, allgemeines Unwohlsein, Fieber, Nachtschweiß, Gewichtsverlust und Depression, können ebenfalls vorhanden sein.

Polymyalgia rheumatica kommt am häufigsten bei Menschen über 60 vor und betrifft mehr Frauen als Männer. Die zugrunde liegende Ursache ist unbekannt, aber man geht davon aus, dass die Erkrankung auf einer Kombination von genetischen und Umweltfaktoren beruht, spezifische Faktoren wurden allerdings noch nicht identifiziert. In manchen Fällen kann Polymyalgia rheumatica mit einer Riesenzellarteriitis (S. 183) einhergehen, einer schwerwiegenderen Erkrankung, bei der sich Arterien in Kopf und Kopfhaut entzünden. Polymyalgia rheumatica wird gewöhnlich mit Kortikoiden behandelt.

NAHRUNGSMITTELALLERGIEN
Kuhmilchallergie

Eine Nahrungsmittelallergie ist eine übersteigerte Immunreaktion auf ein oder mehrere Nahrungsmittel und verursacht verschiedene Symptome, von Ausschlag bis hin zu Bauchkrämpfen, Durchfall und Schwierigkeiten beim Atmen oder Schlucken aufgrund des Anschwellens von Lippen, Mund, Rachen und Atemwegen. In Extremfällen kann es zu einem lebensbedrohlichen anaphylaktischen Schock mit plötzlicher Atemnot und Kollaps kommen.

Beinahe jedes Nahrungsmittel kann eine allergische Reaktion hervorrufen, vor allem Milchprodukte, Nüsse, Eier, Meeresfrüchte und Weizen sind häufige Auslöser. Eine Nahrungsmittelallergie unterscheidet sich von einer Intoleranz, bei der Symptome durch Toxine, Probleme mit Verdauungsenzymen oder die direkte Wirkung von Stoffen in der Nahrung verursacht werden. Die effektivste Behandlung einer Allergie ist die Vermeidung problematischer Nahrungsmittel. Für schwere Allergiker kann es empfehlenswert sein, einen Adrenalin-Autoinjektor für den Notfall mitzuführen.

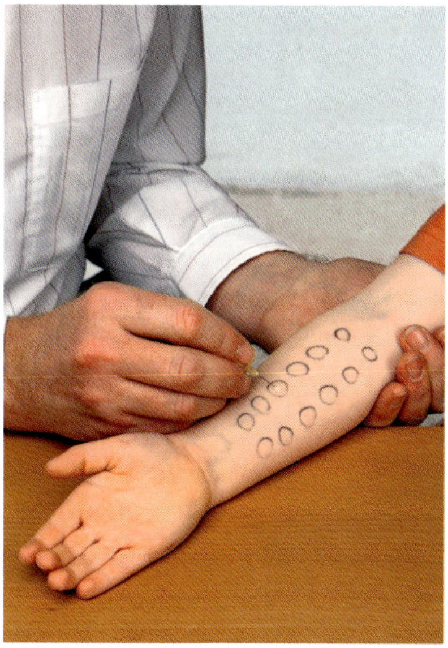

Pricktest auf Allergien
Um auf Allergien zu testen, werden Extrakte verdächtigter Nahrungsmittel auf die Haut aufgetragen, die dann mit einer Nadel angestochen wird. Rötung oder Anschwellen an einer Anstichstelle weist auf eine Allergie hin.

LUPUS
Chronischer diskoider Lupus erythematodes (CDLE) | Systemischer Lupus erythematodes (SLE)

Lupus ist eine Autoimmunerkrankung, bei der das Immunsystem das körpereigene Bindegewebe angreift, welches andere Gewebe oder Organe stützt, verbindet oder umhüllt und überall im Körper vorkommt, beispielsweise in der Haut, den Gelenken, den inneren Organen und den Wänden der Blutgefäße.

Die häufigste Form des Lupus ist der chronische diskoide Lupus erythematodes (CDLE), der nur an exponierten Hautarealen wie dem Gesicht, der Kopfhaut und hinter den Ohren vorkommt. Die schwerwiegendere Form, der systemische Lupus erythematodes (SLE), kann viele Gewebe und Organe betreffen, darunter die Haut. In beiden Fällen kommen und gehen die Symptome mit unterschiedlicher Intensität. Bei CDLE entwickelt sich ein roter, juckender, schuppiger Ausschlag, der oft durch Kontakt mit Sonnenlicht ausgelöst wird oder sich durch diesen verschlimmert. Er kann zu Narbenbildung und, wenn er an der Kopfhaut auftritt, kahlen Stellen führen. SLE kann eine Vielzahl von Symptomen verursachen, abhängig davon, welche Teile des Körpers betroffen sind. Ein häufiges Symptom ist ein schmetterlingsförmiger Ausschlag im Gesicht, außerdem kann es zu Gelenkschmerzen, Fieber, Müdigkeit, Gewichtsverlust und Mundgeschwüren kommen. Auch andere Probleme wie Anämie, Niereninsuffizienz, Entzündungen der Gewebe um Lunge und Herz und, bei Einbeziehung des Nervensystems, Kopfschmerzen, verschwommenes Sehen und Schlaganfall können auftreten. Keine der beiden Formen von Lupus ist heilbar, doch meist sind die Symptome mithilfe von Medikamenten beherrschbar.

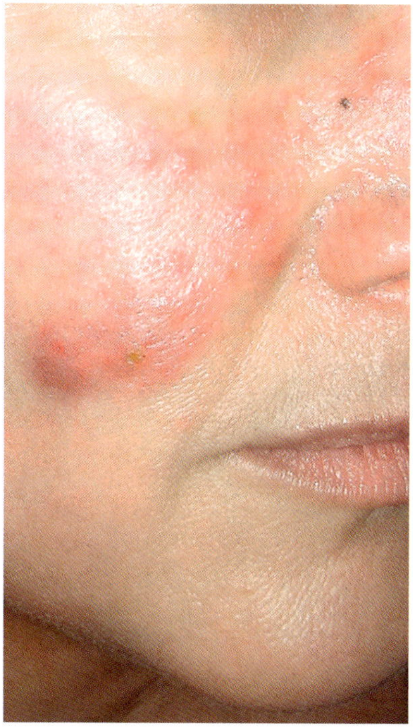

Schmetterlingserythem
Ein häufiges Symptom von systemischem Lupus erythematodes ist ein roter, erhabener Ausschlag auf Nase und Wangen in der charakteristischen Schmetterlingsform.

ATEMWEGE

NASENBLUTEN

Nasenbluten tritt oft bei trockener oder kalter Luft auf, wenn die Nasenschleimhäute austrocknen und rissig werden. Auch ein Schlag auf die Nase, empfindliche Blutgefäße, Erkältung und andere Infektionen sind häufige Ursachen. Manchmal kann wiederholtes Nasenbluten eine Nebenwirkung bestimmter Medikamente sein oder, in seltenen Fällen, auf eine Erkrankung hindeuten, etwa Bluthochdruck, eine Blutgerinnungsstörung oder einen Tumor der Nasengänge.

Die meisten nasalen Blutungen können gestoppt werden, indem man die Nasenflügel für 15–20 Minuten zusammendrückt. Ein Nasenbluten, das darauf nicht anspricht oder länger als 20 Minuten anhält, muss ärztlich untersucht werden.

NASENPOLYPEN

Nasenpolypen sind meist gestielte Wucherungen der Nasenschleimhäute unbekannter Ursache, die häufiger bei Menschen mit Asthma oder Rhinitis (Entzündung der Nasenschleimhäute) auftreten. Kleine Polypen können symptomlos sein, bei zunehmender Zahl oder Größe können sie jedoch zu verstopfter, laufender Nase, beeinträchtigtem Geruchssinn, Schnarchen und Schleimabsonderungen in den Rachen führen. Manchmal können sie zudem wiederkehrende Nasennebenhöhlenentzündungen verursachen.

Die Behandlung erfolgt meist mit Medikamenten, einschließlich Nasenspray. Große Polypen müssen manchmal operativ entfernt werden.

SEPTUMDEVIATION

Eine Septumdeviation ist eine Verkrümmung der Nasenscheidewand, medizinisch Septum, zu einer Seite. Die Verkrümmung kann von Geburt an vorhanden oder Folge einer Verletzung sein.

Eine leicht krumme Nasenscheidewand verursacht normalerweise keine Probleme. Eine stärkere Abweichung kann jedoch die Atmung beeinträchtigen, zu Schnarchen führen und das Risiko für Nasennebenhöhlenentzündungen erhöhen.

In den meisten Fällen muss eine Krümmung der Nasenscheidewand nicht behandelt werden. Kommt es zu Atembeschwerden oder wiederholten Nasennebenhöhlenentzündungen, kann eine operative Begradigung zu empfehlen sein.

HEUSCHNUPFEN

Allergische Rhinitis | Saisonale allergische Rhinitis

Heuschnupfen, auch saisonale allergische Rhinitis genannt, ist eine Entzündung der Nasenschleimhäute aufgrund einer allergischen Reaktion auf Pollen. Sind allergische Reaktionen auf andere, normalerweise harmlose Stoffe (Allergene), etwa Hausstaubmilben, Hautschuppen von Tieren wie Katzen und Hunden oder Federn, der Auslöser, spricht man allgemein von allergischer Rhinitis.

Allergien sind auf eine übersteigerte Reaktion des Immunsystems zurückzuführen, das bei Kontakt mit den Allergenen Histamin und andere Stoffe ausschüttet, die Entzündungen auslösen und die Flüssigkeitsproduktion in Nase und Nebenhöhlen anregen. Dies wiederum führt zu Symptomen wie laufender, verstopfter oder juckender Nase, Niesen, einem juckenden Hals und juckenden, geröteten, tränenden Augen.

Die Symptome von Heuschnupfen und allergischer Rhinitis lassen sich durch Vermeidung der Allergene verhindern und durch Medikamente lindern. In schweren Fällen kann Hyposensibilisierung eine Option sein. Dabei werden allmählich steigende Mengen der Allergene in den Körper eingebracht, um das Immunsystem zu desensibilisieren.

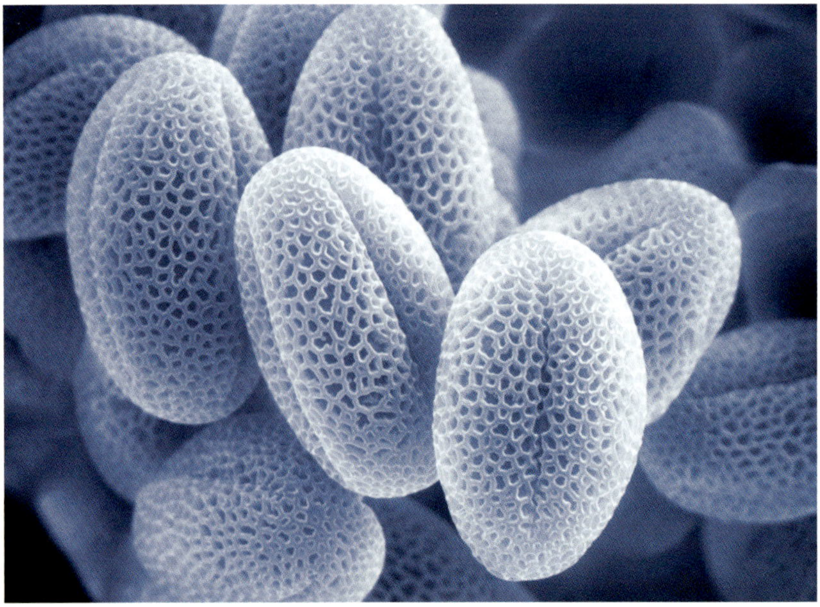

Gräserpollen
Dies ist eine stark vergrößerte Ansicht von Gräserpollen, die ein häufiger Auslöser für Heuschnupfen sind – wie auch die Pollen von Bäumen, Blumen oder Weizen und die Sporen von Schimmel- und anderen Pilzen.

SINUSITIS

Sinusitis ist eine Entzündung der Schleimhäute der Nasennebenhöhlen. Sie kann mit einer Entzündung der Nasenschleimhaut (Rhinitis) einhergehen und wird dann als Rhinosinusitis bezeichnet. Die Entzündung kann akut (schnell auf- und abklingend) oder chronisch verlaufen. Ursache ist meist eine Virusinfektion, etwa eine Erkältung, bei der die Nase verstopft ist. Durch die Verstopfung breitet sich die Infektion in die Nebenhöhlen aus. Anomalien der Nase, wie eine Septumdeviation oder Polypen, erhöhen das Risiko einer solchen Verstopfung, ebenso ein vorhandener Heuschnupfen oder andere Formen allergischer Rhinitis.

Typische Symptome sind Kopfschmerzen, Verstopfungsgefühl im Bereich der Nebenhöhlen, Gesichtsschmerzen, die beim Vorbeugen schlimmer werden, verstopfte oder laufende Nase und manchmal Fieber. Eine Sinusitis klingt meist ohne Behandlung ab, Medikamente können jedoch die Symptome lindern. Bei anhaltender Sinusitis kann eine Operation zu empfehlen sein.

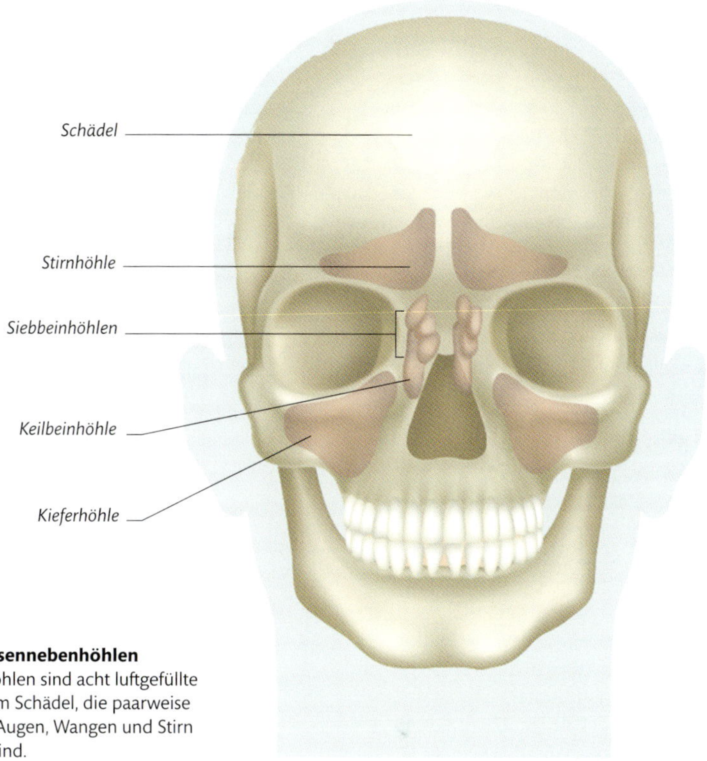

Lage der Nasennebenhöhlen
Die Nebenhöhlen sind acht luftgefüllte Hohlräume im Schädel, die paarweise hinter Nase, Augen, Wangen und Stirn angeordnet sind.

SCHLAFAPNOE

Bei Schlafapnoe kommt es im Schlaf zu Atemaussetzern von mehr als zehn Sekunden. Der häufigste Typ ist die obstruktive Schlafapnoe, die meist übergewichtige Männer betrifft. Mögliche Ursachen sind etwa eine übermäßige Entspannung der Muskeln des Gaumensegels oder vergrößerte Gaumen- oder Rachenmandeln. Die zentrale Schlafapnoe resultiert aus einer Störung der für die Atmung zuständigen Nerven, beispielsweise durch Kopfverletzung oder Schlaganfall.

Neben den Atemaussetzern können beide Formen Schnarchen, Schlafstörungen, Tagesmüdigkeit, Morgenkopfschmerz und Konzentrationsprobleme verursachen. Obstruktive Schlafapnoe kann mittels Continuous Positive Airway Pressure (CPAP-Beatmung) behandelt werden, bei welcher der Patient Druckluft durch eine Maske atmet. Die Behandlung zentraler Schlafapnoe richtet sich nach der zugrunde liegenden Ursache.

EPIGLOTTITIS

Epiglottitis ist eine potenziell lebensbedrohliche Entzündung der Epiglottis, des Kehldeckels, der die Atemwege beim Schlucken verschließt, meist aufgrund einer Infektion mit dem Bakterium *Haemophilus influenzae* Typ b (Hib). Die Symptome beginnen meist plötzlich und können Fieber, starke Schmerzen und Schwierigkeiten beim Schlucken, Ruhelosigkeit und eine geräuschvolle, schnelle und schwere Atmung umfassen. Ohne schnelle Behandlung kann der anschwellende Kehldeckel die Atemwege vollständig verschließen und zum Ersticken führen.

Die Behandlung kann durch Beatmung mit Sauerstoff, Medikamente oder mittels einer Operation erfolgen. Bei schneller Behandlung erholen sich die meisten Betroffenen vollständig. Eine vorbeugende Impfung gegen Hib ist möglich.

TONSILLENSTEINE

Tonsillensteine, auch bekannt als Tonsillolithe, sind weiße oder gelbliche, kugelförmige Ansammlungen von Schleim, Fremdkörpern und Bakterien, die sich in den Gaumenmandeln bilden.

Nicht in jedem Fall verursachen Tonsillensteine Symptome. Sie können jedoch zu schlechtem Atem, unangenehmem oder metallischem Geschmack im Mund, Schmerzen oder Beschwerden beim Schlucken, Anschwellen der Mandeln und manchmal Ohrenschmerzen führen. In einigen Fällen können sie auch einen üblen Geruch abgeben.

Symptomlose Tonsillensteine müssen meist nicht behandelt werden. Große oder störende Exemplare können chirurgisch entfernt werden.

PHARYNGITIS UND TONSILLITIS

Bakterielle Tonsillitis | Rachenentzündung

Pharyngitis und Tonsillitis sind häufige Erkrankungen, die oft einfach als Halsentzündung bezeichnet werden. Der Rachen (Pharynx) verbindet Mund und Nase mit dem Kehlkopf (Larynx) und der Speiseröhre. Die Gaumenmandeln befinden sich oben im Rachen. Tonsillitis oder Mandelentzündung kommt häufiger bei Kindern vor, da ihre Mandeln größer sind und diese mit dem Alter schrumpfen. Erwachsene neigen dagegen zur Pharyngitis oder Rachenentzündung. Jedoch können beide Erkrankungen sowohl bei Kindern als auch bei Erwachsenen auftreten.

Pharyngitis und Tonsillitis werden gewöhnlich durch Virusinfektionen, wie Erkältung (S. 232) oder infektiöse Mononukleose (Pfeiffer-Drüsenfieber, S. 235) verursacht, manchmal allerdings auch durch bakterielle oder Pilzinfektionen. Beide Erkrankungen rufen ähnliche Symptome hervor, darunter Halsentzündung, Schluckbeschwerden, Ohrenschmerzen, geschwollene Lymphknoten am Hals und Fieber. In schweren Fällen kann es zu Atemnot kommen und gelegentlich bildet sich ein Abszess nahe einer Mandel, ein sogenannter Peritonsillarabszess.

Pharyngitis und Tonsillitis werden gewöhnlich medikamentös behandelt, in wiederholten Fällen oder bei einem Peritonsillarabszess kann jedoch eine Operation notwendig sein.

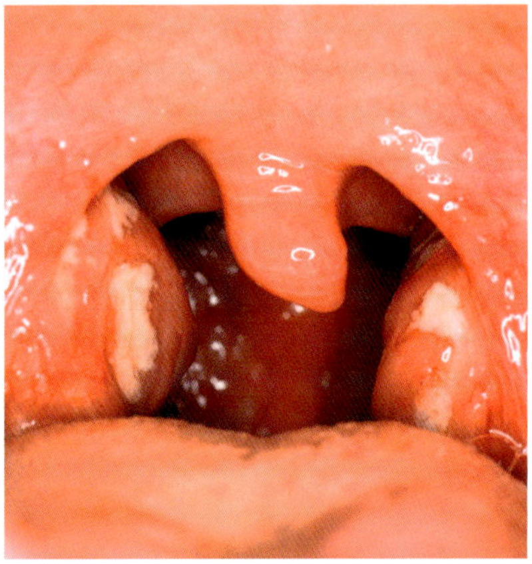

Entzündete Mandeln
Tonsillitis ist eine Entzündung der Gaumenmandeln im Hals. Dabei können diese weiße, eitrige Flecken aufweisen, wie im Bild zu sehen.

HERPANGINA

Herpangina ist eine Halsentzündung, die von Viren der Gattung Enterovirus hervorgerufen wird, am häufigsten von den Coxsackie-Viren. Diese Virenart kann eine Reihe von Erkrankungen verursachen, darunter Hand-Fuß-Mund-Krankheit (S. 229), Meningitis (Hirnhautentzündung, S. 168) und Lungenentzündung (S. 194). Die Viren werden meist durch Tröpfcheninfektion über die Luft verbreitet und können mehrere Tage auf Oberflächen überleben. Herpangina kommt am häufigsten bei Kindern vor, kann jedoch Menschen jeden Alters betreffen.

Symptome treten bei Herpangina typischerweise erst zwei bis sieben Tage nach der Infektion auf und beginnen plötzlich mit Fieber, Halsentzündung und manchmal auch Kopfschmerzen, Magenbeschwerden und Muskelschmerzen. Im Hals bilden sich kleine Blasen, die anwachsen und platzen und dabei Geschwüre hinterlassen.

Die Infektion geht gewöhnlich innerhalb etwa einer Woche von selbst zurück, Medikamente können jedoch die Symptome lindern.

PSEUDOKRUPP

Pseudokrupp, medizinisch als Laryngotracheitis bezeichnet, ist eine Entzündung und Verengung der oberen Atemwege, die zu Heiserkeit, rauen, kratzenden Atemgeräuschen, genannt Stridor, einem auffälligen, bellenden Husten und manchmal Atemnot führen können.

Pseudokrupp kommt am häufigsten bei Säuglingen und Kleinkindern vor und geht meist auf eine Virusinfektion der Atemwege zurück, kann jedoch auch durch eine Allergie, Einatmen eines Fremdkörpers oder einer reizenden Chemikalie oder Epiglottitis (Entzündung der Epiglottis, des Kehldeckels, der beim Schlucken die Luftröhre verschließt, S. 191) ausgelöst werden.

Leichte Fälle von Pseudokrupp können medikamentös behandelt werden, schwere mit ernsten Atemschwierigkeiten bedürfen dringender ärztlicher Behandlung.

FUNKTIONELLE DYSPHONIE

Überbeanspruchung der Stimme

Funktionelle Dysphonie ist der medizinische Begriff für Beeinträchtigungen der Stimme, die nicht auf eine Grunderkrankung zurückgehen. Typische Erscheinungen sind eine hauchige, heisere oder raue Stimme, Veränderungen in ihrer Tonhöhe, Lautstärke oder Klangfarbe, das Gefühl, sich beim Sprechen anstrengen zu müssen, Brüche und Aussetzer der Stimme sowie Unwohlsein oder Schmerzen beim Sprechen.

Häufigste Ursache des Problems ist eine Überbeanspruchung der Stimme. Auch Stress kann manchmal ein Faktor sein und Rauchen kann die Symptome verschlimmern.

Funktionelle Dysphonie geht gewöhnlich durch Schonen der Stimme von selbst zurück. Tritt das Problem wiederholt auf, kann eine logopädische Behandlung zu empfehlen sein.

STIMMLIPPENPOLYPEN UND -KNÖTCHEN

Stimmlippenpolypen und -knötchen sind gutartige Veränderungen der Stimmbänder. Polypen sind kleine Verdickungen auf der Membran, welche die Stimmlippen bedeckt. Beim Anwachsen entwickeln sie manchmal kleine Stiele. Knötchen sind kleine hornschwielenartige Erhebungen auf den Stimmbändern.

Sowohl Polypen als auch Knötchen werden gewöhnlich durch Überbeanspruchung der Stimme verursacht und führen zu ähnlichen Symptomen, darunter Heiserkeit, eine raue, hauchige Stimme und manchmal Schmerzen und Unwohlsein beim Sprechen.

Behandelt werden Stimmbandpolypen und -knötchen durch Schonen der Stimme, manchmal kann jedoch ihre chirurgische Entfernung empfehlenswert sein. Zudem kann ihre Gutartigkeit durch Tests überprüft werden.

KEHLKOPFENTZÜNDUNG

Eine Entzündung des Kehlkopfs (Laryngitis) entsteht meist aufgrund einer Infektion. Die Erkrankung kann akut verlaufen und nur einige Tage dauern oder chronisch sein und mehrere Monate anhalten.

Eine akute Laryngitis wird meist durch eine Virusinfektion, etwa eine Erkältung (S. 232), oder auch durch Überanstrengen der Stimme hervorgerufen, die chronische Form oft durch Rauchen oder langfristige Überbeanspruchung der Stimme. Alkohol kann beide Arten der Laryngitis verschlimmern.

Mögliche Symptome sind Heiserkeit, allmählicher Verlust der Stimme und Unwohlsein oder Schmerzen im Hals, vor allem beim Sprechen.

Es gibt keine spezifische Behandlung für die Erkrankung, außer Schonen der Stimme. Inhalieren von Dampf kann die Symptome lindern. Hält die Heiserkeit länger als zwei Wochen an, sollte ein Arzt aufgesucht werden, um Kehlkopfkrebs als Ursache der Symptome auszuschließen.

KEHLKOPFKREBS

Kehlkopfkrebs ist ein bösartiger Tumor im Bereich des Kehlkopfs. Die genaue Ursache der Erkrankung ist nicht bekannt, sie wird jedoch mit Rauchen, starkem Alkoholkonsum und Kontakt mit bestimmten Substanzen, wie Kohlenstaub und Asbest, in Verbindung gebracht.

Das Hauptsymptom von Kehlkopfkrebs ist Heiserkeit, vor allem wenn sich der Tumor auf den Stimmlippen befindet, außerdem Schmerzen oder Schwierigkeiten beim Schlucken, Halsschmerzen und anhaltender Husten.

Hat sich der Krebs auf nahe gelegene Lymphknoten im Hals ausgebreitet, erweitern sich diese und verursachen Schwellungen am Hals.

Die Behandlung richtet sich nach dem Stadium der Krebserkrankung und kann mit Bestrahlung, operativ, durch Chemotherapie oder mittels einer Kombination dieser Methoden erfolgen. In manchen Fällen werden auch andere Medikamente eingesetzt.

AKUTE BRONCHITIS

Akute Bronchitis ist eine kurzfristige Infektion der Bronchien (der Atemwege, die Luftröhre und Lunge verbinden), meist aufgrund einer Virusinfektion, etwa einer Erkältung, die sich von Nase, Hals oder Nebenhöhlen her ausgebreitet hat. Raucher, Kleinkinder, ältere Menschen und solche mit einer bestehenden Lungenerkrankung sind besonders anfällig für Bronchitis.

Die Symptome einer akuten Bronchitis entwickeln sich meist über ein oder zwei Tage und umfassen schleimigen Husten, Enge in der Brust, Keuchen, Kopfschmerzen und leichtes Fieber. Der Husten kann nach Rückgang der übrigen Symptome noch einige Wochen anhalten.

Bei sonst gesunden Menschen klingt eine akute Bronchitis meist innerhalb einiger Tage von selbst ab. Frei verkäufliche Schmerzmittel können die Symptome lindern. Halten die Symptome an, verschlimmern sich, treten weitere Beschwerden auf oder besteht beim Betroffenen bereits ein Gesundheitsproblem, sollte ein Arzt aufgesucht werden.

ASTHMA

Bei Asthma kommt es zu einer vorübergehenden Entzündung und Verengung der Atemwege in der Lunge. Betroffene haben wiederkehrende Attacken, bei denen sich die Muskeln in den Wänden der Atemwege zusammenziehen und diese verengen. Dies geschieht meist in Reaktion auf Allergene, wie Pollen, Hausstaubmilben oder Hautschuppen von Tieren, und kann durch Faktoren wie eingeatmete Chemikalien, Reizstoffe, Staub, bestimmte Medikamente, Stress, Anstrengung oder Atemwegsinfekte ausgelöst werden.

Bei einem Asthmaanfall kommt es zu plötzlich auftretendem Keuchen, Atemnot, Enge in der Brust und Husten. In schweren Fällen kann die Atemnot so stark sein, das Sprechen nicht möglich ist, Lippen, Finger und Zehen sich blau färben und der Betroffene das Bewusstsein verliert. Medikamente können Anfälle verhindern oder beenden. Bei schweren Anfällen ist dringende ärztliche Hilfe notwendig.

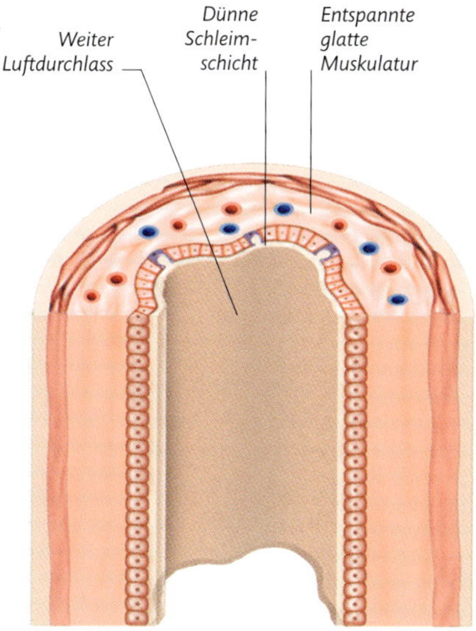

Gesunder Atemweg
Bei gesunden Atemwegen ist die glatte Muskulatur entspannt und neigt nicht zu spontanen Kontraktionen. Eine dünne Schleimschicht bedeckt die Innenwände und der Luftdurchlass ist weit.

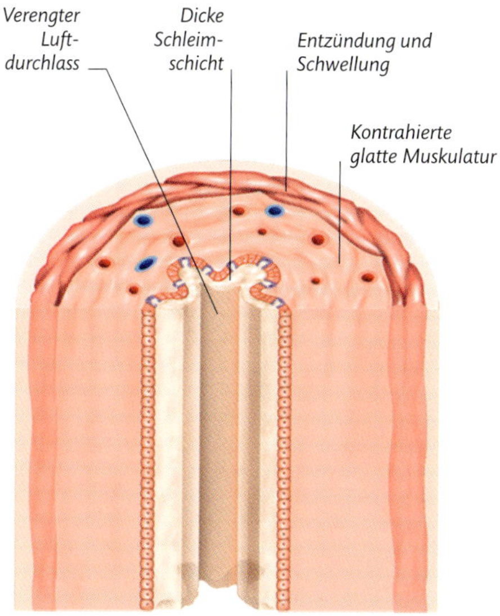

Atemweg bei Asthma
Bei Asthma ist die glatte Muskulatur des Atemwegs kontrahiert, seine Innenwand entzündet und die Schleimschicht verdickt. Der Luftdurchlass ist verengt und es kommt zu Keuchen und Atemnot.

LUNGENENTZÜNDUNG

Lungenentzündung (Pneumonie) ist eine Infektion der Lungenbläschen, meist aufgrund einer Infektion. Oft ist nur ein Teil eines Lungenflügels betroffen, tritt sie jedoch an beiden Flügeln auf, kann sie lebensbedrohlich sein.

In den meisten Fällen sind Bakterien verantwortlich, darunter *Streptococcus pneumoniae* (auch Pneumokokken genannt) als Auslöser der Pneumokokkenpneumonie, *Legionella pneumophila* als Auslöser der Legionärskrankheit, *Haemophilus influenzae* und *Mycoplasma pneumoniae*. Zu den viralen Verursachern gehören Grippe und Windpocken. Manchmal können auch Pilze und Protozoen eine Lungenentzündung hervorrufen. Diese Infektionen können bei immungeschwächten Personen schwerwiegend sein, beispielsweise kann das Protozoon *Pneumocystis jirovecii* bei Menschen mit AIDS eine schwere Form der Lungenentzündung verursachen, die Pneumocystispneumonie. Das Einatmen von Erbrochenem kann zudem eine sogenannte Aspirationspneumonie hervorrufen.

Typische Symptome sind Fieber, stechender Brustschmerz, Kurzatmigkeit und das Husten von manchmal blutigem Schleim. Gelegentlich kann die Infektion von der Lunge auf das Brustfell übergreifen und zu Pleuritis führen. Auch ein Übergreifen auf das Blut und damit eine Blutvergiftung (Sepsis, S. 234) ist möglich.

Die Behandlung richtet sich nach der Ursache und kann Medikamente und in schweren Fällen Sauerstofftherapie umfassen. Impfungen gegen Grippe und Pneumokokken können einer Lungenentzündung vorbeugen.

Entzündete Lungenbläschen
Die Lungenbläschen (Alveolen) füllen sich mit weißen Blutkörperchen und Flüssigkeit, was die Menge an Sauerstoff reduziert, welche durch sie ins Blut gelangen kann.

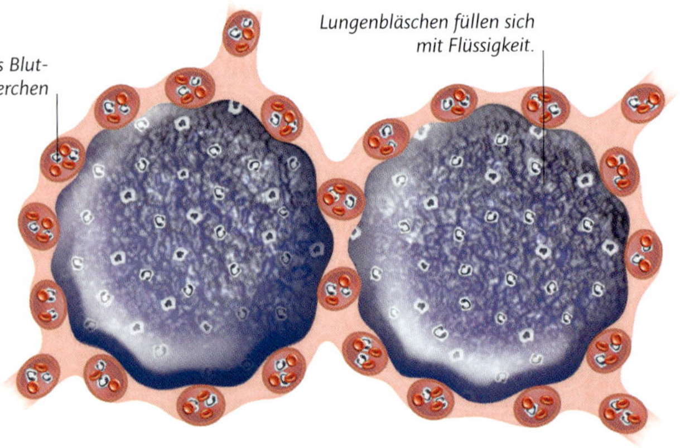

CHRONISCH OBSTRUKTIVE LUNGENKRANKHEIT

Chronisch obstruktive Lungenkrankheit, auch obstruktive Atemwegserkrankung genannt, bezeichnet chronische Schädigungen der Atemwege, die zu Atembeschwerden führen. Dazu zählen vor allem chronische Bronchitis, eine Entzündung der Atemwege, und Lungenemphysem, eine Schädigung der Lungenbläschen. Die häufigste Ursache ist Rauchen, aber auch langfristiger Kontakt mit schädlichen Dämpfen oder eine erbliche Erkrankung können die Auslöser sein. Hauptsymptome sind zunehmende Atemnot, anhaltender Husten mit schleimigem Auswurf, häufige Atemwegsinfekte und dauerhaftes Keuchen.

Ohne Behandlung verschlimmern sich die Symptome zunehmend. Die Krankheit ist nicht heilbar. Das Rauchen aufzugeben ist essenziell, um weitere Lungenschädigungen zu vermeiden. Zudem können Medikamente und ein maßgeschneidertes Sportprogramm helfen. Selten kann eine Operation oder Lungentransplantation möglich sein.

PLEURITIS

Pleuritis ist eine Entzündung der Pleura, des Brustfells, das die Lunge überzieht und die Brust von innen auskleidet. Zu den möglichen Ursachen zählen Virusinfektionen, wie Grippe, Lungenentzündung, eine Lungenembolie (S. 183), bei der die Blutversorgung der Lunge durch ein Blutgerinnsel unterbrochen wird, oder Lungenkrebs. Gelegentlich geht eine Pleuritis mit einer Autoimmunkrankheit wie rheumatoider Arthritis oder systemischem Lupus erythematodes einher, bei denen die Pleura vom Immunsystem angegriffen wird.

Abhängig von der Ursache können sich die Symptome einer Pleuritis rasch oder allmählich entwickeln. Zu ihnen gehören stechende Brustschmerzen, vor allem beim Einatmen, Kurzatmigkeit und schleimiger oder blutiger Auswurf beim Husten. Medikamente können die Symptome lindern, zudem muss die zugrunde liegende Ursache behandelt werden.

MUKOVISZIDOSE

Mukoviszidose oder zystische Fibrose (ZF) ist eine Erbkrankheit, bei der ein mutiertes Gen zu einer Veränderung von Körpersekreten führt, besonders in Lunge und Verdauungstrakt. Es ergeben sich Lungenschädigungen und Schwierigkeiten bei der Absorption von Nährstoffen aus der Nahrung. Nur Kinder, die zwei Kopien des mutierten Gens erben, werden mit ZF geboren. Personen mit nur einer Kopie erkranken nicht, sind jedoch Überträger. Ein Kind zweier Überträger hat ein 25-prozentiges Risiko, an ZF zu erkranken. Gentests können ermitteln, ob jemand Überträger ist. Auch Neugeborene können auf ZF getestet werden.

Die Symptome beginnen meist im Kleinkindalter und umfassen übel riechende Fettstühle, Mangel an Gewichtszunahme und Wachstum, häufige Atemwegsinfekte, abnorm salzigen Schweiß und oft einen konstanten Husten. Mit Fortschreiten der Erkrankung kommt es zu Lungen- sowie Leberschäden und ein Diabetes kann sich einstellen. Gewöhnlich führt ZF zum Tod durch Atemstillstand.

Es gibt kein Heilmittel, doch Medikamente, Physiotherapie und spezielle Ernährung können die Symptome lindern. Manchmal kann auch eine Lungentransplantation möglich sein.

PNEUMOTHORAX

Zu einem Pneumothorax kommt es, wenn Luft in den Pleuraspalt, den Raum zwischen den beiden Schichten des Brustfells, das die Lungen überzieht, gelangt und einen Lungenflügel kollabieren lässt. Folge sind Brustschmerzen und Kurzatmigkeit. Dies kann spontan auftreten, vor allem bei großen, schlanken jungen Männern oder nach einer Brustverletzung. Zudem kann ein Pneumothorax eine Komplikation bei Erkrankungen wie Brustinfektionen, chronisch obstruktiven Lungenkrankheiten, Mukoviszidose oder Lungenkrebs sein. Eine durchbohrende Brustverletzung kann einen Spannungspneumothorax verursachen, wobei mit jedem Atemzug mehr Luft in den Pleuraspalt gesaugt wird, was den Blutfluss von der Lunge zum Herzen beeinträchtigt, zu Bewusstlosigkeit und Schock führt und lebensbedrohlich sein kann.

Ein leichter Pneumothorax kann sich unbehandelt innerhalb einiger Tage zurückbilden. Ein schwerer oder Spannungspneumothorax kann behandelt werden, indem ein Schlauch oder eine Kanüle in die Brust eingeführt wird, sodass die Luft entweichen kann.

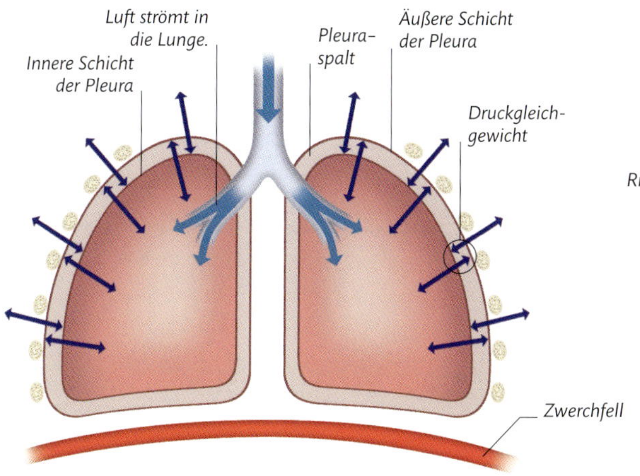

Normale Atmung
Beim Einatmen weitet sich die Brust, wodurch der Druck im Pleuraspalt abnimmt. Durch den Druckunterschied werden die Lungenflügel auseinandergezogen.

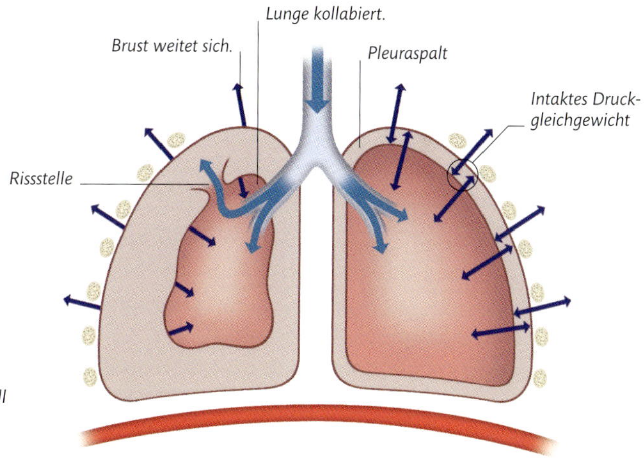

Kollabierte Lunge
Luft tritt aus dem rechten Lungenflügel in den Pleuraspalt aus. Die Lunge kollabiert, da sie nicht länger durch den Druckunterschied gegen das Brustfell gedrückt wird.

LUNGENKREBS

Bösartige Lungentumoren sind für viele Krebstote weltweit verantwortlich. Tumoren mit Ursprung in der Lunge werden als primäre Lungentumoren bezeichnet. Tumoren, die sich aufgrund einer anderswo gelegenen, streuenden Krebserkrankung in der Lunge entwickeln, sogenannte Metastasen, werden als sekundäre Lungentumoren bezeichnet.

Rauchen ist die Hauptursache primärer Lungentumoren und passives Rauchen stellt ein Risiko für Nichtraucher dar. Seltener können primäre Lungentumoren durch giftige Chemikalien, Radon (ein radioaktives Gas) oder Mineralstäube wie Asbest verursacht werden. Sekundäre Lungentumoren entstehen häufig bei vielen anderweitigen Krebsarten, darunter Brust-, Darm-, Prostata- und Nierenkrebs.

Das erste und häufigste Symptom beider Arten von Lungentumoren ist gewöhnlich Husten. Weitere mögliche Symptome sind blutiger Auswurf, Kurzatmigkeit und Brustschmerzen. Ein Tumor kann außerdem zu Pleuritis, einer Entzündung des Brustfells, das die Lunge überzieht, oder Lungenentzündung führen. Primäre Tumoren können zudem auf andere Körperteile, besonders Leber, Gehirn und Knochen, übergreifen.

Die Behandlung primärer Lungentumoren umfasst Operationen, Bestrahlung, Chemotherapie und manchmal neuere Methoden, wie biologische oder Lasertherapie. Die Behandlung sekundärer Lungentumoren zielt auf den zugrunde liegenden primären Tumor ab.

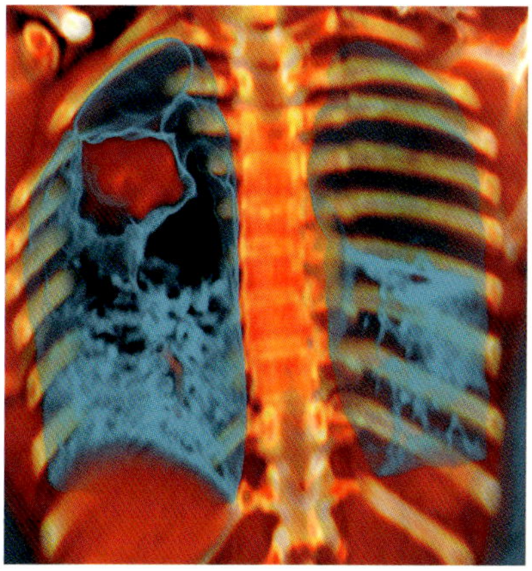

Tumor in der Lunge
Auf diesem eingefärbten Brustscan erscheint ein Tumor in der rechten Lunge (auf der linken Bildseite) als rote Masse.

VERDAUUNGSTRAKT

VERSTOPFUNG

Bei Verstopfung kommt es zu seltenem Stuhlgang oder schwer abzusetzendem, hartem, trockenem Stuhl. In den meisten Fällen resultiert sie aus unzureichender Ballaststoff- oder Flüssigkeitszufuhr oder zu wenig Bewegung. Weitere mögliche Ursachen sind Schwierigkeiten bei der Sauberkeitserziehung in der Kindheit, wiederholtes Ignorieren des Stuhldrangs, lange Immobilität, Schwangerschaft und bestimmte Medikamente. Gelegentlich kann Verstopfung Ausdruck einer zugrunde liegenden Erkrankung sein, etwa Schilddrüsenunterfunktion (S. 220), Hämorrhoiden (S. 207), Reizdarmsyndrom (S. 203), einer Analfissur (S. 207), Divertikulose (S. 205) oder Darmkrebs (S. 206).

Selbsthilfemethoden gegen Verstopfung sind Erhöhung der Ballaststoff- und Flüssigkeitszufuhr und mehr Bewegung. Hält die Verstopfung an, sollte ärztlicher Rat eingeholt werden.

DURCHFALL

Chologene Diarrhö | Kotstauung

Plötzlich einsetzender Durchfall ist oft Folge einer Darminfektion. Weitere mögliche Ursachen sind Nahrungsmittelallergien, Stress und bestimmte Medikamente. Lang anhaltender Durchfall ist oft auf Darmerkrankungen zurückzuführen, wie Reizdarmsyndrom (S. 203), Morbus Crohn (S. 203), Zöliakie (S. 204), Colitis ulcerosa (S. 203), Darmkrebs (S. 206) oder eine Störung namens chologene Diarrhö, bei der Durchfall Folge von Gallensäuren ist, die in den Darm gelangen. Lang anhaltende Verstopfung kann manchmal zu einer Kotstauung führen, welche eine Verflüssigung des Stuhls zur Folge hat.

Durchfall lässt oft innerhalb von ein bis zwei Tagen von selbst nach. Um einer Austrocknung vorzubeugen, sollte viel Flüssigkeit getrunken werden. Zudem sollte bei anhaltendem Durchfall, wenn Babys oder ältere Menschen Zeichen von Dehydrierung aufweisen oder wenn sonstige Zusatzsymptome wie beispielsweise Fieber oder Blut im Stuhl vorliegen, dringend ärztlicher Rat eingeholt werden.

SÄUGLINGSDURCHFALL

Säuglingsdurchfall ist eine häufige, harmlose Erkrankung, die manche Kinder für einige Zeit nach der Umstellung auf feste Nahrung befällt. Neben häufigem Stuhlgang finden sich oft erkennbare Nahrungsmittelreste im Stuhl. Die Ursache des Säuglingsdurchfalls ist unbekannt. Eine Behandlung ist in aller Regel nicht notwendig, jedoch sollte vorsichtshalber ein Arzt konsultiert werden, damit andere mögliche Ursachen des Durchfalls ausgeschlossen werden können.

GASTROENTERITIS

Magen-Darm-Entzündung | Norovirus

Gastroenteritis ist eine Entzündung von Magen und Darm und verursacht typischerweise plötzlich einsetzende Übelkeit, Erbrechen, Durchfall und Magenkrämpfe. Sie ist meist auf eine Infektion mit Viren, Bakterien oder Parasiten wie Protozoen zurückzuführen. Zu den Viren, die Gastroenteritis verursachen können, zählen Norovirus und Rotaviren. Bakterielle Verursacher sind unter anderem Salmonellen, *Campylobacter* und *Escherichia coli*. Parasitäre Auslöser umfassen die Protozoen, die Amöbenruhr (*Entamoeba histolytica*, S. 237) und Giardiasis (*Giardia lamblia*, S. 237) . Meist wird die Infektion durch kontaminierte Nahrung oder Wasser oder durch engen Kontakt mit Infizierten übertragen. Seltener kann Gastroenteritis auch eine nichtinfektiöse Ursache haben, etwa Morbus Crohn (S. 203), Nahrungsmittelunverträglichkeiten oder bestimmte Medikamente.

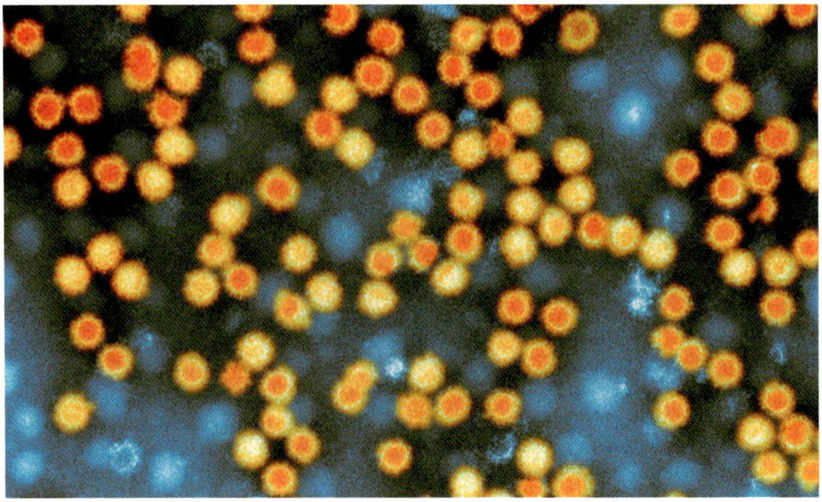

Norovirus
Diese eingefärbte Mikroskopaufnahme zeigt Noroviruspartikel, häufige Verursacher von Gastroenteritis. Das Virus wird durch direkten Kontakt mit infizierten Personen oder Objekten übertragen.

Leichte Fälle von Gastroenteritis bessern sich meist von selbst. Viel trinken und Paracetamol können die Symptome linden. Sind die Symptome schwer oder anhaltend, sollte ein Arzt aufgesucht werden.

LEBENSMITTELVERGIFTUNG

Eine Lebensmittelvergiftung ist eine plötzlich auftretende Erkrankung, ausgelöst durch den Verzehr mit Krankheitserregern oder Toxinen kontaminierter Nahrung oder Getränke. Bakterien, die Lebensmittelvergiftung verursachen können, sind unter anderem Salmonellen, *Campylobacter*, *Escherichia coli*, Staphylokokken, Listerien, *Clostridium difficile* und *Clostridium botulinum*, der Auslöser von Botulismus. Zu den viralen Verursachern gehören Norovirus, Rotaviren und einige Adenoviren. Zu den Protozoeninfektionen zählen Kryptosporidiose (S. 237), Amöbenruhr (S. 237) und Giardiasis (S. 237). Eine Lebensmittelvergiftung kann auch durch giftige Pilze oder stark pestizidbelastete Nahrung ausgelöst werden.

Zu den Hauptsymptomen gehören Übelkeit, Erbrechen, Durchfall und Bauchkrämpfe. Einige Vergiftungen durch Lebensmittel verursachen ausgedehntere Symptome, beispielsweise Muskelschwäche und Lähmung bei Botulismus.

Meistens klingen die Symptome innerhalb weniger Tage von selbst ab und können durch reichliches Trinken sowie Schonkost gelindert werden. Sind die Symptome schwer oder anhaltend oder entwickeln sich weitere Beschwerden, wie Muskelschwäche oder Lähmungen, ist ärztliche Hilfe nötig.

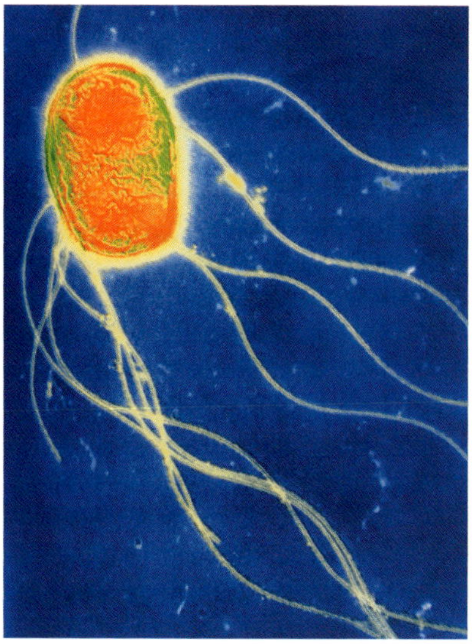

Salmonella enteritidis
Das Bakterium *Salmonella enteritidis* ist einer der Verursacher von bakterieller Lebensmittelvergiftung. Die Ansteckung erfolgt meist über kontaminierte und nicht ausreichend gekochte Eier und Fleisch.

NÄHRSTOFFMANGEL

Ein Nährstoffmangel kann Folge unzureichender Ernährung sein oder aus einer Vielzahl von Erkrankungen resultieren, etwa solche, bei denen die Nährstoffaufnahme gestört ist, wie Mukoviszidose (S. 194), Zöliakie (S. 204), Morbus Crohn (S. 203), Colitis ulcerosa (S. 203), Giardiasis (S. 237) oder ähnlichen parasitären Darminfektionen. Verschiedene chronische Erkrankungen, die Übelkeit, Erbrechen, Appetitverlust oder Durchfall auslösen, können ebenfalls zu Nährstoffmangel führen. Dazu zählen einige Krebsarten, Lebererkrankungen und einige Atemwegserkrankungen. Nährstoffmangel kann zudem bei verschiedenen psychischen oder neurologischen Störungen vorkommen, etwa bei Anorexie (S. 243), Depression (S. 242), Demenz (S. 170) und Alkoholmissbrauch (S. 243).

Mögliche Symptome sind Müdigkeit, Schwäche, Gewichtsverlust, Konzentrationsstörungen, depressive Verstimmung, häufiges Erkranken und lange Erholungszeit nach Krankheiten. Bei Kindern kann Nährstoffmangel das Wachstum verlangsamen.

Die Behandlung hängt von der zugrunde liegenden Ursache und dem Grad des Mangels ab. Sie kann eine Ernährungsumstellung sowie Nahrungsergänzungsmittel umfassen.

DENTALER ABSZESS

Ein dentaler Abszess ist eine eitergefüllte Tasche, die sich an oder nahe einer Zahnwurzel entwickelt. Ursache können das Eindringen von Bakterien aufgrund von Karies, eine Zahnfraktur oder Zahnfleischentzündung sein. Zu den Symptomen zählen starke Schmerzen bei Berührung des betroffenen Zahns und beim Essen, Lockerung des Zahns und eine gerötete, schmerzhafte Schwellung des Zahnfleisches um die Zahnwurzel.

Behandlungsmöglichkeiten sind Anbohren des Zahns zum Ablassen des Abszesses, gefolgt von einer Wurzelkanalbehandlung (Entfernung des Gewebes im Inneren und Versiegelung des Zahns). In manchen Fällen kann ein Ziehen des Zahns nötig sein. Ein Abszess nahe einer Zahnwurzel kann möglicherweise abgeschabt werden. Manchmal werden zudem Antibiotika eingesetzt.

ZAHNKARIES

Karies ist die allmähliche Abtragung des Zahnschmelzes und manchmal auch des Dentins im Inneren eines Zahns. Karies beginnt gewöhnlich auf den Kauflächen der hinteren Backenzähne und an Stellen nahe des Zahnfleischrandes. Hauptursache für Karies ist die von Bakterien in der Plaque (klebriger Zahnbelag aus Nahrungsmittelresten, abgestorbenen Zellen, Speichel und Bakterien) produzierte Säure. Karies im Frühstadium verursacht oft keine Symptome. Später kommt es zu Zahnschmerzen, Empfindlichkeit der Zähne gegenüber Hitze, Kälte oder süßen Speisen und Mundgeruch.

Oberflächliche Karies kann durch das Auftragen von Fluorid auf befallene Stellen behandelt werden. In fortgeschritteneren Fällen können eine Füllung, Wurzelkanalbehandlung (Entfernen des Gewebes im Inneren und Versiegeln des Zahns) oder das Ziehen des Zahns nötig sein.

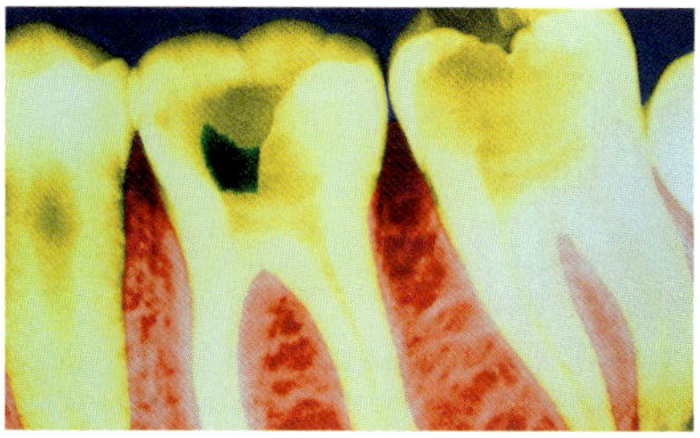

Karies
Auf dieser eingefärbten Röntgenaufnahme ist das Zahnfleisch rot und gesunde Zähne sind gelb. Einer der Zähne hat Karies (schwarze Stelle) aufgrund der Säure, die von Plaquebakterien produziert wird.

GINGIVITIS

Gingivitis ist eine Entzündung des Zahnfleisches, meist aufgrund von Plaque (Ablagerungen von Nahrungspartikeln, abgestorbenen Zellen, Speichel und Bakterien) infolge schlechter Mundhygiene. Zu den Symptomen gehört weiches, gerötetes, geschwollenes Zahnfleisch, das beim Zähneputzen blutet.

Unbehandelt kann es zu Zahnfleischschwund, Zahnlockerung und -ausfall kommen. Leichte Gingivitis kann oft durch gute Mundhygiene, mindestens zweimal tägliches, etwa zweiminütiges Zähneputzen und die Benutzung von Zahnseide rückgängig gemacht werden. In fortgeschritteneren Fällen kann die Plaqueentfernung durch einen Zahnarzt notwendig sein.

MUNDGESCHWÜR

Mundgeschwüre, auch Aphthen genannt, sind schmerzhafte, offene Wunden im Mund. Ihre genaue Ursache ist unbekannt, jedoch kann eine Kombination von Faktoren, wie kleinere Mundverletzungen, Vitaminmangel und Stress, zu ihrer Entstehung beitragen. Die Geschwüre sind mit kleinen weißlichen Mulden versehen, deren Rand geschwollen sein kann.

Die meisten Mundgeschwüre gehen innerhalb von etwa drei Wochen von selbst zurück. Frei verkäufliche, antibakterielle Mundspülungen, Schmerzmittel, kortikoidhaltige Lutschtabletten oder örtlich betäubende Salben können die Symptome lindern. Bei wiederholten oder anhaltenden Geschwüren oder wenn Schmerzen oder Rötung zunehmen, sollte ein Arzt oder Zahnarzt konsultiert werden.

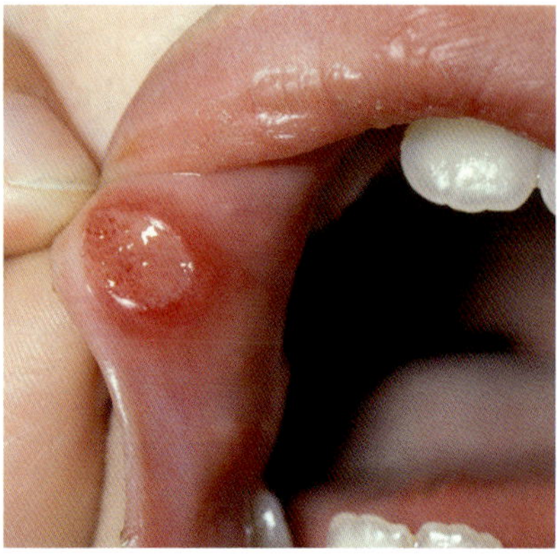

Geschwür an der Lippe
Mundgeschwüre sind offene Wunden im Mund. Sie kommen meist an den Innenseiten der Lippen (wie hier zu sehen) oder Wangen vor, können jedoch auch auf der Zunge entstehen.

LEUKOPLAKIE

Bei Leukoplakie kommt es zu kleinen, verdickten, weißen Flecken im Mund, meist an den Schleimhäuten von Mundhöhle oder Zunge, manchmal aber auch an Zahnfleisch oder Mundboden. Das Hauptcharakteristikum der Flecken ist, dass sie sich nicht abkratzen lassen.

Leukoplakie wird mit Reizung durch Stoffe wie Alkohol, Tabak und Betelnüsse oder -blätter sowie mit Reiben der Schleimhäute gegen Zähne und Zahnprothesen in Verbindung gebracht. Bei Menschen mit geschwächtem Immunsystem kann es zur sogenannten Haarleukoplakie kommen, bei der die weißen Flecken eine raue Oberfläche aufweisen. Gewöhnliche Leukoplakie ist mit einem erhöhten Mundkrebsrisiko verbunden, nicht jedoch die Haarleukoplakie.

Das Rauchen aufzugeben und Einschränkung des Alkoholkonsums kann zum Schrumpfen oder Verschwinden der Flecken führen. Die Flecken sind gewöhnlich harmlos, bestehen sie jedoch länger als zwei Wochen, sollten sie im Hinblick auf das Krebsrisiko untersucht und eventuell operativ entfernt werden.

SPEICHELDRÜSENSTÖRUNGEN

Ohrspeicheldrüsentumor | Parotitis | Speichelstein

In den Speicheldrüsen, etwa der Ohrspeicheldrüse (Parotis), können sich Steine bilden, die eine äußerlich sichtbare oder innerlich fühlbare Beule hervorrufen. Zudem kann es zu Schmerzen beim Essen kommen. Oft ist es möglich, einen Speichelstein operativ zu entfernen, in manchen Fällen muss jedoch die betroffene Speicheldrüse ganz entfernt werden.

Außerdem können sich die Speicheldüsen entzünden, etwa die Ohrspeicheldrüse (Parotitis) aufgrund einer Infektion mit dem Mumpsvirus. Die Entzündung lässt nach, wenn die zugrunde liegende Infektion zurückgeht. Gelegentlich können bakterielle Infektionen zu einem Abszess führen, der möglicherweise mit Antibiotika behandelt oder abgelassen werden muss.

Tumoren der Speicheldrüsen sind selten. Sie verursachen eine von außen oder innen fühlbare Geschwulst. Bösartige Tumoren wachsen gewöhnlich schnell, fühlen sich hart an und sind manchmal schmerzhaft, gutartige dagegen sind meist schmerzlos und von gummiartiger Konsistenz. Zur Behandlung wird der Tumor oder manchmal die gesamte Speicheldrüse operativ entfernt. Bei bösartigen Tumoren kann nach der Entfernung noch eine Strahlentherapie notwendig sein.

MUNDHÖHLENKARZINOM

Mundhöhlenkarzinome, auch als Mundkrebs bezeichnet, sind bösartige Tumoren der Lippen, Zunge, Mundschleimhäute oder des Zahnfleisches. Lippen- und Zungentumoren sind die häufigsten Formen von Mundkrebs.

Risikofaktoren für Mundkrebs umfassen das Rauchen oder Kauen von Tabak, starken Alkoholkonsum, Kauen von Betelnüssen oder -blättern, Infektion mit humanen Papillomviren (HPV) und Leukoplakie. Wiederholter Kontakt mit Sonnenlicht erhöht das Risiko für Lippentumoren. Weitere mögliche Risikofaktoren sind schlechte Ernährung und Immunschwäche.

Zu den möglichen Symptomen gehören nicht heilende Geschwüre oder Wunden, anhaltende weiße oder rote Flecken im Mund, ständige Mundschmerzen, Bildung einer Geschwulst im Mund oder an den Lippen und Schmerzen beim Schlucken. Unbehandelt kann Mundkrebs in andere Körperteile streuen.

Behandelt wird Mundkrebs gewöhnlich durch operative Entfernung des Tumors, oft gefolgt von Bestrahlung. Mittels plastischer Chirurgie kann nach der Entfernung das Gesicht zum Teil wiederhergestellt werden. Hat der Krebs gestreut, werden normalerweise Chemotherapie und Bestrahlung eingesetzt.

LANDKARTENZUNGE

Der Begriff Landkartenzunge beschreibt das Auftreten unregelmäßiger roter Flecken mit weißen Säumen auf der Zunge. Die Ursache ist nicht bekannt.

Meist ist der Zustand symptomlos, jedoch können scharfe oder säurehaltige Speisen unangenehm sein. Das Phänomen ist harmlos und verschwindet meist von selbst. Bei ungewöhnlichen Flecken im Mund, die länger als einige Wochen anhalten, sollte ein Arzt oder Zahnarzt konsultiert werden, um ernstere Erkrankungen auszuschließen.

SPEISERÖHRENKREBS

Bösartige Tumoren der Speiseröhre, die Nahrung vom Mund in den Magen leitet, neigen zu langsamem Wachstum und verursachen im Frühstadium oft keine Symptome. Später kann es zu Schluckschwierigkeiten, Aufstoßen von Nahrung, Husten, anhaltenden Verdauungsproblemen und Appetit- sowie Gewichtsverlust kommen. Die Ursache ist unbekannt, zu den Risikofaktoren gehören jedoch Rauchen, starker Alkoholkonsum über lange Zeit, Übergewicht, ungesunde Ernährung mit Mangel an Früchten und Gemüse und chronische gastroösophageale Refluxkrankheit.

Zur Behandlung wird der Tumor meist operativ entfernt und eventuell ein Röhrchen (Stent) eingesetzt, um die Speiseröhre offen zu halten und das Schlucken zu ermöglichen.

ÖSOPHAGITIS

Ösophagitis ist eine Entzündung der Speiseröhrenschleimhaut. Die beiden wichtigsten Formen sind die korrosive und die Refluxösophagitis. Letztere wird durch Rückfluss von Magensäure in die Speiseröhre verursacht (gastroösophageale Refluxkrankheit). Die Säure führt zur Entzündung der Speiseröhrenschleimhaut und es kommt zu Sodbrennen. Die Behandlungsmethoden reichen von Ernährungsumstellung, Medikamenten gegen Übersäuerung bis zum chirurgischen Eingriff. Korrosive Ösophagitis wird durch das Schlucken ätzender Stoffe verursacht. Sie heilt unter Schmerzbehandlung mit der Zeit ab.

GASTROÖSOPHAGEALE REFLUXKRANKHEIT

Bei der gastroösophagealen Refluxkrankheit kommt es zum Rückfluss von Magensäure in die Speiseröhre und damit zu Schmerzen in Oberbauch und Brust. Ursache ist meist ein schlecht funktionierender Schließmuskel in der Speiseröhre, der normalerweise ein Zurückfließen des Mageninhalts verhindert. Faktoren, die zu Reflux beitragen können, sind unter anderem geringe Muskelspannung des Schließmuskels, durch Schwangerschaft oder Übergewicht bedingter Druck im Bauch oder ein Zwerchfellbruch (S. 204). Zu den Symptomen gehören Sodbrennen, saurer Geschmack im Mund, anhaltender Husten, Aufstoßen und, in schweren Fällen, blutiges Erbrechen sowie Durchfall.

Die Krankheit kann oft durch Selbsthilfemaßnahmen wie kleinere Mahlzeiten, Reduktion von Übergewicht und frei verkäufliche Medikamente gegen Sodbrennen gelindert werden. Reichen diese Mittel nicht aus, können Medikamente zur Verringerung des Säuregehalts im Magen verschrieben werden. Bei schweren, anhaltenden Problemen kann ein chirurgischer Eingriff infrage kommen.

GASTRITIS
Infektion mit *Helicobacter pylori*

Gastritis, eine Entzündung der Magenschleimhaut, kann Folge einer Infektion oder Reizung sein. Sie kann einen plötzlichen (akuten) oder lang anhaltenden (chronischen) Verlauf nehmen. Akute Gastritis wird häufig durch starken Alkoholkonsum oder nichtsteroidale Antirheumatika verursacht. Chronische Gastritis ist meist Folge einer Infektion mit dem Bakterium *Helicobacter pylori*. Zu den Symptomen gehören Schmerzen im Oberbauch und Übelkeit. Manche Menschen haben keine Symptome. Leichte Gastritis kann oft durch frei verkäufliche Medikamente gegen Übersäuerung des Magens gelindert werden. Bei schweren oder länger als eine Woche anhaltenden Symptomen sollte ein Arzt konsultiert werden. Wird *Helicobacter pylori* als Ursache ausgemacht, sorgen Antibiotika und Medikamente gegen Übersäuerung meist für Besserung.

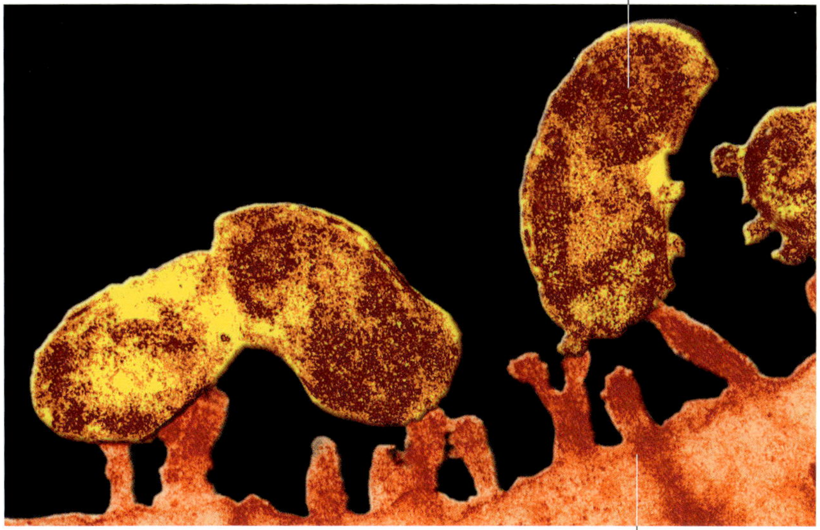

Bakterien im Magen
Mehr als 50 Prozent der Menschen tragen *Helicobacter-pylori*-Bakterien, oft ohne dass diese Probleme verursachen. Bei manchen kann das Bakterium chronische Gastritis, Magengeschwüre oder Magenkrebs auslösen.

MAGENGESCHWÜR

Peptisches Geschwür | Perforiertes Geschwür

Magengeschwüre, auch peptische Geschwüre, sind erodierte Bereiche in den Schleimhäuten von Magen oder Zwölffingerdarm, meist als Folge einer Infektion mit dem Bakterium *Helicobacter pylori* (S. 199) oder langer Einnahme von nichtsteroidalen Antirheumatika. Weitere beitragende Faktoren sind Rauchen, Alkoholkonsum und familiäre Vorbelastung. Die Symptome umfassen Schmerzen im Oberbauch, Appetitverlust, Gewichtsabnahme, Übelkeit und manchmal Erbrechen. Blutende Geschwüre können zu blutigem Erbrechen und schwarzen Teerstühlen führen. Selten kann es zur Perforation (Durchbruch) eines Geschwürs und in der Folge zu Peritonitis (S. 205) kommen.

Die meisten Geschwüre können mit Medikamenten zur Bekämpfung von *H. pylori* und Hemmung der Magensäureproduktion behandelt werden. Ein blutendes oder perforiertes Geschwür ist ein Notfall und muss möglicherweise operiert werden.

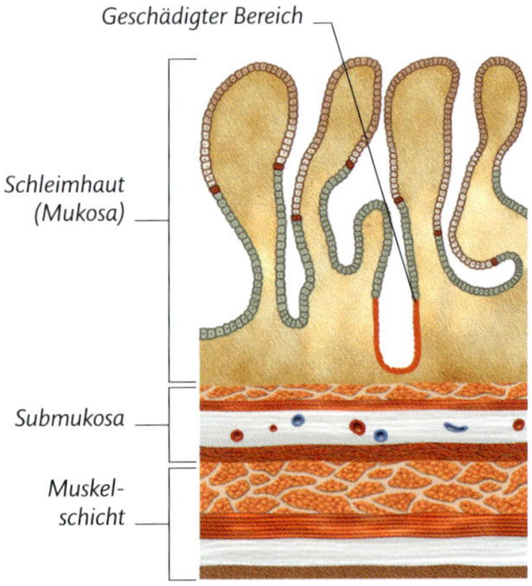

Beginnendes Geschwür
Die Magenschleimhaut wird normalerweise durch eine Schleimschicht geschützt. Wird diese Schicht durchbrochen, kann Magensäure die Schleimhautzellen angreifen und beschädigen.

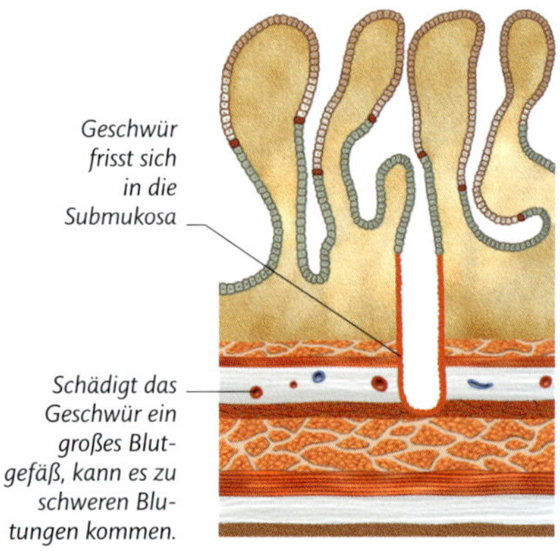

Fortgeschrittenes Geschwür
Erodiert ein Geschwür die tieferen Schichten des Magens, kann es die Blutgefäße beschädigen oder sogar die Wand des Magens oder Zwölffingerdarms durchbrechen (perforieren).

MAGENKREBS

Magenkrebs sind bösartige Tumoren, der Magenschleimhaut. Ihre Ursache ist unbekannt, Risikofaktoren sind: Infektion mit dem Bakterium *Helicobacter pylori* (S. 199), Rauchen, starker Alkoholkonsum, familiäre Vorbelastung, bestimmte Erkrankungen wie perniziöse Anämie (eine Art von Anämie aufgrund einer gestörten Aufnahme von Vitamin B_{12}) und zurückliegende Magenoperationen. Eine Ernährung mit viel gesalzener, eingelegter oder geräucherter Nahrung sowie wenig Obst und Gemüse kann ebenfalls das Risiko erhöhen.

Anfangs sind die Symptome oft mild und vage, etwa Sodbrennen und Bauchschmerzen nach dem Essen, schnell eintretendes Völlegefühl, Appetit- oder Gewichtsverlust sowie Übelkeit und Erbrechen. In späteren Stadien kann es zu Gelbsucht und Magenblutungen kommen, die zu blutigem Erbrechen, schwarzen Teerstühlen und Symptomen von Anämie, wie Atemlosigkeit, Müdigkeit und blasser Haut führen können.

Zur Behandlung wird ein Teil oder der ganze Magen entfernt, gefolgt von Chemotherapie und manchmal Bestrahlung. Medikamente können zudem die Symptome lindern. Die Prognose hängt von Faktoren wie Alter und allgemeinem Gesundheitszustand sowie dem Krankheitsfortschritt bei Behandlungsbeginn ab.

HEPATITIS

Hepatitis ist eine Entzündung der Leber. Die akute Form ist in der Regel auf eine Hepatitis-Virus-Infektion zurückzuführen, kann jedoch auch durch andere Erreger, etwa ein Zytomegalievirus, oder nichtinfektiöse Faktoren wie starken Alkoholkonsum oder eine Paracetamolüberdosis verursacht werden. Chronische Hepatitis ist häufig Folge einer Infektion oder langfristigen Alkoholmissbrauchs. Weitere Ursachen können bestimmte Medikamente oder Krankheiten wie Hämochromatose sein, bei der sich Eisen im Körper ansammelt.

Symptome sind Müdigkeit, Fieber, Appetitlosigkeit, Übelkeit, Erbrechen, Schmerzen im rechten Oberbauch und Gelbsucht. Chronische Hepatitis kann zudem zu einem Anschwellen des Bauchs durch Wassereinlagerung, zu blutigem Erbrechen und schwarzen Teerstühlen führen, schwere Hepatitis auch zu Leberversagen.

Bei akuter Hepatitis können Ruhe und Medikamente gewöhnlich die Symptome lindern und führen meist zur Gesundung, in einigen Fällen wird die Erkrankung jedoch chronisch. Schwere Fälle erfordern eine Krankenhausbehandlung und manchmal eine Lebertransplantation. Chronische Hepatitis aufgrund einer Infektion wird meist mit Medikamenten behandelt. Alkohol sollte in jedem Fall vermieden werden. Gegen einige der Hepatitisviren stehen Impfstoffe zur Verfügung, die Infektionen vorbeugen können.

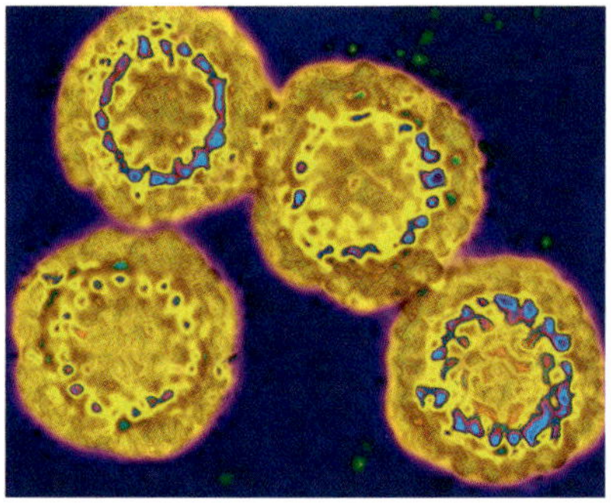

Hepatitis-B-Virus
Das Hepatitis-B-Virus ist weltweit eine häufige Ursache von Hepatitis. Es kann durch Blut, Blutprodukte und andere Körperflüssigkeiten, beim Sex und während der Geburt von Mutter zu Kind übertragen werden.

GELBSUCHT

Gelbsucht ist eine Gelbfärbung der Haut sowie der weißen Augenhäute. Sie ist Hauptindikator vieler Erkrankungen der Leber und des Gallensystems. Sie wird durch Anhäufung eines Stoffes namens Bilirubin verursacht, der beim Absterben roter Blutkörperchen entsteht, von der Leber abgebaut und über die Galle ausgeschieden wird, welche den Körper normalerweise mit Urin und Stuhl verlässt.

Bei hämolytischer Gelbsucht werden zu viele rote Blutkörperchen abgebaut, was zu überhöhten Bilirubinmengen führt. Obstruktive Gelbsucht beruht auf einer Störung des Gallenabflusses aus der Leber. Bei hepatischer Gelbsucht kann die Leber Bilirubin nicht normal abbauen und ausscheiden. Gelbsucht erfordert ärztliche Abklärung, da sie auf schwere Erkrankungen hindeuten kann.

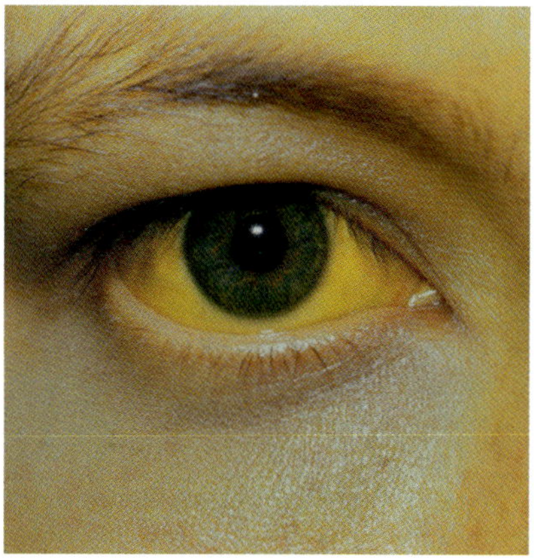

Gelbfärbung des Auges
Bei Gelbsucht erscheint die weiße Augenhaut (Sklera) gelb, weil sich in der darüberliegenden, normalerweise klaren Bindehaut Bilirubin ansammelt.

LEBERZIRRHOSE

Zirrhose ist eine Vernarbung der Leber aufgrund langfristiger Zellschädigung. Als Folge kommt es zu Beeinträchtigungen der Leberfunktion. Schließlich kann sie versagen. Die häufigsten Ursachen sind langfristiger, starker Alkoholkonsum und chronische Hepatitis-Virus-Infektionen. Weitere Gründe können die nichtalkoholische Fettlebererkrankung (NAFLD), Störungen der Gallenwege, einige erbliche Stoffwechselstörungen, Mukoviszidose, Herzversagen und bestimmte Gifte oder Medikamente sein.

Im Frühstadium besteht häufig Symptomfreiheit. Mit Fortschreiten der Erkrankung können sich Müdigkeit, Übelkeit, Appetit- sowie Gewichtsverlust, Gelbsucht, Schwellungen der Beine oder des Unterleibs aufgrund von Wassereinlagerungen, blutiges Erbrechen, Neigung zu Blutungen oder Blutergüssen, juckende Haut und schwarze Teerstühle einstellen. Zudem können sich Giftstoffe im Gehirn ansammeln und zu Symptomen wie Verwirrung, Konzentrationsschwierigkeiten, Persönlichkeitsveränderungen und schließlich sogar zum Koma führen.

Leberschäden durch Zirrhose sind meist irreversibel. Die Therapie zielt auf Linderung der Symptome und, wenn möglich, eine Verlangsamung des Krankheitsfortschritts durch Behandlung der zugrunde liegenden Ursache ab. Alkohol ist für Betroffene unbedingt zu vermeiden. Kommt es zum Leberversagen, bleibt nur eine Transplantation.

CHOLANGITIS
Primär biliäre Cholangitis

Cholangitis ist eine Entzündung der Gallenwege, welche Gallenflüssigkeit von der Leber zu Gallenblase und Darm leiten. Auslöser ist gewöhnlich eine bakterielle Infektion, oft aufgrund eines verstopften Gallengangs. Typischerweise kommt es zu Oberbauchschmerzen, Fieber, Schüttelfrost, Übelkeit, Erbrechen und Gelbsucht. Die Behandlung erfolgt mit Antibiotika und, wenn nötig, einer operativen Beseitigung eventueller Verstopfungen. Die primär biliäre Cholangitis ist eine chronische Erkrankung mit Schädigung der Gallenwege, die, so wird vermutet, von irrtümlichen Angriffen des Immunsystems rühren. Symptome sind Müdigkeit, Juckreiz und Blähungen.

Medikamente können Leberschäden minimieren und die Symptome lindern. In schweren Fällen kann eine Lebertransplantation erforderlich sein.

LEBERKREBS

Die meisten bösartigen Lebertumoren sind auf einen streuenden (metastasierenden) Krebs in Dickdarm, Magen, Brust, Eierstock, Lunge, Niere oder bei Männern der Prostata zurückzuführen. Krebs, der in der Leber selbst entsteht (primärer Leberkrebs), kann durch chronische Virushepatitis, Zirrhose nach langfristigem Alkoholmissbrauch, Gifte oder – hauptsächlich in Teilen Asiens – durch Befall einer Saugwurmart (S. 238) verursacht werden. Betroffene der Erbkrankheit Hämochromatose (bei der sich Eisen im Körper ansammelt) sind ebenfalls gefährdet, an Leberkrebs zu erkranken.

Zu den Symptomen, die typischerweise erst bei fortgeschrittenem Krebs auftreten, gehören Gewichtsverlust, Fieber, Schmerzen in der oberen rechten Bauchseite, Gelbsucht und Anschwellen des Bauchs aufgrund von Wassereinlagerungen.

Behandlungsmethoden sind die Entfernung eines Teils der Leber, Zerstörung der Krebszellen mittels Mikro- oder Radiowellen, Lebertransplantation und Chemotherapie.

LEBERVERSAGEN

Bei Leberversagen ist die normale Leberfunktion stark eingeschränkt. Es kann plötzlich auftreten (akut), zum Beispiel als Folge von akuter Hepatitis oder Vergiftung, oder allmählich (chronisch), was häufig auf chronische Hepatitis oder Zirrhose durch langfristigen Alkoholmissbrauch zurückzuführen ist. Symptome eines akuten Versagens entwickeln sich schnell und können Verwirrung, Schläfrigkeit und Bewusstlosigkeit umfassen. Die chronische Form entwickelt sich langsamer und kann Gelbsucht, Juckreiz, Bauchschwellung durch Wassereinlagerungen und, bei Männern, vergrößerte Brüste und geschrumpfte Hoden hervorrufen.

Akutes Leberversagen erfordert sofortige Krankenhausbehandlung und ist ohne Lebertransplantation letztlich oft tödlich. Chronisches Leberversagen wird mit Medikamenten zur Linderung der Symptome und Maßnahmen wie einer salz- und eiweißarmen Ernährung sowie Verzicht auf Alkohol behandelt.

PANKREASKREBS

Krebs des Pankreas (Bauchspeicheldrüse) ist zwar relativ selten, aber eine häufige Ursache für Krebstodesfälle, weil er oft erst im fortgeschrittenen Stadium diagnostiziert wird. Seine Ursache ist unbekannt, zu den Risikofaktoren gehören jedoch Rauchen, Übergewicht, starker Alkoholkonsum, Diabetes, chronische Pankreatitis und Bauchspeicheldrüsenkrebs in der Familie.

Die Symptome treten gewöhnlich erst spät im Krankheitsverlauf auf und entwickeln sich oft allmählich, etwa Schmerzen im Oberbauch, die zum Rücken ausstrahlen, Appetitlosigkeit, Gewichtsverlust, Gelbsucht und Juckreiz. Manchmal kann es auch zu Verdauungsstörungen, Müdigkeit, Übelkeit, Erbrechen und Durchfall kommen.

Die Behandlung unterscheidet sich von Fall zu Fall, umfasst aber typischerweise eine Operation, Bestrahlung, Chemotherapie und Medikamente. Ziel der Behandlung ist die Beseitigung des Krebses, was jedoch oft nicht möglich ist. Dann konzentriert sie sich auf die Linderung der Symptome und die Begrenzung der Krebsausbreitung.

PANKREATITIS

Pankreatitis ist eine Entzündung der Bauchspeicheldrüse. Eine akute (plötzliche) Pankreatitis kann durch Gallensteine, Alkoholmissbrauch, eine Bauchverletzung, Virusinfektion oder bestimmte Medikamente verursacht werden, chronische Pankreatitis häufig durch langfristigen Alkoholmissbrauch. Andere Ursachen sind Mukoviszidose (S. 194) und Hyperlipidämie (hoher Fettgehalt im Blut).

Symptome beider Formen sind starke Oberbauchschmerzen, die zum Rücken ausstrahlen können, Übelkeit, Erbrechen und Fieber. Bei schwerer akuter Pankreatitis kann sich die Bauchdecke entzünden (Peritonitis, S. 205). Chronische Pankreatitis kann zu Malabsorption oder Diabetes führen (S. 219).

Akute Pankreatitis erfordert in der Regel die Überwachung und Behandlung im Krankenhaus, bis die Entzündung abklingt. Die chronische Form wird mit Schmerzmitteln, Pankreashormonen, Insulin und manchmal operativ behandelt.

GALLENSTEIN

Gallensteine sind Klumpen aus verfestigter Galle (ein von der Leber produzierter Verdauungssaft), die in der Gallenblase oder den Gallengängen (leiten Gallenflüssigkeit von der Leber zur Gallenblase und zum Darm) entstehen. Gallensteine sind häufiger bei Frauen, Übergewicht, fettreicher Ernährung, im Alter über 40 und bei Menschen mit Erkrankungen wie Leberzirrhose (S. 201) oder Morbus Crohn.

Die Bildung von Gallensteinen dauert Jahre und verursacht oft keine Symptome, solange diese keinen der Gallenwege verstopfen. Dann kann es zu einer anfallartigen Gallenkolik mit plötzlichen, schweren Oberbauchschmerzen, Übelkeit und Erbrechen kommen. Seltener können auch Fieber, anhaltende Schmerzen, Gelbsucht (S. 201) und Durchfall auftreten. Gelegentlich kann ein Gallenstein eine Infektion und Entzündung der Gallenblase (Cholezystitis) verursachen.

Symptomlose Gallensteine müssen normalerweise nicht behandelt werden. Bei milden und vorübergehenden Symptomen genügen Schmerzmittel und eine fettarme Ernährung. Schwerwiegende oder häufig auftretende Beschwerden können eine Entfernung der Gallenblase erforderlich machen.

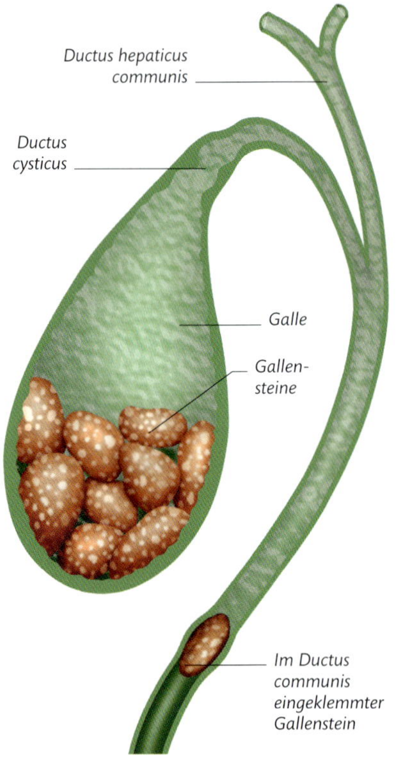

Eingeklemmter Gallenstein
Eine Verstopfung des Gallenweges zum Dünndarm kann zu Gelbsucht führen. Die hinter dem Stein angestaute Gallenflüssigkeit kann eine Entzündung des Gallengangs hervorrufen (Cholangitis, S. 201).

GALLENBLASENENTZÜNDUNG

Eine Entzündung der Gallenblase (Cholezystitis) tritt am häufigsten plötzlich (akut) auf, wenn ein Gallenstein den Abfluss der Gallenflüssigkeit aus der Gallenblase blockiert. Die sich anstauende Galle reizt die Gallenblase, welche sich daraufhin eintzünden kann. Selten kann akute Cholezystitis auch andere Ursachen haben, etwa eine schwere Verletzung.

Hauptsymptom sind schwere, anhaltende Schmerzen im rechten Oberbauch, die zur rechten Schulter ausstrahlen. Außerdem kann es zu Fieber, Übelkeit, Erbrechen, Appetitlosigkeit und einer Auswölbung am Bauch kommen. Die Behandlung erfolgt in der Regel mit Schmerzmitteln, Antibiotika oder durch Entfernung der Gallenblase.

MALABSORPTION

Malabsorption ist eine Störung der Nährstoffaufnahme im Dünndarm, etwa aufgrund von Erkrankungen, wie Mukoviszidose (S. 194), Zöliakie (S. 204), Morbus Crohn, Pankreatitis, parasitären Erkrankungen (wie Giardiasis, S. 237) und Darmschäden. Bestimmte Medikamente und Operationen an Magen oder Darm können ebenfalls Auslöser sein. Häufige Symptome sind Gewichtsverlust, Durchfall, Blähungen, Flatulenz, Bauchschmerzen, Müdigkeit und Schwäche. In schweren Fällen kann es zu Unterernährung, Vitamin- und Mineralstoffmangel sowie Anämie kommen.

Behandelt wird nach Möglichkeit die zugrunde liegende Ursache. Ernährungsumstellungen oder Nahrungsergänzungsmittel können ebenfalls helfen.

REIZDARMSYNDROM

Das Reizdarmsyndrom (RDS) ist eine chronische Erkrankung, bei der es episodisch zu Bauchschmerzen mit Verstopfung oder Durchfall ohne feststellbare Ursache kommt. Als Auslöser werden abnorme Kontraktionen des Darms vermutet. Erhöhte Empfindlichkeit gegenüber bestimmten Nahrungsmitteln kann ebenfalls eine Rolle spielen. Manchmal kann RDS Folge einer Gastroenteritis (S. 196) sein. Stress und Angst verschlimmern oft den Zustand.

Häufig kommen und gehen die Symptome, sie treten jedoch oft episodisch über Jahre auf und variieren stark von Mensch zu Mensch sowie zwischen den Episoden. Symptome können Blähungen und Flatulenz, Bauchschmerzen, die durch Darmentleerung und Flatulenz gelindert werden, Durchfall und/oder Verstopfung sowie schleimiger Stuhl sein.

RDS kann oft durch Selbsthilfemaßnahmen wie Ernährungsumstellung, regelmäßige Bewegung und Entspannungstechniken zur Stressreduktion gelindert werden. In manchen Fällen werden gegen bestimmte Symptome Medikamente verschrieben.

LAKTOSEINTOLERANZ

Bei Laktoseintoleranz kann der Körper Laktose, einen natürlichen Zucker in Milch und Milchprodukten, nicht verdauen. Sie tritt gewöhnlich in der Jugend oder im Erwachsenenalter auf und ist häufiger bei Menschen aus südlichen Ländern. Ursache ist das Fehlen des Enzyms Laktase, welches die Laktose abbaut. Bei der Geburt sind hohe Konzentrationen des Enzyms vorhanden, aber in vielen ethnischen Gruppen fallen die Spiegel natürlich mit dem Alter ab, was schließlich zu Laktoseintoleranz führt.

Die Symptome treten innerhalb weniger Stunden nach dem Verzehr von Milchprodukten auf. Typisch sind Flatulenz, Blähungen, Bauchkrämpfe, Durchfall und Erbrechen.

Normalerweise ist der Zustand permanent, durch laktosefreie Ernährung können die Beschwerden jedoch vermieden werden. Ein Arzt kann zudem Ergänzungsmittel empfehlen, welche den Laktoseabbau verbessern.

CHRONISCH-ENTZÜNDLICHE DARMERKRANKUNGEN

Chronisch-entzündliche Darmerkrankungen (CED) ist ein Sammelbegriff für chronische Erkrankungen des Dünn- und Dickdarms. Sie verursachten Symptome wie wiederkehrenden oder blutigen Durchfall, Bauchschmerzen, Bauchschwellung, Gewichtsverlust und Müdigkeit. Die häufigsten CEDs sind Morbus Crohn und Colitis ulcerosa. Erstere kann jeden Abschnitt des Verdauungstrakts betreffen, kommt jedoch am häufigsten im letzten Abschnitt des Dünn- oder im Dickdarm vor, während sich Letztere auf Dickdarm und Rektum auswirkt.

MORBUS CROHN

Morbus Crohn ist eine chronisch-entzündliche Darmerkrankung, die meist den letzten Abschnitt des Dünndarms oder den Dickdarm betrifft. Der genaue Hergang ist unbekannt, jedoch wird eine Autoimmunreaktion als Ursache vermutet.

Die Symptome treten häufig episodisch auf und können Durchfall, Bauchschmerzen, Fieber und Gewichtsverlust umfassen. Manchmal kommt es auch zu blutigem Durchfall, rektalen Blutungen, Gelenkschmerzen, Entzündung der Augen und Ausschlag. Mögliche Komplikationen sind Darmverschluss und Malabsorption.

Die Behandlung erfolgt in der Regel mit Medikamenten gegen die Entzündung und zur Linderung der Beschwerden. In einigen Fällen kann eine Entfernung betroffener Darmabschnitte erforderlich sein.

COLITIS ULCEROSA

Colitis ulcerosa ist eine chronische Erkrankung, bei der es zu Entzündung und Geschwürbildung in Dickdarm und Rektum kommt. Als Ursache wird eine Autoimmunreaktion vermutet.

Die Beschwerden sind oft vorübergehend und es kann zu symptomarmen oder -freien Intervallen von Monaten oder sogar Jahren kommen. Zu den Symptomen gehören wiederkehrende, manchmal blutige, schleimige oder eitrige Durchfälle, Bauchkrämpfe, Müdigkeit, Appetit- und Gewichtsverlust sowie manchmal Fieber und Bauchschwellung.

Behandlung mit Kortikoiden und Immunsuppressiva kann oft die Symptome lindern und Komplikationen vorbeugen. In schweren Fällen wird der betroffene Darmabschnitt entfernt.

MECKEL-DIVERTIKEL

Das Meckel-Divertikel ist eine kleine Ausstülpung des letzten Dünndarmabschnitts, die von Geburt an vorhanden ist. Oft verursacht es keine Beschwerden und muss nicht behandelt werden.

Symptome treten nur auf, wenn das Divertikel verstopft, sich entzündet oder verdreht wird. Häufigstes Symptom sind schmerzlose rektale Blutungen, die spontan auftreten und so schwer sein können, dass eine schnelle Bluttransfusion erforderlich ist. Eine Entzündung des Divertikels kann Unterbauchschmerzen verursachen. Gelegentlich führt das Divertikel zu einer Teleskopierung (Intussuszeption) oder Verdrehung (S. 204) des Dünndarms.

Bei Entzündung, Intussuszeption und Darmverdrehung müssen die betroffenen Darmabschnitte chirurgisch entfernt werden.

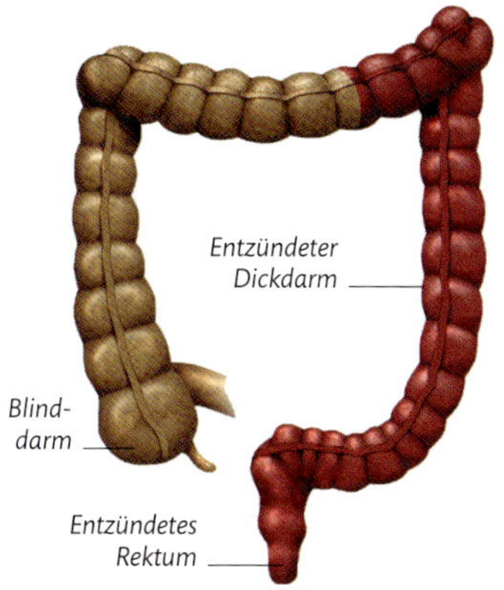

Entzündung und Geschwürbildung
Bei Colitis ulcerosa ist gewöhnlich ein zusammenhängender Darmabschnitt vom Rektum bis hinauf zum Dickdarm entzündet, manchmal sogar bis zum Blinddarm. Dann spricht man von Pancolitis.

ZÖLIAKIE

Bei Menschen mit Zöliakie wird die Schleimhaut des Dünndarms durch eine Reaktion auf Gluten, ein Protein in verschiedenen Getreiden, geschädigt. Man vermutet, dass die Erkrankung von einer abnormen Immunreaktion auf Gluten herrührt. Zöliakie ist oft erblich. Die Symptome variieren stark und können voluminöse, übel riechende Durchfälle, Bauchschmerzen und -schwellungen, Flatulenz, Gewichtsverlust und manchmal hartnäckigen Ausschlag umfassen. Die Erkrankung kann zu Malabsorption, Unterernährung und manchmal zu Anämie führen.

Bei Umstellung auf eine glutenfreie Ernährung verschwinden die Symptome normalerweise innerhalb einiger Wochen. Gluten muss lebenslang vermieden werden, da sonst die Symptome wieder auftreten.

DARMVERDREHUNG

Die Verdrehung einer Darmschlinge oder, selten, des Magens (Volvulus) ist ein ernster Zustand, da es zur Blockierung der Darmpassage kommt und das Risiko einer Strangulation besteht, bei der die Blutversorgung des betroffenen Bereichs des Verdauungstrakts unterbrochen wird. Diese Unterbrechung kann zum Gangrän (Gewebetod) in diesem Bereich führen und tödlich sein. Eine Darmverdrehung kann bei der Geburt vorhanden sein oder durch Adhäsionen (Narbengewebsstränge) entstehen, die Darmschlingen oder Teile des Magens miteinander verbinden.

Hauptsymptome einer Darmverdrehung sind wiederkehrende, schwere, schmerzhafte Bauchkrämpfe, gefolgt von Erbrechen. Der Bauch ist verhärtet sowie oft aufgebläht und häufig tritt Verstopfung auf. Gewöhnlich ist eine Notoperation erforderlich, um den Darm zu richten.

BRUCH

Schenkelbruch | Zwerchfellbruch | Leistenbruch | Leistenbruch mit Einklemmung

Ein Bruch (Hernie) ist das Hindurchtreten eines Organteils durch einen Riss oder eine Schwachstelle im umgebenden Gewebe.

Bei einem Leistenbruch ragt der Darm zum Teil in die Leiste, was hauptsächlich Männer betrifft und als Beule an Leiste oder Hodensack sichtbar ist.

Ein Schenkelbruch tritt ebenfalls auf, wenn der Darm in die Leiste ragt. Diese Art von Hernie betrifft hauptsächlich Frauen und ist als Beule an der Vorderseite des Oberschenkelansatzes zu sehen.

Bei einem Zwerchfellbruch ragt ein Teil des Magens durch eine Hiatus genannte Öffnung des Zwerchfells in die Brusthöhle. Ein solcher Bruch ist oft symptomlos, kann jedoch manchmal zu gastroösophagealer Refluxkrankheit (S. 199) mit Symptomen wie Sodbrennen und Schluckschwierigkeiten führen.

Unbehandelt kann ein Bruch zum Darmverschluss oder zur Unterbrechung der Blutzufuhr zum betroffenen Gewebe (Bruch mit Einklemmung) mit darauffolgendem Gangrän (Gewebetod) führen. Die meisten Brüche können erfolgreich durch eine Operation behandelt werden.

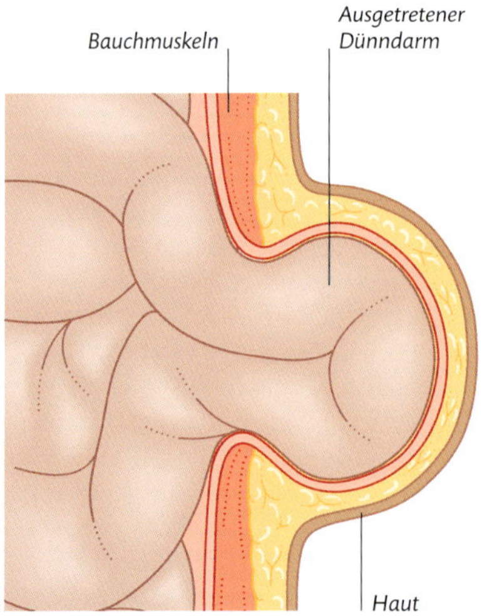

Entstehung eines Bruchs
Ein Teil des Dünndarms wird durch eine Schwachstelle im Muskelgewebe der Bauchwand gedrückt und kann als Beule am Körper sichtbar werden.

DICKDARMPOLYP

Dickdarmpolypen, auch als kolorektale Polypen bezeichnet, sind Wucherungen der Dick- oder Enddarmschleimhaut. In den meisten Fällen ist ihre Ursache nicht feststellbar.

Polypen produzieren in der Regel keine Symptome und werden nur bei anderweitigen Untersuchungen, etwa zur Darmkrebsvorsorge, entdeckt. Treten Symptome auf, sind es normalerweise Durchfall oder Verstopfung, Blut im Kot oder rektale Blutungen. Polypen selbst sind gutartig, können sich jedoch manchmal zu Krebs entwickeln. Deshalb werden sie bei Entdeckung entfernt, normalerweise durch minimalinvasive Chirurgie. In seltenen Fällen kann es notwendig sein, einen Teil des Darms zu entfernen.

Multiple Polypen können manchmal auf eine seltene Erbkrankheit zurückzuführen sein, die familiäre adenomatöse Polyposis, bei der Hunderte von Polypen in der Dickdarmschleimhaut wachsen und ein hohes Darmkrebsrisiko besteht. Deshalb kann bei den Betroffenen eine vollständige Entfernung des Dickdarms zu empfehlen sein.

DARMVERSCHLUSS

Ein gänzlicher oder teilweiser Verschluss des Dünndarms kann vielfältige Ursachen haben, darunter Blockierung durch einen Tumor, ein Bruch mit Einklemmung, Narbengewebe, Darmverdrehung, Intussuszeption (Einstülpung des Darms in sich selbst) und Erkrankungen der Darmwand wie Morbus Crohn (S. 203) oder Lähmung der Darmmuskulatur. Seltener können feststeckende Nahrung oder Stuhl, Gallensteine (S. 202) oder ein verschluckter Gegenstand zum Darmverschluss führen.

Mögliche Symptome eines Darmverschlusses sind Bauchschmerzen und -schwellung, Erbrechen und das Unvermögen den Darm zu entleeren. Zur Behandlung wird die Verstopfung häufig operativ beseitigt.

DIVERTIKULOSE
Divertikulitis

Divertikulose bezeichnet das Vorhandensein kleiner Taschen (Divertikel) in der Darmwand sowie die Beschwerden oder Komplikationen, welche sie verursachen. Entzünden sich die Taschen, spricht man von Divertikulitis. Risikofaktoren für Divertikulose sind unter anderem Rauchen, Übergewicht, häufige Verstopfung, familiäre Vorbelastung und die Einnahme nichtsteroidaler Antirheumatika wie Ibuprofen.

Oft verursacht eine Divertikulose keine Symptome. Sie kann jedoch in manchen Fällen zu episodischen Bauchschmerzen, die durch Darmentleerung gelindert werden, wiederkehrendem Durchfall oder Verstopfung und manchmal rektalen Blutungen führen.

Entwickelt sich eine Divertikulitis, verschlimmern sich die Symptome und es können starke Schmerzen im linken Unterbauch, Fieber, Übelkeit und Erbrechen hinzukommen.

Wenn nötig, kann Divertikulose mit einer ballaststoffreichen Ernährung und Paracetamol behandelt werden. Divertikulitis spricht meist gut auf Antibiotika an, in schweren Fällen kann jedoch die Entfernung der betroffenen Darmabschnitte nötig sein.

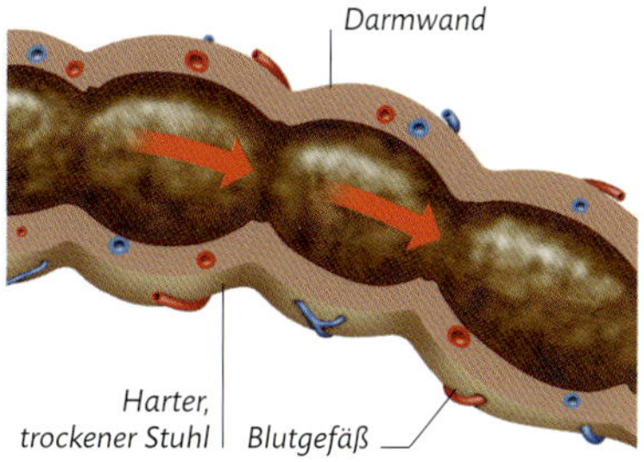

Harter Stuhl
Ist der Stuhl hart und trocken, müssen die Muskeln in der Darmwand mehr Kraft aufwenden, um ihn anzuschieben.

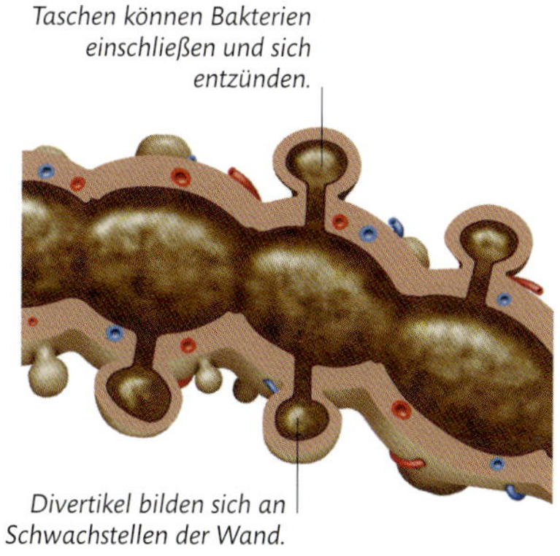

Taschenbildung
Durch den Druck beim Anschieben können sich Divertikel an Schwachstellen der Darmwand bilden, die sich infizieren und entzünden können.

PERITONITIS

Peritonitis ist eine Entzündung des Bauchfells, das die Bauchhöhle auskleidet und die in ihr befindlichen Organe überzieht. Ursache sind Infektionen, die meist als Komplikation anderer Erkrankungen, wie Blinddarmentzündung, einem gerissenen Magengeschwür oder Divertikulose, auftreten.

Die Symptome, darunter schwere, anhaltende Bauchschmerzen, Fieber, Bauchschwellung, Übelkeit und Erbrechen, entwickeln sich rasch. Peritonitis kann lebensbedrohlich sein und muss dringend behandelt werden, meist mit entzündungshemmenden Medikamenten oder einer Operation zur Behebung der Ursache.

HIRSCHSPRUNG-KRANKHEIT

Bei der Hirschsprung-Krankheit fehlen im Enddarm die Nerven, welche normalerweise die Kontraktionen der Darmmuskulatur zum Transport des Stuhls steuern. In der Folge staut sich der Inhalt des Darms und verschließt ihn. Die Erkrankung ist angeboren und die Symptome treten gewöhnlich im Alter von einigen Wochen auf, darunter Verstopfung, Blähungen, Erbrechen, Nahrungsverweigerung und mangelnde Gewichtszunahme. Zur Behandlung werden der betroffene Darmabschnitt entfernt und die gesunden Teile wieder verbunden.

WURMFORTSATZENTZÜNDUNG

Eine Entzündung des Wurmfortsatzes am Blinddarm, auch Blinddarmentzündung oder Appendizitis genannt, führt zu starken Bauchschmerzen. Verstopfung und Infektion des Fortsatzes können dazu führen, dass dieser sich mit Eiter füllt, anschwillt und beginnt abzusterben, bis er schließlich platzt und sich der infektiöse Inhalt ergießt, was in der Folge zu einer Peritonitis (siehe oben) führen kann.

Das erste Symptom einer Blinddarmentzündung ist gewöhnlich ein vages Unwohlsein um den Nabel. Über die folgenden Stunden entwickeln sich starke Schmerzen im rechten Unterbauch. Außerdem kann es zu Übelkeit, Erbrechen, Fieber und Durchfall kommen. Zur Behandlung wird der Wurmfortsatz entfernt.

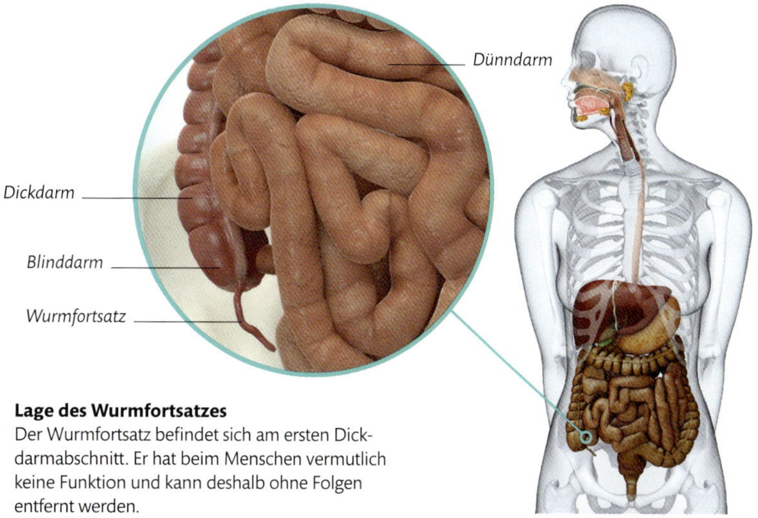

Lage des Wurmfortsatzes
Der Wurmfortsatz befindet sich am ersten Dickdarmabschnitt. Er hat beim Menschen vermutlich keine Funktion und kann deshalb ohne Folgen entfernt werden.

PROKTITIS

Proktitis ist eine Entzündung des Rektums, die häufig als Folge von Krankheiten wie Colitis ulcerosa (S. 203), Morbus Crohn (S. 203), Amöbenruhr (S. 237), Schistosomiasis (Saugwurminfektion, S. 238), sexuell übertragbaren Infektionen und Tuberkulose (S. 236) auftritt. Weitere mögliche Ursachen sind Strahlentherapie am Unterbauch und Verletzungen durch einen in den Enddarm eingeführten Fremdkörper.

Mögliche Symptome sind Blut, Schleim oder Eiter im Stuhl, Schmerzen im Rektum, vor allem beim Stuhlgang, Durchfall oder Verstopfung und erhöhter Stuhldrang. Proktitis aufgrund einer Geschlechtskrankheit kann zudem Fieber und Beckenschmerzen auslösen. Die Behandlung richtet sich nach der zugrunde liegenden Ursache.

PROCTALGIA FUGAX

Proctalgia fugax sind schwere, krampfartige Schmerzen im Rektum ohne feststellbare Krankheitsursache. Als möglicher Auslöser werden Krämpfe der Muskeln des Anus vermutet. In manchen Fällen werden die Schmerzen durch Geschlechtsverkehr, Stuhlgang, Verstopfung, Stress oder die Menstruation hervorgerufen.

Gewöhnlich treten die Schmerzen plötzlich auf und dauern nur einige Sekunden oder Minuten an. Oft kommt es zu Episoden mit einer Häufung von Anfällen, gefolgt von langen, schmerzfreien Intervallen.

Meist ist keine Behandlung nötig, jedoch sollte ein Arzt konsultiert werden, um ernstere Erkrankungen auszuschließen. Sind die Beschwerden zu stark, können Schmerzmittel verschrieben werden.

ANALABSZESS

Ein Analabszess ist eine infizierte, mit Eiter gefüllte Aushöhlung, die entsteht, wenn Bakterien eine Schleimdrüse in Anus oder Rektum befallen. Der Abszess kann tief im Inneren des Rektums oder nahe am Anus liegen. Analabszesse werden mit entzündlichen Darmerkrankungen wie Morbus Crohn (S. 203) oder Colitis ulcerosa (S. 203) und mit dem Praktizieren von Analsex in Verbindung gebracht.

Mögliche Symptome sind Schwellungen oder Rötungen im Analbereich, pochende Schmerzen, vor allem beim Stuhlgang, Schleimabsonderung aus dem Rektum und manchmal Fieber. Die Behandlung erfolgt gewöhnlich durch Ablassen des Abszesses, mit Antibiotika gegen die Infektion und Schmerzmitteln.

DARMKREBS
Mastdarmkrebs

Darmkrebs ist das Auftreten eines bösartigen Tumors des Rektums oder Dickdarms, der auch als kolorektales Karzinom bezeichnet wird. Mastdarmkrebs betrifft einen Teil des Enddarms. Die Ursache von Darmkrebs ist unbekannt, zu den Risikofaktoren gehören jedoch eine Ernährung reich an rotem Fleisch oder verarbeiteten Fleischwaren und arm an Ballaststoffen, Übergewicht, Bewegungsmangel, Rauchen, starker Alkoholkonsum, Darmkrebs in der Familie und chronisch-entzündliche Darmerkrankungen wie Colitis ulcerosa und Morbus Crohn. In seltenen Fällen ist die erbliche familiäre adenomatöse Polyposis (S. 204), bei der es zur Entstehung zahlreicher Darmpolypen kommt, Ursache für Darmkrebs.

Zu den Symptomen gehören Veränderungen in Häufigkeit und Beschaffenheit der Stuhlgänge, Blut im Stuhl, anhaltende Unterbauchschmerzen, Blähungen, ein Gefühl unvollständiger Entleerung nach dem Stuhlgang und Appetitverlust.

Die Behandlung richtet sich nach Lage und Stadium des Krebses. In den meisten Fällen wird der betroffene Darmabschnitt chirurgisch entfernt, manchmal in Kombination mit Chemotherapie, Bestrahlung oder Medikamenten, welche den Tumor schrumpfen lassen. Durch regelmäßige Krebsvorsorge kann die Krankheit jedoch bereits im Frühstadium entdeckt und behandelt werden.

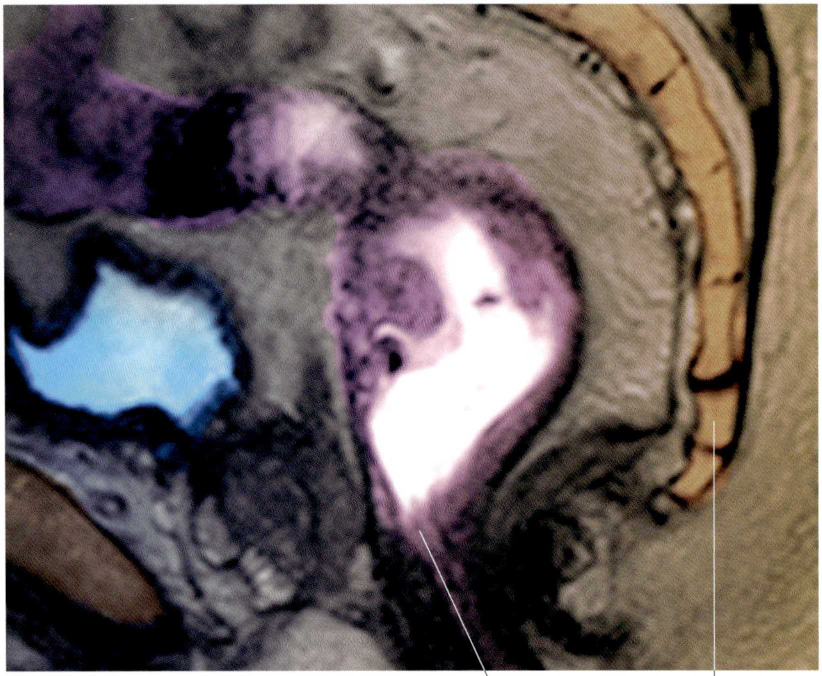

Darmkrebs
Diese Aufnahme einer Magnetresonanztomografie (MRT) zeigt Krebs im Rektum (Enddarm). Das Bild wurde künstlich eingefärbt, um den Tumor hervorzuheben, der in Lila zu sehen ist.

REKTUMPROLAPS

Bei einem Rektumprolaps tritt die Schleimhaut des Rektums durch den Anus hinaus, oft als Folge erhöhten Drucks in der Bauchhöhle, beispielsweise aufgrund von Verstopfung, Schwangerschaft oder andauerndem Husten. Der Zustand ist häufiger bei Frauen und älteren Menschen und kann, besonders bei schwacher Beckenbodenmuskulatur, zum wiederkehrenden Problem werden. Bei Kleinkindern kann es während des Toilettentrainings manchmal zu einem vorübergehenden Rektumprolaps kommen.

Hauptsymptom ist eine aus dem Anus ragende Beule. Diese kann anfangs nur bei der Anstrengung des Stuhlgangs auftreten und beim Aufstehen wieder verschwinden, später jedoch ständig vorhanden sein. Weitere mögliche Symptome sind Unwohlsein oder Schmerzen beim Stuhlgang sowie Blutungen und Schleimabsonderung aus dem Anus. Bei einem großen Prolaps kann es außerdem zu Stuhlinkontinenz kommen.

Häufig kann ein Prolaps wieder hineingeschoben und die Ursache behandelt werden, etwa durch eine ballaststoffreiche Ernährung bei Verstopfung. Manchmal ist jedoch ein Eingriff nötig, um das Rektum zu fixieren.

HÄMORRHOIDEN

Hämorrhoiden sind geschwollene Venen im Rektum oder um den Anus. Sie entstehen aufgrund erhöhten Drucks in der Bauchhöhle infolge starken Pressens beim Stuhlgang wegen Verstopfung, Durchfall, Übergewicht oder Schwangerschaft.

Hämorrhoiden im Inneren des Rektums können bluten, was sich als hellrote Flecken an Stuhl, Toilettenpapier oder in der Toilettenschüssel zeigt. Größere innerliche Hämorrhoiden können, typischerweise nach dem Stuhlgang, aus dem Anus hervorragen, gehen jedoch oft von selbst wieder hinein oder sie können von Hand wieder hineingedrückt werden. Äußerliche Hämorrhoiden entstehen außerhalb des Anus. Beide Arten können juckende, empfindliche, schmerzhafte Beulen bilden.

Kleine Hämorrhoiden müssen gewöhnlich nicht behandelt werden. Hämorrhoiden infolge einer Schwangerschaft verschwinden gewöhnlich nach der Entbindung. Maßnahmen wie eine ballaststoffreiche Ernährung können Verstopfung verhindern und frei verkäufliche Hämorrhoidenpräparate die Symptome lindern. In schwereren Fällen können Hämorrhoiden chirurgisch entfernt oder eingeschnürt werden, woraufhin sie abfallen.

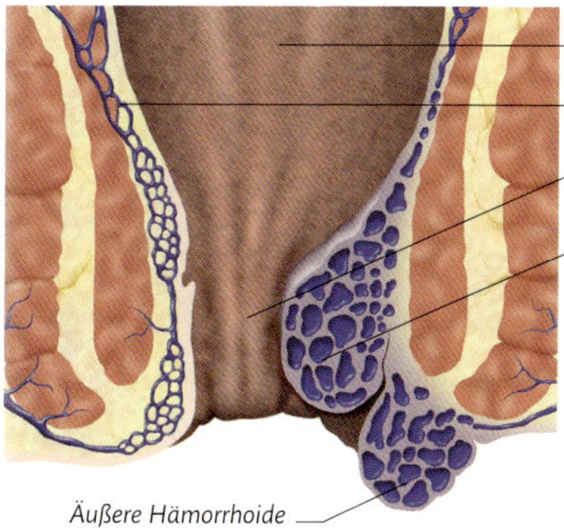

Hämorrhoiden
Auf der linken Seite sind die Venen normal, die auf der rechten sind angeschwollen und ragen in den Analkanal am Ende des Rektums (innere Hämorrhoiden) oder aus dem Anus heraus.

ANALFISSUR

Eine Analfissur ist ein Riss oder Geschwür in der Schleimhaut des Analkanals, meist aufgrund von Schädigungen durch harten, trockenen Stuhl bei Verstopfung. Während der Schwangerschaft und nach der Entbindung sind Fissuren ebenfalls häufig. Seltenere Ursachen sind chronisch-entzündliche Darmerkrankungen wie Morbus Crohn (S. 203) oder Colitis ulcerosa (S. 203) oder ungewöhnlich enge Schließmuskeln.

Hauptsymptome sind starke Schmerzen und Blutungen beim Stuhlgang (oft als hellrote Blutflecken auf Stuhl, Toilettenpapier oder in der Toilettenschüssel sichtbar). Die meisten Fissuren heilen innerhalb einiger Wochen von selbst. Maßnahmen wie eine ballaststoffreiche Ernährung gegen Verstopfung und Schmerzmittel können die Symptome lindern und den Heilungsprozess unterstützen. Hilft dies nicht, kann eine Operation zu empfehlen sein.

ANALFISTEL

Eine Analfistel ist ein anormer Kanal, der das Innere des Analkanals mit der Haut um den Anus verbindet. In den meisten Fällen entsteht sie als Folge eines Abszesses, der sich aus unbekannten Gründen in der Wand des Anus entwickelt und nicht richtig abheilt. Eine Analfistel kann manchmal auch im Verlauf einer Darmerkrankung wie Morbus Crohn (S. 203), Colitis ulcerosa (S. 203) oder Darmkrebs entstehen.

Zu den Symptomen einer Analfistel gehören Eiterabsonderung auf der Haut um den Anus herum, Blut oder Eiter im Kot sowie Reizung, Schwellung, Rötung und stetiger, pochender Schmerz um den Anus, in einigen Fällen auch Fieber und Stuhlinkontinenz.

Eine Analfistel heilt nur selten von selbst. In der Regel muss sie chirurgisch behandelt werden.

ANALKREBS

Krebs des Anus oder Analkanals ist selten. Seine Ursache ist nicht bekannt, er wird jedoch mit einer Infektion mit humanen Papillomaviren (HPV) in Verbindung gebracht, die Genitalwarzen (S. 218) und Gebärmutterhalskrebs (S. 215) verursachen.

Die Symptome entwickeln sich normalerweise langsam. Sie können Blutungen aus dem Anus, Juckreiz und Schmerzen um den After herum, häufigen Stuhldrang oder Stuhlinkontinenz, Schleimabsonderung aus dem Anus und einen Knoten in oder in der Nähe des Anus umfassen.

Die übliche Behandlung ist Chemotherapie in Kombination mit Strahlentherapie. In vielen Fällen schrumpft der Tumor, sodass eine Operation nicht benötigt wird. Wenn diese Behandlung unwirksam ist, müssen der Anus und ein Teil des Rektums operativ entfernt werden.

HARN- UND FORTPFLANZUNGSORGANE

NIERENSTEINE

Nierensteine bilden sich bei Dehydratation, durch eine proteinreiche, ballaststoffarme Diät, durch bestimmte Medikamente oder bei Gicht, Hyperparathyreose (Überaktivität der Nebenschilddrüsen), Nierenerkrankungen oder Harnwegsinfektionen.

Kleine Steine können unbemerkt ausgeschieden werden. Größere Steine oder Steinfragmente, die in den Harnleiter gelangen, können starke Rückenschmerzen, Übelkeit, Erbrechen und häufiges, schmerzhaftes Wasserlassen, manchmal mit Blut im Urin, verursachen.

Kleine Steine können mit Medikamenten behandelt werden, um die Symptome zu lindern, und mit reichlich Flüssigkeit zum Ausspülen der Steine.

Ein größerer Stein kann mit Stoßwellen zerkleinert werden, sodass er im Urin ausgeschieden werden kann. Alternativ kann er operativ entfernt werden.

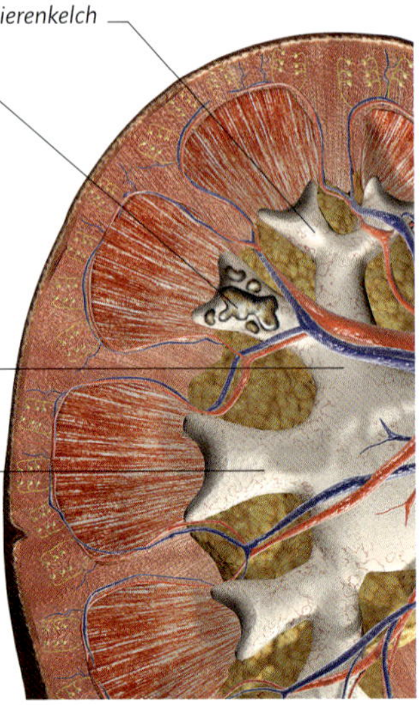

Wachstum von Nierensteinen
Nierensteine können in jedem Teil der Niere auftreten, in dem Urin gesammelt wird. Größere Steine bilden sich in Kelchen und Nierenbecken. Sie wachsen meist langsam, oft über Jahre hinweg.

NIERENBECKENENTZÜNDUNG

Die Niere kann sich durch Bakterien entzünden, die durch die Harnröhre in die Harnwege und durch die Blase und Harnleiter weiter in die Niere gelangen. Dies verursacht eine Entzündung des Nierenbeckens (Pyelonephritis).

Symptome treten typischerweise plötzlich auf und können starke Schmerzen im unteren Rückenbereich (normalerweise nur auf einer Seite), Fieber, Übelkeit, Erbrechen und häufiges, schmerzhaftes Wasserlassen umfassen; der Urin kann trübe, blutdurchsetzt oder übel riechend sein.

Unbehandelt kann eine Pyelonephritis Komplikationen wie Septikämie (S. 234) oder Nierenschäden verursachen. Die Behandlung erfolgt mit Paracetamol, um Schmerzen zu lindern, und Antibiotika, um die Bakterien abzutöten. Bei sofortiger Behandlung erholen sich die meisten Menschen innerhalb von etwa zwei Wochen vollständig.

NIERENZYSTEN

Nierenzysten sind flüssigkeitsgefüllte Hohlräume, die sich in der äußeren Schicht der Niere bilden. Sie können einzeln oder mehrfach auftreten und eine oder beide Nieren betreffen. Sie sind sehr häufig, besonders bei Menschen über 50, aber ihre Ursache ist unbekannt. Die Zysten sind harmlos und verursachen selten Symptome wie Blut im Urin oder Rückenschmerzen bei großen Zysten, die auf umgebendes Gewebe drücken.

Eine Behandlung ist in der Regel nicht notwendig. Schmerzhafte Zysten können entleert oder operativ entfernt werden.

AKUTE NIERENINSUFFIZIENZ

Bei Niereninsuffizienz funktionieren die Nieren nicht normal. Im Körper sammeln sich deshalb Abfallprodukte und Wasser, wodurch das Stoffwechselgleichgewicht des Körpers gestört wird. Niereninsuffizienz kann plötzlich auftreten (akute Form) oder allmählich (chronische Form).

Akute Niereninsuffizienz kann durch Infektionen, Dehydratation, sehr niedrigen Blutdruck, Herzerkrankungen wie Herzinsuffizienz (S. 181), durch bestimmte Medikamente oder Gifte oder durch ein zugrunde liegendes Problem im Harnsystem auftreten. Symptome können Übelkeit, Erbrechen, stark verminderte Urinmenge, Rückenschmerzen, Ansammlung von Flüssigkeit im Körper, Benommenheit und Verwirrung sein.

Akute Niereninsuffizienz kann lebensbedrohlich sein. Die Behandlung hängt von der zugrunde liegenden Ursache ab, kann aber Rehydrierung mit intravenösen Flüssigkeiten und Dialyse einschließen.

CHRONISCHE NIERENINSUFFIZIENZ

Bei chronischer Niereninsuffizienz tritt ein allmählicher, fortschreitender Funktionsverlust beider Nieren auf. Sie ist normalerweise Folge einer langfristigen Erkrankung wie Bluthochdruck, Diabetes (S. 219), Niereninfektion oder Harnwegsobstruktion – etwa aufgrund einer vergrößerten Prostata (S. 212). Sie kann aber auch bei Langzeitmedikation und der Erbkrankheit Zystenniere auftreten. Eine chronische Niereninsuffizienz verursacht zuerst kaum Symptome, im Verlauf kommt es zu Müdigkeit, Übelkeit, Juckreiz, Blut im Urin und Schwellungen an Füßen oder Händen. Die Behandlung richtet sich nach der zugrunde liegenden Ursache, in schweren Fällen ist Dialyse oder eine Transplantation nötig.

NIERENKREBS

Die meisten Nierenkrebsarten entstehen in der Niere selbst, nur selten durch die Metastasierung von anderswo im Körper. Anfangs gibt es oft keine Symptome. Später können Blut im Urin, Schmerzen im Rücken oder an den Seiten, häufiges, schmerzhaftes Wasserlassen und Gewichtsverlust auftreten. Nierenkrebs kann auch auf andere Organe wie die Knochen oder die Lunge übergreifen.

Die Hauptbehandlung ist eine Operation, um die betroffene Niere und manchmal auch Harnleiter und einen Teil der Blase zu entfernen. Andere Behandlungen können Strahlentherapie, Embolisation (Unterbindung der Blutversorgung des Krebses) oder Medikamente umfassen, die verhindern sollen, dass der Krebs wächst oder sich ausbreitet.

BLASENENTZÜNDUNG

Interstitielle Zystitis (schmerzhaftes Blasensyndrom)

Diese Erkrankung, auch Zystitis genannt, ist die Entzündung der Blasenschleimhaut. Sie ist häufiger bei Frauen und meist auf eine bakterielle Infektion zurückzuführen. Bei Männern ist sie oft Folge einer Harnwegserkrankung. Bei der interstitiellen Zystitis gibt es keine bekannte Ursache.

Alle Arten von Zystitis führen zu ähnlichen Symptomen, einschließlich schmerzhaftem Wasserlassen, häufigem, starkem Harndrang und einem Gefühl der unvollständigen Entleerung der Blase. Bei der interstitiellen Zystitis können auch starke Schmerzen unter dem Bauchnabel und Blut im Urin auftreten. Zystitis aufgrund einer Infektion kann Fieber und Schmerzen im unteren Bauch oder unteren Rücken verursachen.

Die Symptome können durch viel Trinken gelindert werden. Eine bakterielle Infektion wird normalerweise mit Antibiotika behandelt. Die Behandlung der interstitiellen Zystitis hängt von der spezifischen Ursache ab. Verschiedene Behandlungen können versucht werden, einschließlich Medikamente, Physiotherapie und Blasentraining. In einigen Fällen wird eine Operation empfohlen.

HARNWEGSINFEKT

Der Begriff Harnwegsinfekt umfasst verschiedene Infektionen überall im Harntrakt, also von Nieren, Blase, Harnleiter oder Harnröhre.

Die Infektion der Niere (Pyelonephritis) und Blase (Zystitis) ist in der Regel auf Bakterien zurückzuführen. Die Infektion der Harnröhre (Urethritis) ist oft Folge einer sexuell übertragbaren Infektion wie Gonorrhö (S. 218), kann aber auch andere Ursachen haben. Verschiedene Faktoren erhöhen das Risiko eines Harnwegsinfekts, einschließlich Nieren- oder Blasensteine (S. 210), Diabetes (S. 219), verminderte Immunität, Schwierigkeiten, die Blase vollständig zu entleeren, und bei Männern eine vergrößerte Prostata (S. 212).

Die Behandlung von Harnwegsinfekten erfolgt in der Regel mit Antibiotika. Schmerzmittel und reichliche Flüssigkeitsaufnahme können die Beschwerden lindern.

HARNINKONTINENZ

Überaktive Blase | Stressinkontinenz | Totale Inkontinenz | Dranginkontinenz

Es gibt verschiedene Arten von Harninkontinenz, dem unfreiwilligen Harnabgang. Die wichtigsten sind: Stressinkontinenz, bei der der Urin austritt, wenn die Blase unter Druck steht (zum Beispiel beim Husten oder Niesen), Dranginkontinenz, wenn Urin unmittelbar nach plötzlichem Harndrang austritt, überaktive Blase, bei der es häufig zu dringendem Harndrang kommt, Nykturie mit häufigem Aufwachen in der Nacht zum Urinieren und totale Inkontinenz, wenn keine Blasenkontrolle mehr vorliegt.

Es gibt viele Ursachen für Inkontinenz, einschließlich Schwäche, Schädigung oder Überaktivität der Muskeln, die den Harnfluss kontrollieren, verschiedene Erkrankungen, wie Harnwegsinfektionen, Störungen des Nervensystems, Blasensteine oder bei Männern eine vergrößerte Prostata, Nebenwirkungen bestimmter Medikamente oder einfach zu viel Koffein oder Alkohol.

Die Behandlung von Inkontinenz hängt von Art und Ursache ab. Sie umfasst Veränderungen der Lebensweise, Beckenbodenübungen, Blasentraining, Medikation oder gelegentlich auch eine Operation.

Stressinkontinenz

Diese Art von Inkontinenz resultiert aus einer Schwäche von Harnröhren- und Beckenbodenmuskulatur. Steigt der Druck in der Blase, sind die Muskeln zu schwach, um den Urin zu halten.

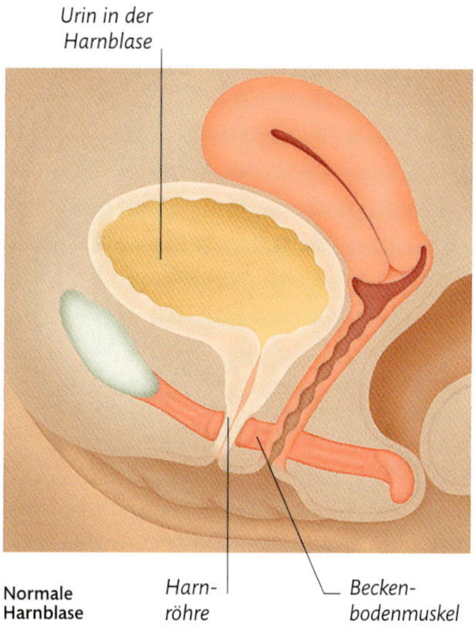

Normale Harnblase

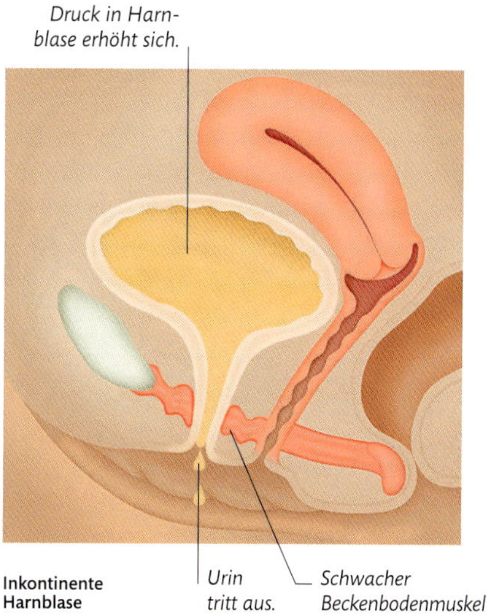

Inkontinente Harnblase

HARNVERHALT
Überlaufinkontinenz

Harnverhalt oder Harnretention ist die Unfähigkeit, die Blase zu entleeren. Das Problem kann plötzlich auftreten (akute Retention) oder sich allmählich entwickeln (chronische Retention). Bei chronischer Retention kann es zu ständig tröpfelndem Urin kommen, einem Zustand, der als Überlaufinkontinenz bekannt ist.

Bei Männern zählen zu den Gründen für Harnverhalt eine vergrößerte Prostata (S. 212), Phimose (Vorhautverengung) oder eine verengte Harnröhre. Bei Frauen sind es Myome (gutartige Wucherungen, S. 215) in der Gebärmutter und – in der Schwangerschaft – Druck des wachsenden Fötus auf die Harnröhre. Bei beiden Geschlechtern kann Retention die Folge von Verstopfung (S. 196), Blasensteinen oder Blasentumoren sein. Andere Ursachen sind Rückenmarkverletzungen, multiple Sklerose (S. 171) oder Diabetes (S. 219) sowie Folgen einer Operation oder Nebenwirkungen einiger Medikamente.

Die Behandlung hängt von der zugrunde liegenden Ursache ab, obwohl eine akute Retention eine dringende medizinische Behandlung erfordert, um den angesammelten Urin ablaufen zu lassen.

BLASENKREBS

Die meisten Krebsgeschwulste in der Blase entstehen in der Schleimhaut der Blasenwand, aber sie können sich auch in Muskeln und anderen Zellen der Blase entwickeln. Blasentumoren treten häufiger bei Männern und bei Personen auf, die in der Gummi-, Textil- und Druckindustrie Karzinogenen ausgesetzt sind, sowie bei Rauchern und bei anhaltender Irritation der Blase durch Blasensteine oder durch Schistosomiasis (Wurmbefall).

Anfangs treten keine Beschwerden auf, aber im Lauf der Zeit kann es zu Blut im Urin, Schwierigkeiten beim Urinieren und Gewichtsverlust kommen. Ein großer Tumor kann Harnretention verursachen.

Die Behandlung erfolgt durch Operation, Chemo- oder Strahlentherapie.

BLASENSTEIN

Blasensteine sind kristalline Ablagerungen, die sich nach und nach in der Blase bilden, meist durch unvollständige Blasenentleerung (Harnretention). Sie entwickeln sich häufiger bei Patienten mit wiederkehrender Zystitis (Blasenentzündung) oder bestimmten Stoffwechselstörungen wie Gicht (S. 159). Ein kleiner Stein bereitet meist keine Beschwerden und kann mit dem Urin ausgeschieden werden. Ein großer Stein kann Schmerzen und Schwierigkeiten beim Urinieren, Harndrang sowie Blut im Urin verursachen. Die Behandlung erfolgt in der Regel mit einer Operation.

NEBENHODENZYSTE

Eine Nebenhodenzyste ist ein harmloser, mit Flüssigkeit gefüllter Hohlraum, der sich im Nebenhoden bildet. Solche Zysten treten häufig in beiden Hoden auf und sind am häufigsten bei Männern ab etwa 50 Jahren. Die Zysten sind in der Regel schmerzlos und brauchen keine Behandlung.

Gelegentlich kann eine Nebenhodenzyste sehr groß werden und Beschwerden verursachen oder, sehr selten, verdreht werden. Dies ist ein schmerzhafter medizinischer Notfall, der Torsion genannt wird und operiert werden muss.

EPIDIDYMITIS
Orchitis

Bei Epididymitis sind die Nebenhoden entzündet, was zu Schmerzen und Schwellungen an der Rückseite der Hoden und in schweren Fällen zu Schwellungen, Rötungen und extremen Schmerzen im Hodensack führt. Die Entzündung tritt meist einseitig auf.

Eine Entzündung des Hodens heißt Orchitis. Orchitis kann Schwellungen und Schmerzen in einem oder beiden Hoden, Fieber, Übelkeit und Erbrechen verursachen.

Epididymitis und Orchitis sind normalerweise Folge einer sexuell übertragbaren Infektion, wie Chlamydien (S. 218) oder nichtgonorrhoische Urethritis (S. 218), oder einer Harnwegsinfektion (S. 209). Selten sind sie auf eine Infektion zurückzuführen, die sich durch das Blut von anderswo im Körper ausbreitet, wie Tuberkulose (S. 236). Die Behandlung erfolgt mit Medikamenten.

HODENTORSION

Jeder Hoden hängt im Hodensack an einem Samenstrang, der Blutgefäße und den Samenleiter enthält. Bei der Hodentorsion dreht sich der Hoden, wodurch der Samenstrang verdreht wird. Dies schränkt die Blutzufuhr zu den Hoden ein und verursacht Schmerzen. Der Zustand betrifft normalerweise nur einen Hoden und tritt manchmal nach einer anstrengenden Tätigkeit auf, kann sich jedoch auch ohne ersichtlichen Grund entwickeln.

Die Symptome erscheinen in der Regel plötzlich und können neben Rötung und Schwellung des Hodensacks auch Übelkeit und Erbrechen umfassen. Dies ist ein medizinischer Notfall und ohne sofortige Operation kann der Hoden dauerhaft geschädigt werden.

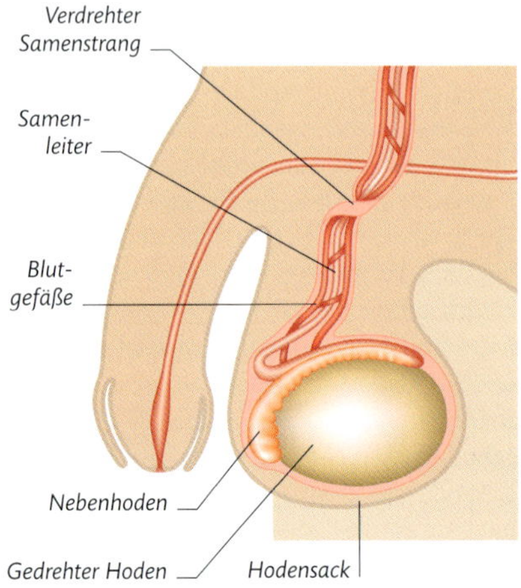

Hodentorsion
Nicht nur der Samenstrang ist verdreht, auch die Lage des Hodens hat sich verändert, sodass der Hodensack verformt aussieht.

HODENKREBS

Ein bösartiger Tumor des Hodens ist eine der häufigsten Krebserkrankungen bei jüngeren Männern, obwohl er insgesamt relativ selten ist. Risikofaktoren für Hodenkrebs sind unter anderem ein Hodenhochstand oder eine familiäre Vorbelastung.

Hodenkrebs betrifft normalerweise nur einen Hoden. Die Symptome umfassen einen harten, schmerzlosen Knoten im betroffenen Hoden, eine Veränderung der üblichen Größe und Textur des Hodens, einen dumpfen Schmerz und ein Gefühl von Schwere im Hodensack. Manchmal kann ein scharfer Schmerz in dem betroffenen Hoden auftreten, oder Flüssigkeit kann sich im Hodensack ansammeln und sichtbare Schwellungen verursachen. In fortgeschrittenen Fällen kann sich der Krebs in andere Körperteile wie Lymphknoten oder Lungen ausbreiten.

Die Behandlung besteht in der Regel in einer operativen Entfernung des betroffenen Hodens, eventuell in Kombination mit Chemo- oder Strahlentherapie. Wenn sich der Krebs ausgebreitet hat, kann eine zusätzliche Behandlung erforderlich sein, um den sekundären Krebs zu behandeln.

WASSERBRUCH

Ein Wasserbruch ist eine weiche, schmerzlose Schwellung im Hodensack, die auf eine Ansammlung von Flüssigkeit in der doppellagigen Membran zurückzuführen ist, die jeden Hoden teilweise umgibt.

Der Zustand ist am häufigsten bei Säuglingen und älteren Männern. In den meisten Fällen ist keine Ursache erkennbar, obwohl gelegentlich eine Infektion, Entzündung oder Verletzung der Hoden oder (selten) Hodenkrebs zugrunde liegen kann.

Ein Wasserbruch klingt bei einem Baby in der Regel von selbst ab. Bei älteren Kindern und Erwachsenen kann eine Drainage empfohlen werden. Außerdem sollte eine zugrunde liegende Ursache behandelt werden.

Hodenschwellung
Die Flüssigkeit eines Wasserbruchs sammelt sich in der doppellagigen Membran, die teilweise den Hoden umgibt. Sie verursacht eine Schwellung des Hodensacks, ist aber normalerweise nicht schmerzhaft.

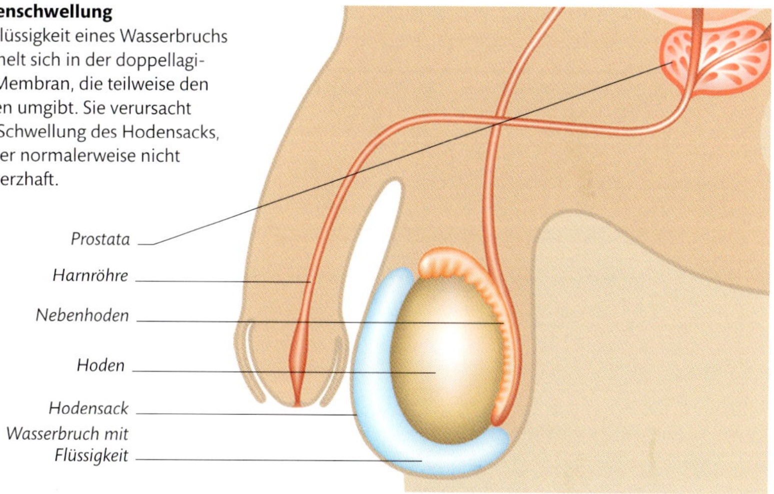

VARIKOZELE

Eine Varikozele ist eine Ansammlung geschwollener, vergrößerter Venen (Krampfadern) im Hodensack (Skrotum). Der Zustand wird durch undichte Venenklappen verursacht, die Blut von den Hoden wegleiten. Varikozelen treten am häufigsten auf der linken Seite des Hodensacks auf.

Oft kommt es zu keinerlei Beschwerden. Manchmal bildet sich eine Schwellung, die beschrieben wird als »Gefühl wie ein Beutel Würmer«, und der Hodensack schmerzt. Die betroffene Seite des Skrotums kann auch tiefer hängen als normal. Eine Varikozele kann die Fruchtbarkeit verringern. Kleine, schmerzlose Varikozelen verschwinden oft von selbst. Größere, Unwohlsein verursachende oder die Fruchtbarkeit beeinträchtigende Varikozelen können operativ behandelt werden.

EREKTIONSSTÖRUNG

Eine Erektionsstörung, auch bekannt als Impotenz, ist die Unfähigkeit, eine Erektion zu bekommen oder zu behalten. Psychologische Ursachen sind Stress, Müdigkeit, Depression und Beziehungsprobleme. Mögliche körperliche Ursachen sind Atherosklerose (Verengung der Blutgefäße), Diabetes (S. 219) oder Probleme des Nervensystems wie multiple Sklerose (S. 171) oder Rückenmarksschäden. Einige Medikamente verursachen auch Erektionsstörungen als Nebenwirkung, ebenso wie zu viel Alkohol. Eine Erektionsstörung kann auch dann auftreten, wenn die den Penis versorgenden Nerven während einer Operation geschädigt werden.

Die Behandlung erfolgt je nach Ursache. Oft umfasst sie Psychotherapie, Medikamente, Geräte zur Erektionsunterstützung oder, selten, eine Operation.

PROSTATITIS

Prostatitis ist eine Entzündung der Prostata. Sie kann sich allmählich (chronische Form) oder plötzlich mit schweren Symptomen entwickeln (akute Form). Akute Prostatitis ist in der Regel auf eine bakterielle Infektion zurückzuführen, während die Ursache der chronischen Prostatitis meist unbekannt ist. Sie tritt häufiger bei Männern zwischen 30 und 50 Jahren auf.

Symptome einer akuten Prostatitis sind Fieber, Schüttelfrost, Schmerzen an Peniswurzel und Rücken, Schmerzen beim Stuhlgang und schmerzhafter Harndrang. Chronische Prostatitis kann Schmerzen an Peniswurzel und Hoden, Leisten, Becken oder Rücken verursachen, Schmerzen beim Ejakulieren, Blut im Samen und häufigen Harndrang.

Beide Arten von Prostatitis werden mit Medikamenten behandelt.

PROSTATAVERGRÖSSERUNG

Eine Prostatavergrößerung kann auf eine Entzündung (Prostatitis, S. 211), Prostatakrebs oder eine benigne Prostatahyperplasie (BPH) zurückzuführen sein. Symptome einer BPH können häufiges Wasserlassen, ein schwacher oder verzögerter Urinfluss und das Gefühl einer nicht vollständig entleerten Blase sein. Gelegentlich kann der Urinfluss vollständig blockiert sein, was zu schnell zunehmenden Schmerzen führt. Dies erfordert eine dringende Behandlung, um angesammelten Urin abzuleiten.

Eine milde BPH kann oft durch Änderungen der Lebensweise gesteuert werden, wie die Reduzierung von Koffein und Alkoholkonsum, weniger Trinken am Abend, gesunde Ernährung, körperliche Aktivität und regelmäßiges Urinieren alle vier bis sechs Stunden während des Tages.

Schwerere Fälle können mit Medikamenten oder, wenn sich diese als unwirksam erweisen, operativ behandelt werden.

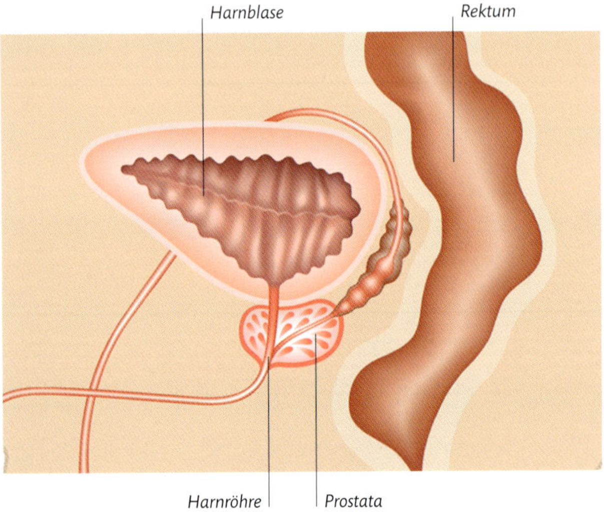

Normale Prostata
Die Prostata umgibt die Harnröhre an der Stelle, an der diese die Blase verlässt. Die Prostata sondert Prostataflüssigkeit ab, die bei der Ejakulation Teil der Samenflüssigkeit ist.

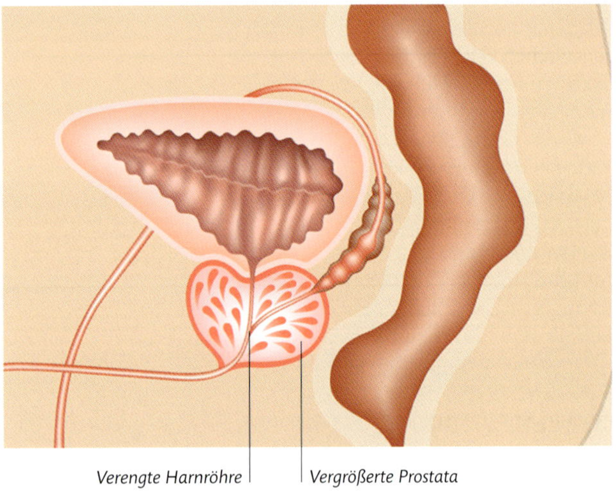

Vergrößerte Prostata
Wenn sich die Prostata vergrößert, verengt sie die Harnröhre und behindert den Harnfluss, was zu Symptomen wie einem schlechten, tröpfelnden Urinfluss und häufigem Harndrang führt.

PROSTATAKREBS

Prostatakrebs ist ein langsam wachsender Krebs, der hauptsächlich ältere Männer betrifft. Es ist oft nicht tödlich. Die Ursache ist unbekannt, obwohl er häufiger bei Männern mit familiärer Vorbelastung und mit afrokaribischer oder afrikanischer Abstammung ist. Die Symptome entwickeln sich normalerweise erst, wenn der Krebs die Harnröhre verengt. Dies führt zu Problemen wie häufigem Wasserlassen, schwachem Urinfluss und dem Gefühl, dass sich die Harnblase nicht vollständig entleert hat.

Die Behandlung hängt vom Stadium des Krebses und dem Alter des Mannes ab. Sie umfasst viele Optionen wie Chirurgie, Strahlentherapie, Chemotherapie und Hormontherapie.

GYNÄKOMASTIE

Gynäkomastie ist eine gutartige Vergrößerung einer oder beider Brüste bei Männern oder Jungen. Sie ist oft auf ein Übermaß des weiblichen Hormons Östrogen zurückzuführen (das auch von Männern produziert wird, aber normalerweise nur in kleinen Mengen). Leichte, vorübergehende Gynäkomastie kann bei der Geburt als Folge mütterlicher Hormone auftreten und ist auch in der Pubertät möglich. Gynäkomastie bei Erwachsenen kann eine Folge von Medikamenten, Lebererkrankungen, Tumoren oder von Fettleibigkeit sein, da Fettzellen Östrogen produzieren.

Die Behandlung hängt von der Ursache ab. Wenn keine zugrunde liegende Erkrankung vorliegt, kann das überschüssige Brustgewebe chirurgisch entfernt werden.

PRÄMENSTRUELLES SYNDROM

Das prämenstruelle Syndrom (PMS) ist eine Kombination von körperlichen und psychischen Symptomen, die viele Frauen in der Woche vor der Menstruation erleben. Die Ursache ist unbekannt, aber es wird angenommen, dass es mit veränderten Hormonspiegeln in Verbindung steht.

Die Symptome können von Frau zu Frau und auch von Monat zu Monat variieren und sie können so stark sein, dass sie normale Alltagsaktivitäten stören.

Keine einzelne Behandlung hat sich durchweg bewährt. Empfohlen werden meist Veränderungen der Lebensweise, Entspannungstechniken, Medikamente zur Linderung von Symptomen, Psychotherapie und Hormonbehandlungen wie kombinierte orale Kontrazeptiva.

EIERSTOCKZYSTE

Eierstockzysten sind flüssigkeitsgefüllte Hohlräume in einem Eierstock. Die meisten bilden sich in den Follikeln (Hohlräume, in denen sich Eier entwickeln) oder im Corpus luteum (der leere Follikel, der nach der Eifreisetzung verbleibt). Andere Arten, wie Dermoidzysten und Zystadenome, können sehr groß werden.

Die meisten Zysten sind harmlos und verursachen keine Symptome. Wenn doch, können sie Unterleibsschmerzen, Schmerzen beim Geschlechtsverkehr und unregelmäßigen Menstruationszyklus einschließen. Gelegentlich kann eine Zyste reißen oder verdreht werden und starke Bauchschmerzen, Übelkeit und Fieber verursachen.

In den meisten Fällen verschwinden Zysten ohne Behandlung von selbst und nur selten kann eine Zyste kanzerös werden. Ist eine Zyste sehr groß, gerissen, verdreht oder potenziell kanzerös, wird sie durch einen chirurgischen Eingriff entfernt.

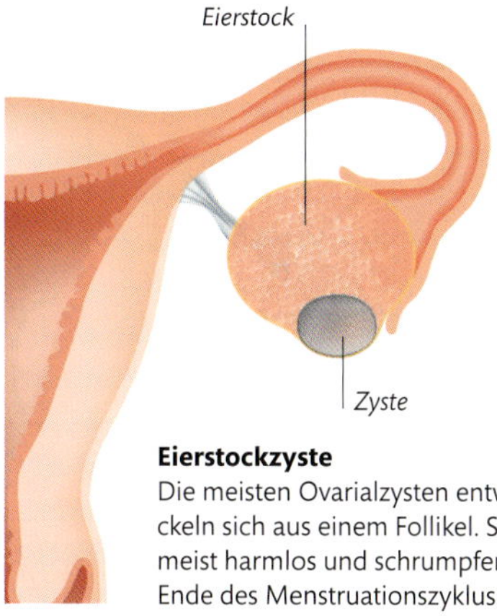

Eierstockzyste
Die meisten Ovarialzysten entwickeln sich aus einem Follikel. Sie sind meist harmlos und schrumpfen am Ende des Menstruationszyklus.

EIERSTOCKKREBS

Eierstockkrebs betrifft vor allem Frauen nach der Menopause. Die Ursache ist nicht bekannt, manchmal entwickelt er sich aus einer Eierstockzyste. Risikofaktoren sind Kinderlosigkeit und eine erbliche Vorbelastung mit Eierstock- oder Brustkrebs.

Oft verursacht der Krebs keine Symptome, bis er fortgeschritten ist. Dann kann es zu Schwellungen und Beschwerden im Bauchraum, häufigem Harndrang und selten zu abnormen vaginalen Blutungen kommen. Unbehandelt kann sich der Krebs auf andere Organe wie Leber oder Lunge ausbreiten.

Behandelt wird mit Operation und Chemotherapie. Ist der Krebs bei der Diagnose zu weit fortgeschritten, ist eine vollständige Heilung nicht mehr möglich.

POLYZYSTISCHES OVARIALSYNDROM

Das polyzystische Ovarialsyndrom (PCO) ist gekennzeichnet durch multiple Eierstockzysten, hohe Spiegel männlicher Sexualhormone (die von Frauen auch produziert werden, aber normalerweise nur in kleinen Mengen) und bestimmte andere Merkmale wie eine verminderte Fruchtbarkeit. Die Ursache ist unbekannt.

Symptome können eine unregelmäßige oder ausbleibende Periode sein, übermäßiges Haarwachstum, vor allem an Gesicht, Brust, Rücken oder Gesäß, Ausdünnung der Kopfbehaarung, Akne und Gewichtszunahme. Das PCO-Syndrom erhöht das Risiko für Diabetes, Bluthochdruck, Herzerkrankungen und Gebärmutterkrebs (S. 214).

Die Behandlung des PCO-Syndroms umfasst Medikamente zur Behandlung der Symptome wie übermäßigen Haarwuchs, unregelmäßige Periode und Fruchtbarkeitsprobleme. In schweren Fällen kann eine Operation empfohlen werden.

MITTELSCHMERZ

Mittelschmerz sind Schmerzen im Unterleib, die manche Frauen zum Zeitpunkt des Eisprungs haben. Der Schmerz tritt gewöhnlich einseitig auf und dauert nur ein paar Minuten oder Stunden. Gelegentlich kann es zu leichten vaginalen Blutungen kommen. Symptome können in der Regel mit frei verkäuflichen Schmerzmitteln gelindert werden. In schweren Fällen können orale Kontrazeptiva empfohlen werden, um den Eisprung zu unterdrücken und den Schmerz zu beseitigen.

UNTERLEIBSENTZÜNDUNG

Unterleibsentzündung ist eine Entzündung des oberen Teils der weiblichen Fortpflanzungsorgane, einschließlich Eierstöcke, Eileiter, Gebärmutter und Gebärmutterhals. Normalerweise ist sie die Folge einer sexuell übertragbaren Infektion, manchmal auch einer Fehlgeburt, Abtreibung, Geburt oder der Spirale.

Manchmal kommt es zu keinerlei Beschwerden. Wenn doch Symptome auftreten, können sie Unterleibsschmerzen, Fieber, abnormen vaginalen Ausfluss, eine starke, schmerzhafte oder längere Periode und Schmerzen beim Geschlechtsverkehr einschließen. Entwickelt sich die Entzündung plötzlich, kann sie starke Schmerzen, Übelkeit und Erbrechen verursachen und muss dringend medizinisch behandelt werden. Die Unterleibsentzündung kann Unfruchtbarkeit verursachen oder das Risiko einer ektopen Schwangerschaft (S. 217) erhöhen.

Die Behandlung erfolgt in der Regel mit Antibiotika und Schmerzmitteln zur Linderung der Symptome. Sex sollte vermieden werden, bis die Genesung abgeschlossen ist. Neuere Sexualpartner sollten ebenfalls auf eine Infektion untersucht werden.

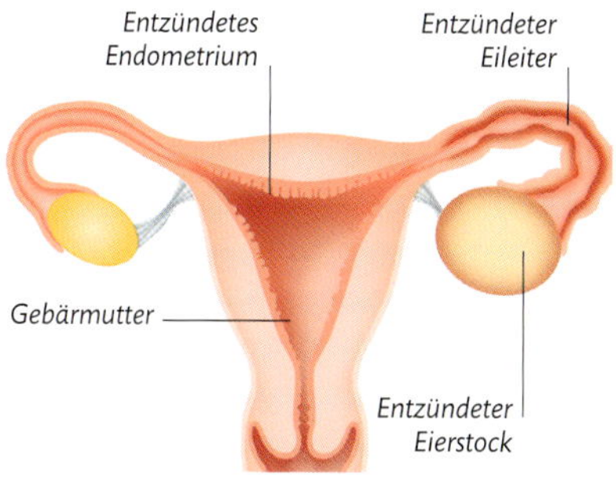

Mögliche entzündete Bereiche
Eine Unterleibsentzündung kann verschiedene Teile des Fortpflanzungstrakts betreffen, einschließlich Eierstöcke, Eileiter und Endometrium (Gebärmutterschleimhaut).

ENDOMETRIOSE

Bei Endometriose findet sich Gewebe, das normalerweise den Uterus auskleidet, in anderen Teilen des Körpers, wie Eierstöcken, Eileitern, Vagina, Gebärmutterhals, Blase oder Darm. Die Ursache ist nicht bekannt. Wenn Symptome auftreten, können sie eine starke, schmerzhafte Periode, Bauch- oder Rückenschmerzen und Schmerzen beim Stuhlgang einschließen.

Die Behandlung erfolgt medikamentös zur Linderung der Symptome, durch Hormontherapie oder Operation, bei der das betroffene Gewebe entfernt wird.

GEBÄRMUTTERKREBS

Die meisten Gebärmutterkrebsarten entstehen im Endometrium (Gebärmutterschleimhaut). Die Ursache ist unbekannt, aber Risikofaktoren sind Fettleibigkeit, reine Östrogen-Hormonersatztherapie, Kinderlosigkeit sowie Diabetes und polyzystisches Ovarialsyndrom.

Symptome in der Prämenopause sind verstärkte Regelblutung, Blutungen zwischen der Regel und nach dem Sex. Bei postmenopausalen Frauen ist das Hauptsymptom vaginale Blutung (leicht bis stark).

Die Hauptbehandlung ist eine Operation zur Entfernung der Gebärmutter (Hysterektomie). Strahlentherapie oder Chemotherapie können ebenfalls angewendet werden.

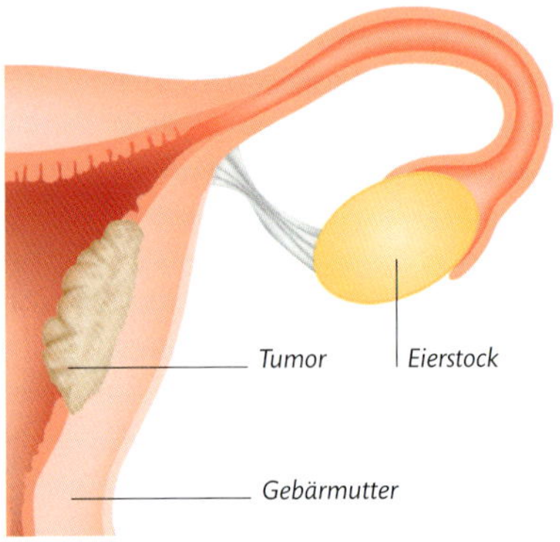

Gebärmuttertumor
In den meisten Fällen entwickeln sich die Endometriumzellen (Zellen der Gebärmutterschleimhaut) zu einem Tumor, der in die Gebärmutter hineinwächst.

GEBÄRMUTTER- ODER VAGINALPROLAPS

Ein Gebärmutter- oder Vaginalprolaps bedeutet, dass sich eines oder beide dieser Organe aufgrund von Schwächung oder Dehnung des Stützgewebes (etwa während der Geburt) verschieben. Bei einem Gebärmutterprolaps schiebt sich diese in die Vagina. Bei der Art von Vaginaprolaps, die Zystozele genannt wird, drückt die Blase nach innen gegen die vordere Scheidenwand. Bei der anderen Form, der Rektozele, wölbt sich das Rektum gegen die hintere Scheidenwand.

Symptome können ein Fremdkörpergefühl in der Vagina sein, eine Ausbuchtung, die in oder aus der Vagina herausragt, Schwierigkeiten beim Stuhlgang, häufiges Wasserlassen und Schmerzen beim Sex. Leichte Fälle erfordern oft nur Beckenbodenübungen, um eine Verschlimmerung des Zustands zu verhindern. Andere Behandlungsformen sind ein Vaginalpessar, um das vorgefallene Organ an Ort und Stelle zu halten, oder eine Operation.

Prolapsformen
Ein Uterusprolaps kann mit einem Vaginaprolaps unter Beteiligung von Rektum oder Blase vorkommen. Jede Prolapsform kann auch alleine auftreten.

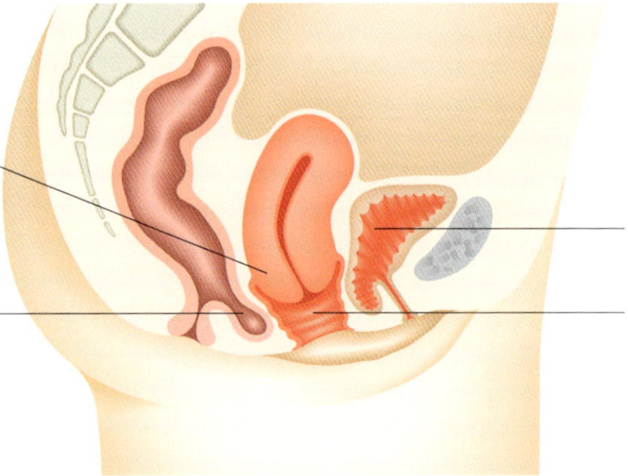

DYSMENORRHÖ

Dysmenorrhö, allgemein als Periodenschmerz bekannt, sind krampfartige Unterleibsschmerzen kurz vor oder während einer Menstruation, manchmal begleitet von Rückenschmerzen. Es gibt zwei Arten: Die primäre Dysmenorrhö hat keine offensichtliche Ursache. Sie beginnt in der Regel zwei oder drei Jahre nach Einsetzen der Menstruation und verschwindet oft mit etwa 30 Jahren. Sekundäre Dysmenorrhö betrifft meist Frauen im Alter von 30 bis 45 als Folge einer Erkrankung, wie Endometriose oder Myomen.

Primäre Dysmenorrhö wird mit Schmerzmitteln oder in schweren Fällen mit Hormonen behandelt. Die Behandlung der sekundären Dysmenorrhö hängt von der Ursache ab.

ZERVIXEROSION

Zervixerosion, auch Portioerosion genannt, ist eine Störung, bei der sich Hautzellen der Gebärmutterhalsschleimhaut entzünden und schuppig verändern.

In vielen Fällen gibt es keine offensichtliche Ursache für den Defekt, er kann von Geburt an vorhanden sein oder Folge einer Schwangerschaft oder der langfristigen Verwendung oraler Kontrazeptiva.

Die meisten Frauen haben wenige oder keine Beschwerden und der Zustand verschwindet ohne Behandlung von selbst. Manche Frauen erleben jedoch zu unerwarteten Zeiten eine vaginale Blutung oder einen vaginalen Ausfluss. In solchen Fällen sollte ärztlicher Rat eingeholt werden. Abnormes Gewebe kann zum Beispiel per Laser zerstört werden.

GEBÄRMUTTERHALSKREBS

Gebärmutterhalskrebs ist häufig die Folge einer Infektion mit bestimmten Stämmen des humanen Papillomavirus (HPV), die durch intimen Hautkontakt, einschließlich vaginalem, analem und oralem Sex, verbreitet wird. Der Krebs entwickelt sich typischerweise langsam und verursacht im Frühstadium häufig keine Beschwerden. Später kann es zu vaginalen Blutungen, einem wässrigen, blutigen und übel riechenden Ausfluss und Unterleibsschmerzen kommen. Unbehandelt kann sich der Krebs auf die Gebärmutter und andere Organe ausbreiten.

Gebärmutterhalskrebs kann durch einen Test früh erkannt werden. Die Behandlung erfolgt in der Regel mit einer Operation, Strahlen- und/oder Chemotherapie. Ein HPV-Impfstoff ist ebenfalls verfügbar.

MYOME

Myome sind langsam wachsende, gutartige Gebilde im Uterus, die aus Muskel- und Fasergewebe bestehen. Ihre Ursache ist unbekannt, obwohl angenommen wird, dass sie mit dem Hormon Östrogen in Verbindung stehen, da sie sich hauptsächlich während der Reproduktionsjahre entwickeln und nach der Menopause schrumpfen.

Kleine Myome verursachen oft keine Symptome. Sie können jedoch sehr groß werden und schmerzhafte, starke Perioden, Bauchschmerzen und häufigen Harndrang verursachen. Unbehandelt können sie zu Unfruchtbarkeit oder zu Problemen während der Geburt führen.

Kleine Myome benötigen keine Behandlung. Größere können medikamentös behandelt oder operativ entfernt werden.

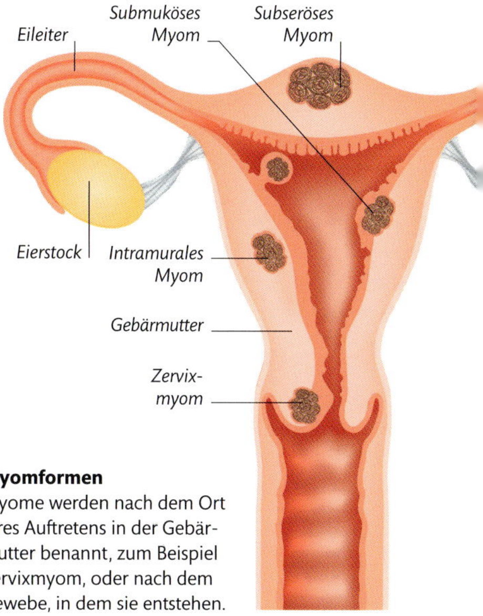

Myomformen
Myome werden nach dem Ort ihres Auftretens in der Gebärmutter benannt, zum Beispiel Zervixmyom, oder nach dem Gewebe, in dem sie entstehen.

VAGINISMUS

Vaginismus ist ein Krampf der Muskeln am Eingang zur Vagina, der den Geschlechtsverkehr schmerzhaft und schwierig oder manchmal sogar unmöglich macht. Die Ursache ist in der Regel psychisch, manchmal auch die Folge physischer Probleme, wie z. B. einer Entzündung der Vagina aufgrund einer Infektion.

Vaginismus aufgrund eines psychischen Problems wird mit Psycho- oder Sexualtherapie behandelt. Bei physischen Ursachen müssen diese beseitigt werden.

GEBÄRMUTTERPOLYPEN

Gebärmutterpolypen sind schmerzlose Wucherungen an der Innenseite der Gebärmutter. Sie können einzeln oder in Gruppen auftreten und rufen typischerweise Blutungen zwischen Perioden oder nach der Menopause, Blutungen nach dem Geschlechtsverkehr und starken Perioden hervor. Polypen sind normalerweise harmlos, können aber gelegentlich kanzerös werden.

Sie können durch einen kleinen chirurgischen Eingriff (Hysteroskopie) entfernt werden.

VULVODYNIE

Vulvodynie ist die medizinische Bezeichnung für anhaltende Schmerzen in der Vulva ohne offensichtliche Ursache. Der Schmerz kann stechend, brennend oder drückend sein und durch Berührung ausgelöst werden. Er kann die Vulva ganz oder teilweise betreffen und sich manchmal auf die inneren Oberschenkel oder das Gesäß ausbreiten. Dieser Zustand tritt häufiger bei jungen Frauen auf.

Es gibt keine allgemein wirksame Behandlung. Eine Besserung kann sich durch die Vermeidung parfümierter Seifen und Körperpflegeprodukte sowie die Verwendung eines Anästhesiegels oder eines vaginalen Gleitmittels einstellen. Frei verkäufliche Schmerzmittel sind in der Regel unwirksam. Ein Arzt kann aber andere Medikamente zur Linderung der Symptome verschreiben. Andere Behandlungsansätze sind Physiotherapie oder kognitive Verhaltenstherapie.

BAKTERIELLE VAGINOSE

Bei bakterieller Vaginose kommt es zu übermäßigem Wachstum einiger Bakterienarten, die in der Vagina leben. Die Ursache ist nicht bekannt, aber bakterielle Vaginose ist bei sexuell aktiven Frauen häufiger. Bakterielle Vaginose verursacht oft keine Symptome. Manchmal kommt es zu grauweißem Ausfluss mit fischigem oder muffigem Geruch und Juckreiz in Vagina oder Vulva. Wenn der Zustand anhält oder während der Schwangerschaft auftritt, sollte ein Arzt aufgesucht werden.

Die Behandlung mit Antibiotika beseitigt normalerweise das Problem.

ATROPHISCHE KOLPITIS

Bei atrophischer Kolpitis (Vaginitis) wird die Schleimhaut der Vagina aufgrund des reduzierten Östrogenspiegels nach der Menopause dünn und anfällig für Entzündungen. Infolgedessen kann die Vagina trocken sein und jucken, und beim Sex kann es zu Schmerzen oder Blutungen kommen. Weitere Symptome, üblicherweise nach der Menopause, können häufiges und schmerzhaftes Urinieren sein.

Der Zustand kann mit Hormonersatztherapie oder östrogenhaltigen Cremes, Pessaren oder Vaginaltabletten behandelt werden.

BRUSTKREBS

Weltweit ist Brustkrebs der häufigste Krebs bei Frauen. Sehr selten tritt er bei Männern auf. Die Ursachen sind nicht vollständig klar. Verschiedene Risikofaktoren wurden identifiziert. Das Wichtigste ist das Alter: Das Brustkrebsrisiko nimmt mit dem Alter zu, die meisten Fälle treten bei Frauen über 50 auf. Weitere Risikofaktoren sind eine familiäre Vorbelastung, frühzeitige Menstruation oder verspätete Menopause, keine Kinder gehabt oder sie spät bekommen zu haben, Übergewicht, mäßiger bis starker Alkoholkonsum, orale Kontrazeptiva und Hormonersatztherapie. In manchen Fällen steht Brustkrebs mit vererbten Genen in Verbindung, einschließlich der Gene BRCA1 und BRCA2.

Das erste auffällige Symptom ist oft ein schmerzloser Knoten. Andere Symptome umfassen die Veränderung der Brustgröße oder -form, Knoten oder Schwellungen in der Achselhöhle, Dellen in der Haut über den Brustknoten, Ausschlag um die Brustwarze, Veränderung im Aussehen der Brustwarze, wie zum Beispiel ein Einziehen, und ungewöhnlicher Mamillenausfluss, der Blut enthalten kann. Der Krebs kann sich auf andere Teile des Körpers wie die Lunge ausbreiten.

Mögliche Brustkrebsbehandlungen umfassen Operation, Chemotherapie und Strahlentherapie, in einigen Fällen auch Hormontherapie oder biologische Therapie. Durch regelmäßige Krebsvorsorgeuntersuchungen kann Brustkrebs frühzeitig erkannt werden.

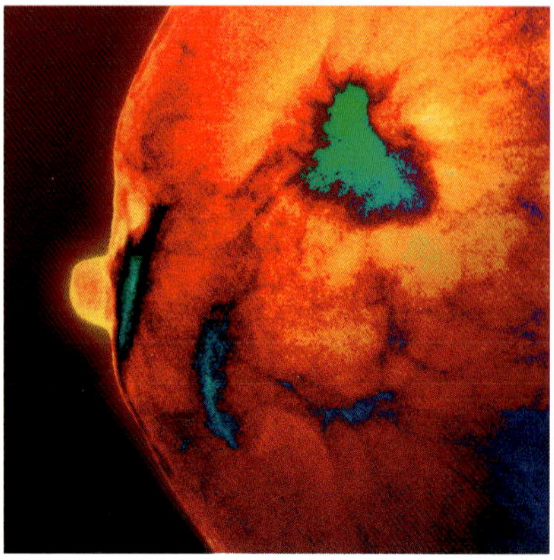

Brusttumor
Eine Mammografie ist ein Röntgenbild der Brust, das zur Untersuchung auf Brustkrebs verwendet wird. Der große grüne Fleck in dieser farbigen Mammografie ist ein Tumor.

BRUSTSCHMERZEN

Medizinisch als Mastalgie bekannt, sind Brustschmerzen ein häufiges Problem, das oft auf hormonelle Veränderungen während des Menstruationszyklus (zyklische Brustschmerzen) zurückzuführen ist. Meist sind beide Brüste betroffen, am stärksten vor der Periode, verschlimmert durch Stress, Koffein und Rauchen. Brustschmerzen, die nicht mit der Menstruation zusammenhängen (nichtzyklischer Brustschmerz), können Muskelzerrungen, Brustzysten (flüssigkeitsgefüllte Hohlräume in der Brust) oder Entzündungen der Brust (Mastitis) als Ursache haben. Schmerzempfindliche Brüste können auch ein frühes Schwangerschaftszeichen sein.

Leichte zyklische Brustschmerzen brauchen keine Behandlung. Starke Schmerzen können mit Medikamenten oder einem gut stützenden BH gelindert werden. Bei nichtzyklischem Brustschmerz hängt die Behandlung von der Ursache ab.

FETTNEKROSE

Eine Fettnekrose ist ein nicht krebsartiger Knoten, der sich im Fettgewebe der Brust als Reaktion auf Schäden im Gewebe bildet, zum Beispiel nach einer Verletzung, Brustoperation, Brustbiopsie (Entnahme einer Gewebeprobe) oder Strahlentherapie. Der Knoten ist gewöhnlich fest und schmerzlos, die Umgebung kann sich röten oder Grübchen bekommen, gelegentlich kann sich die Brustwarze nach innen ziehen.

Die Fettnekrose verschwindet oft von selbst, kann aber auch operativ entfernt werden. Eine Biopsie sollte vorgenommen werden, um Brustkrebs sicher auszuschließen.

MASTITIS

Mastitis ist eine Entzündung des Brustgewebes durch Bakterien, die während des Stillens in die Brustwarze eindringen, oder durch hormonelle Veränderungen – zum Beispiel zu Beginn der Pubertät.

Typische Symptome sind Brustschmerzen, Druckempfindlichkeit und Schwellungen in einer oder beiden Brüsten. Bakterielle Mastitis kann eine Rötung und Schwellung verursachen und zu einem Brustabszess (Eiteransammlung) führen.

Bakterielle Mastitis kann mit Medikamenten behandelt werden. Hormonell bedingte Mastitis klingt in der Regel ohne Behandlung innerhalb weniger Wochen von selbst ab.

BRUSTWARZENPROBLEME

Es gibt drei Haupttypen von Problemen, die die Brustwarze betreffen können: Schlupfwarzen, Hauterkrankungen und Flüssigkeitsaustritt.

Schlupfwarzen können in der Pubertät auftreten, wenn sich die Brüste nicht richtig entwickeln. Dies ist normalerweise harmlos, obwohl es später das Stillen erschweren kann. Sie können sich auch bei älteren Frauen entwickeln. Rissige Brustwarzen sind während der Stillzeit häufig und können zu Mastitis (Entzündung der Brüste) führen. Trockene, schuppige Haut der Brustwarzen ist häufig auf Ekzeme zurückzuführen (S. 222), gelegentlich auch auf eine Art von Krebs, der Paget-Syndrom genannt wird. Ausfluss aus der Brustwarze kann in der frühen Schwangerschaft und nach dem Stillen auftreten, was ganz normal ist. Gründe für Ausfluss außerhalb von Schwangerschaft und Stillzeit können hormonelles Ungleichgewicht oder, selten, eine Zyste unter dem Warzenhof sein. Eitriger Ausfluss deutet auf einen Brustabszess hin, blutiger Ausfluss kann entweder auf eine gutartige Brusterkrankung oder auf einen Krebstumor zurückzuführen sein.

Bei jedem Brustwarzenproblem sollte ärztlicher Rat eingeholt werden, um eine geeignete Behandlung zu erhalten.

BRUSTZYSTE

Eine Brustzyste ist ein runder, mit Flüssigkeit gefüllter Hohlraum, der sich im Milch produzierenden Gewebe der Brust bildet. Sie ist normalerweise nicht bösartig. Brustzysten können bei Frauen jeden Alters auftreten, am häufigsten bei Frauen im Alter zwischen 35 und 50, vor allem, wenn sie sich der Menopause nähern. Postmenopausale Frauen, die eine Hormonersatztherapie erhalten, können auch Brustzysten entwickeln. Typischerweise bilden sich meist mehrere Zysten in beiden Brüsten, die jedoch normalerweise schmerzlos sind.

Schmerzhafte, große Zysten können entleert werden. Der Arzt sollte auch die Möglichkeit von Brustkrebs ausschließen.

FIBROADENOM

Fibroadenome sind gutartige Wucherungen im Brustgewebe. Sie treten am häufigsten bei Frauen unter 30 Jahren auf und können sich in einer oder beiden Brüsten entwickeln. Ihre Ursache ist nicht ganz klar, aber vermutlich wird ihr Wachstum durch weibliche Sexualhormone begünstigt. Die Geschwülste sind schmerzlos, rund, fest und beweglich. Sie erfordern in der Regel keine Behandlung, können aber durch Operation entfernt werden. Es sollte auch ärztlicher Rat eingeholt werden, um Brustkrebs auszuschließen.

MASTOPATHIE

Mastopathie bezeichnet die allgemein knotige Beschaffenheit von Brüsten, die bei manchen Frauen vorkommt und durch vermehrtes Gewebewachstum entsteht. Durch zyklische Veränderungen des Hormonspiegels werden die Knoten insbesondere kurz vor der Periode oft deutlich spürbar.

Mastopathie erhöht nicht das Risiko, an Brustkrebs zu erkranken, und erfordert normalerweise keine Behandlung. Jedoch sollte ein neu auftretender einzelner Brustknoten vom Arzt beurteilt werden, um Brustkrebs auszuschließen.

EKTOPE SCHWANGERSCHAFT

In einer ektopen oder Eileiterschwangerschaft nistet sich ein befruchtetes Ei außerhalb der Gebärmutter ein, gewöhnlich in einem Eileiter. Symptome sind starke Schmerzen im Unterbauch und vaginale Blutungen. Wenn die Schwangerschaft anhält, kann der Eileiter reißen und innere Blutungen und Schock verursachen. Dies ist ein lebensbedrohlicher Notfall. Die meisten ektopen Schwangerschaften werden früh entdeckt. In solchen Fällen wird die Schwangerschaft, sofern sie nicht von selbst endet, mit Medikamenten beendet oder die befruchete Eizelle operativ entfernt.

PLAZENTAABLÖSUNG

Bei einer Plazentaablösung trennt sich die Plazenta von der Gebärmutterwand, bevor das Baby geboren wird. Die Ursache ist in der Regel nicht bekannt, aber bei Frauen mit chronischem Bluthochdruck, bei Frauen, die bereits einen Abort hatten oder schon mehrmals schwanger waren, kommt es häufiger zu einer Ablösung. Rauchen, Alkoholkonsum und Drogenmissbrauch erhöhen ebenfalls das Risiko.

Die Symptome treten normalerweise plötzlich auf. Dazu gehören vaginale Blutungen, Schmerzen und Krämpfe im Unterleib, Rückenschmerzen und verringerte Kindsbewegungen. Bei einer kleinen Ablösung reicht Bettruhe. In schweren Fällen können eine sofortige Geburtseinleitung oder ein Notkaiserschnitt nötig sein. Normalerweise besteht weniger Gefahr für die Mutter als für das Baby, das gesundheitliche Schäden erleiden oder sterben kann.

FRÜHGEBURT

Als Frühgeburt bezeichnet man die Geburt eines Babys vor der 37. Schwangerschaftswoche. Wenn die Wehen sehr früh einsetzen, kann das Baby mit gesundheitlichen Problemen zur Welt kommen oder sogar sterben. Um zu verhindern, dass das Baby geboren wird, bevor seine inneren Organe (insbesondere die Lunge) reif sind, kann die Geburt mit Medikamenten so lange verzögert werden, bis Kortikoide verabreicht werden können, die die Lungen des Babys reifen lassen.

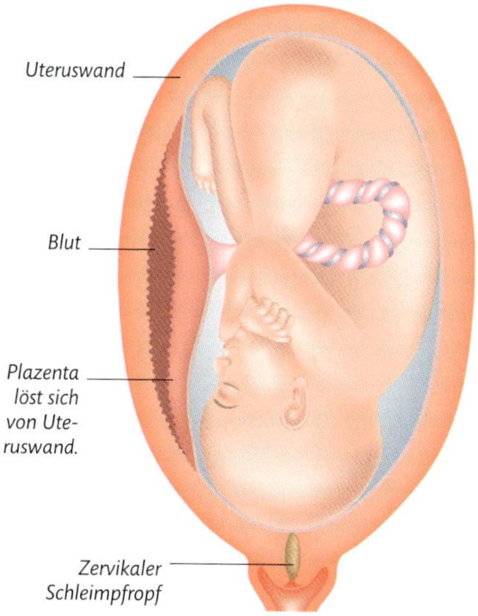

Plazentaablösung
In den meisten Fällen löst sich die Plazenta nur teilweise. Das Blut fließt durch die Vagina ab oder sammelt sich zwischen Plazenta und Gebärmutterwand (hier gezeigt). In seltenen Fällen kann sich die gesamte Plazenta lösen.

FEHLGEBURT

Eine Fehlgeburt ist der natürliche Verlust eines Babys in den ersten 23 Schwangerschaftswochen. Die meisten Fehlgeburten treten in den ersten 12 Schwangerschaftswochen auf und können mit einer späten Menstruation verwechselt werden. In vielen Fällen gibt es keine offensichtliche Ursache. Die wichtigsten Symptome sind starke Blutungen sowie Krämpfe und Schmerzen im Unterleib. Nach einer Fehlgeburt wird untersucht, ob der gesamte Inhalt der Gebärmutter ausgeschieden wurde. Wenn dies der Fall ist, ist normalerweise keine weitere Behandlung erforderlich. Wenn etwas Inhalt verbleibt, kann eine Medikation bewirken, dass das verbleibende Gewebe austritt, oder das Gewebe kann chirurgisch entfernt werden.

CHLAMYDIENINFEKTION

Chlamydiose wird durch das Bakterium *Chlamydia trachomatis* verursacht, das beim Geschlechtsverkehr oder während der Geburt übertragen werden kann.

Chlamydien verursachen oft keine Beschwerden. Wenn Symptome auftreten, können sie Schmerzen beim Wasserlassen und abnormen Ausfluss aus Vagina, Rektum oder Penis einschließen. Bei Frauen können auch Bauchschmerzen und Blutungen zwischen den Perioden oder während des Geschlechtsverkehrs auftreten. Männer können Schmerzen und Schwellungen in den Hoden verspüren. Eine Chlamydieninfektion kann bei Frauen zu einer entzündlichen Beckenerkrankung führen (S. 213), bei Männern zu Epididymitis (S. 210). In Entwicklungsländern ist sie eine Ursache für ein Trachom (S. 177). Die Behandlung mit Antibiotika beseitigt normalerweise die Infektion.

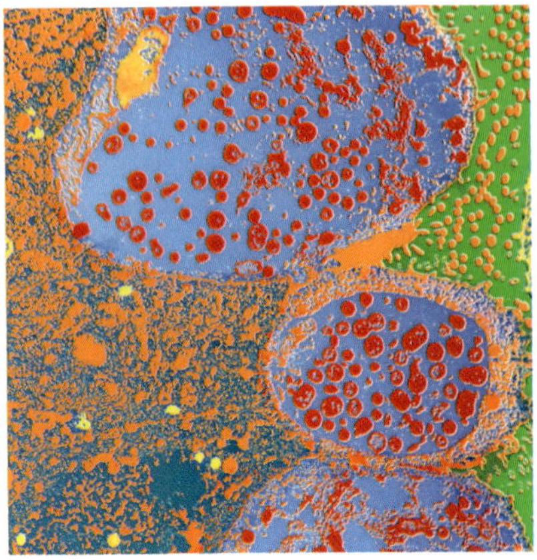

Mit Chlamydien infiziertes Gewebe
In dieser farbigen Mikroskopaufnahme einer Gewebeprobe aus dem Eileiter sind zahlreiche *Chlamydia-trachomatis*-Bakterien als kleine rote Punkte in den blauen Bereichen erkennbar.

GONORRHÖ

Gonorrhö wird durch das Bakterium *Neisseria gonorrhoeae* verursacht, das beim Geschlechtsverkehr oder während der Geburt übertragen wird.

Eine Gonnorrhö verursacht oft keine Beschwerden. Wenn Symptome auftreten, können sie bei Männern eine Eiterabsonderung aus dem Penis und schmerzhaftes Wasserlassen einschließen. Bei Frauen kann es zu gelbgrünem Eiterausfluss aus der Vagina kommen, zu schmerzhaftem Urinieren und unregelmäßigen Blutungen aus der Scheide. Die Behandlung mit Antibiotika beseitigt normalerweise die Infektion.

GENITALWARZEN

Genitalwarzen sind kleine, fleischige Wucherungen auf oder um den Genital- oder Analbereich, die durch Infektion mit bestimmten Stämmen des humanen Papillomavirus (HPV) verursacht werden. Das Virus kann durch Genitalkontakt jeglicher Art oder während der Geburt von der Mutter auf das Baby übertragen werden. Die Warzen können sich Wochen oder sogar Jahre nach der Infektion entwickeln. Die meisten verschwinden von selbst, obwohl dies lange dauern kann.

Die Behandlung der Warzen erfolgt medikamentös, operativ oder durch Vereisen.

GENITALHERPES

Genitalherpes wird durch eine Infektion mit dem Herpes-simplex-Virus verursacht, das sich durch engen Kontakt mit Haut oder Schleimhaut verbreitet. Eine Mutter kann das Virus auch während der Geburt an ihr Baby weitergeben. Neonataler Herpes kann zu Enzephalitis führen (S. 168).

Die Symptome können schmerzhafte, flüssigkeitsgefüllte Bläschen, Geschwüre an oder um die Genitalien, geschwollene Lymphknoten in der Leistengegend, Kopfschmerzen, Fieber, schmerzhaftes Urinieren und bei Frauen ein vaginaler Ausfluss sein. Die Symptome verschwinden normalerweise innerhalb weniger Wochen, aber das Virus kann reaktiviert werden. Die Person ist während der Ruhephasen nicht hochansteckend.

Eine Behandlung mit antiviralen Medikamenten verringert die Schwere der Symptome, beseitigt jedoch nicht das Virus.

TRICHOMONIASIS

Trichomoniasis wird durch das Protozoon *Trichomonas vaginalis* verursacht, das beim Geschlechtsverkehr oder selten auch bei der Geburt übertragen wird. Trichomoniasis verursacht oft keine Beschwerden. Wenn Symptome auftreten, können sie bei Frauen einen starken, gelbgrünen, übel riechenden Ausfluss, eine schmerzhafte Entzündung der Vagina (Vaginitis, S. 215) und schmerzhaftes Wasserlassen umfassen. Einige Frauen können auch eine Blasenentzündung entwickeln (S. 209). Bei Männern kann es zu einem weißen Ausfluss aus dem Penis und schmerzhaftem Wasserlassen kommen. Einige Männer entwickeln auch eine nichtgonorrhoische Urethritis (siehe unten).

Die Behandlung mit Antibiotika beseitigt normalerweiser die Infektion. Sexuelle Partner sollten auch behandelt werden, um eine Reinfektion zu verhindern.

NICHTGONORRHOISCHE URETHRITIS

Nichtgonorrhoische Urethritis (NGU) ist eine Entzündung der Harnröhre aufgrund einer anderen Ursache als Gonorrhö. Sie kann durch sexuell übertragbare Infektionen verursacht werden, einschließlich Chlamydieninfektion, Trichomoniasis oder Genitalwarzen, sowie durch andere Infektionen wie Soor (S. 238). Gelegentlich kann NGU ohne Infektion auftreten, beispielsweise bei Überempfindlichkeit gegenüber Seife oder Spermiziden.

NGU verursacht typischerweise keine Symptome bei Frauen. Bei Männern kann es zu einem Ausfluss aus dem Penis, Schmerzen beim Wasserlassen und Schmerzen an der Öffnung der Harnröhre kommen.

Bei NGU sollten beide Geschlechtspartner medikamentös behandelt werden. Die Behandlung hängt von der Ursache ab.

DRÜSEN UND STOFFWECHSEL

DIABETES
Hypoglykämie

Bei Diabetes ist der Blutzuckerspiegel (Glukose) im Blut zu hoch (Hyperglykämie), weil der Körper zu wenig oder gar kein Insulin produziert (ein Hormon, das den Blutzuckerspiegel reguliert) oder weil die Körperzellen nicht ausreichend auf das Hormon reagieren. Der Körper nimmt Glukose aus der Nahrung auf, die von den Körperzellen zur Energiegewinnung genutzt wird. Insulin wird von der Bauchspeicheldrüse produziert. Es hält den Blutzuckerspiegel konstant, indem es den Körperzellen hilft, die Glukose aufzunehmen.

Es gibt zwei Haupttypen von Diabetes: Typ 1 und Typ 2. Typ 1 ist eine Autoimmunerkrankung, bei der das Immunsystem Insulin produzierende Zellen in der Bauchspeicheldrüse zerstört. Die zugrunde liegende Ursache ist unbekannt, möglicherweise sind Virusinfektionen oder genetische Veranlagung der Auslöser. Bei Typ-2-Diabetes sind die Körperzellen resistent gegen Insulin oder die Bauchspeicheldrüse produziert zu wenig davon. Dieser Typ geht meist mit Fettleibigkeit einher, aber Vererbung kann ebenfalls eine Rolle spielen. Eine andere Art von Diabetes entwickelt sich manchmal in der Schwangerschaft aufgrund hormoneller Veränderungen. Dieser sogenannte Schwangerschaftsdiabetes verschwindet normalerweise nach der Geburt, kann aber in weiteren Schwangerschaften wiederkehren.

Diabetes kann mit Medikamenten, Diät oder Insulininjektionen kontrolliert werden. Unbehandelter oder schlecht kontrollierter Diabetes kann zu verschiedenen Komplikationen führen, einschließlich einer potenziell tödlichen Stoffwechselstörung, die als Ketoazidose bezeichnet wird. Ein weiteres potenzielles Problem ist Hypoglykämie, ein extrem niedriger Blutzuckerspiegel, der zur Bewusstlosigkeit führen kann. Ursachen sind zu viel Insulin, das Auslassen von Mahlzeiten oder zu viel Sport. Betroffene sollten etwas Zuckerhaltiges essen oder spezielle Medikamente einnehmen.

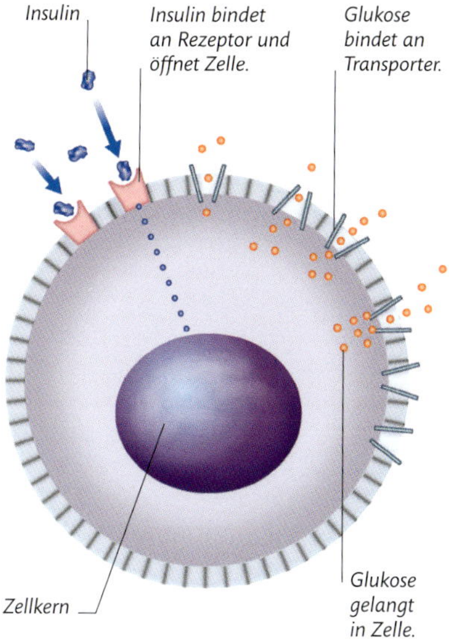

Glukoseaufnahme in eine normale Zelle
Insulin dockt an Rezeptoren in der Zellmembran an und veranlasst Transportproteine, Glukose in die Zelle zu transportieren.

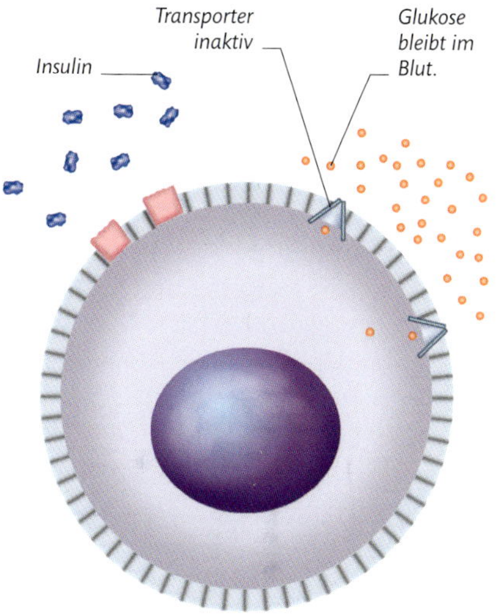

Insulinresistenz bei Typ-2-Diabetes
Die Zellmembranrezeptoren verweigern das Andocken des Insulins, daher gelangt zu wenig Glukose aus dem Blut in die Zelle.

DIABETISCHES FUSSSYNDROM
Diabetischer Fuß

Der Begriff diabetisches Fußsyndrom bezeichnet eine Gruppe von Fußerkrankungen bei Diabetikern, die durch Nervenschäden, schlechte Durchblutung und Infektionen auftreten können. Diabetes kann die Blutgefäße beeinflussen, was zu einer schlechten Durchblutung der Beine und Füße führt. Es kann auch zu Nervenschäden (sogenannte diabetische Neuropathien) kommen, die zu einem allmählichen Gefühlsverlust in den Füßen führen. Der Verlust der Empfindung kann bedeuten, dass kleine Verletzungen unbemerkt bleiben. In Verbindung mit der schlechten Durchblutung kann ein Geschwür entstehen, das sich entzünden und zu einem Gangrän (Gewebetod) entwickeln kann. Schlimmstenfalls kann dies die Amputation des Fußes oder Beines nach sich ziehen.

Das Risiko für einen diabetischen Fuß lässt sich minimieren, indem man den Blutzuckerspiegel genau kontrolliert und auf die Fußpflege achtet: Man sollte gut sitzende Schuhe tragen und jeden Tag die Füße auf Wunden oder Infektionen überprüfen.

DIABETISCHE NEUROPATHIE

Eine mögliche Komplikation von Diabetes sind Nervenschäden (Neuropathie). Der häufigste Typ betrifft sensorische Nerven, was Kribbeln oder Taubheit in den Extremitäten auslöst. Die motorischen Nerven können ebenfalls betroffen sein, was zu Deformitäten (meistens der Füße) oder Muskelschwund führt. In einigen Fällen können Nerven, die automatische Körperfunktionen regulieren, betroffen sein, was zu niedrigem Blutdruck beim Stehen, zu Durchfall oder zu erektiler Dysfunktion führt.

DIABETISCHE RETINOPATHIE

Bei der diabetischen Retinopathie werden die kleinen Blutgefäße in der Netzhaut (die lichtempfindliche Schicht des Auges) durch hohe Blutzuckerwerte geschädigt. Anfangs entwickeln die Gefäße Ausbuchtungen, und kleine Mengen an Flüssigkeit und Blut treten aus. Später kommt es zu stärkeren Blutungen. Auf der Netzhaut entwickeln sich Narbengewebe und zarte neue Blutgefäße. Normalerweise sind beide Augen betroffen. Anfangs ist die Sehkraft nicht beeinträchtigt, aber bei weiterem Voranschreiten kann es zu Sehverlust kommen. Die Behandlung kann in der Regel das Fortschreiten der Erkrankung stoppen, aber nicht die bereits verlorene Sehkraft wiederherstellen.

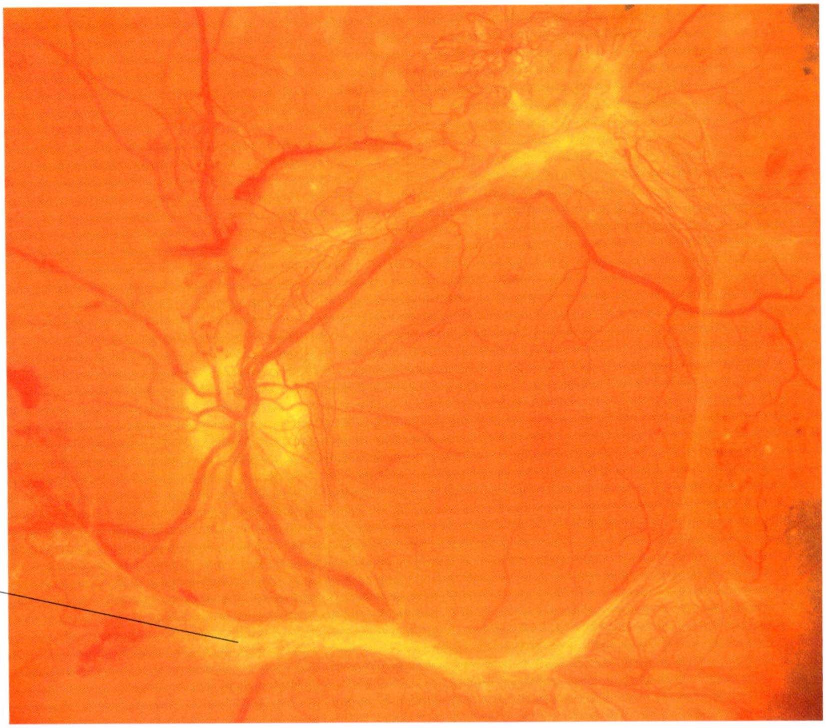

Netzhautschädigung
Bei Diabetes kann die Netzhaut durch Blutungen, Narben sowie das Wachstum von fragilen, neuen Blutgefäßen geschädigt werden.

SCHILDDRÜSENÜBERFUNKTION

Bei Schilddrüsenüberfunktion oder Hyperthyreose produziert die Schilddrüse zu viele Schilddrüsenhormone. Diese Hormone regulieren den Stoffwechsel des Körpers (die chemischen Reaktionen, die den Körper in Gang halten), doch übermäßige Mengen davon beschleunigen die Prozesse im Körper. Eine Hyperthyreose wird am häufigsten durch Morbus Basedow verursacht, eine Autoimmunerkrankung, bei der das Immunsystem die Schilddrüse angreift, um mehr Hormone zu produzieren. Andere Ursachen sind gutartige Tumoren, Schilddrüsenknoten und Nebenwirkungen bestimmter Medikamente.

Die Symptome entwickeln sich eher langsam. Dazu zählen Gewichtsverlust, schneller Herzschlag, Unruhe, Angstzustände, Schlaflosigkeit, Zuckungen oder Zittern, verstärktes Schwitzen und in schweren Fällen eine Vergrößerung der Schilddrüse (Kropf). Bei Morbus Basedow können die Augen hervortreten. Unbehandelt können Herzprobleme und Osteoporose (S. 154) entstehen. Die Behandlung erfolgt in den meisten Fällen medikamentös.

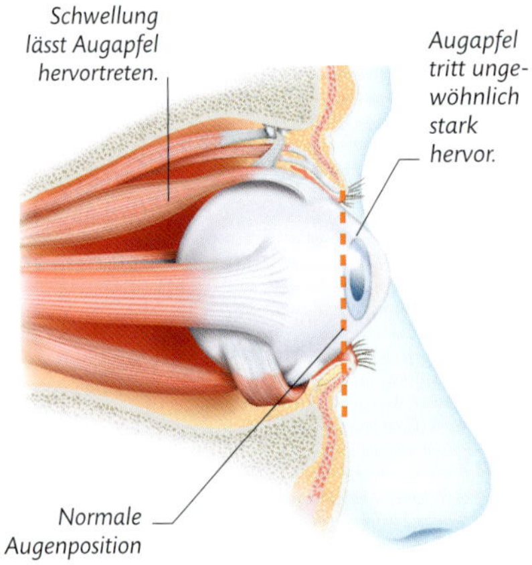

Morbus Basedow
Die Autoimmunreaktion bei Morbus Basedow verursacht abnorme Ablagerungen in Muskeln und Gewebe hinter den Augen, sodass die Augen hervortreten und ihre Funktion beeinträchtigt ist.

SCHILDDRÜSENUNTERFUNKTION

Bei Schilddrüsenunterfunktion oder Hypothyreose produziert die Schilddrüse nicht genügend Schilddrüsenhormone. Diese Hormone regulieren den Stoffwechsel (chemische Reaktionen, die den Körper in Gang halten), doch unzureichende Mengen verlangsamen Körperprozesse. Dies führt zu Symptomen wie Müdigkeit, Gewichtszunahme, trockener Haut, geistiger Langsamkeit und manchmal Vergrößerung der Schilddrüse (Kropf). Babys mit Hypothyreose können Essschwierigkeiten und Gelbsucht haben (S. 201).

Hypothyreose ist am häufigsten bei Erwachsenen und geht meist auf eine Autoimmunerkrankung zurück, bei der das Immunsystem Schilddrüsengewebe angreift. Sie kann auch durch die Entfernung von Schilddrüsengewebe zur Behandlung einer Überfunktion (siehe links) verursacht werden. Die Behandlung erfolgt medikamentös mit Schilddrüsenhormonen.

HYPERCHOLESTERINÄMIE

Bei dieser Störung ist der Cholesterinspiegel im Blut zu hoch, was normalerweise nicht selbst Symptome verursacht, jedoch das Risiko von Herz- und Kreislaufproblemen wie Herzinfarkt und Schlaganfall erhöht. Oft ist der Cholesterinspiegel aufgrund ungesunder Lebensweise erhöht, aber manchmal ist der Grund auch eine erbliche Hypercholesterinämie mit extrem hohem Cholesterinspiegel. Die Behandlung erfolgt mit Medikamenten zur Senkung des Cholesterinspiegels im Blut.

KROPF

Ein Kropf ist ein Zustand, bei dem die Schilddrüse vergrößert ist. Es ist normal, wenn sich die Schilddrüse in bestimmten Lebensphasen wie Pubertät und Schwangerschaft zeitweise vergrößert. Einer abnormen Vergrößerung können jedoch Ursachen zugrunde liegen wie Schilddrüsenüber- und -unterfunktion, Schilddrüsentumor, Nebenwirkungen bestimmter Medikamente oder Jodmangel (notwendig für eine ordnungsgemäße Funktion der Schilddrüse).

Ein Kropf verursacht keine Symptome, ein sehr großer kann aber Schlucken oder Atmen erschweren. Die Behandlung erfolgt mit Medikamenten, radioaktivem Jod zur Schrumpfung der Schilddrüse, Jodzusätzen oder manchmal mit einer Operation.

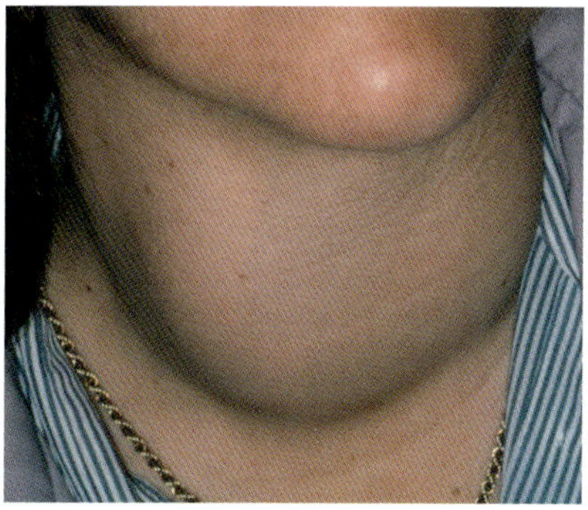

Vergrößerte Schilddrüse
Diese Schwellung am Hals ist eine vergrößerte Schilddrüse (Kropf). Normalerweise verursacht ein Kropf keine Beschwerden.

ADDISON-KRANKHEIT

Bei dieser Störung produzieren die Nebennieren nicht genug Kortikoidhormone, die dem Körper helfen, auf Stress zu reagieren, den Stoffwechsel zu regulieren, den Blutdruck zu kontrollieren und den Salz- und Wasserhaushalt des Körpers auszugleichen. Die Addison-Krankheit wird meist durch eine Autoimmunreaktion verursacht, bei der das Immunsystem die Nebennieren angreift. Andere Ursachen sind Infektionen wie Tuberkulose oder HIV, bestimmte Medikamente oder eine plötzlich abgesetzte Kortikoidbehandlung.

Symptome der Addison-Krankheit sind Müdigkeit, Muskelschwäche, Gewichtsverlust, Depressionen und abnorme Hautfärbung. Darüber hinaus kann eine plötzliche Krankheit, Verletzung oder anderer Stress zu einem potenziell tödlichen Kreislaufkollaps führen, der dringend medizinische Hilfe benötigt.

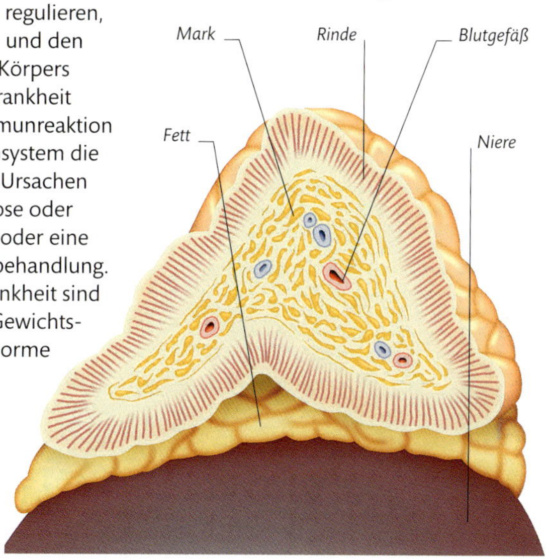

Nebenniere im Querschnitt
Die Nebennieren sitzen auf den Nieren. Die Rinde produziert Kortikoid und andere Hormone, das Mark produziert Adrenalin und Noradrenalin.

CUSHING-SYNDROM

Beim Cushing-Syndrom produzieren die Nebennieren zu viel Kortisol. Dies ist ein Kortikoid, das die körpereigene Verwendung von Fetten reguliert, den Körper bei der Bewältigung von Stress unterstützt und Entzündungen reduziert. Die Erkrankung wird häufig durch eine längere Behandlung mit Kortikoiden ausgelöst. Andere Ursachen sind ein Tumor der Nebenniere oder ein Hypophysentumor, der eine Überproduktion eines Hypophysenhormons verursacht, das die Nebennieren stimuliert. Zu den Symptomen gehören Gewichtszunahme, übermäßige Fettablagerungen (besonders Gesicht und Schultern), rötlich-blaue Dehnungsstreifen an Körper und Gliedmaßen, übermäßiger Haarwuchs, Depressionen, Schwäche und verminderter Sexualtrieb. Im weiteren Verlauf können sich Osteoporose, Bluthochdruck, Diabetes und Nierensteine entwickeln. Die Behandlung hängt von der zugrunde liegenden Ursache ab.

ERKRANKUNGEN DER NEBENSCHILDDRÜSEN

Die vier Nebenschilddrüsen produzieren ein Hormon, das den Kalziumspiegel im Blut reguliert. Eine Unteraktivität der Drüsen (Hypoparathyreoidismus) verursacht einen niedrigen Kalziumgehalt im Blut, was zu Kribbeln, Muskelkrämpfen und manchmal Krampfanfällen führt. Sie kann durch Schäden bei einer Operation oder durch eine Autoimmunreaktion ausgelöst werden. Die Behandlung erfolgt mit Kalzium und Vitamin D. Eine Überaktivität der Nebenschilddrüsen (Hyperparathyreoidismus) verursacht zu hohe Kalziumspiegel mit Depressionen, Müdigkeit, übermäßigem Wasserlassen, Schwäche, Verwirrung und Bewusstlosigkeit. Sie kann durch einen gutartigen Tumor in einer der Drüsen oder auf eine andere Erkrankung, etwa der Nieren, zurückzuführen sein. Die Behandlung erfolgt medikamentös, operativ oder durch Beseitigung der zugrunde liegenden Ursache.

HAUT, HAARE UND NÄGEL

SCHUPPENFLECHTE

Schuppenflechte oder Psoriasis ist eine langfristige Erkrankung, bei der sich Hautzellen zu schnell vermehren und rote, verdickte Stellen verursachen. Infektionen, Verletzungen, Stress oder bestimmte Medikamente können Psoriasis begünstigen. Bei der am häufigsten vorkommenden Art, der sogenannten Plaque-Psoriasis, erscheinen an Ellbogen, Knien und Kopfhaut rote, juckende, entzündete Flecken (Plaques), die mit silbrigen Schuppen bedeckt sind. Bei Psoriasis guttata treten kleine, schuppige rote Flecken überall am Körper auf. Bei der Psoriasis flexia entstehen in den Hautfalten große glatte rote Flecken. Ein Befall der Nägel mit Psoriasis äußert sich durch Grübchen und Verfärbung. Psoriasis kann auch Psoriasisarthritis (S. 157) verursachen.

Psoriasis wird vor allem topisch mit Salizyl-, Urea-, Kortikoid-, Teer- oder Dithranolpräparaten, Vitamin D sowie UV-Licht-Therapie behandelt. Auch Tabletten oder Injektionen können hilfreich sein.

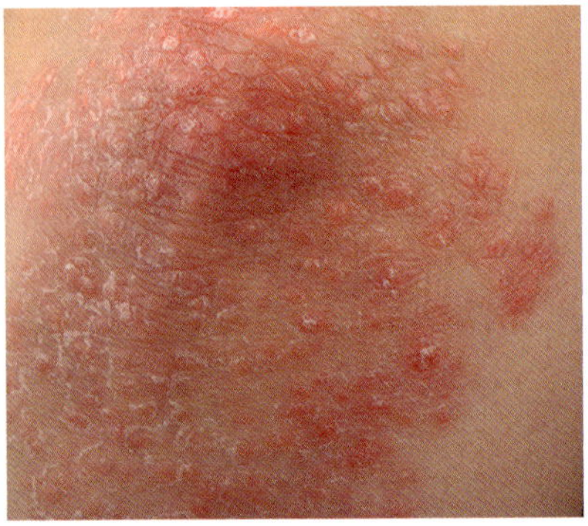

Schuppenflechte am Ellbogen
Psoriasis verursacht meist verdickte rote Stellen, die mit silbrigen Schuppen bedeckt sind. Sie kann überall am Körper auftreten, vor allem jedoch an Ellbogen (Foto), Knie und Kopfhaut.

LICHEN RUBER PLANUS
Oraler Lichen planus

Lichen ruber planus ist ein häufig auftretender juckender Ausschlag mit kleinen rosa oder violetten Flecken, der am häufigsten an Armen, Beinen, Rücken oder Kopfhaut auftritt, aber auch auf Nägeln oder Wangenschleimhaut (oraler Lichen planus).
Befallene Nägel zeigen meist Furchen und Flecken, auf der Innenseite der Wangen äußert sich oraler Lichen planus als feines weißes Geflecht.

Die Behandlung der Erkrankung erfolgt mit rezeptfreien Antihistaminika, um den Juckreiz zu lindern. Ein Arzt kann auch topische Kortikosteroide oder, wenn Kopfhaut oder Nägel betroffen sind, Kortikoidtabletten verschreiben. Oraler Lichen planus kann mit antiseptischen oder Kortikoid-Mundspülungen bzw. -tabletten behandelt werden.

EKZEM UND DERMATITIS
Kontaktdermatitis | Pompholyx (dyshidrotisches Ekzem) | Seborrhoisches Ekzem

Ekzem und Dermatitis sind Begriffe für eine Entzündung der Haut, die rote, trockene, juckende und manchmal blasige Stellen verursacht.

Das atopische Ekzem ist am weitesten verbreitet und tritt oftmals in der Kindheit auf. Die Ursache ist unbekannt, aber Menschen mit einer ererbten Allergieneigung sind anfälliger. Das Hauptsymptom ist ein stark juckender, oft schuppiger Hautausschlag.

Die Kontaktdermatitis ist auf den direkten Kontakt mit einer reizenden Substanz oder einem Allergen zurückzuführen. Sie kann in jedem Alter auftreten und verursacht typischerweise rote, juckende, schuppige Hautstellen, die nässen oder Blasen bilden können. Betroffen ist in der Regel nur der Hautbereich, der in direkten Kontakt mit dem Reizstoff kam.

Seborrhoische Ekzeme können in jedem Alter auftreten. Sie verursachen einen roten, schuppigen, juckenden Hautausschlag an Gesicht, Kopfhaut, Brust oder Rücken. Die Ursache ist unbekannt, aber der Ausschlag entwickelt sich oft in Zeiten von erhöhtem Stress und ist manchmal mit übermäßigem Wachstum eines Hefepilzes verbunden, der normalerweise auf der Haut vorhanden ist.

Pompholyx, auch dyshidrotisches Ekzem genannt, verursacht kleine, juckende Blasen an Stellen, wo die Haut am dicksten ist, wie Finger, Handflächen und Fußsohlen. Die Ursache von Pompholyx ist unbekannt.

Zur Linderung der Symptome empfehlen sich die Vermeidung von Reizstoffen und bekannten Allergenen, hypoallergene Feuchtigkeitscremes und das Abdecken des betroffenen Bereichs, um Kratzen zu vermeiden. Ein Arzt kann je nach Art und Schwere des Ekzems auch eine spezifischere Behandlung empfehlen.

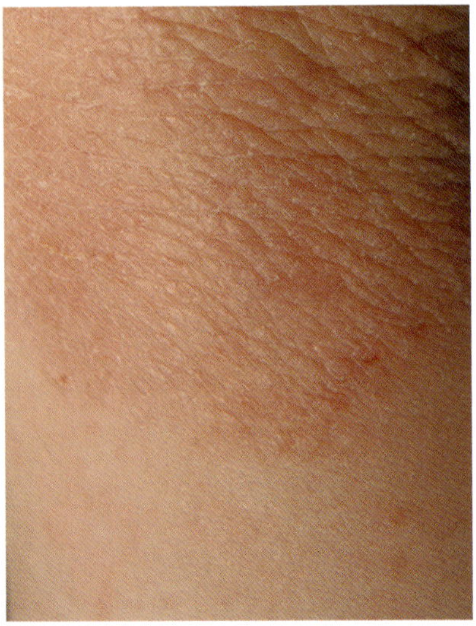

Kontaktdermatitis
Der Kontakt mit Reizstoffen kann einen lokalisierten roten, juckenden Hautbereich verursachen. Häufige Auslöser sind Wasch- und Reinigungsmittel, Nickel, Latex, bestimmte Pflanzen und Kosmetika.

RÖSCHENFLECHTE

Röschenflechte ist eine leichte Hauterkrankung mit einem Ausschlag aus schuppigen rosa Flecken an Körper und Oberarmen. Sie betrifft hauptsächlich Kinder und junge Erwachsene. Die Ursache ist unbekannt.

Das erste Anzeichen ist ein großer, runder Fleck am Körper, der Primärfleck genannt wird. Der Ausschlag erscheint in der Regel eine Woche später und kann jucken. Er dauert meist vier bis acht Wochen und klingt ohne Behandlung ab. Feuchtigkeitscremes oder verschriebene topische Kortikoide oder Antihistaminika können die Symptome lindern.

NESSELSUCHT

Nesselsucht, auch Urtikaria genannt, ist ein juckender, erhabener Hautausschlag, der den ganzen Körper oder nur eine kleine Hautpartie betreffen kann. Sie dauert meist nur wenige Stunden (akute Urtikaria), kann aber auch monatelang anhalten (chronische Urtikaria). Ursache ist meist eine allergische Reaktion, manchmal auch eine Infektion oder Stress-, Hitze- oder Kälteeinwirkung.

Akute Urtikaria klingt normalerweise ohne Behandlung ab. Chronische Urtikaria kann mit Antihistaminika oder in schweren Fällen mit Kortikoidtabletten behandelt werden.

PHOTOSENSIBILITÄT

Photosensibilität ist eine abnorme Reaktion der Haut auf ultraviolettes Licht. Exponierte Bereiche entwickeln einen roten, oft schmerzhaften Ausschlag, kleine, juckende Blasen und schuppige Haut.

Photosensibilität kann angeboren sein oder sich im Lauf des Lebens entwickeln, manchmal als Reaktion auf bestimmte Medikamente oder Kosmetika. Sie kann auch ein Merkmal des systemischen Lupus erythematodes sein (S. 189).

Betroffene sollten ultraviolettes Licht und andere Auslöser meiden. Ein Arzt kann Kortikoide oder Antihistaminika verschreiben, um die Symptome zu lindern.

AKNE

Bei Akne werden die Talgdrüsen blockiert und entzünden sich, was zu Pickeln im Gesicht, an Rücken und Brust führt. Akne betrifft am häufigsten Jugendliche, kann aber in jedem Alter auftreten. Bei Jugendlichen sind meist Veränderungen des Sexualhormonspiegels in der Pubertät der Auslöser. Bei Erwachsenen betrifft Akne vor allem Frauen kurz vor der Menstruation oder während der Schwangerschaft. Auch bestimmte Medikamente können Akne verursachen.

Formen von Akne sind Mitesser, Papeln (kleine rote Knötchen) und Pusteln (kleine, mit Eiter gefüllte Bläschen). In schweren Fällen können große, harte Knoten und mit Eiter gefüllte Pseudozysten auftreten, die vernarben können.

Milde Akne wird mit benzoylperoxidhaltigen Lotionen behandelt. In schwereren Fällen werden Antibiotika, Azelainsäure und Retinoide verordnet. Bei Frauen können auch eine Hormontherapie oder die kombinierte Antibabypille wirksam sein. Es kann einige Monate dauern, bevor eine Verbesserung des Hautbilds sichtbar wird.

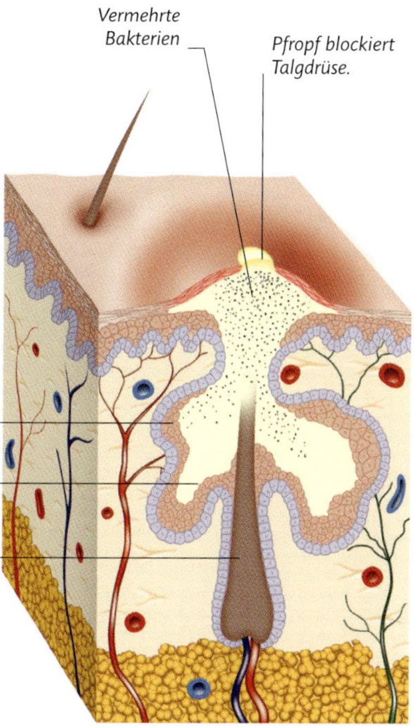

Entzündetes Haarfollikel
Die Verstopfung einer Talgdrüse führt zum Aufbau einer öligen Substanz (Talg). Bakterien, die normalerweise harmlos auf der Haut leben, vermehren sich im Talg, verursachen Entzündungen und Pickel.

ROSAZEA

Rosazea ist eine langfristige Hauterkrankung vor allem hellhäutiger Menschen, die zu Rötungen im Gesicht führt. Verschiedene Faktoren können eine Episode auslösen, wie Sonnenlicht, Koffein, Alkohol, stark gewürzte Speisen und Stress. Schließlich kommt es zu anhaltender Gesichtsrötung, sichtbaren Blutgefäßen in der Haut (Teleangiektasie, S. 224), Flecken und Pusteln, Verdickung der Haut und der Nase (Rhinophym).

Neben der Vermeidung von Auslösern können Antibiotika oder, bei Teleangiektasie, eine Lasertherapie hilfreich sein.

RHINOPHYM

Rhinophym ist eine knollige Deformierung und Rötung der Nase, die fast ausschließlich bei älteren Männern auftritt. Sie ist eine Komplikation der schweren Rosazea. Beim Rhinophym verdickt sich das Nasengewebe, kleine Blutgefäße in der Nase vergrößern sich und treten hervor und die Talgdrüsen werden überaktiv, wodurch die Nase übermäßig fettig wird.

Medikamente für Rosazea sind beim Rhinophym selten wirksam. In den meisten Fällen wird eine Operation empfohlen, in der die verdickte Haut entfernt und die Nase umgeformt wird.

LUPUS PERNIO

Bei Lupus pernio entwickeln sich an Ohren, Nase oder Wangen violette Schwellungen, die an Frostbeulen erinnern. Im Gegensatz zu Frostbeulen jucken und schmerzen die Schwellungen nicht.

Lupus pernio ist ein Merkmal von Sarkoidose, einer Erkrankung, bei der sich kleine Knötchen (Granulome) in einem oder mehreren Teilen des Körpers entwickeln, meistens in Lunge, Lymphknoten, Haut und Augen. Die Ursache der Sarkoidose ist unbekannt, wahrscheinlich handelt es sich um eine übersteigerte Reaktion des Immunsystems, möglicherweise auf eine Infektion.

Lupus pernio wird mit Kortikoiden behandelt, allerdings verschwinden die Schwellungen im Gesicht oft nicht völlig.

CHLOASMA

Chloasma, auch bekannt als Melasma, ist eine Hauterkrankung, bei der dunkle Flecken auf dem Gesicht, vor allem auf Stirn, Nase und Wangen erscheinen. Sonnenlicht verstärkt die dunkle Färbung. Die Ursache von Chloasma ist unbekannt. Manchmal entwickelt es sich während der Schwangerschaft, der Wechseljahre oder durch die Einnahme oraler Kontrazeptiva.

Die Flecken verblassen normalerweise innerhalb weniger Monate von selbst, sofern direktes Sonnenlicht gemieden wird. Bis dahin kann man sie unter speziellen Abdeckcremes verstecken. In schweren Fällen helfen hautaufhellende Cremes, Laserbehandlung oder chemische Peelings.

HÄMANGIOM

Hämangiome sind Muttermale, die durch abnorme Blutgefäße unter der Haut verursacht werden. Dazu zählen Storchenbiss (kleine, flache, rosa oder rote Flecken im Nacken), Erdbeerfleck (erhabene, leuchtend rote Flecken) und Feuermal (flache, rote oder violette Flecken). Storchenbiss und Erdbeerfleck verschwinden normalerweise von selbst. Feuermale sind in der Regel dauerhaft.

Hämangiome brauchen normalerweise keine Behandlung. Sehr große, blutende, in Augennähe befindliche oder unansehnliche Male können medikamentös oder operativ (etwa per Laser) behandelt werden.

VITILIGO

Bei Vitiligo verlieren Hautstellen ihre Farbe. Dies geschieht am häufigsten im Gesicht, an Händen, in Achselhöhlen und Leistengegend. Es wird angenommen, dass es sich um eine Autoimmunerkrankung handelt, bei der das Immunsystem Hautzellen angreift, die das Pigment Melanin bilden. Der Zustand entwickelt sich normalerweise im frühen Erwachsenenalter.

Es gibt keine Heilung für Vitiligo, aber eine Kombination aus Lichttherapie und Medikamenten kann helfen, die Bereiche zu repigmentieren. Kleinere Bereiche können mit Camouflage-Kosmetika abgedeckt werden. Andere Behandlungsmöglichkeiten sind topische Kortikoide, topische Immunmodulatoren und das Vitamin-D-Derivat Calcipotriol.

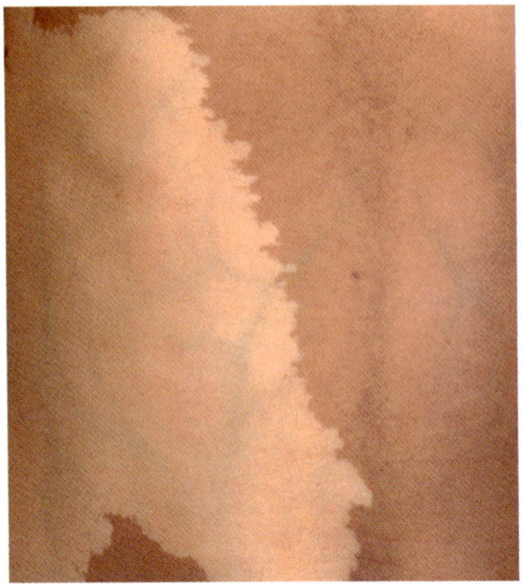

Vitiligo
Bei Vitiligo entwickeln sich blasse Hautstellen aufgrund des Verlustes des Pigments Melanin. In der Regel vergrößern sich die Stellen trotz Behandlung weiter, doch manchmal verschwinden sie spontan.

TELEANGIEKTASIEN

Teleangiektasien sind dauerhaft erweiterte kleine Blutgefäße direkt unter der Haut, was zu Rötungen führt. Sie treten am häufigsten auf Nase und Wangen auf. Teleangiektasien können durch eine Hauterkrankung, wie Rosazea (S. 223), zu viel Sonne oder langfristigen starken Alkoholkonsum entstehen. Oft ist die Ursache nicht ersichtlich.

Teleangiektasien sind kein Grund zur Besorgnis, aber wenn sie zu sehr stören, können sie durch Laserbehandlung entfernt werden.

LIVEDO RETICULARIS

Livedo reticularis ist eine netzartige violette oder blaue Verfärbung der Haut aufgrund einer Vergrößerung der Blutgefäße unter der Haut. Sie tritt vor allem an der Unterschenkeln auf und häufiger bei Menschen mit Vaskulitis (Entzündung der Blutgefäße), Antiphospholipid-Syndrom (eine Störung, bei der Blut schneller als normal gerinnt) sowie bei extrem kälteempfindlichen Personen.

Livedo reticularis selbst ist harmlos und braucht keine Behandlung, sollte allerdings wegen der damit verbundenen möglichen Erkrankungen ärztlich abgeklärt werden.

INTERTRIGO

Intertrigo ist eine Entzündung der Haut durch zwei aneinanderreibende Hautflächen, etwa unter den Brüsten, zwischen den Oberschenkeln, in den Achselhöhlen oder zwischen den Gesäßbacken. Die betroffene Hautstelle ist rot und feucht, kann einen unangenehmen Geruch haben, ist oft von einer Pilzinfektion befallen und kann Schuppen oder Blasen entwickeln. Schwitzen verschlimmert die Symptome.

Die Behandlung besteht darin, den betroffenen Bereich sauber und trocken zu halten. Gegen Infektion und Entzündung helfen topische antimykotische Medikamente und Kortikoide.

BLUTERGUSS

Ein Bluterguss ist ein verfärbter Bereich unter der Haut, der durch Blutungen aus kleinen Blutgefäßen in den darunterliegenden Geweben verursacht wird. Über einen Zeitraum von einigen Tagen ändert er allmählich seine Farbe, wenn das Hämoglobinpigment in dem ausgetretenen Blut abgebaut wird, bis er schließlich vollständig verblasst. Eine Eispackung kann helfen, die Blutung zu begrenzen.

Verschwindet ein Bluterguss nicht innerhalb von zwei Wochen oder tritt er ungewöhnlich schnell oder ohne Grund auf, sollte ein Arzt konsultiert werden, da eine Blutgerinnungsstörung vorliegen kann.

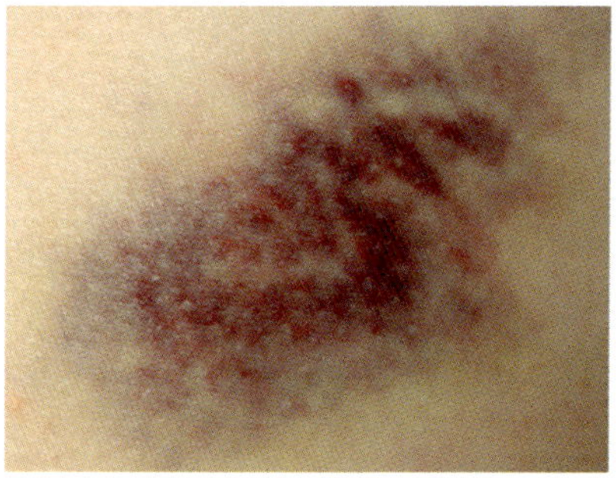

Bluterguss
Blutergüsse ändern ihre Farbe, weil das Hämoglobin der roten Blutzellen zu Stoffen unterschiedlicher Farbe wie Grün, Gelb und Hellbraun zersetzt wird. Die Verfärbung verblasst gewöhnlich vollständig in etwa ein bis zwei Wochen.

FROSTBEULEN

Frostbeulen, auch Pernio genannt, sind juckende, schmerzhafte Schwellungen an Fingern oder Zehen als Folge der übermäßigen Verengung kleiner Blutgefäße unter der Haut bei großer Kälte. Die Schwellungen schmerzen während der Kälteeinwirkung, jucken aber intensiv, wenn sich die Haut wieder erwärmt.

Frostbeulen verschwinden gewöhnlich innerhalb weniger Wochen von selbst, können aber wiederkehren. Warm halten und körperliche Fitness verbessern die Durchblutung der Gliedmaßen. In schweren Fällen helfen Medikamente zur Erweiterung der Blutgefäße.

BLASEN
Schwiele (Kallus)

Blasen sind flüssigkeitsgefüllte Schwellungen in der Haut. Sie können ein Symptom für eine Vielzahl von Krankheiten sein, gewöhnlich in Verbindung mit anderen Symptomen.

Blasen entstehen meist bei Reibung durch schlecht sitzendes Schuhwerk oder durch eine Verbrennung. An Stellen, die regelmäßig oder anhaltend Reibung oder Druck ausgesetzt sind, kann sich die Haut verdicken und eine Schwiele entstehen. Eine durch kleine Schäden verursachte Blase heilt normalerweise von selbst. Sie sollte intakt gelassen und mit einem trockenen, sterilen Verband geschützt werden. Bei Anzeichen einer Entzündung oder einer schweren Verbrennung sollte ein Arzt aufgesucht werden.

DRUCKGESCHWÜR

Ein Druckgeschwür, auch Dekubitus genannt, ist ein Geschwür, das sich durch längere Druckbelastung auf der Haut bildet, vor allem bei Personen mit beeinträchtigter Beweglichkeit. Druckgeschwüre beginnen als rote, schmerzhafte Bereiche, die violett werden, bevor die Haut aufreißt. Häufig sind Stellen an Hüfte, Wirbelsäule, Gesäß, Schultern, Fersen und Fußgelenken betroffen.

Druckgeschwüre können mit Verbänden und Medikamenten behandelt werden. In einigen Fällen können Antibiotika und plastische Chirurgie erforderlich sein.

Druckgeschwüre lassen sich in der Regel durch regelmäßige Lageveränderung und spezielle Kissen und Matratzen verhindern.

UNTERSCHENKELGESCHWÜR

Ein Unterschenkelgeschwür oder Ulcus cruris ist eine schmerzhafte offene Wunde, meist am Unterschenkel oder Fußgelenk. Es entwickelt sich in der Regel aufgrund von Durchblutungsstörungen und ist bei Menschen mit Krampfadern häufig (S. 185). Es kann spontan oder nach einer leichten Verletzung auftreten. Typischerweise erscheint es als rötlicher, offener Bereich, manchmal mit einer Schwellung um das Geschwür.

Die Behandlung beinhaltet regelmäßige Reinigung und Kompression durch Bandagen oder Stützstrümpfe. Ist das Geschwür entzündet, helfen Antibiotika. Auf diese Weise heilen die meisten Geschwüre innerhalb weniger Monate ab.

TALGZYSTE

Auch als Grützbeutel oder Atherom bezeichnet, ist eine Talgzyste ein glattes Knötchen, das sich aufgrund einer Entzündung eines Haarfollikels unter der Haut bildet. Die Zyste enthält ein gelbes, käsiges Material aus abgestorbenen Hautzellen und Talg. Talgzysten treten am häufigsten auf der Kopfhaut, im Gesicht, an Hals, Körper und Genitalien auf. Obwohl harmlos, werden die Zysten gelegentlich sehr groß und unansehnlich. Entzündet sich eine Zyste, kann sie schmerzen und schließlich platzen.

Eine Zyste, die keine Probleme verursacht, braucht keine Behandlung. Eine große, schmerzhafte oder infizierte Zyste kann mit Antibiotika behandelt oder operativ entfernt werden.

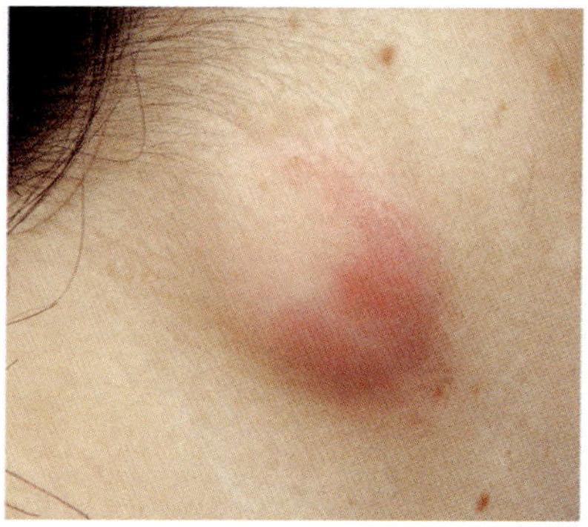

Talgzyste am Hals
Die runden, kuppelförmigen Talgzysten sind in der Regel harmlos. Wenn sie stören oder sich entzünden, sollten sie medikamentös behandelt oder operativ entfernt werden. Die Entfernung kann jedoch eine Narbe hinterlassen.

FIBROM

Ein Fibrom ist eine kleine, weiche, schmerzlose, gutartige Geschwulst, die durch einen Stiel an der Haut befestigt ist. Fibrome treten normalerweise spontan auf und können auf jedem Körperteil wachsen; häufige Stellen sind der Nacken, Achselhöhlen, um die Leistengegend und unter den Brüsten. Sie verursachen normalerweise keine Probleme, obwohl sie durch Reibung bluten oder wund werden können. Lästige Fibrome kann der Arzt entfernen.

LIPOM

Ein Lipom ist ein gutartiger Tumor unter der Haut, der durch übermäßiges Wachstum von Fettzellen verursacht wird. Lipome können sich überall entwickeln, am häufigsten jedoch an Schultern, Nacken, Brust, Rücken, Gesäß oder Oberschenkeln. Sie fühlen sich weich und glatt an und sind unter der Haut beweglich. Lipome wachsen langsam und sind harmlos. Sie benötigen keine Behandlung, können aber aus kosmetischen Gründen operativ entfernt werden.

SYRINGOM

Ein Syringom ist ein gutartiger Tumor der Schweißdrüsen. Syringome finden sich am häufigsten in Gruppen an den Augenlidern, aber auch an anderen Stellen im Gesicht oder auf der Kopfhaut, in Nacken, Brust, Bauch, Achselhöhlen oder Leistengegend. Die hellen, festen, runden Knötchen verursachen selten Symptome, obwohl sie gelegentlich jucken können. Sie sind harmlos, können aber durch Laserbehandlung entfernt werden, wodurch allerdings Narben entstehen können.

SOLARE KERATOSE

Die solare oder aktinische Keratose äußert sich durch schuppige, raue Flecken, typischerweise an Stellen, die häufig der Sonne ausgesetzt sind, wie Gesicht, Ohren, Händen und kahlen Teilen der Kopfhaut. Die Flecken können wund sein oder jucken. Manchmal kann sich eine solare Keratose zu einem Plattenepithelkarzinom entwickeln, einer Art von Hautkrebs.

Keratosen sollten überwacht werden und jede Veränderung sollte von einem Arzt überprüft werden. Zur Behandlung und Entfernung der Keratosen stehen neben speziellen Salben Methoden wie Herausschneiden, Herausschaben sowie Kälte-, Laser oder Lichttherapie (photodynamische Therapie) zur Verfügung.

BASALZELLKARZINOM

Das Basalzellkarzinom ist eine Art von Hautkrebs, der von der basalen (innersten) Hautschicht ausgeht und sich am häufigsten im Gesicht entwickelt. Ursache ist meist eine übermäßige Belastung durch UV-Strahlen (z. B. Sonnenlicht). Typischerweise erscheint das Karzinom als kleiner, schmerzloser Knoten mit glatter Oberfläche und perlschnurartigem Rand. Es wächst langsam und kann ulzerieren. Unbehandelt kann es umgebendes Gewebe zerstören, aber es bildet nur selten Metastasen.

Die Behandlung erfolgt durch chirurgische Entfernung, Einfrieren, Strahlen- oder Lichttherapie und Salben. Gelegentlich kann der Krebs danach erneut auftreten.

PLATTENEPITHELKARZINOM

Das Plattenepithelkarzinom ist eine Art von Hautkrebs, der in der äußeren Hautschicht entsteht. Ursachen sind meist eine übermäßige Belastung durch UV-Strahlen (z. B. Sonnenlicht), chemische Karzinogene oder solare Keratosen. Häufig sind exponierte Hautbereiche, aber auch die Genitalien betroffen. Zunächst bildet sich eine verdickte Hautstelle, die sich zu einem harten, schmerzlosen, einer Warze ähnlichen Knoten entwickelt. Unbehandelt kann sich das Karzinom ausbreiten und tödlich sein.

Die frühzeitige Behandlung erfolgt durch eine operative Entfernung des Karzinoms oder durch Strahlentherapie. In fortgeschrittenen Fällen kann auch eine Chemotherapie erforderlich sein.

MALIGNES MELANOM

Das maligne Melanom ist eine Art von Hautkrebs, der aus pigmentierten Hautzellen, sogenannten Melanozyten, entsteht. Ursache ist eine übermäßige Belastung durch UV-Strahlen (z. B. Sonnenlicht). Sonnenbrände erhöhen das Risiko deutlich. Häufigste Symptome sind das Auftreten eines neuen Muttermals oder die Veränderung eines bestehenden Mals. Einige Melanome erscheinen als schnell wachsende dunkle Knoten, andere als unregelmäßige, flache, pigmentierte Flecken. Selten hat ein Melanom wenig oder keine Farbe (bekannt als amelanotisches Melanom). Unbehandelt kann sich ein Melanom schnell ausbreiten und zum Tode führen.

Die Behandlung hängt davon ab, wo das Melanom liegt und wie weit es sich schon ausgebreitet hat. Die Hauptbehandlung ist eine operative Entfernung des Melanoms und eventuell der umliegenden Lymphknoten. Zusätzlich können Strahlen- und Chemotherapie empfohlen werden.

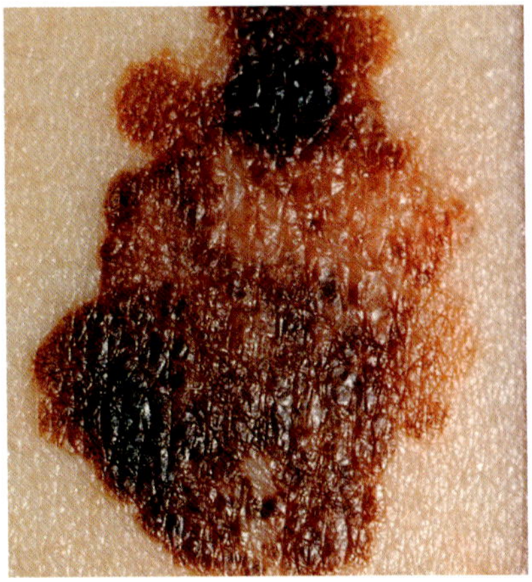

Melanom
Die meisten Melanome haben einen unregelmäßigen Rand und sind ungleich gefärbt. Manche sehen aus wie flache Flecken (wie hier), andere sind erhaben und knotig.

MUTTERMALE

Muttermale sind kleine, farbige Hautwucherungen, die durch Überproduktion pigmentierter Hautzellen, der Melanozyten, verursacht werden. Sie sind flach oder erhaben, hell- bis dunkelbraun, rau oder glatt sowie behaart oder unbehaart. Seltener kann ein Muttermal eine bläulich schwarze Farbe haben, von einem Ring aus heller Haut umgeben sein, größer als normal und ungleichmäßig gefärbt sein.

Muttermale können schon bei der Geburt vorhanden sein, aber die meisten erscheinen später. Fast alle Erwachsenen haben Muttermale. In der Regel sind sie gutartig, gelegentlich kann sich daraus jedoch ein malignes Melanom entwickeln. Warnzeichen sind eine Änderung in Form, Größe oder Farbe, eine ungleichmäßige Färbung, Verkrustung, Juckreiz, Entzündung, Ulzeration, Blutung und ein unregelmäßiger Rand. Das plötzliche Auftreten eines neuen Mals kann auch ein Melanom anzeigen. Solche Änderungen sollten sofort dem Arzt gemeldet werden.

Störende Muttermale können operativ entfernt werden.

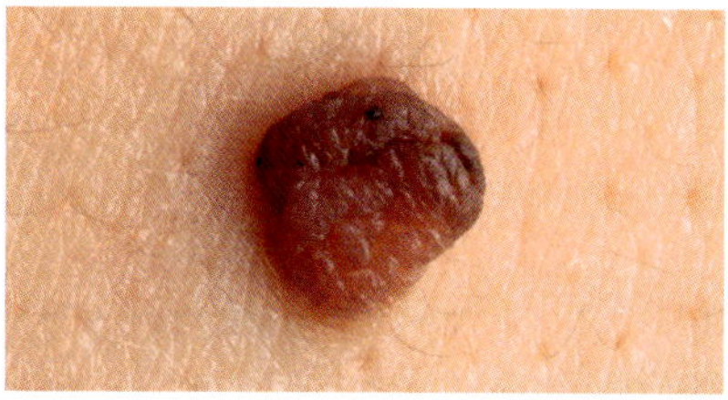

Muttermal
Überproduktion und Aufbau von Melanozyten führt zu einem (manchmal erhabenen) pigmentierten Bereich. Da die Zellen gutartig sind, dringen sie nicht in das darunterliegende Gewebe ein.

LICHEN SCLEROSUS

Lichen sclerosus ist eine seltene Hauterkrankung vor allem im Genital- und Analbereich. Bei Frauen entwickeln sich an Vulva und um den Anus herum kleine weiße, oft juckende Flecken, die sich vergrößern und rissig und wund werden können. Die Vulva kann vernarben und schrumpfen.

Bei Männern treten die weißen, manchmal juckenden Flecken an der Spitze des Penis auf. Die Haut wird hart und weiß. Es kann zu Schwierigkeiten beim Zurückziehen der Vorhaut kommen.

Die Behandlung von Lichen sclerosus erfolgt mit topischen Kortikoiden. In schweren Fällen kann eine operative Entfernung der Vorhaut oder Erweiterung der Vaginalöffnung notwendig sein.

KELOID

Ein Keloid ist eine feste, juckende, unregelmäßig geformte Wucherung von Narbengewebe, das sich auf der Oberfläche einer Wunde bildet. Keloide sind die Folge einer Überproduktion des Hautproteins Kollagen während des Heilungsprozesses. Sie sind häufiger bei dunkelhäutigen Menschen und treten familiär gehäuft auf. Sie entwickeln sich normalerweise nach Hautschäden, selbst nach kleinen Schnitten, aber manchmal können sie auch ohne erkennbare Ursache auftreten.

Keloide sind harmlos. Die Behandlungsmöglichkeiten umfassen Kortikoide, Silikonpräparate, Druckverbände, Einfrieren oder bestimmte Chemotherapie- oder Warzenmedikamente. Die Behandlung ist jedoch nicht immer erfolgreich.

PUSTEL

Eine Pustel ist ein kleiner, mit Eiter gefüllter Pickel. Pusteln erscheinen normalerweise als blasse oder rote Knoten mit einem weißen Zentrum. Die Haut um sie herum kann entzündet und manchmal juckend oder schmerzhaft sein. Pusteln sind ein Merkmal vieler Erkrankungen, am häufigsten der Akne (S. 223). Manchmal erscheint eine einzelne Pustel ohne erkennbare Ursache und verschwindet spontan wieder.

Ein plötzlicher Ausbruch einer großen Anzahl von Pusteln kann auf eine zugrunde liegende Erkrankung hinweisen und sollte von einem Arzt untersucht werden.

FURUNKEL

Ein Furunkel ist eine entzündete, schmerzhafte, mit Eiter gefüllte Schwellung unter der Haut. Es wird durch eine bakterielle Infektion eines Haarbalgs verursacht. Mehrere Furunkel können zusammenfließen und ein Karbunkel bilden. Häufige Ursachen für Furunkel sind feuchte Hautbereiche wie die Leistengegend oder Bereiche, in denen Reibung auftritt, wie der Nacken.

Oft klingen Furunkel ohne Behandlung ab. Sie können platzen, Eiter freisetzen und dann heilen oder sich allmählich zurückbilden. Ein großes, hartnäckiges oder sehr schmerzhaftes Furunkel kann vom Arzt entleert oder mit Antibiotika behandelt werden.

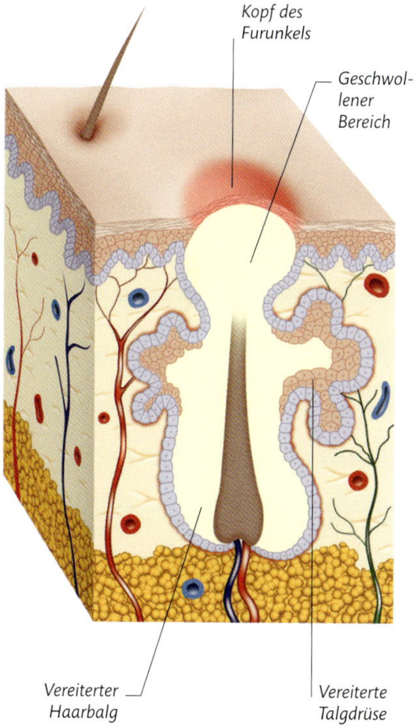

Furunkel
Häufig durch eine *Staphylokokken*-Infektion verursacht, sammelt sich bei einem Furunkel Eiter in einem Haarbalg und manchmal auch in der damit verbundenen Talgdrüse. Die meisten Furunkel platzen und heilen innerhalb von zwei Wochen.

ALTERSWARZEN

Alterswarzen (seborrhoische Keratose) sind harmlose Wucherungen, die vor allem am Rumpf auftreten, aber auch an Kopf, Hals, Unterarmen oder Handrücken. Typischerweise erscheinen sie als krustige oder talgige Flecken, gewöhnlich braun oder schwarz. Sie sind schmerzlos, können aber jucken.

Alterswarzen brauchen keine Behandlung, obwohl ein Arzt konsultiert werden sollte, um Hautkrebs sicher auszuschließen. Wenn eine Alterswarze lästig ist, kann sie durch Abkratzen oder durch Gefrieren entfernt werden.

DELLWARZEN

Dellwarzen sind eine Virusinfektion, die glänzende, perlweiße oder fleischfarbene Knötchen auf der Haut hervorruft. Diese sind kuppelförmig und haben in ihrer Mitte eine Vertiefung. Sie können jucken und sich zu kleinen Gruppen ausbreiten. Sie sind harmlos, aber ansteckend und werden durch engen Hautkontakt, Geschlechtsverkehr oder Kontakt mit kontaminierten Objekten verbreitet.

Kinder werden in der Regel nicht behandelt, da die Behandlung schmerzhaft sein und Narben hinterlassen kann. Normalerweise klingt sie nach etwa 12 Monaten von selbst ab. Bei Erwachsenen können die Warzen aus kosmetischen Gründen entfernt werden.

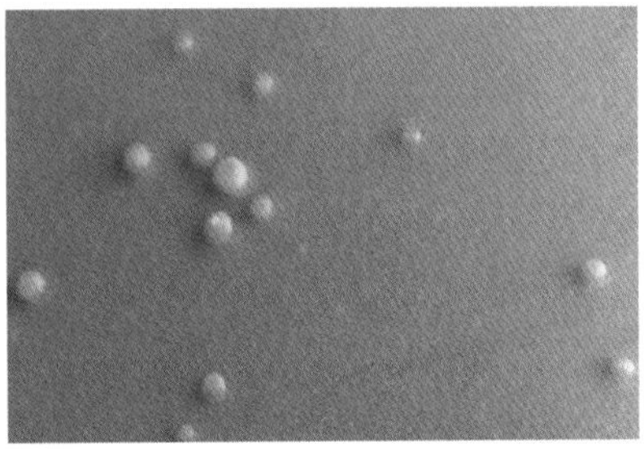

Dellwarzen
Dellwarzen treten am häufigsten bei Kindern auf. Die Krankheit ist ansteckend, bis die kleinen, erhabenen Knötchen auf der Haut vollständig verschwunden sind.

IMPETIGO CONTAGIOSA

Impetigo oder Borkenflechte ist eine bakterielle Hautinfektion, die bei Kindern häufig und normalerweise um Kinn, Mund und Nase herum auftritt. Sie ist sehr ansteckend und wird durch direkten körperlichen Kontakt verbreitet. Es kommt zu einer Rötung der Haut, gefolgt von kleinen, flüssigkeitsgefüllten Blasen, die platzen und zu honigfarbenen Krusten eintrocknen. Es können auch Fieber und Schwellungen der Lymphknoten im Nacken oder im Gesicht auftreten.

Durch die Behandlung mit topischen oder oralen Antibiotika klingt die Infektion in ein paar Tagen ab. Um die Ausbreitung der Infektion zu verhindern, sollten Bettwäsche und Handtücher nicht geteilt werden und infizierte Personen sollten zu Hause bleiben.

ERYSIPEL

Erysipel ist eine bakterielle Infektion der oberen Hautschichten, meist durch Bakterien, die zum Beispiel durch einen Schnitt, ein Geschwür oder durch eine Hauterkrankung wie Fußpilz oder ein Ekzem (S. 222) in die Haut gelangen.

Das Erysipel tritt normalerweise im Gesicht oder an den Beinen auf, obwohl auch andere Körperstellen betroffen sein können. Die Haut im infizierten Bereich wird warm, schwillt an und entzündet sich, manchmal bilden sich Blasen. Auch Fieber, Müdigkeit und Schwellung der benachbarten Lymphknoten sind möglich.

Erysipele werden mit Antibiotika behandelt, die die Infektion meist innerhalb von zwei Wochen beseitigen. Schmerzmittel können die Symptome lindern.

MUNDWINKELENTZÜNDUNG

Auch Mundwinkelrhagaden oder Faulecken genannt, wird die Mundwinkelentzündung in der Regel durch Bakterien oder Pilze verursacht. Es kommt typischerweise zu Rötungen, Schmerzen, Rissen, Krusten und manchmal Blutungen an den Mundwinkeln. Entzündungsfördernde Faktoren sind unter anderem schlecht sitzende Prothesen, ein Mangel an Vitamin B_{12}, Folsäure oder Eisen, bestimmte langfristige Darmprobleme sowie übermäßige Speichelbildung.

Die Entzündung wird mit antimykotischen oder antibiotischen Medikamenten behandelt. Wenn möglich sollten auch auslösende Faktoren beseitigt oder behandelt werden. Gute Mundhygiene kann helfen, ein Wiederauftreten zu verhindern.

ZELLULITIS (PHLEGMONE)

Phlegmone ist eine bakterielle Infektion der tieferen Hautschichten und des darunterliegenden Gewebes. Sie betrifft normalerweise die Unterschenkel, kann aber überall auftreten, selbst im Gesicht um die Augen herum. Sie wird meistens durch Bakterien verursacht, die durch eine Wunde in die Haut eindringen.

Symptome treten innerhalb einiger Stunden der Infektion auf und schließen Rötung, Schwellen, Hitze und Schmerz im betroffenen Bereich und manchmal Fieber und Schüttelfrost mit ein. Unbehandelt kann sich die Infektion schnell im Körper ausbreiten und lebensbedrohlich sein.

Bei sofortiger Behandlung mit Antibiotika (in schweren Fällen in intravenöser Form) ist eine vollständige Genesung möglich.

HAUTABSZESS

Ein Hautabszess ist eine Ansammlung von Eiter unter der Haut, die meist durch eine bakterielle Infektion verursacht wird. Er erscheint in der Regel als glatte, feste Schwellung, die empfindlich oder schmerzhaft sein kann. Die Schwellung und die unmittelbare Umgebung können warm und entzündet sein, manchmal ist eine Eiteransammlung unter der Schwellung erkennbar. In einigen Fällen kann es zu Fieber und Schüttelfrost kommen.

Ein kleiner Hautabszess kann ohne Behandlung von selbst abklingen. Ein großer oder hartnäckiger Hautabszess muss wahrscheinlich vom Arzt entleert und mit Antibiotika behandelt werden.

WARZEN
Verrucae

Warzen sind kleine, feste Wucherungen auf der Haut, die durch eine Virusinfektion verursacht werden. Plantarwarzen sind Warzen an der Fußsohle, die durch das Körpergewicht abgeflacht wurden. Die meisten Warzen entstehen an den Händen oder Füßen, aber sie können auch die Genitalien (Genitalwarzen, S. 218) befallen.

Warzen sind in der Regel rund und fest, haben eine raue, erhabene Oberfläche und können mit winzigen dunklen Flecken übersät sein. Dornwarzen sind abgeflacht, fest und haben eine verhornte Oberfläche.

Die meisten Warzen verschwinden von selbst, wobei dies Monate oder Jahre dauern kann. Zu den Behandlungsmethoden gehören Einfrieren, Abtragen oder Auflösen. Genitalwarzen sollten immer vom Arzt behandelt werden.

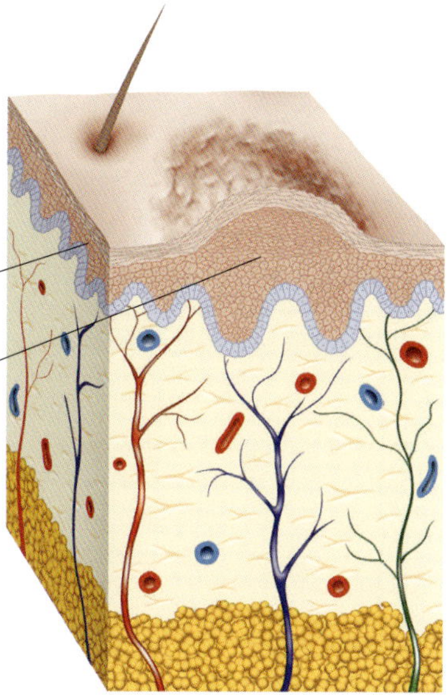

Warzenbildung
Eine Warze ist eine Wucherung von Hautzellen, die durch das humane Papillomavirus verursacht wird. Warzen werden durch Körperkontakt oder Kontakt mit kontaminierten Objekten übertragen.

KRÄTZE

Krätze oder Skabies ist ein Hautbefall durch eine Milbe, die sich in die Haut eingräbt. Skabies ist ansteckend und kann durch engen körperlichen Kontakt weitergegeben werden. Die Symptome umfassen intensiven Juckreiz und einen ausgedehnten Ausschlag mit erhabenen rosaroten Flecken und kurzen Linien auf der Haut, verursacht durch die Milbengänge. Der Juckreiz kann bis zu drei Wochen anhalten, nachdem der Hautausschlag verschwunden ist.

Die Behandlung erfolgt mit einer antiparasitären Lotion. Ein topisches Kortikoid kann den Juckreiz lindern. Wäsche sollte bei hoher Temperatur gewaschen werden.

HAND-FUSS-MUND-KRANKHEIT

Hierbei handelt es sich um eine virale Infektionskrankheit, die hauptsächlich kleine Kinder betrifft. Drei bis fünf Tage nach der Infektion kommt es zu grippeähnlichen Symptomen. Danach entwickeln sich Blasen an Händen, Füßen und im Mund, wobei Letztere ulzerieren und schmerzhaft sein können.

Die Hand-Fuß-Mund-Krankheit klingt nach sieben bis zehn Tagen von selbst ab. Selbsthilfemaßnahmen wie die Vermeidung von heißen oder reizenden Speisen und Getränken sowie Schmerzmittel können die Symptome lindern.

FUSSPILZ

Fußpilz ist eine Fadenpilzinfektion der Fußhaut, die durch Kontakt mit infizierter Haut oder mit kontaminierten Objekten erfolgt. Betroffen sind normalerweise die Haut zwischen den Zehen oder an den Fußsohlen. Der befallene Bereich wird rissig und wund, er juckt und nässt. Manchmal breitet sich die Infektion auf die Zehennägel aus, die dann gelb, dick und brüchig werden. Fußpilz verschwindet nicht von selbst, aber er kann mit rezeptfreien antimykotischen Medikamenten behandelt werden. Wenn diese Behandlung unwirksam ist, kann ein Arzt ein stärkeres antimykotisches Medikament verschreiben.

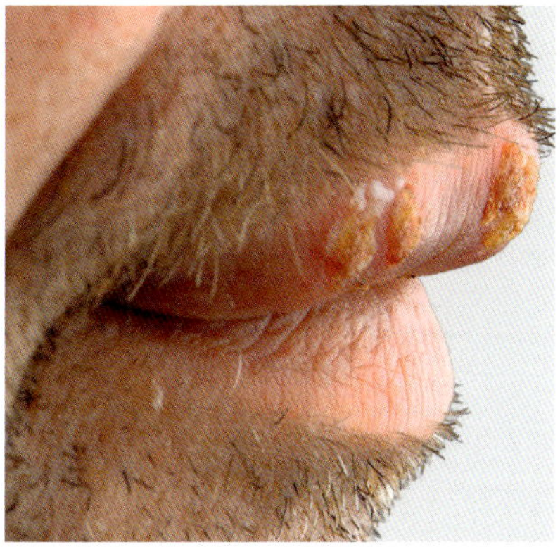

LIPPENHERPES

Lippenherpes sind kleine Blasen, die sich um den Mund oder auf den Lippen bilden. Sie werden durch das Herpes-simplex-Virus verursacht. Der erste Angriff des Virus kann eine grippeähnliche Erkrankung verursachen. Das Virus schlummert danach, aber es kann reaktiviert werden und Lippenherpes verursachen.

In vielen Fällen beginnt Lippenherpes mit einem Kribbeln auf den Lippen. Es folgen kleine Bläschen, die sich vergrößern, schmerzen und jucken. Die Blasen platzen und verkrusten, bevor sie allmählich verschwinden.

Lippenherpes klingt normalerweise innerhalb von etwa sieben bis zehn Tagen von selbst ab. Bei frühzeitiger Anwendung kann eine rezeptfreie, antivirale Creme einen Ausbruch verhindern, sie tötet aber nicht das Virus ab.

Lippenherpes
Zunächst erscheinen kleine, mit Flüssigkeit gefüllte Stellen. Diese entwickeln sich zu größeren, krustigen Blasen, die allmählich schrumpfen und verschwinden.

HAARVERLUST (ALOPEZIE)
Kreisrunder Haarausfall | Alopecia mechanica

Alopezie ist der medizinische Fachausdruck für Haarverlust (Kahlheit). Die häufigste Form ist die Glatzenbildung bei Männern, bei der Haare an Schläfen und Oberkopf verloren gehen. Bei Frauen ist meist nur der Oberkopf betroffen. Generalisierter Haarausfall kann vorübergehend nach der Schwangerschaft oder als Folge einer Chemotherapie auftreten. Andere Ursachen sind Stress, Unterernährung und akute Krankheit. Beim kreisrunden Haarausfall greift das Immunsystem Haarfollikel an, sodass es stellenweise zu Kahlheit kommt. Andere Ursachen sind Hautpilz, Lichen planus (S. 222), Schilddrüsenprobleme und Trichotillomanie.

Kortikoide können das Haarwachstum anregen. Andere Optionen sind Transplantation oder eine Perücke.

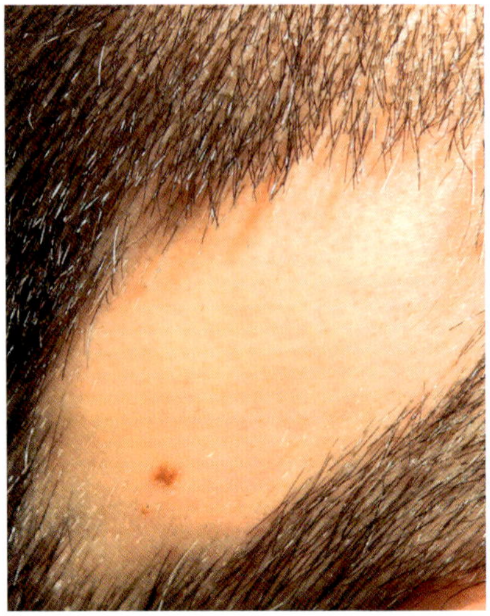

Haarverlust
Kreisrunder, stellenweiser Haarausfall betrifft vor allem Jugendliche und junge Erwachsene. Bei anderen Alopezieformen kommt es zum Verlust aller Haare an Kopf und Körper.

SCHUPPEN

Schuppen sind ein harmloser Zustand, bei dem sich tote, abgestoßene Kopfhaut im Haar ansammelt und manchmal Juckreiz verursacht. Häufig ist ein seborrhoisches Ekzem (S. 222) die Ursache. Andere Auslöser sind Ekzeme (S. 222), Schuppenflechte (S. 222) und Hautpilze (Tinea capitis).

Schuppen werden normalerweise durch die regelmäßige Anwendung eines Antischuppenshampoos beseitigt. Wenn sie trotz dieser Behandlung bestehen bleiben oder von anderen Symptomen begleitet werden, sollte ein Arzt konsultiert werden, um mögliche Ursachen zu untersuchen oder stärkere Mittel zu verschreiben.

TRICHOTILLOMANIE

Trichotillomanie ist eine Impulskontrollstörung, bei der ein Mensch zwanghaft und wiederholt sein eigenes Haar herausreißt. Typischerweise handelt es sich dabei um das Haupthaar, wobei oft sichtbare kahle Stellen zurückbleiben. Manchmal werden auch Wimpern, Augenbrauen oder Schamhaare herausgerissen. Die Ursache der Erkrankung ist unbekannt, sie kann aber mit schweren Lernschwierigkeiten oder psychischen Problemen wie Zwangsstörungen einhergehen.

Die Behandlung umfasst in der Regel eine Psychotherapie, obwohl auch Medikamente (Antidepressiva) empfohlen werden können.

DIFFUSER HAARAUSFALL

Beim diffusen Haarausfall kommt es zu einer weitgehenden Ausdünnung der Haare auf der Kopfhaut. Die Ursache ist häufig unbekannt, manchmal können Faktoren wie Geburt, eine schwere Krankheit, Stress oder extreme Diät und Gewichtsverlust die Auslöser sein.

Normalerweise ist das einzige Symptom schütteres Haar – man bemerkt zum Beispiel erhöhte Mengen ausgefallener Haare beim Bürsten, Kämmen oder Waschen der Haare –, obwohl auch die Kopfhaut empfindlicher als normal sein kann.

Diffuser Haarausfall benötigt keine Behandlung, da das Haar nach dem Verschwinden des Auslösers wieder wächst.

TINEA (DERMATOPHYTOSE)
Tinea corporis | Tinea cruris | Tinea capitis

Tinea ist der häufig verwendete Oberbegriff für verschiedene Pilzinfektionen von Haut, Kopfhaut und Nägeln. Die Infektionen werden durch physischen Kontakt mit infizierten Personen oder Tieren oder durch kontaminierte Objekte verbreitet.

Die häufigste Tinea-Art ist wahrscheinlich der Fußpilz (S. 229). Tinea corporis produziert einen juckenden, roten oder silbernen Ring auf der Haut. Bei Tinea cruris bildet sich ein roter, juckender, schuppiger Fleck, der sich von den Genitalien über die Innenseite der Oberschenkel ausbreitet. Bei Tinea capitis (Scherpilzflechte) entstehen runde, juckende, schuppige, kahle Stellen auf der Kopfhaut. Bei allen Tinea-Formen können sich um den Rand des betroffenen Bereichs Blasen oder Wunden bilden. Nagelpilz verursacht typischerweise dicke, verfärbte Nägel.

Die Behandlung erfolgt in den allermeisten Fällen mit topischen Antimykotika, bei ausgedehnten Infektionen oder wenn Kopfhaut oder Nägel befallen sind, können auch antimykotische Tabletten verschrieben werden.

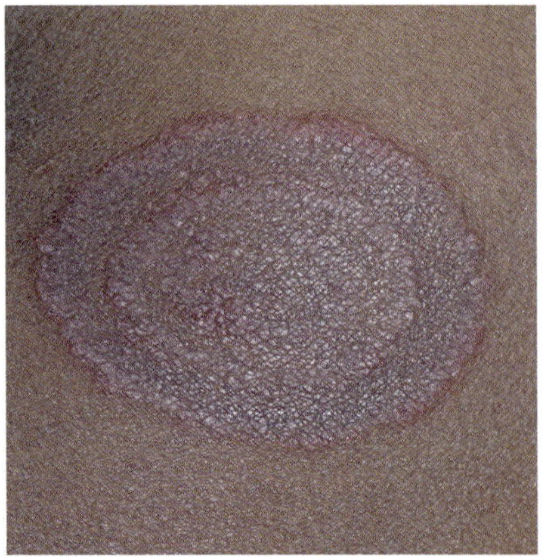

Tinea corporis
Ein erhabener roter Ring mit gesund aussehender Haut in der Mitte ist charakteristisch für Tinea corporis. In schweren Fällen können sich mit Eiter gefüllte Blasen um den Ring entwickeln.

STEISSBEINFISTEL

Eine Steißbeinfistel ist eine Fistel in der Haut, oft mit Haaren, im oberen Teil der Spalte zwischen den Gesäßbacken. Die Ursache sind wahrscheinlich Haare, die nach innen in die Haut wachsen.

Eine Steißbeinfistel ist in der Regel harmlos, verursacht keine Symptome und braucht keine Behandlung. Sie kann sich jedoch entzünden, was zu einem schmerzhaften, geschwollenen, mit Eiter gefüllten Abszess führen kann, der mit Antibiotika behandelt, vom Arzt entleert oder, bei wiederholtem Auftreten, operativ entfernt werden muss.

KOPFLÄUSE

Kopfläuse sind kleine Insekten, die im Haar leben und Eier (Nissen) an die Basis des Haarschafts legen. Kopfläuse sind harmlos, aber ihr Biss verursacht starken Juckreiz. Sie werden durch engen Kontakt, Kämme und Kopfbedeckungen übertragen.

Kopfläuse können mit rezeptfreien Medikamenten behandelt werden. Diese sind nicht für jedermann geeignet, daher sollte zuerst ein Apotheker konsultiert werden. Alternativ sind auch spezielle Kämme erhältlich. Um einen erneuten Befall zu verhindern, sollten immer alle Familienmitglieder behandelt werden.

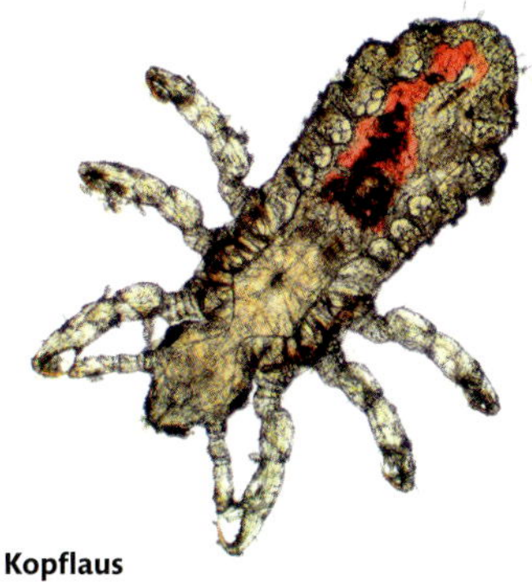

Kopflaus
Die adulte Kopflaus ist ein winziges graubraunes Insekt, etwa so groß wie ein Sesamsamen, das am häufigsten auf Kopfhaaren vorkommt, aber auch Wimpern oder Augenbrauen befallen kann.

TROMMELSCHLÄGELFINGER

Bei dieser Störung werden die Fingerspitzen und Zehenenden breiter, dicker und knollenförmig. Die Nägel wölben sich, sodass sie an Uhrgläser erinnern (Uhrglasnägel). Manchmal tritt sie ohne erkennbare Ursache auf und ist für sich betrachtet harmlos. Häufig ist sie jedoch ein Symptom bestimmter Erkrankungen wie Lungenkrebs (S. 195), Bronchiektasen (abnorme Erweiterung der Bronchien), zystische Fibrose (S. 194), Herzerkrankungen, Lebererkrankungen, Schilddrüsenerkrankungen, Magenkrebs (S. 200), Darmkrebs (S. 206) oder chronisch-entzündlicher Darmerkrankungen (S. 203).

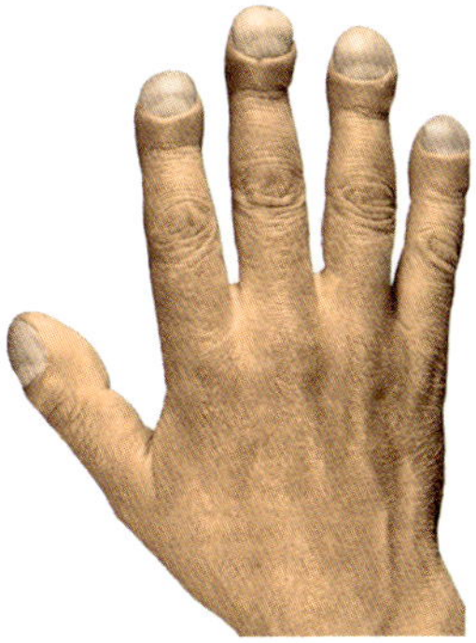

Trommelschlägelfinger
Die Verbreiterung und Verdickung der Fingerenden weist normalerweise auf ein zugrunde liegendes Gesundheitsproblem hin wie zum Beispiel eine Herz- oder Lungenerkrankung.

NAGELBETTENTZÜNDUNG

Nagelbettentzündung oder Paronychie ist eine Infektion der Hautfalte, die einen Nagel umgibt. Sie kann sich aufgrund einer bakteriellen Infektion plötzlich entwickeln (akute Form), oder aber allmählich (chronische Form) in der Regel aufgrund einer Hefepilzinfektion. Die akute Form verursacht Schmerzen, Schwellungen und Eiterbildung um den Nagel. Bei der chronischen Form zeigen sich ähnliche Symptome, allerdings ohne Eiterbildung.

Die Behandlung erfolgt mit Antibiotika oder antimykotischen Medikamenten. Bei akuter Paronychie kann auch eine Entleerung der Eiteransammlung notwendig sein.

NAGELPILZ

Bei Nagelpilzinfektionen, auch Onychomykosen genannt, verfärben und verdicken sich die Nägel und werden spröde. Bei Druck, etwa durch Schuhe, kann es auch zu Schmerzen kommen. Fußnägel sind häufiger betroffen als Fingernägel. Die meisten Nagelpilzinfektionen entwickeln sich durch die Ausbreitung von Pilzen, die auch Fußpilz verursachen (S. 229).

Die Behandlung erfolgt mit antimykotischen Tabletten, topischen antimykotischen Wirkstoffen oder durch Erweichen des Nagels. In schweren Fällen kann die Entfernung des Nagels empfohlen werden.

EINGEWACHSENER FUSSNAGEL

Ein eingewachsener Zehennagel tritt auf, wenn ein Nagel seitlich in den Nagelfalz hineinwächst. Dies führt oft zu einer schmerzhaften Entzündung. Eingewachsene Zehennägel werden in der Regel durch falsches Schneiden der Nägel oder durch das Tragen enger Schuhe verursacht.

Regelmäßige warme Fußbäder in Salzlösung und anschließendes Verbinden des Nagels können helfen, die Schmerzen zu lindern. Wenn die angrenzende Haut infiziert ist, können Antibiotika erforderlich sein. In schweren Fällen kann ein Teil des Nagels operativ entfernt werden.

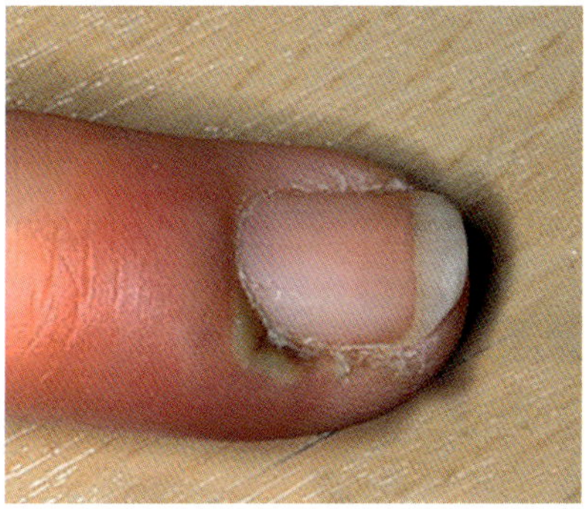

Akute Nagelbettentzündung
Meist ist die Ursache der akuten Nagelbettentzündung eine bakterielle Infektion durch einen kleinen Schnitt in der Haut. Dabei kommt es oft zur Eiterbildung.

INFEKTIONEN UND PARASITENBEFALL

COVID-19

COVID-19, auch als Coronavirus-Krankheit bekannt, ist eine Viruserkrankung, die vor allem die Atemwege betrifft. Die Hauptsymptome sind Fieber, neuer, anhaltender Husten oder Verschlechterung eines bestehenden Hustens und Verlust oder Veränderung des Geruchs- und/oder Geschmackssinns. Müdigkeit, Kopfschmerzen, eine verstopfte oder laufende Nase und Muskelschmerzen sind ebenfalls häufig.

Die meisten Infizierten erkranken nur leicht bis mittelschwer, manche entwickeln gar keine Symptome. Leichte oder mittelschwere Erkrankungen können in der Regel zu Hause mit Ruhe, Paracetamol oder Ibuprofen und viel Flüssigkeitsaufnahme behandelt werden. Die meisten Menschen erholen sich innerhalb weniger Wochen. Selten halten die Symptome monatelang an, ein Zustand, der als Long COVID bekannt ist. Ein schwerer Verlauf trifft hauptsächlich Menschen mit bestimmten Vorerkrankungen, wie Diabetes, Atemwegserkrankungen oder einem geschwächten Immunsystem. Dabei kommt es typischerweise zu erschwerter Atmung, die lebensbedrohlich sein kann und sofort im Krankenhaus behandelt werden muss.

Das Virus wird durch winzige Tröpfchen beim Husten oder Niesen verbreitet. Auch das Berühren von kontaminierten Oberflächen und anschließendem Berühren des Gesichts kann zu einer Infektion führen.

Coronavirus
Eine elektronenmikroskopische Farbaufnahme zeigt die typische Struktur eines Coronavirus, einer Gruppe von Viren, zu denen COVID-19 gehört. Coronaviren sind nach den kronenartigen Proteinspitzen benannt, die aus dem Kern herausragen.

Gesichtsmaske, Abstand und Händewaschen verringern das Übertragungsrisiko. Eine Impfung senkt die Ansteckungsgefahr und schützt vor schweren Verläufen der Krankheit.

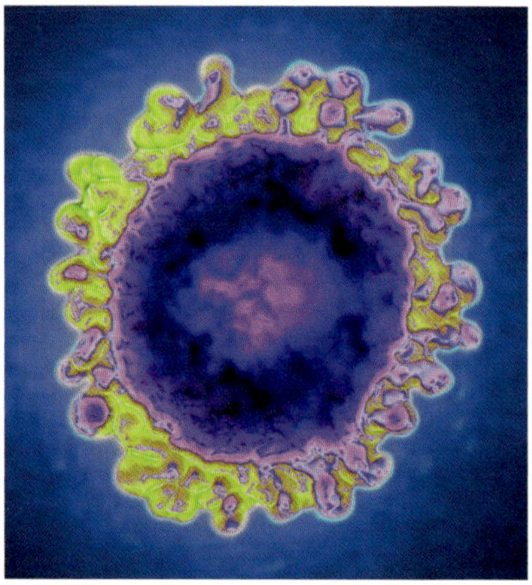

GRIPPE

Grippe ist eine Virusinfektion der oberen Atemwege, die hauptsächlich im Winter (saisonale Grippe) auftritt. Es gibt verschiedene Varianten wie Schweinegrippe und Vogelgrippe. Das Virus wird typischerweise durch Tröpfchen beim Husten und Niesen verbreitet. Eine Infektion kann durch Einatmen der Tröpfchen oder Berühren kontaminierter Oberflächen und anschließendes Berühren des Mundes oder der Nase erfolgen. Saisonale Grippe und Schweinegrippe werden auf diese Weise verbreitet. Die Vogelgrippe wird normalerweise direkt von infizierten Vögeln übertragen.

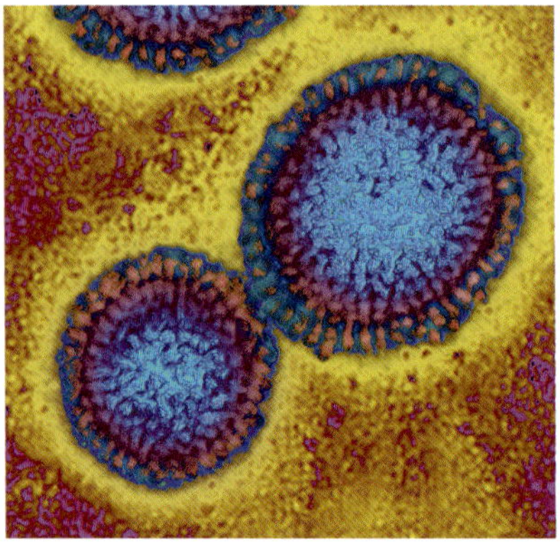

Alle Arten von Grippe produzieren ähnliche Symptome, wie Fieber, Kopfschmerzen, Husten oder Niesen, Erschöpfung, Schmerzen, eine verstopfte oder laufende Nase, Erbrechen und Durchfall. Die Grippesymptome verschwinden in der Regel innerhalb weniger Tage ohne Behandlung, nur die Müdigkeit kann bestehen bleiben. Gelegentlich kann die Erkrankung zu schweren Komplikationen wie Lungenentzündung führen (S. 194).

Eine Impfung gegen Grippe ist möglich. Das Grippevirus verändert sich (mutiert) jedoch häufig, sodass man jedes Jahr gegen die derzeit vorherrschenden Virusstämme geimpft werden muss.

Grippevirus
Diese farbige mikroskopische Aufnahme zeigt die Struktur des Grippevirus. Ein Kern aus genetischem Material (hellblau) ist umgeben von einer Hülle mit Proteinen (orange).

ERKÄLTUNG

Die Erkältung ist eine virale Infektion in Nase, Rachen und oberen Atemwegen, die eine laufende oder verstopfte Nase, Hals- und Kopfschmerzen, Niesen und Husten verursacht. Die Ansteckung erfolgt durch Einatmen infizierter Tröpfchen beim Husten oder Niesen oder durch Berühren von Mund oder Nase nach Kontakt mit kontaminierten Objekten oder infizierten Personen.

Die Symptome entwickeln sich normalerweise ein bis drei Tage nach der Infektion und verschlechtern sich innerhalb von ein bis zwei Tagen. Die meisten Erkältungen klingen innerhalb von zwei Wochen ab. Medizinischer Rat sollte eingeholt werden, wenn eine Erkältung länger als etwa drei Wochen anhält, wenn sich die Symptome verschlimmern oder andere Symptome auftreten. Gelegentlich kann eine Erkältung durch eine bakterielle Infektion zu einer akuten Bronchitis (S. 193), einer Sinusitis (S. 191) oder einer Mittelohrentzündung (Otitis media, S. 174) werden. In solchen Fällen ist eine ärztliche Behandlung erforderlich.

GÜRTELROSE

Die Gürtelrose, auch bekannt als Herpes zoster, ist eine Nerveninfektion durch Reaktivierung des Windpockenvirus (Varicella-Zoster-Virus), das sich nach einer Windpockenerkrankung im Nervensystem einnistet und später Gürtelrose verursachen kann. Dies geschieht am häufigsten bei älteren Menschen und bei Personen, deren Immunsystem durch Krankheit oder Stress geschwächt ist .

Symptome der Gürtelrose sind Kribbeln, Juckreiz und Schmerzen in einem lokal begrenzten Bereich der Haut, ein Ausschlag aus roten Flecken, die sich in flüssigkeitsgefüllte Blasen verwandeln, sowie Fieber. Die Blasen bilden Krusten, die Narben hinterlassen können. Gelegentlich kann Gürtelrose die Augen befallen und Hornhautgeschwüre verursachen. Ein Befall des Gesichtsnervs führt zu Lähmungen und Schmerzen. Diese bleiben auch nach dem Anfall bestehen, ein Zustand, der postherpetische Neuralgie genannt wird.

Die Behandlung erfolgt mit antiviralen Medikamenten und Schmerzmitteln oder vorbeugend durch eine Impfung.

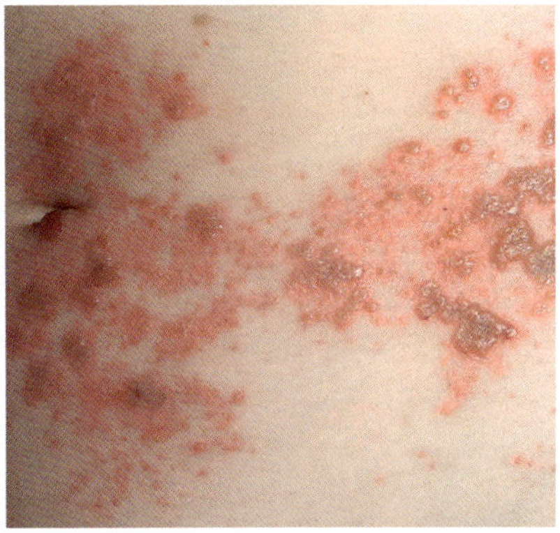

Ausschlag bei Gürtelrose
Der schmerzhafte Hautausschlag tritt entlang einer Nervenbahn auf. Die Flecken werden zu flüssigkeitsgefüllten Blasen, die schließlich austrocknen, verschorfen und abfallen. Die Blasen enthalten Viruspartikel und sind ansteckend.

WINDPOCKEN

Windpocken sind eine Infektionskrankheit mit Hautausschlag und Fieber, die durch das Varicella-Zoster-Virus verursacht wird. Nach der Erkrankung besteht eine lebenslange Immunität, aber das Virus verbleibt im Körper und kann später Gürtelrose verursachen. Das Virus wird durch Tröpfchen in der Luft oder durch direkten Kontakt verbreitet und ist sehr ansteckend. Bei Schwangeren kann es ernste Komplikationen auslösen.

Die Symptome treten ein bis drei Wochen nach der Infektion auf. Zuerst bilden sich rote Flecken. Diese entwickeln sich zu juckenden, flüssigkeitsgefüllten Bläschen, die austrocknen und Schorf bilden, der schließlich abfällt. Symptome können mit Paracetamol und frei verkäuflichen Präparaten zur Verringerung des Juckreizes gelindert werden. In einigen Fällen kann ein Arzt antivirale Medikamente verschreiben. Vorbeugend kann man sich gegen Windpocken impfen lassen.

RÖTELN

Röteln ist eine Virusinfektion, die normalerweise nur eine leichte Erkrankung hervorruft. Jedoch kann sie zu schweren Missbildungen beim Fötus führen, wenn sich eine Frau in den ersten Schwangerschaftswochen damit ansteckt. Röteln sind bereits eine Woche vor Auftreten der Symptome und bis zu vier Tage nach Erscheinen des Hautausschlags ansteckend.

Das Virus kann von der Mutter auf den Fötus oder per Tröpfcheninfektion verbreitet werden. Symptome treten zwei bis drei Wochen nach der Ansteckung auf. Die Hauptsymptome sind ein Hautausschlag, der auf dem Gesicht erscheint, sich auf den Körper und die Gliedmaßen ausbreitet und nach einigen Tagen verschwindet, außerdem Fieber und geschwollene Lymphknoten an Kopf und Hals.

Die Symptome klingen in der Regel innerhalb von einer Woche ab. Ein Impfstoff gegen Röteln wird meist in der kombinierten Impfung gegen Masern, Mumps und Röteln verabreicht.

MUMPS

Mumps ist eine Virusinfektion, vor allem im Kindesalter, die eine Schwellung der Ohrspeicheldrüsen verursacht. Diese Drüsen befinden sich an den Seiten des Gesichts, unterhalb und direkt vor den Ohren. Neben der Schwellung können Fieber, Kopfschmerzen und Halsschmerzen auftreten. Mumps kann auch manchmal eine virale Meningitis (S. 168), eine Entzündung der Bauchspeicheldrüse (Pankreatitis, S. 202) oder bei Jungen und Männern eine Hodenentzündung (Orchitis, S. 210) verursachen.

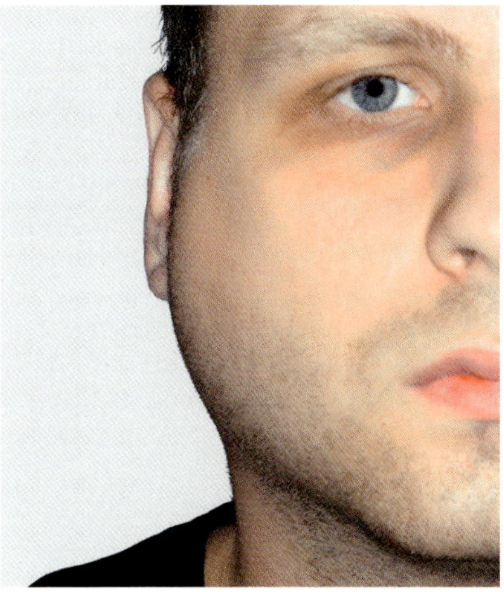

Das Virus wird per Tröpfcheninfektion verbreitet, die Symptome treten typischerweise 14 bis 25 Tage nach der Infektion auf. Eine infizierte Person ist etwa zwei Tage vor dem Auftreten der Schwellung bis etwa fünf Tage danach ansteckend.

Mumps klingt normalerweise innerhalb von ein bis zwei Wochen von selbst ab. Paracetamol kann die Symptome lindern. Ein Impfstoff gegen Mumps wird normalerweise in Kombination mit Impfstoffen gegen Masern und Röteln verabreicht.

Geschwollene Drüsen
Das auffälligste Symptom von Mumps ist eine Schwellung der Ohrspeicheldrüsen seitlich des Gesichts. In der Regel sind die Drüsen auf beiden Seiten geschwollen, gelegentlich ist nur eine betroffen.

MASERN

Masern sind eine potenziell schwere Viruserkrankung, von der vor allem Kinder betroffen sind. Das Virus verbreitet sich durch Tröpfcheninfektion. Ansteckungsgefahr besteht ab dem Auftreten erster Symptome bis etwa vier Tage nach Entwicklung des Hautausschlags.

Typischerweise zeigen sich die Symptome zehn Tage nach der Infektion in Form von Fieber, Husten, laufender Nase und Niesen, roten, tränenden Augen sowie kleinen weißen Flecken in den Wangen. Nach ein paar Tagen erscheint ein Hautausschlag am Kopf, der sich dann auf den Rest des Körpers ausbreitet. Die Symptome klingen meist nach einigen Tagen ab. Manchmal entwickeln sich Komplikationen wie Ohr- oder Atemwegsinfekte, Krampfanfälle oder Enzephalitis (Hirnentzündung, S. 168), die zu Hirnschäden führen und sogar tödlich verlaufen können.

Die Behandlung besteht aus Medikamenten und Selbsthilfemaßnahmen zur Linderung der Symptome und Behandlung von Komplikationen. Eine Impfung gegen Masern erfolgt meist in Kombination mit der Impfung gegen Mumps und Röteln.

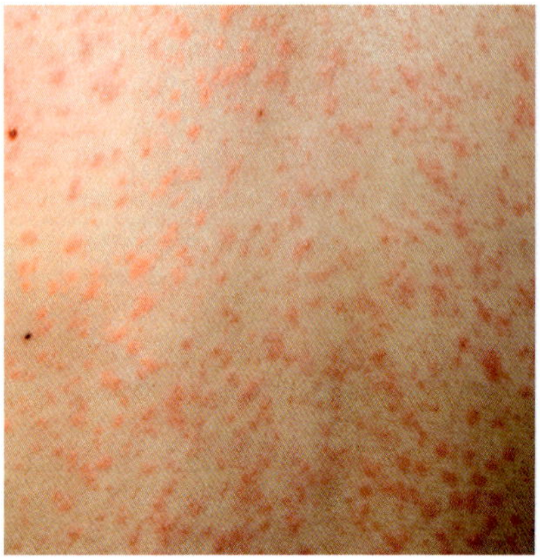

Masernausschlag
Der Ausschlag beginnt am Kopf und breitet sich dann auf den Rest des Körpers aus. Die zuerst einzelnen flachen oder leicht erhabenen Punkte fließen später zu großen Flecken zusammen.

RINGELRÖTELN

Die Infektion mit dem Parvovirus-Stamm B19 verursacht Ringelröteln, eine Krankheit mit einem hellroten Ausschlag auf den Wangen. Die Ansteckung erfolgt durch Tröpfcheninfektion, kann aber auch von der Mutter auf den Fötus erfolgen.

Die Symptome treten innerhalb von vier bis 14 Tagen nach der Infektion auf und umfassen bei Kindern Fieber und den charakteristischen Ausschlag, der sich von den Wangen auf den Körper und die Gliedmaßen ausbreitet. Symptome bei Erwachsenen sind schwerer und können sich als Ausschlag an Handflächen und Fußsohlen sowie in starken Gelenkschmerzen äußern. Eine Infektion während der Schwangerschaft erhöht das Risiko für gesundheitliche Probleme des Babys oder für eine Fehlgeburt.

Die Behandlung erfolgt mit Medikamenten zur Linderung der Symptome. Die Infektion klingt normalerweise innerhalb von ein bis drei Wochen ab und verleiht lebenslange Immunität.

POLIOMYELITIS

Kinderlähmung, Polio

Kinderlähmung, Polio oder Poliomyelitis ist eine infektiöse Viruserkrankung, die von leicht bis potenziell lebensbedrohlich variiert. Das Virus verbreitet sich vom Stuhl infizierter Menschen auf die Nahrung oder durch die Übertragung in der Luft. Polio ist weltweit selten, kommt aber immer noch in Teilen Afrikas, des Nahen Ostens und Asiens vor.

Polio erzeugt normalerweise keine oder nur leichte, grippeähnliche Symptome. In seltenen Fällen können Rückenmark oder Gehirn betroffen sein, was zu Lähmungen oder sogar zum Tod führen kann. Bei nichtparalytischer Polio reichen in der Regel Bettruhe und Schmerzmittel aus. Menschen mit Lähmung benötigen eventuell auch Physiotherapie und, wenn die Atmung betroffen ist, künstliche Beatmung. Ein Präventivimpfstoff ist verfügbar und wird normalerweise in Kombination mit anderen Impfstoffen wie Tetanus und Diphtherie verabreicht.

SEPSIS

Sepsis, auch bekannt als Blutvergiftung, ist ein potenziell lebensbedrohlicher Zustand, bei dem Bakterien in den Blutkreislauf gelangen, sich vermehren und im ganzen Körper ausbreiten. Meist sind es Bakterien aus einer lokalisierten Infektion, etwa von Lunge oder Harnwegen, aus einer Wunde oder einem Abszess. Menschen mit eingeschränkter Immunität, Kleinkinder und ältere Menschen sind besonders anfällig.

Die Symptome wie Fieber, Schüttelfrost, heftiges Zittern und Schwäche entwickeln sich meist plötzlich. Ohne Behandlung kann es zu einem septischen Schock kommen mit Symptomen wie blasser, klammer Haut, Unruhe, Reizbarkeit, schneller, flacher Atmung und in schweren Fällen Delirium, Bewusstlosigkeit und sogar Tod. Dringende medizinische Behandlung mit Antibiotika ist notwendig. Bei septischem Schock kann auch künstliche Beatmung notwendig sein. Eine Operation zur Entfernung von infiziertem Gewebe kann ebenfalls erforderlich sein.

KEUCHHUSTEN

Pertussis, auch Keuchhusten genannt, ist eine bakterielle Infektion von Lunge und Atemwegen mit Hustenanfällen, die mit einem charakteristischen Juchzen enden. Sie wird durch das Bakterium *Bordetella pertussis* verursacht, das durch Tröpfcheninfektion verbreitet wird.

Die ersten Symptome ähneln denen einer Erkältung. Spätere Symptome umfassen ausgeprägten Husten, Erbrechen und manchmal Nasenbluten. In schweren Fällen kann die Atmung vorübergehend aussetzen und es können Krampfanfälle auftreten.

Schwerer Keuchhusten kann lebensbedrohlich sein und erfordert dringend medizinische Behandlung wie Antibiotika, manchmal Sauerstoff und intravenöse Medikation. Dabei ist eine Antibiotikagabe nur in den ersten drei Wochen sinnvoll, später ist in der Regel keine spezifische medizinische Behandlung wirksam. Ein Impfstoff wird normalerweise in Kombination mit anderen Impfstoffen wie Diphtherie, Polio und Tetanus verabreicht.

PFEIFFER-DRÜSENFIEBER

Pfeiffer-Drüsenfieber wird durch das Epstein-Barr-Virus (EBV) verursacht und wird auch als Infektiöse Mononukleose bezeichnet. Das Virus befindet sich im Speichel infizierter Menschen und wird durch Küssen, Husten und Niesen oder kontaminierte Ess- und Trinkutensilien verbreitet. Pfeiffer-Drüsenfieber ist am häufigsten bei jungen Erwachsenen.

Die Infektion erzeugt nicht immer Symptome, viele merken gar nicht, dass sie infiziert sind. Wenn Symptome auftreten, dann etwa vier bis acht Wochen nach der Infektion. Sie äußern sich in Form von Fieber, Halsentzündung, geschwollenen Mandeln, geschwollenen Lymphknoten in Nacken, Achselhöhlen und Leistengegend, extremer Müdigkeit, manchmal Ausschlag und Gelbsucht (Gelbfärbung von Haut und Augenweiß, S. 201).

Es gibt keine spezifische Behandlung bei Drüsenfieber. Ruhe und frei verkäufliche Schmerzmittel können die Symptome lindern. Alkohol und Kontaktsportarten sollten während der Erholung vermieden werden, weil das Virus auch Leber oder Milz befallen kann. Die meisten Menschen erholen sich innerhalb von zwei bis drei Wochen, obwohl die Müdigkeit manchmal Monate andauern kann.

SCHARLACH

Scharlach ist eine Infektionskrankheit, die durch *Streptococcus*-Bakterien verursacht wird. Die Ansteckung erfolg durch die Luft.

Die Symptome der Krankheit entwickeln sich typischerweise innerhalb einer Woche nach der Infektion. Sie können einen scharlachroten Ausschlag einschließen, der am Hals und am oberen Körper beginnt und sich schnell ausbreitet, sowie Halsschmerzen, Fieber, Kopfschmerzen, regional geschwollene Lymphdrüsen und Erbrechen. Manchmal entwickelt sich ein weißer Zungenbelag, der sich nach einigen Tagen ablöst. Die Zunge ist rot und geschwollen (»Erdbeerzunge«).

Scharlach wird mit Antibiotika und Schmerzmitteln behandelt und klingt meist innerhalb einer Woche ab.

TETANUS

Tetanus ist eine potenziell lebensbedrohliche Erkrankung des Nervensystems. Sie wird durch die Infektion einer Wunde mit *Clostridium-tetani*-Bakterien verursacht, die im Boden und im Tierdung leben. Die wichtigsten Symptome der Infektion sind steife Kiefermuskeln (Kieferklemme), Fieber, schneller Puls und Schwitzen. Schmerzhafte Muskelkrämpfe in Hals und Brust können zu Atembeschwerden oder zum Ersticken führen.

Tetanus erfordert eine sofortige Behandlung. Vor Auftreten der Symptome kann Immunglobulin die Bakterien abtöten. Wenn sich Symptome entwickelt haben, ist eine Behandlung mit Immunglobulin, Antibiotika, Medikamenten gegen Muskelkrämpfe und manchmal künstliche Beatmung wirksam. Ein Präventivimpfstoff wird meist in einer kombinierten Impfung gegen Diphtherie und Polio verabreicht.

TYPHUS

Typhus ist eine Infektionskrankheit, verursacht durch das Bakterium *Salmonella typhi*, das sich durch verunreinigtes Wasser oder Essen verbreitet. Erste Symptome sind Fieber, Kopfschmerzen, Müdigkeit, Bauchschmerzen und Verstopfung. Später kommt es zu Durchfall und ein Ausschlag erscheint an Brust und Bauch. Gelegentlich können lebensgefährliche Komplikationen auftreten, wie Blutungen im Darm oder eine Perforation der Darmwand.

Die Behandlung mit Antibiotika bringt die Krankheit meist innerhalb weniger Tage unter Kontrolle. Bei schweren Komplikationen kann eine Operation erforderlich sein. Mehrere Impfstoffe gegen Typhus stehen zur Verfügung, aber keiner bietet vollständigen Schutz. Um das Infektionsrisiko zu verringern, sind auch eine sorgfältige Körperhygiene sowie Wasser- und Lebensmittelhygiene erforderlich.

CHOLERA

Cholera ist eine Infektion des Dünndarms mit *Vibrio-cholerae*-Bakterien. Die Ansteckung erfolgt durch verunreinigte Nahrung oder Trinkwasser. Ausbrüche der Krankheit treten hauptsächlich in Regionen mit schlechter sanitärer Versorgung und nach Katastrophen auf, wenn kein sauberes Wasser verfügbar ist.

Viele mit den Bakterien infizierte Menschen entwickeln keine Symptome, können aber andere infizieren, wenn ihr Kot Wasser oder Nahrung verunreinigt. Die Krankheit beginnt in der Regel plötzlich, mit wässrigem Durchfall und Erbrechen. Dies führt zu Dehydratation, an der die erkrankte Person sterben kann.

Die Behandlung erfolgt mit oraler Rehydrierung oder in schweren Fällen mit intravenöser Rehydratation. Antibiotika können auch gegeben werden, um die Erreger abzutöten und die Erholungsphase zu verkürzen. Bei sofortiger Behandlung erfolgt meist eine vollständige Genesung. Ein Impfstoff gegen Cholera ist zwar verfügbar, bietet aber keinen vollständigen Schutz. Daher sind auch sorgfältige Körperhygiene sowie eine ausreichende Lebensmittel- und Wasserhygiene erforderlich, um das Infektionsrisiko zu minimieren.

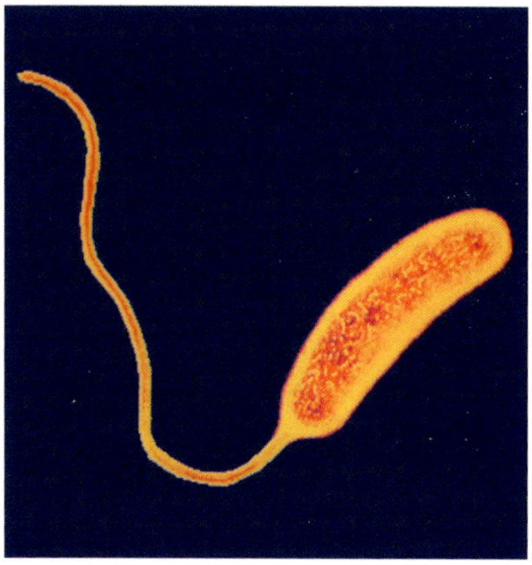

Cholera-Bakterium
Diese farbige mikroskopische Aufnahme zeigt ein *Vibrio-cholerae*-Bakterium, die Ursache von Cholera. Das Bakterium sondert ein Gift ab, das die Wand des Dünndarms angreift und zu schwerem Durchfall mit starker Dehydratation führt.

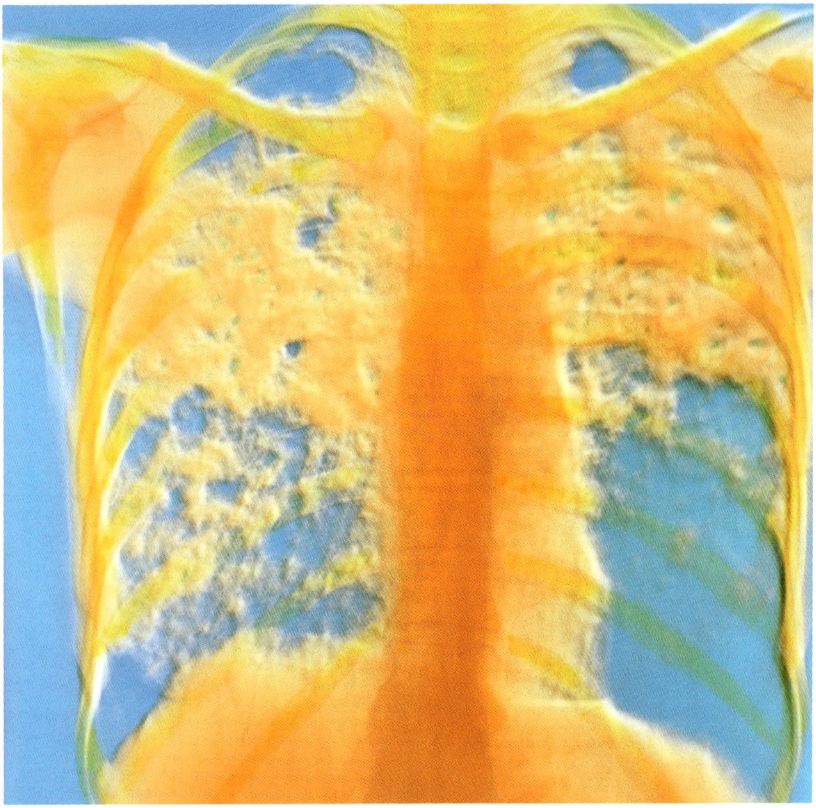

TUBERKULOSE

Tuberkulose (TB) ist eine Infektion hauptsächlich der Lunge, aber auch anderer Körperteile. Verursacher ist das Bakterium *Mycobacterium tuberculosis*, das sich durch Tröpfcheninfektion verbreitet. Meistens wehrt das Immunsystem die Bakterien ab, manchmal entwickelt sich jedoch eine aktive oder latente TB (ohne Symptome, die aber zur aktiven TB werden kann).

Die Entwicklung der Symptome kann Monate oder Jahre dauern. Lungen-TB verursacht anhaltenden Husten mit Sputum (Auswurf), der blutig sein kann, Brustschmerzen, Atemnot, Fieber, Müdigkeit und Gewichtsverlust. TB kann sich auf Lymphknoten, Knochen und Gelenke, Nervensystem und Urogenitaltrakt ausbreiten.

TB wird mit einer Antibiotika-Kombination behandelt. Ohne Behandlung kann TB tödlich sein. Der TB-Impfstoff ist normalerweise Risikogruppen vorbehalten.

Lungentuberkulose
Dieses farbige Röntgenbild einer Person mit Lungen-TB zeigt abnormes Lungengewebe in beiden Lungen (gelb). Das normale Lungengewebe ist blau eingefärbt.

LEPTOSPIROSE

Leptospirose ist eine Krankheit, die durch Bakterien namens *Leptospira* verursacht wird. Die Bakterien werden im Urin infizierter Tiere (insbesondere Ratten) ausgeschieden und durch Kontakt mit kontaminiertem Wasser oder Boden auf den Menschen übertragen.

Die Symptome umfassen Fieber, Kopfschmerzen, Muskelschmerzen, Hautausschlag und Augenentzündungen. Ohne Behandlung können sich Meningitis (S. 168) oder Enzephalitis (S. 168) entwickeln. In seltenen Fällen kann sich die sogenannte Weil-Krankheit entwickeln, die innere Blutungen und Organschäden verursacht und lebensbedrohlich sein kann.

Die Behandlung erfolgt mit Antibiotika und Schmerzmitteln. Schwere Fälle erfordern stationäre Behandlung, gegebenenfalls mit künstlicher Beatmung oder Dialyse.

LYME-BORRELIOSE

Lyme-Borreliose ist eine Infektion, verursacht durch ein Bakterium, das von infizierten Zecken übertragen wird. Der Biss eines infizierten Tiers erzeugt normalerweise einen roten Fleck, der sich bald zu einem Kreis oder Ring ausbreitet und bis zu 15 cm groß werden kann. Weitere Symptome sind Müdigkeit, Fieber, Schüttelfrost, Kopf- und Gelenkschmerzen. Ohne Behandlung können diese Symptome mehrere Wochen lang anhalten. Selten treten in unbehandelten Fällen Monate oder Jahre später schwerwiegende Komplikationen auf, die Herz, Nervensystem und Gelenke betreffen.

Krankheitsüberträger
Die Zecken, die Lyme-Borreliose übertragen können, leben normalerweise in bewaldeten Gebieten in vielen Regionen Europas und Nordamerikas.

Die Behandlung der Lyme-Borreliose erfolgt mit Antibiotika und führt zu einer vollständigen Genesung, wenn sie bald nach der Infektion erfolgt.

Bei Komplikationen können zusätzlich spezifisch gegen die Komplikation gerichtete Medikamente notwendig sein. In einigen Fällen können sich Langzeitsymptome ähnlich dem chronischen Erschöpfungssyndrom entwickeln.

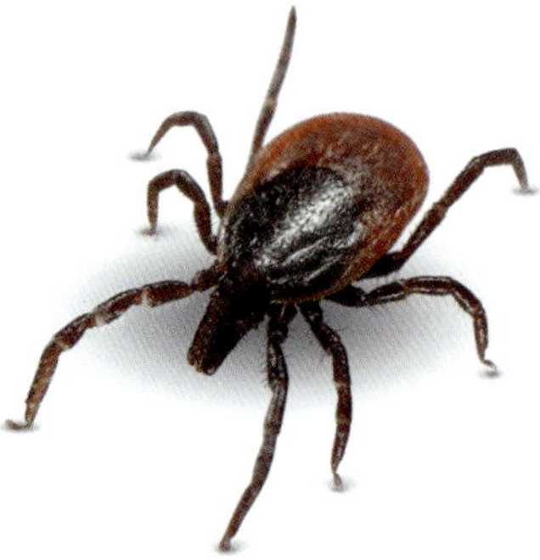

MALARIA

Malaria ist eine schwere Krankheit, die durch Protozoen-Parasiten namens Plasmodien verursacht wird. Diese werden durch Stiche von infizierten Anopheles-Mücken übertragen. Malaria ist am häufigsten in tropischen Ländern und mit etwa 200 Millionen Fällen pro Jahr ein großes Gesundheitsproblem. Fünf Arten von Plasmodien verursachen Malaria, aber am gefährlichsten ist *Plasmodium falciparum*, das weltweit für die meisten malariabedingten Todesfälle verantwortlich ist und unbehandelt innerhalb von 48 Stunden nach Auftreten der ersten Symptome zum Tod führen kann. Die Symptome beginnen gewöhnlich sieben bis 18 Tage nach dem Biss einer infizierten Mücke, gelegentlich kann auch ein Jahr oder länger vergehen. Es kann zu Fieberattacken, Zittern, Schwitzen und Schüttelfrost, starken Kopfschmerzen, Erbrechen, Durchfall und Müdigkeit kommen. Manche Arten von Malaria treten zyklisch auf, mit Müdigkeit als einzigem Symptom zwischen den Zyklen. Falciparum-Malaria verursacht jedoch meist anhaltendes Fieber und kann schnell zu Bewusstlosigkeit, Nierenversagen oder sogar zum Tod führen.

Malaria wird mit Malariamedikamenten behandelt, um die Parasiten zu zerstören. In schweren Fällen kann eine stationäre Behandlung mit Bluttransfusion oder Nierendialyse erforderlich sein. Das Risiko, an Malaria zu erkranken, kann durch vorbeugende Antimalaria-Medikamente reduziert werden. Diese bieten jedoch keinen vollständigen Schutz, deshalb sind Maßnahmen zur Vermeidung von Mückenstichen ebenfalls wichtig.

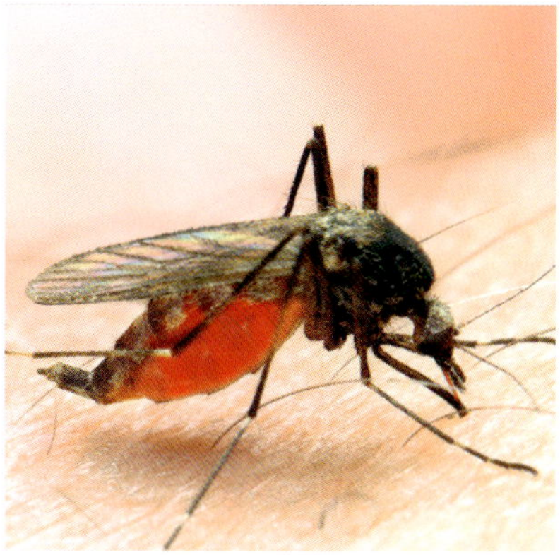

Überträger der Malaria
Die Malariaerreger werden von weiblichen Anopheles-Mücken übertragen, die vor allem in der Dämmerung stechen. Wenn eine infizierte Mücke sticht, saugt sie nicht nur Blut, sondern überträgt auch die Malariaerreger in die Blutbahn.

KRYPTOSPORIDIOSE

Kryptosporidiose ist eine Darminfektion, die von dem einzelligen Parasiten *Cryptosporidium* verursacht wird. Die Infektion verbreitet sich durch Kontakt mit infizierten Menschen oder Tieren, den Verzehr von Lebensmitteln oder Trinkwasser, die von infizierten Menschen kontaminiert sind, oder Tierkot. Die Krankheit verursacht Durchfall, Bauchschmerzen, Fieber, Übelkeit und Erbrechen. Die Symptome halten ein bis zwei Wochen an und klingen meist auch ohne Behandlung vollständig ab. Bei Personen mit eingeschränkter Immunität, wie bei AIDS (S. 188), kann die Infektion jedoch eine fachärztliche Behandlung im Krankenhaus erfordern.

GIARDIASIS

Giardiasis ist eine Infektion des Dünndarms mit dem Parasiten *Giardia lamblia*. Die Krankheit verbreitet sich durch mit dem Erreger kontaminiertes Wasser oder Nahrung oder durch direkten Kontakt mit einer infizierten Person.

Ein bis zwei Wochen nach der Infektion kommt es zu Durchfall, Blähungen, Aufstoßen, Bauchkrämpfen, Appetitlosigkeit und Übelkeit. Lang anhaltende Beschwerden können zu Gewichtsverlust und Mangelernährung führen, da zu wenig Nährstoffe aufgenommen werden. Die Behandlung mit Antibiotika beseitigt normalerweise die Infektion innerhalb weniger Tage. Hygiene und die Vermeidung von kontaminiertem Essen oder Wasser reduzieren die Ansteckungsgefahr.

BAKTERIENRUHR

Die Bakterienruhr ist eine Infektion des Darms mit *Shigella*-Bakterien und wird deshalb auch Shigellose genannt. Die Krankheit verbreitet sich fäkal-oral durch infizierte Nahrung oder Trinkwasser oder durch Kontakt mit infizierten Personen oder Gegenständen.

Ein bis zwei Tage nach der Infektion kommt es zu (manchmal blutigem) Durchfall, Fieber und Bauchschmerzen. Anhaltender Durchfall kann Dehydratation verursachen. Die Shigellose heilt normalerweise in etwa einer Woche von allein. Paracetamol und viel Flüssigkeit können die Symptome lindern. In schweren Fällen können Antibiotika erforderlich sein. Hygiene und Vermeidung von kontaminiertem Essen oder Wasser reduzieren das Infektionsrisiko.

AMÖBENRUHR
Amöbiasis

Amöbiasis oder Amöbenruhr ist eine Darminfektion, die durch den einzelligen Parasiten *Entamoeba histolytica* verursacht wird. Die Ansteckung erfolgt fäkal-oral durch infizierte Nahrung oder Trinkwasser.

Viele infizierte Personen zeigen keine Symptome. In einigen Fällen durchdringt der Parasit die Darmwand und verursacht Enteritis oder Kolitis mit Durchfall und Bauchschmerzen. Man spricht dann von invasiver Amöbiasis. Diese kann blutig-schleimigen Durchfall, starke Bauchschmerzen und manchmal Fieber auslösen. Gelegentlich können Darmgeschwüre entstehen. In einigen Fällen kann sich die Infektion auf die Leber ausbreiten und nach Monaten bis Jahren einen Leberabszess mit Fieber, Gewichtsverlust, Schüttelfrost und schmerzhafter Vergrößerung der Leber verursachen.

Die Behandlung aller Formen von Amöbiasis erfolgt mit Antibiotika, um den Parasiten zu töten. Dies führt normalerweise zu vollständiger Genesung. In seltenen Fällen muss ein Leberabszess operiert werden. Das Infektionsrisiko verringert sich durch Hygiene und Vermeidung von kontaminierten Nahrungsmitteln oder Wasser.

BANDWURMBEFALL

Bandwürmer sind bandförmige parasitäre Würmer, die Menschen und Tiere befallen können. Der Befall erfolgt durch den Verzehr von rohem Fleisch oder Fisch, der Bandwurmeier oder -larven enthält, oder durch Übertragung von Wurmeiern direkt von den Fingern zum Mund. Im Darm reifen die Eier und Larven zu erwachsenen Bandwürmern aus. Diese produzieren eine große Anzahl von Eiern, die beim Stuhlgang abgegeben werden und im Kot sichtbar sein können.

Bandwürmer aus Rindfleisch, Schweinefleisch und Fischen verursachen normalerweise nur leichte Bauchbeschwerden oder Durchfall. Selten können Fischbandwürmer eine Anämie auslösen (S. 186). Jedoch kann die Aufnahme von Schweinebandwurmeiern zur Bildung von Zysten im Körpergewebe führen. Dieser Zustand, Zystizerkose genannt, kann Symptome wie Muskelschmerzen, Krampfanfälle und Erblindung verursachen. Bandwurmlarven von Hunden oder Schafen können selten zu Hydatidenzysten in Körperorganen führen. Die Behandlung erfolgt mit Wurmmitteln, die die Würmer abtöten.

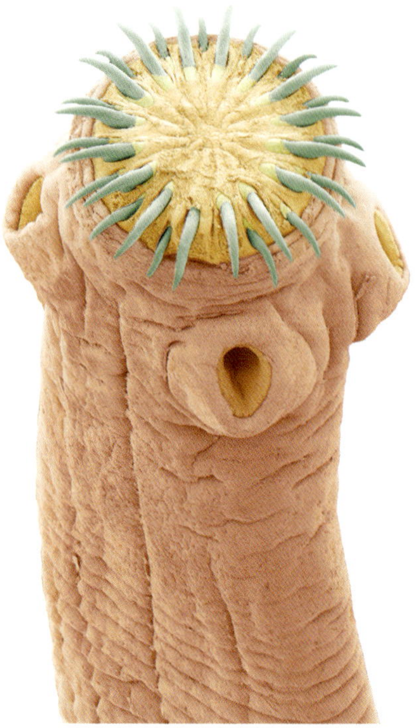

Schweinebandwurm
Der erwachsene Schweinebandwurm hat Sauger und Haken am Kopf, mit denen er sich in der Darmwand verankert. Er kann eine Länge von sechs bis neun Metern erreichen.

SAUGWURMBEFALL

Saugwürmer sind Parasiten, die Mensch und Tier befallen können. Die beiden Hauptkrankheiten beim Menschen sind Fasziolose und Bilharziose.

Fasziolose wird in der Regel durch den Verzehr von Nahrungsmitteln erworben, die mit Wurmlarven kontaminiert sind. Im Körper dringen die Larven in die Leber ein und verursachen Symptome wie Fieber und Nachtschweiß. Die Larven reifen in der Leber aus, wo sie eine Entzündung oder Verstopfung der Gallengänge und infolgedessen Gelbsucht auslösen können.

Bilharziose wird meist durch Baden in Wasser erworben, das mit Wurmlarven kontaminiert ist. Die Larven dringen in die Haut ein und nisten sich als erwachsene Würmer in Venen von Blase und Darm ein, wo sie Entzündungen, Blutungen und Geschwüre verursachen. Von den erwachsenen Würmern produzierte Eier können in die Leber wandern und Leberschäden verursachen. Symptome sind Fieber, Muskelschmerzen, Durchfall, häufiges, schmerzhaftes Wasserlassen, Blut im Urin und Husten. Die Behandlung beider Krankheiten erfolgt mit Wurmmitteln.

FADENWURMBEFALL

Filariose | Hakenwurm | Madenwurm

Fadenwurmbefall tritt typischerweise durch die Aufnahme von Wurmeiern über verunreinigte Hände, Trinkwasser oder Nahrung auf. Manche Wurmlarven, wie Hakenwürmer, dringen über die Haut ein, andere, wie bei lymphatischer Filariose, durch Stiche oder Bisse infizierter Insekten.

Viele Fadenwürmer infizieren hauptsächlich den Darm, darunter auch Hakenwürmer und Madenwürmer. Oft verursachen diese Wurmarten keine oder nur geringfügige Symptome wie Bauchschmerzen und Durchfall. Bei der lymphatischen Filariose ist hauptsächlich das Lymphsystem befallen, was zu Elephantiasis (massive Schwellung der Beine oder des Hodensacks) führen kann. Die Behandlung erfolgt jeweils mit Wurmmitteln, um die Würmer zu töten.

HYDATIDENZYSTEN

Hydatidenzysten sind eine Folge des Befalls mit dem Bandwurm *Echinococcus granulosus*. Er kommt hauptsächlich bei Schafen und Hunden vor und kann durch Verzehr von Lebensmitteln oder Getränken, die mit infiziertem Schafs- oder Hundekot kontaminiert sind, auf den Menschen übertragen werden. Aus den Eiern schlüpfen im Darm Larven, die in Leber, Lunge oder andere Gewebe wandern, wo sie sich zu Zysten entwickeln. Die Zysten wachsen langsam und oft unbemerkt. Wenn Symptome auftreten, variieren sie je nach Lage der Zyste. Zum Beispiel kann eine Leberzyste Schmerzen, Übelkeit und Gelbsucht verursachen (S. 201), eine Lungenzyste Brustschmerzen und Husten. Die Behandlung erfolgt mit Wurmmitteln, um die Larven zu töten, und in vielen Fällen werden auch die Zysten entfernt.

SOOR

Soor (auch Candidose genannt) ist eine durch den Hefepilz *Candida* verursachte Infektion. Der Pilz ist von Natur aus im Körper vorhanden, aber manchmal kann er sich übermäßig vermehren und Krankheiten verursachen. Faktoren, die dazu führen, sind unter anderem Antibiotika, orale Kontrazeptiva, Diabetes und schwache Abwehrkräfte.

Die Symptome variieren je nach betroffenem Bereich. Hautsoor verursacht einen juckenden Hautausschlag, Mundsoor gelbe Flecken im Mund. Vaginalsoor verursacht Juckreiz in Vulva und Vagina, weißen Ausfluss und Schmerzen beim Wasserlassen. Bei Männern kann der Penis betroffen sein, was zu einem Ausschlag und Jucken oder Brennen unter der Vorhaut führt. Eine Behandlung mit antimykotischen Medikamenten tötet den Pilz ab.

VERGIFTUNGEN UND ÄUSSERE EINFLÜSSE

ALKOHOLVERGIFTUNG

Alkoholvergiftung tritt auf, wenn sehr große Mengen Alkohol in kurzer Zeit getrunken werden. Alkohol wird im Körper von der Leber abgebaut, aber die Leber kann in einer bestimmten Zeit nur eine begrenzte Menge davon bewältigen. Werden also sehr schnell große Mengen getrunken, steigt die Alkoholkonzentration im Körper schnell auf toxische Werte an. Dies kann zu Symptomen wie Verwirrtheit, verwaschene Sprache, Koordinationsverlust, Erbrechen, unregelmäßige Atmung, niedrige Körpertemperatur und Bewusstlosigkeit führen. Es besteht auch die Gefahr, dass die Person an ihrem Erbrochenen erstickt.

Schwere Vergiftungen können Krampfanfälle, Herzinfarkt, Hirnschäden und Atemstillstand verursachen und lebensbedrohlich sein. Eine Alkoholvergiftung erfordert dringend medizinische Behandlung.

ÜBERDOSIERUNG

Die Auswirkungen einer Überdosierung von Substanzen wie Medikamenten oder Drogen variieren je nach Substanz und der eingenommenen Menge. Die Symptome können leicht bis schwer sein und sich sehr schnell oder über mehrere Tage entwickeln. Einige allgemeine Symptome sind Übelkeit, Erbrechen, Durchfall, Bauchschmerzen, Brustschmerzen, schneller Herzschlag, Atemprobleme, Verwirrung, Krampfanfälle und Bewusstlosigkeit.

Eine starke Überdosierung kann lebensbedrohlich sein. Neben Kurzzeitwirkungen können auch längerfristige Komplikationen wie Leber- oder Nierenschäden entstehen. Eine Überdosierung erfordert dringend medizinische Behandlung. Das medizinische Personal sollte informiert werden, wie die eingenommene Substanz heißt und wann sie in welcher Menge eingenommen wurde.

HITZEERSCHÖPFUNG UND HITZSCHLAG

Hitzeerschöpfung und Hitzschlag sind potenziell ernste Zustände, bei denen Körperflüssigkeit verloren geht und die Körpertemperatur aufgrund übermäßiger Hitze ansteigt. In einer heißen Umgebung verliert der Körper Wärme, indem er die Durchblutung der Haut steigert und schwitzt. Übermäßiger Flüssigkeitsverlust durch starkes Schwitzen kann zu Hitzeerschöpfung mit Symptomen wie Müdigkeit, Schwäche, Benommenheit, Schwindel, Kopfschmerzen, Muskelkrämpfen, Übelkeit und starkem Durst führen. Setzt man sich weiterhin der Hitze aus, steigt die Körpertemperatur und es kann zu einem Hitzschlag kommen, der Symptome wie schnelle Atmung, Verwirrung, Krampfanfälle und Bewusstlosigkeit verursacht.

Ein Hitzschlag kann lebensbedrohliche Komplikationen wie Herzversagen oder Hirnschäden haben und muss sofort ärztlich behandelt werden. Bei Hitzeerschöpfung reicht es, zu kühlen und viel zu trinken.

SONNENBRAND

Sonnenbrand ist eine Hautschädigung, die durch die ultraviolette Strahlung der Sonne verursacht wird. Menschen mit blasser Haut sind am anfälligsten, aber auch Personen mit dunkler Haut können betroffen sein. Die ultravioletten Strahlen zerstören Zellen in den äußeren Hautschichten und schädigen die tieferen Schichten. Die Haut wird rot und kann Blasen bilden. Später schälen sich die toten Hautzellen ab. Sonnenbrand, besonders in der Kindheit, erhöht das Risiko, im Alter solare Keratose (schuppige Flecken auf der Haut, S. 226) und Hautkrebs zu entwickeln.

Leichter Sonnenbrand wird mit Kühlung und feuchtigkeitsspendenden Lotionen behandelt. Schwerer Sonnenbrand kann ärztliche Behandlung erforderlich machen.

ERFRIERUNGEN

Erfrierungen sind Verletzungen durch Gefrieren der Haut und des darunterliegenden Gewebes, am häufigsten der Finger, Zehen, Nase und Ohren.

Bei leichten Erfrierungen wird die Haut blass, kalt und taub, eventuell entsteht ein kribbelndes Gefühl. Es bleiben keine dauerhaften Schäden, doch wenn weiterhin Kälteeinwirkung besteht, kann es zu Erfrierungen kommen, die der Arzt behandeln muss. Der betroffene Bereich wird blaurot, schwillt an und es können sich Blasen bilden. Bei schweren Erfrierungen kommt es zum Gangrän (Gewebetod) oder zu länger andauernden Problemen wie anhaltendem Schmerz oder Gefühlsverlust. Betroffene Personen müssen vorsichtig aufgewärmt werden (z. B. Decken, trockene Kleidung).

BISSE UND STICHE

Die Auswirkungen eines Bisses oder Stichs variieren, je nachdem, ob das Tier giftig ist, ob es Krankheiten überträgt und wie groß der Gewebeschaden ist. Ein kleiner, nicht giftiger Biss oder Stich verursacht meist nur vorübergehende Schmerzen und Schwellungen. Es sollte jedoch ärztliche Hilfe gesucht werden, wenn die Symptome schwer sind, nicht abklingen, andere Symptome auftreten oder wenn das Tier eine Krankheit wie Malaria (S. 237) oder Tollwut (eine Virusinfektion, die das Nervensystem betrifft) haben könnte. Manche Menschen erleben eine lebensbedrohliche allergische Reaktion (Anaphylaxie), die dringend medizinische Hilfe benötigt.

Giftige, große oder tiefe Bisse und Stiche sollten immer ärztlich behandelt werden.

PSYCHE

STRESS

Stress ist ein allgemeiner Begriff für physische und psychische Symptome, die Menschen erleben, wenn sie sich überfordert fühlen. In stressigen Situationen steigen die Spiegel der Hormone Adrenalin und Hydrocortison. Sie erhöhen Herzfrequenz und Blutdruck und verändern den Stoffwechsel, um die Leistung zu verbessern. Allerdings können hohe Mengen dieser Hormone langfristig Symptome wie Kopfschmerzen, Schlafstörungen, Herzklopfen, Reizbarkeit, Konzentrationsschwierigkeiten, Angstzustände und Depressionen auslösen.

Stress kann oft durch Selbsthilfemaßnahmen wie Entspannungstechniken, regelmäßige Bewegung und gesunde Ernährung behandelt werden. Erweisen sich solche Maßnahmen als unwirksam, kommen auch Psychotherapie und Medikamente wie Antidepressiva oder Schlaftabletten infrage.

POSTTRAUMATISCHE BELASTUNGSSTÖRUNG

Eine posttraumatische Belastungsstörung (PTBS) ist eine Form von Angstzuständen, die sich nach einem sehr belastenden, beängstigenden oder stressigen Ereignis wie einer Naturkatastrophe, einem schweren Unfall, einem Überfall oder einem militärischen Kampfeinsatz entwickelt. Die Symptome können kurz nach dem Ereignis auftreten oder erst Monate, selten auch Jahre, später. Sie können sich als unwillkürliche Gedanken oder Rückblenden äußern, aber auch in Form von Albträumen, Schlaflosigkeit und Panikattacken mit Zittern, Schwitzen, Atemlosigkeit, Herzklopfen und Ohnmacht. Betroffene neigen dazu, das Ereignis zu verdrängen, und weigern sich, darüber zu sprechen. Auffällig ist ihre Reizbarkeit und emotionale Abgestumpftheit. PTBS kann zu Depressionen oder Alkohol- und Drogenmissbrauch führen.

ANGSTSTÖRUNG

Generalisierte Angststörung | Panikstörung

Kurzzeitige Angst in stressigen Situationen ist natürlich, aber wenn sie zu einer allgemeinen Reaktion auf gewöhnliche Situationen wird und Probleme bei der Bewältigung des Alltags verursacht, wird sie als Störung angesehen.

Die wichtigsten Arten von Angststörung sind generalisierte Angststörung, Panikstörung, Phobien und posttraumatische Belastungsstörung. Bei einer generalisierten Angststörung gibt es anhaltende psychische Symptome, wie zum Beispiel ein Gefühl der Vorahnung ohne offensichtliche Ursache, Nervosität, Konzentrationsstörungen, sich wiederholende besorgniserregende Gedanken, Schlafstörungen und manchmal Depressionen. Die körperlichen Symptome der generalisierten Angststörung treten eher zeitweise auf. Dazu zählen Kopfschmerzen, Bauchkrämpfe, Durchfall, Erbrechen, Schwitzen, häufiges Wasserlassen und Zittern.

Bei einer Panikstörung treten psychische und körperliche Symptome plötzlich und unvorhersehbar auf. Sie manifestieren sich als Atemnot, Schwitzen, Zittern, Übelkeit, Herzklopfen, Schwindel, Ohnmacht, ein Gefühl des Erstickens, ein Gefühl der Unwirklichkeit und in der Angst, dass der Tod unmittelbar bevorstehe.

Die Behandlung von Angststörungen umfasst in der Regel Psychotherapie (zum Beispiel kognitive Verhaltenstherapie) und Medikamente wie Antidepressiva. Als Selbsthilfemaßnahme haben sich Entspannungstechniken bewährt.

PHOBIE

Eine Phobie ist eine anhaltende, überwältigende Angst vor einem bestimmten Objekt, Tier, einer Aktivität oder Situation. Die Exposition gegenüber dem Objekt führt zu intensiver Angst, begleitet von Symptomen wie Schwindel, Herzklopfen, Schwitzen, Zittern und Atemnot. Eine Person mit einer Phobie hat einen so zwingenden Wunsch, die Ursache der Phobie zu vermeiden, dass sie das normale Leben beeinträchtigt.

Die meisten Phobien können erfolgreich mit Desensibilisierungstherapien behandelt werden, die eine allmähliche Exposition gegenüber der Quelle der Phobie sowie Psychotherapie oder Beratung beinhaltet.

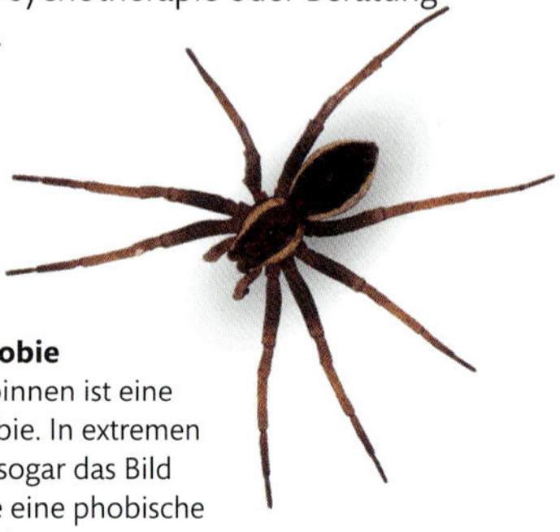

Arachnophobie
Angst vor Spinnen ist eine häufige Phobie. In extremen Fällen kann sogar das Bild einer Spinne eine phobische Reaktion auslösen.

PSYCHOSE

Psychosen sind komplexe Störungen, bei denen der Bezug zur Realität und zu sich selbst gestört ist. Hauptmerkmale sind Halluzinationen, wie das Hören von Stimmen, und Wahnvorstellungen, etwa dass Menschen versuchen einem zu schaden. Das kann wiederum zu Auffassungs-, Denk-, Wahrnehmungs- und Bewegungsstörungen und zu Problemen sich auszudrücken führen. Psychosen können auf psychische Erkrankungen zurückzuführen sein, z. B. auf Schizophrenie oder eine bipolare Störung. Sie können auch auf Faktoren wie Drogen- oder Alkoholmissbrauch sowie bestimmten Hirnerkrankungen beruhen.

Neben antipsychotischen Medikamenten werden Psychosen mit Psychotherapie behandelt.

BIPOLARE STÖRUNG

Früher als manische Depression bekannt, ist die bipolare Störung durch extreme Stimmungsschwankungen zwischen Hoch (Manie) und Tief (Depression) gekennzeichnet. Die zugrunde liegende Ursache ist unbekannt, aber es wird angenommen, dass Stoffwechselstörungen im Gehirn damit zu tun haben. Auch genetische Faktoren können eine Rolle spielen, weil die Störung manchmal familiär gehäuft vorkommt.

In der Regel wechseln sich Symptome von Manie und Depression mit normalen Perioden dazwischen ab. Die Symptome einer manischen Episode können Hochgefühl, übersteigertes Selbstwertgefühl (das zu Macht- oder Erfolgswahn führen kann), erhöhte Energie, Konzentrationsschwäche, Enthemmungen und manchmal Halluzinationen umfassen. Während einer depressiven Phase treten Symptome auf wie wenig Energie, Verlust des Interesses am Alltagsleben, Gefühl der Wertlosigkeit und Verlust der Hoffnung für die Zukunft.

Die Behandlung erfolgt mit Medikamenten zur Stabilisierung der Stimmungen, oft mit Psychotherapie, manchmal stationär.

Gehirnaktivität bei bipolarer Störung
Diese Gehirnscans zeigen die Gehirnaktivität in normalen Perioden (links) und erhöhte Aktivität während einer manischen Episode (rechts).

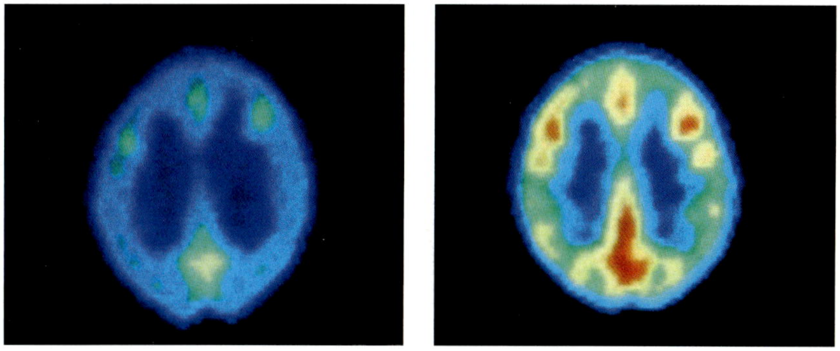

SCHIZOPHRENIE

Schizophrenie ist eine schwere psychische Störung, bei der es zu Verzerrungen im Denken und in der Wahrnehmung der Realität, gestörten Emotionen und Verhaltensänderungen kommt. Die Ursache der Erkrankung ist unbekannt, aber man weiß, dass genetische Faktoren eine Rolle spielen: Jemand, der eng mit einer schizophrenen Person verwandt ist, hat ein signifikant erhöhtes Risiko, auch an dieser Krankheit zu erkranken. Darüber hinaus kann Schizophrenie bei anfälligen Personen durch Faktoren wie Stress oder Drogenmissbrauch ausgelöst werden.

Die Symptome entwickeln sich gewöhnlich langsam. Dazu zählen Halluzinationen, irrationale Überzeugungen, insbesondere, dass Gedanken und Handlungen von einer äußeren Kraft gesteuert werden, sowie Verfolgungswahn. Es kann zu ausschweifender, sprunghafter Redeweise kommen, zu Verwirrung und Unruhe. Eine Person mit Schizophrenie kann depressiv werden und sich sozial zurückziehen.

Behandelt wird meist mit antipsychotischen Medikamenten und Psychotherapie. Es handelt sich dabei fast immer um eine langfristige Erkrankung.

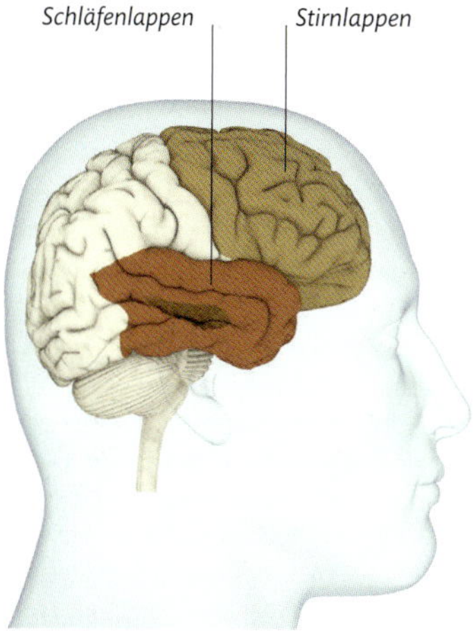

Schizophrenie und Gehirn
Studien an Menschen mit Schizophrenie haben Unterschiede in Gehirnstoffwechsel und -struktur aufgezeigt, wie z. B. eine verminderte Menge an grauer Substanz in den Stirn- und Schläfenlappen.

SCHLAFLOSIGKEIT
Albträume und Nachtangst

Schwierigkeiten beim Einschlafen oder Durchschlafen ist oft auf Lifestyle-Faktoren zurückzuführen, wie zu viel Koffein, eine schlechte Schlafumgebung oder Jetlag. Zahlreiche körperliche und geistige Krankheiten können Schlaflosigkeit verursachen, genauso wie bestimmte Medikamente. Schnarchen, Schlafapnoe, Albträume und Nachtangst (plötzliches Hochschrecken aus dem Schlaf, verbunden mit starker Angst) können ebenfalls den Schlaf stören.

Schlaflosigkeit kann oft durch Selbsthilfemaßnahmen verbessert werden, etwa durch Wechsel der Schlafgewohnheiten sowie die Behandlung von Grunderkrankungen. Der Arzt kann auch eine kognitive Verhaltenstherapie speziell für Schlafstörungen sowie Medikamente verordnen.

ZYKLOTHYMIE

Zyklothymie ist eine leichte Form der bipolaren Störung, in der es ähnliche Stimmungsschwankungen gibt, aber weder Hochs noch Tiefs sind extrem genug, um medizinisch als Manie beziehungsweise Depression klassifiziert zu werden.

Wie bei der bipolaren Störung gibt es oft eine normale Periode zwischen den Höhen und Tiefen. Die Stimmungsschwankungen treten relativ häufig auf, mit nicht mehr als zwei beschwerdefreien Monaten in Folge. Für eine offizielle Diagnose müssen sie mindestens seit zwei Jahren bestehen.

Die Behandlung erfolgt in der Regel mit Stimmungsstabilisatoren und Psychotherapie. In einigen Fällen verschwindet die Störung, aber in anderen Fällen entwickelt sie sich zu einer ausgeprägten bipolaren Störung.

DEPRESSION

Postnatale Depression | Saisonal-affektive Störung (SAD)

Eine Depression ist gekennzeichnet durch anhaltende Gefühle von Traurigkeit, Hoffnungslosigkeit, Lethargie und Verlust des Interesses am Leben. Sie kann durch ein belastendes Lebensereignis, wie zum Beispiel einen Trauerfall, ausgelöst werden, durch körperliche Krankheit oder psychische Probleme, durch hormonelle Veränderungen nach der Geburt (postnatale Depression), bestimmte Medikamente sowie Alkohol- oder Drogenmissbrauch. Manche Menschen werden nur in den Wintermonaten depressiv, eine Erkrankung, die als saisonal-affektive Störung (SAD) bekannt ist. Depression kann manchmal auch in Familien auftreten.

Depression kann eine Vielzahl von Symptomen verursachen und von Person zu Person in der Schwere variieren. Neben den bereits genannten Symptomen können Konzentrationsschwäche, Schlafprobleme, Gewichtsverlust oder Gewichtszunahme, verminderter Sexualtrieb und Gedanken an Selbstverletzung oder Suizid bestehen.

Eine leichte Depression kann sich ohne ärztliche Behandlung verbessern. In vielen Fällen helfen regelmäßige Bewegung, Unterstützung durch eine Selbsthilfegruppe oder, bei SAD, Lichttherapie. Der Arzt kann Psychotherapie und Antidepressiva verordnen.

Wenn bei schweren Depressionen alle Möglichkeiten ausgeschöpft sind, kann eine transkranielle Magnetstimulation (Stimulation des Gehirns mit Magnetfeldern) oder eine Elektrokrampftherapie versucht werden. Eine selbstmordgefährdete Person oder eine Mutter, die daran denkt, ihr Baby zu verletzen, benötigt sofortige ärztliche Hilfe.

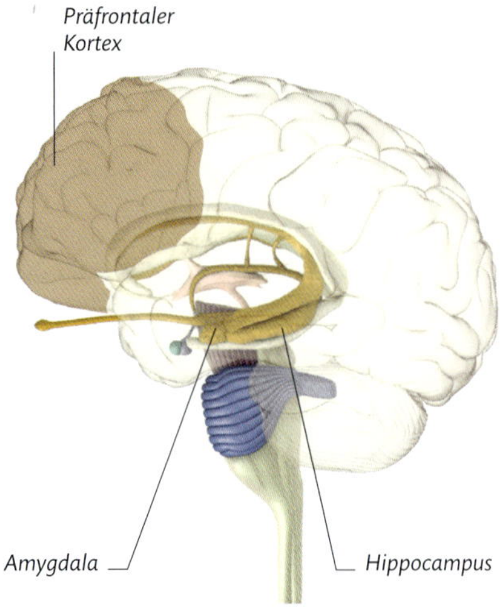

Hirnareale und Depression
Bei einer Depression sind Amygdala und Hippocampus, die für Emotionen wichtig sind, sowie der präfrontale Kortex, der für die Bewertung von Emotionen zuständig ist, beteiligt.

PERSÖNLICHKEITSSTÖRUNG

Persönlichkeitsstörungen sind Zustände, in denen starre, dysfunktionale Denk- und Verhaltensmuster anhaltende Probleme in Bezug auf das Sozialleben verursachen. Sie treten typischerweise in der Jugend auf und setzen sich bis ins Erwachsenenalter fort.

Persönlichkeitsstörungen gliedern sich in drei Hauptgruppen. Die erste umfasst paranoide, schizoide und schizotypische Persönlichkeiten. Die Menschen in dieser Gruppe haben Verhaltens- und Denkmuster, die man als exzentrisch oder befremdend bezeichnen kann. Die zweite Gruppe besteht aus antisozialen, histrionischen, narzisstischen oder Borderline-Persönlichkeitstypen. Diese Gruppe wird durch emotionales, impulsives, Aufmerksamkeit heischendes oder egozentrisches Verhalten charakterisiert. Die dritte Gruppe umfasst vermeidende, abhängige oder zwanghafte Persönlichkeiten. Die Denk- und Verhaltensmuster der Menschen in dieser Gruppe sind von Angst oder Hemmungen geprägt.

Die Behandlung besteht in der Regel aus Psychotherapie. Die Manifestationen einer dysfunktionalen Persönlichkeit nehmen im Allgemeinen im Alter von selbst ab.

ZWANGSSTÖRUNG

Typisch für Zwangsstörungen sind unkontrollierbare, beständige Gedanken (Obsessionen), begleitet von dem unwiderstehlichen Drang, bestimmte Handlungen oder Rituale (Zwänge) durchzuführen.

Obsessionen sind unerwünschte Gedanken, Bilder oder Gefühle, die sich wiederholt aufdrängen und negative Gefühle wie Angst oder Ekel auslösen. Eine Person mit Zwangsstörung mag erkennen, dass die Obsessionen irrational sind, kann sie aber nicht ignorieren.

Zwänge sind repetitive Verhaltensweisen oder gedankliche Handlungen, die der Betroffene ausführen muss, um die negativen Gefühle, die durch die Obsession verursacht werden, zu überwinden. Manchmal müssen Betroffene die zwanghaften Handlungen (etwa wiederholtes Händewaschen) so oft ausführen, dass ihr Alltagsleben dadurch ernsthaft gestört wird.

Leichte Zwangsstörungen werden oft erfolgreich mit Psychotherapie behandelt. In schwereren Fällen können zusätzlich Antidepressiva eingesetzt werden. Meistens bessert sich die Störung innerhalb eines Jahres nach Beginn der Behandlung, nur selten bleibt sie langfristig bestehen.

ADHS

Die Aufmerksamkeitsdefizit-Hyperaktivitätsstörung (ADHS) ist ein Verhaltensproblem, das sich durch ein konstant hohes Aktivitätsniveau, Impulsivität und Schwierigkeiten bei der Bewältigung von Aufgaben auszeichnet. Die Ursache ist nicht bekannt, obwohl die Störung oft familiär gehäuft auftritt, sodass ein genetischer Faktor beteiligt sein kann.

Die Symptome entwickeln sich normalerweise im Kindesalter zwischen drei und sieben Jahren. Dazu zählen eine kurze Aufmerksamkeitsspanne, die Unfähigkeit, Aufgaben zu beenden, Schwierigkeiten, Anweisungen zu befolgen, die Tendenz, übermäßig viel zu reden und andere zu unterbrechen, Ungeduld, ständiges Zappeln, die Unfähigkeit, leise allein zu spielen, sowie Handeln, ohne nachzudenken.

Die Behandlung kann mit Therapie, Medikation oder beidem erfolgen. Die Therapie kann Psychotherapie, Training sozialer Fähigkeiten sowie Training der Eltern umfassen. Medikamente können die Konzentration fördern und die Impulsivität reduzieren. Die Symptome von ADHS nehmen oft mit der Zeit ab. Manchmal kann die Störung jedoch bis ins Erwachsenenalter fortbestehen.

TOURETTE-SYNDROM

Das Tourette-Syndrom ist eine Erkrankung des Nervensystems, die durch wiederholte, unwillkürliche Bewegungen und Laute (Tics) gekennzeichnet ist. Die Ursache der Erkrankung ist nicht bekannt, obwohl sie oft gehäuft in Familien auftritt, sodass genetische Faktoren beteiligt sein können.

Die Symptome beginnen typischerweise im Alter von etwa sieben bis zwölf Jahren. Sie umfassen physische Tics wie Gesichtszuckungen, Blinzeln, Mundbewegungen sowie Kopf- und Fußbewegungen, aber auch vokale Tics, wie Husten, Räuspern, Schnauben und Grunzen. In einigen Fällen kann die Person wiederholt Obszönitäten äußern, nachäffen, was andere sagen oder tun, wiederholt dasselbe sagen oder komplexe Bewegungen ausführen, wie Springen oder sich selbst und andere schlagen.

Die Behandlung erfolgt in der Regel mit Psychotherapie und/oder Medikamenten zur Kontrolle der Tics. Die Symptome können mit zunehmendem Alter abnehmen und schließlich vollständig verschwinden.

SUBSTANZMISSBRAUCH
Alkohol-/Drogenmissbrauch

Substanzmissbrauch ist der schädidgende Gebrauch von Alkohol, Drogen, Medikamenten oder anderen Chemikalien wie Inhalationsmitteln.

Zu den häufig missbrauchten Substanzen gehören Alkohol, Cannabis, Heroin, Kokain, Amphetamin, Benzodiazepine, Halluzinogene und »Designerdrogen«. Oft werden sie verwendet, um zu berauschen oder die Stimmung zu heben. Übermäßige Mengen bzw. bestimmte Stoffe sind jedoch gefährlich. Zu viel Alkohol kann zu Verwirrung, Gedächtnisverlust oder im Extremfall zum Tod führen. Eine Überdosierung von Medikamenten kann ebenfalls tödlich sein. Längerfristig kann der regelmäßige Gebrauch einer Substanz zu Gewöhnung (immer größere Mengen sind dann nötig, um den gewünschten Effekt zu erzielen) und Abhängigkeit führen sowie Organschäden, psychische Probleme und Störungen des Familien-, Sozial- und Arbeitslebens verursachen.

ESSSTÖRUNG
Anorexia nervosa

Typisch für Essstörungen ist die abnormale Einstellung zum Essen, die zur Vermeidung von Essen (Anorexie), selbst herbeigeführtem Erbrechen (Bulimie) oder zwanghaftem Überessen (Binge-Eating) führt.

Menschen mit Anorexie halten sich für zu dick, selbst wenn sie untergewichtig sind. Betroffene können nicht nur die Kalorienaufnahme stark einschränken, sondern auch übermäßig Sport treiben, Appetitzügler oder Abführmittel verwenden oder sich nach dem Essen erbrechen. Die Menstruation kann ausbleiben, ein feiner Haarflaum wächst auf dem Körper, und die Muskulatur schwindet. Magersucht kann lebensbedrohlich sein.

Bei Bulimie isst die Person exzessiv und erbricht danach absichtlich oder verwendet Abführmittel, um eine Gewichtszunahme zu vermeiden. Erbrechen kann zu Blutveränderungen und damit zu Herzrhythmusstörungen führen.

Beim Binge-Eating fühlt sich die Person gezwungen, in kurzer Zeit große Mengen zu essen, selbst wenn sie nicht hungrig ist, was oft zu Fettleibigkeit führt.

Essstörungen werden in der Regel mit Psychotherapie, Ernährungsberatung und gegebenenfalls Antidepressiva behandelt. Die Genesung kann manchmal einige Jahre dauern.

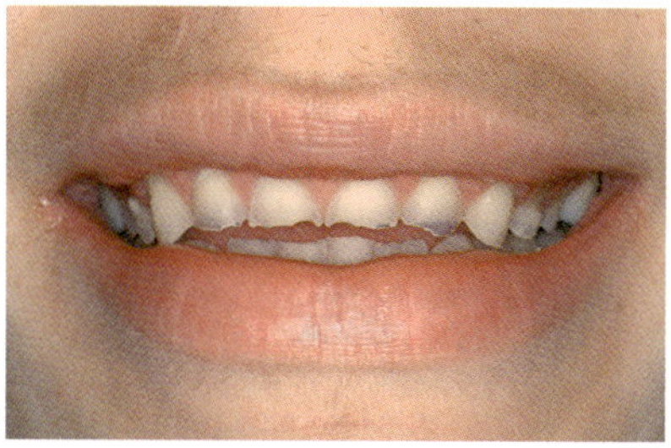

Von Säure zerfressene Zähne bei Bulimie
Durch das Erbrechen bei Bulimie sind die Zähne der Magensäure ausgesetzt. Sie greift den Zahnschmelz an und zerstört ihn, was zu Karies und Zahnausfall führen kann.

SUCHT

Eine Sucht ist ein Zustand, in dem man so stark von etwas abhängig ist, dass es schwierig oder unmöglich wird, längere Zeit darauf zu verzichten. Egal, wonach man süchtig ist, die betroffene Person kann die Sucht nicht kontrollieren.

Einige Symptome sind typisch für eine bestimmte Substanzen oder Aktivitäten, aber es gibt auch allgemeine Merkmale einer Sucht. Dazu gehören der Gewöhnungseffekt (die Notwendigkeit, die Menge stetig zu erhöhen, um den gewünschten Effekt zu erzielen), unangenehme körperliche und psychische Symptome, sobald die Substanz oder Aktivität gestoppt wird, sowie das Fortsetzen der Substanznutzung oder Aktivität, obwohl sie schädlich sein könnte.

Die Behandlung einer Suchtabhängigkeit hängt von der spezifischen Substanz oder Aktivität ab. Im Allgemeinen umfasst sie Unterstützung von Familie, Freunden und Selbsthilfegruppen, während die Verwendung der Substanz oder der Aktivität reduziert wird, und Psychotherapie. Medikamente können auch manchmal verschrieben werden – zum Beispiel um Entzugssymptome bei Drogen- oder Alkoholabhängigkeit zu reduzieren. In einigen Fällen kann eine Behandlung in einem spezialisierten Rehabilitationszentrum empfohlen werden.

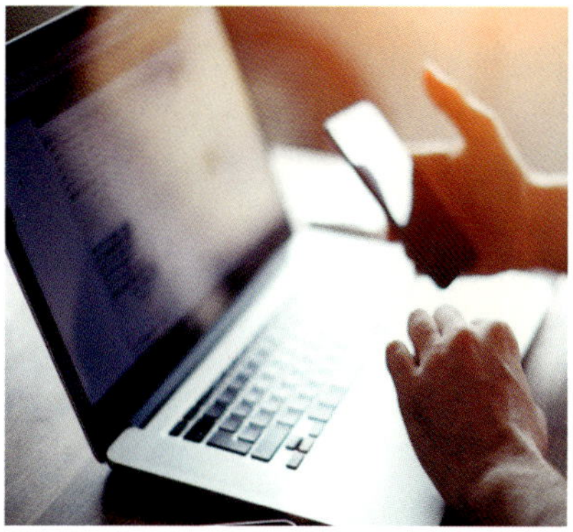

Computerspielsucht
Zwanghaftes Spielen kann das Sozial- und Arbeitsleben einer betroffenen Person beeinträchtigen sowie finanzielle Probleme verursachen. Die leichte Verfügbarkeit von Online-Glücksspielen macht es Spielsüchtigen schwer, damit aufzuhören.

GLOSSAR

Kursive Begriffe verweisen auf andere Glossareinträge.

Abszess Eine Ansammlung von *Eiter* im Körpergewebe. Kann geschwollen und schmerzhaft sein.

Aderhaut Eine dünne Schicht von Blutgefäßen im Auge unter der Lederhaut. Sie versorgt die *Netzhaut* mit Blut.

Allergen Eine normalerweise harmlose Substanz, die bei manchen Menschen eine Überempfindlichkeitsreaktion des *Immunsystems* (Allergie) auslöst. Häufige Allergene sind Pollen, Hausstaub und Nahrungsmittel wie Erdnüsse.

Anämie Jede Erkrankung, die durch einen Mangel an *roten Blutkörperchen* oder *Hämoglobin* im Blut verursacht wird.

Aneurysma Eine Aussackung in einem Blutgefäß, verursacht durch eine schwache Gefäßwand. Aneurysmen können platzen und schwere innere Blutungen verursachen.

Antibiotikum Ein Medikament, das *Bakterien* tötet oder sie davon abhält, sich im Körper zu vermehren. Dient zur Behandlung bakterieller Infektionen.

Antihistaminikum Ein Medikament, das die Reaktionen des Immunsystems auf *Allergene* reduziert. Zur Behandlung von allergischen Symptomen wie Niesen und Juckreiz.

Antipsychotikum Ein Medikament zur Behandlung von Symptomen psychotischer Störungen, wie Wahnvorstellungen und Halluzinationen.

Arterie Ein Gefäß, das Blut vom Herzen zum Körpergewebe transportiert. Arterien haben normalerweise dicke, muskulöse Wände.

Arthritis Schmerzhafte *Entzündung* in einem oder mehreren Gelenken. Häufige Formen sind die aktivierte und die rheumatoide Arthritis.

Atopie Vererbte Neigung zu allergischen Überempfindlichkeitsstörungen.

Aura Ein sensorisches Warnsignal für eine Migräne oder einen Anfall, wie verschwommenes Sehen, Lichtblitze, Schüttelfrost oder Wahrnehmung seltsamer Gerüche.

Autoimmunerkrankung Störung, bei der das *Immunsystem* irrtümlich das körpereigene Gewebe angreift.

Bakterien Einzellige Organismen, die überall, auch im Körper, vorkommen. Einige Bakterien können Krankheiten verursachen, andere sind harmlos oder sogar nützlich.

Benigne (gutartig) Ein Begriff, der häufig für einen *Tumor* oder eine andere Wucherung verwendet wird, die kein Krebs ist.

Bindehaut Die dünne, transparente Membran, die das Weiß des Auges und die Innenseite der Augenlider bedeckt.

Blutplättchen Eine Blutzelle, die mithilft, dass das Blut in Wunden gerinnt.

Blutzelle Eine Art von Körperzelle, die normalerweise im Blutkreislauf transportiert wird. Es gibt drei Arten: *rote Blutkörperchen, weiße Blutkörperchen* und *Blutplättchen.*

Bogengänge Teil des *vestibulären Systems* im *Innenohr.* Diese drei mit Flüssigkeit gefüllten Röhrchen erfassen die Rotation des Kopfes und helfen das Gleichgewicht zu halten.

Bronchien Die zwei großen Luftwege, die von der *Luftröhre* abzweigen. Jeder Bronchus führt zu einer Lunge, wo er sich in kleinere Bronchiolen verzweigt.

Brustbein In der Mitte der Brust gelegen, verbindet es die beiden Seiten des *Brustkorbs.*

Brustkorb (Thorax) Der Bereich des Körpers, der die Brust und den oberen Rücken umfasst und Lungen sowie *Herz* enthält.

Colitis *Entzündung* des Dickdarms.

Darm Lange, röhrenförmige Strukturen im Unterbauch. Der Dünndarm extrahiert Nährstoffe aus der Nahrung. Der Dickdarm extrahiert Wasser und verwandelt die Reststoffe in Kot.

Dialyse Ein Verfahren, bei dem eine Maschine die Funktion erkrankter Nieren übernimmt, indem sie Abfallprodukte und überschüssige Flüssigkeit aus dem Blut filtert.

Drüsen Organe, die Substanzen in das Blut (endokrine Drüsen) oder auf die Haut (exokrine Drüsen) absondern, um bestimmte Körperfunktionen zu ermöglichen.

Eierstöcke Bei Frauen zwei *Drüsen*, die Eier und weibliche Hormone produzieren.

Eiter Dicke, weißliche Flüssigkeit, die tote *weiße Blutkörperchen* und *Bakterien* enthält. Eiterabsonderung ist eine Reaktion des *Immunsystems* im Kampf gegen Infektionen.

Elle (Ulna) Der äußere der beiden Knochen im Unterarm, der vom Ellbogen bis zum Handballen verläuft.

Embolus Eine Ansammlung von körpereigenem Material (z. B. Blutgerinnsel oder Fettklumpen) oder von Luft, die ein Blutgefäß blockiert.

Entzündung Eine Reaktion des *Immunsystems,* um Verletzungen zu heilen oder Erreger zu zerstören; kann Hitze, Schwellung, Rötung, Schmerzen und Funktionsverlust verursachen.

Epidermis Die oberste der drei Hautschichten. Sie bildet die Hautoberfläche und enthält Melanin, ein dunkles Pigment, das die Haut vor Sonnenschäden schützt.

Eustachische Röhre Ein dünner Verbindungsgang vom *Mittelohr* zum *Rachen.*

Femur Der Oberschenkelknochen. Das untere Ende bildet einen Teil des Knies, das obere Ende liegt im Becken und bildet dort das Hüftgelenk.

Follikel Aus einer Gruppe von Zellen bestehendes »Säckchen«, in dem oft neues Gewebe wächst.

Gangrän Absterben und Selbstauflösung von Körpergewebe aufgrund fehlender Blutversorgung. Bakterien können das tote Gewebe infizieren, wodurch ein potenziell gefährliches feuchtes Gangrän entsteht.

Gelbsucht Gelbfärbung der Haut und der Augen aufgrund eines Überschusses des Pigments Bilirubin im Blut. Eine Gelbsucht kann ein Zeichen von Lebererkrankungen oder Anämie sein.

Gen Ein DNS-Abschnitt, der den Code für eine bestimmte Körperfunktion trägt. DNS (Desoxyribonukleinsäure) ist das Doppelhelix-Molekül, das als Speicher für die genetische Information aller Lebewesen dient. Der menschliche Körper besitzt viele tausend Gene.

Hämatom Eine blutgefüllte Schwellung, die durch eine Ansammlung von Blut außerhalb der Blutgefäßbahn verursacht wird. Kann aus einer Verletzung oder aus einer Störung wie einem *Aneurysma* resultieren.

Hämoglobin Die rote Substanz in *roten Blutkörperchen.* Sie bindet Sauerstoff und transportiert ihn zu den verschiedenen Körpergeweben und Organen.

Harnleiter Paariger »Schlauch«, in dem Urin von den Nieren zur Blase transportiert wird.

Harnröhre Die Röhre, die die Blase mit der Außenseite des Körpers verbindet und durch die der Harn abgeführt wird.

Haut Die äußere Hülle des Körpers, bestehend aus *Epidermis*, *Dermis* und Subkutis.

Hefe Ein einzelliger *Pilz.* Viele Hefepilze leben natürlicherweise auf dem Körper, aber manche verursachen Krankheiten wie Soor.

Hernie Eine Ausbuchtung, die entsteht, wenn Darmabschnitte durch eine Lücke in der Bauchwand heraustreten.

Herz Die hohle, aus vier Kammern bestehende Muskelpumpe in der Brust, die das Blut durch den Körper treibt.

Hoden Die männlichen Geschlechtsdrüsen, die Spermien produzieren und speichern sowie männliche Hormone absondern.

Hodensack Der Sack, der unter anderem die *Hoden* enthält.

Hormone Körpereigene Wirkstoffe, die die Aktivität von Geweben oder Organen regulieren. Hormone werden von *Drüsen* oder anderen spezialisierten Strukturen abgesondert.

Hörschnecke (Cochlea) Das gewendelte Organ im *Innenohr,* in dem Luftvibrationen (Töne) zu Nervenimpulsen umgewandelt und an das Gehirn gesendet werden.

Hyposensibilisierung Einschleusen eines geschwächten oder toten Krankheitserregers in den Körper, um das *Immunsystem* anzuregen, diesen Organismus in Zukunft anzugreifen.

Hysteroskopie Eine endoskopische Untersuchungsmethode, um das Innere der *Gebärmutter* zu betrachten.

Immunsuppressiva Medikamente, die die Aktivität des *Immunsystems* reduzieren. Werden verwendet, um Infektionen zu kontrollieren oder die Abstoßung transplantierter Gewebe zu verhindern.

Immunsystem Das körperweite Netzwerk von Zellen, Geweben und Organen, das Infektionen und Krankheiten bekämpft.

Inkontinenz Unfähigkeit, die Ausscheidung von Urin oder Stuhl zu kontrollieren.

Innenohr Der innerste Teil des Ohres. Enthält die *Hörschnecke,* die Schall wahrnimmt, und das *vestibuläre System,* das das Gleichgewicht steuert.

Intravenös Ein Begriff, der beschreibt, dass etwas direkt in eine Vene hinein verabreicht wird, z. B. ein Medikament. Oft abgekürzt mit i.v.

Iris Der farbige Teil des Auges. Ein Muskelring, der sich ausdehnt oder zusammenzieht, um den Lichteinfall auf das Auge zu kontrollieren.

Ischämie Unzureichende Durchblutung eines Körperbereichs aufgrund verlegter Blutgefäße.

-itis Eine Endung, die die *Entzündung* eines Körperteils bezeichnet, wie Zystitis (Blasenentzündung) oder Konjunktivitis (Bindehautentzündung).

Karzinogen Jede Substanz oder jeder Stoff, der *Krebs* verursachen kann. Bekannte Karzinogene sind Tabakrauch und ultraviolette Strahlung.

Kehlkopf (Larynx) Knorpeliges Gebilde an der Vorderseite des Halses. Enthält die Stimmbänder, die vibrieren, um Töne zu erzeugen.

Knorpel Festes, gummiartiges Gewebe, das Körperstrukturen polstert und stützt. Knorpel umhüllen die Knochenenden, bilden aber auch Strukturen wie Ohrmuscheln und *Kehlkopf.*

Kognitive Verhaltenstherapie Eine Form der Psychotherapie, in der Patienten lernen, unerwünschte Gedanken und Verhaltensweisen zu kontrollieren. Wird oft zur Behandlung von Angstzuständen und zwanghaften Handlungen angewendet.

Kortikoide Medikamente, die den natürlichen Kortikoiden der Nebennieren ähneln. Sie werden verwendet, um Reaktionen wie *Entzündungen* zu kontrollieren.

Krampfanfall Ein Ausbruch abnormer elektrischer Aktivität im Gehirn, der zu Muskelkrämpfen und Bewusstseinsveränderungen führen kann.

Krebs Jede Störung, bei der Körperzellen unkontrolliert mutieren, sich vermehren und in gesundes Gewebe eindringen. Krebserkrankungen können *Tumoren* bilden und sich über *Metastasen* ausbreiten.

Kreuzbein Der dreieckige Knochen an der Basis der Wirbelsäule. Besteht aus fünf verschmolzenen *Wirbeln* und bildet die Hinterseite des Beckens.

Labyrinth (Innenohr) Ein System von Hohlräumen tief im Schädel. Sitz des Sinnesorgans des Ohrs. Es besteht aus dem knöchernen und dem häutigen Labyrinth.

Lähmung Örtlich begrenzte Muskelschwäche, oft mit Gefühlsverlust oder unkontrollierbaren Körperbewegungen einhergehend.

Läsion Verletzung eines Körperglieds oder Organs bzw. Störung einer Körperglied- oder Organfunktion.

Leber Ein großes Organ unter den rechten Rippen, das bei vielen lebenswichtigen Prozessen eine Rolle spielt, einschließlich der

Verarbeitung von Nährstoffen, der Unterstützung des *Stoffwechsels* und des Abbaus von Giftstoffen.

Linse Die Scheibe aus flexiblem, transparentem Gewebe im Auge, die hinter der *Iris* liegt und ihre Form ändert, um Licht auf die *Netzhaut* zu lenken.

Luftröhre (Trachea) Die Röhre, in der die Einatem- und Ausatemluft zwischen Rachen und Lunge fließt.

Luxation Die Ausrenkung eines Gelenks.

Lymphknoten Kleine Organe auf den Lymphgefäßen, in denen Blut gefiltert wird und die auch *Lymphozyten* enthalten.

Lymphozyten Eine Sorte *weißer Blutkörperchen*, die im *Lymphsystem* vorkommen und Infektionen sowie *Krebs*zellen bekämpfen.

Lymphsystem Ein Gefäßsystem, das Flüssigkeit (Lymphe) aus Körpergewebe filtert und an das Blut weiterleitet. Bildet auch einen wichtigen Teil des *Immunsystems*.

Malign Ein anderes Wort für bösartig. Wird auch für jede schwere Erkrankung verwendet, die sich verschlimmert, wie zum Beispiel die maligne Hypertonie.

Mandeln (Tonsillen) Ansammlung von Drüsen und *Lymphknoten* im *Rachen* und am Gaumen, die der Infektionsabwehr dienen.

Meningen (Hirnhäute) Die drei Membranen, die das Gehirn und das Rückenmark bedecken und schützen.

Metastase Tochtergeschwulst, mit der sich Krebszellen von ihrem Entstehungsort in andere Teile des Körpers ausbreiten.

Milz Ein Organ, das neben dem Magen liegt. Es filtert Blut, baut alte oder abnorme *rote Blutkörperchen* ab und enthält *Lymphozyten*, um Infektionen zu bekämpfen.

Mittelohr Die Hohlräume an beiden Seiten des Schädels zwischen Trommelfell und *Innenohr*. Knochen im Mittelohr übertragen die Schallschwingungen zum *Innenohr*.

Motoneuron Eine *Nervenzelle*, die Signale vom Gehirn zu den Nerven im Muskelgewebe überträgt. Siehe auch *sensorische Nervenzelle*.

Muskel Körpergewebe, das Bewegung generiert. Skelettmuskeln bewegen die Knochen, glatte Muskeln schieben Nahrung durch den Darm und Blut durch die Blutgefäße. Der Herzmuskel treibt das *Herz* an.

Nebenhoden Ein Organ auf der Rückseite des *Hodens*, das Samenzellen speichert, bis sie im Sperma freigesetzt werden.

Nebenhöhlen Luftgefüllte Höhlen in der Vorderseite des Schädels, die mit Schleimhaut ausgekleidet sind und in denen die eingeatmete Luft befeuchtet und gefiltert wird.

Nerven Bündel von *Nervenzellen*, die elektrische Signale von einem Teil des Körpers zu einem anderen übertragen.

Nervenzelle (Neuron) Nervenzellen empfangen elektrische Signale durch Fasern (Dendriten) und leiten die Signale über lange Fasern (Axone) weiter. Siehe auch *Motoneuron*, *sensorische Nervenzelle*.

Netzhaut (Retina) Lichtempfindliche Schicht aus Nervenzellen im hinteren Bereich des Auges. Elektrische Signale wandern von der Netzhaut entlang des Sehnervs zum Gehirn, das daraus ein Bild erzeugt.

Nichtsteroidale entzündungshemmende Medikamente Eine Art von Medikamenten zur Linderung von *Entzündungen*, Schmerzen und Fieber. Unterscheidet sich von Kortikoiden.

Nieren Paarig angelegtes, bohnenförmiges Organ im Bauch. Die Nieren filtern Abfallprodukte aus dem Blut und verwandeln diese in Urin.

Ödem Schwellung in den Weichteilen durch Flüssigkeitsansammlung.

Osteophyt Eine begrenzte Knochenneubildung (Knochensporn), die sich am Rand eines Gelenks bildet, oft mit Arthrose verbunden.

Palpitation Ein Gefühl von ungewöhnlich starken oder unregelmäßigen Herzschlägen.

Pankreas (Bauchspeicheldrüse) Ein langes Organ, das hinter dem Magen im Oberbauch liegt und mit dem Dünndarm verbunden ist. Es produziert Verdauungssäfte und Hormone wie Insulin.

Parasit Jeder Organismus, der lebt und sich von einem anderen ernährt. Einige Parasiten, wie bestimmte Würmer, Flöhe, Läuse und *Protozoen*, können Krankheiten beim Menschen verursachen oder übertragen.

Parotis Die größte der Speicheldrüsen in der Mundhöhle. Eine *Entzündung* dieser *Drüse* heißt Mumps.

Patella Die Kniescheibe, ein flacher, rundlicher Knochen vor dem Kniegelenk.

Pilze Einzellige oder mehrzellige Mikroorganismen, die überall auf der Welt vorkommen. Einige Pilze verursachen beim Menschen *Allergien* oder Krankheiten wie Pilzinfektionen (Mykosen).

Plantarfaszie Band aus Bindegewebe zwischen Ferse und Zehenansatz.

Prostata Bei Männern *Drüse* unter der Blase, die Flüssigkeit produziert, in der die Spermien schwimmen.

Protozoen Eine Klasse einzelliger Organismen, einschließlich krankheitserregender *Parasiten* wie Plasmodien (die Malaria verursachen).

Rachen (Pharynx) liegt zwischen der Rückseite der *Nasenhöhle* und dem Beginn von *Speiseröhre* und *Luftröhre*.

Rektum Bereich am Ende des Dickdarms, in dem Kot bis zur Ausscheidung gelagert wird.

Rote Blutkörperchen Die sauerstoffführenden Zellen im Blutkreislauf.

Samenleiter Röhre, die Spermien von jedem *Nebenhoden* zur Ejakulation in Richtung Harnröhre transportiert.

Schienbein (Tibia) Der innere der zwei Unterschenkelknochen (siehe auch *Wadenbein*). Das obere Ende bildet einen Teil des Knies, das untere Ende verbindet sich mit den Fußgelenkknochen.

Schilddrüse Bogenförmige *Drüse* in der Vorderseite des Halses, die Schilddrüsenhormone absondert, um *Stoffwechsel* und Körperwachstum zu regulieren.

Schleimbeutel (Bursa synovialis) Ein mit Flüssigkeit gefüllter Beutel über oder in der Nähe eines Gelenks, der die Knochen und Sehnen vor Verletzungen schützt.

Schulterblatt Der flache dreiseitige Knochen an der Schulterrückseite.

Schwindel (Vertigo) Ein Gefühl des Drehens oder Schwankens sowie Verlust des Gleichgewichts. Kann auf Kopfverletzungen oder Probleme mit dem *Innenohr* zurückzuführen sein.

Sehnen Das faserige, flexible Gewebe, das *Muskeln* mit Knochen verbindet.

Sensorische Nervenzelle Eine Nervenzelle, die Signale von Nerven im Körpergewebe empfängt und diese an das Gehirn bzw. an das enterische Nervensystem im Darm weiterleitet. Siehe auch *Motoneuron.*

Sepsis Bakterielle Infektion, die über den Blutkreislauf verbreitet wird. Kann lebensbedrohlich sein.

Speiche (Radius) Der innere der beiden Unterarmknochen, der vom Ellbogen bis zum Daumen verläuft. Siehe auch *Elle.*

Speiseröhre (Ösophagus) Röhre, durch die Essen und Trinken aus dem Hals in den Magen befördert wird.

Steißbein Der kleine, gebogene Knochen am unteren Ende der Wirbelsäule.

Stoffwechsel (Metabolismus) Der Oberbegriff für alle chemischen Prozesse im Körper.

Strahlentherapie Die Anwendung von energiereicher Strahlung, um *Krebs*zellen zu töten und *Tumoren* zu verkleinern. Strahlung kann extern maschinell oder intern über radioaktive Implantate oder Flüssigkeiten abgegeben werden.

Systemisch Begriff für Auswirkungen auf den ganzen Körper, z. B. eine systemische medikamentöse Behandlung. Siehe auch *topisch.*

Talg (Sebum) Ein öliges Sekret in den Talgdrüsen, das Haar und Haut geschmeidig hält.
Talgdrüse Eine Drüse in der Haut, die *Talg* absondert.

Thrombus Ein Blutgerinnsel in einem Blutgefäß oder im *Herzen.*

Topisch Lokal begrenzt, äußerlich. Etwa eine Behandlung, die nur auf einen bestimmten Teil des Körpers angewendet wird. Siehe auch *systemisch.*

Tumor Wucherung von abnormem Gewebe. Tumoren können gutartig oder bösartig sein.

Ulzeration Ein Defekt in Haut oder Schleimhaut, durch den ein Ulkus (ein offenes, entzündetes Geschwür) entsteht.

Uterus (Gebärmutter) Das weibliche Organ, in dem sich ein Baby entwickelt.

Uvea Die mittlere Schicht des Auges. Zusammenfassende Bezeichnung für *Iris, Aderhaut* und Ziliarkörper.

Vene Ein dünnwandiges Gefäß, das Blut aus Körpergeweben zurück zum *Herzen* transportiert. Enthält Klappen, um den Blutfluss zu steuern.

Vestibuläres System (Vestibularapparat) Die Strukturen im *Labyrinth*, die Gleichgewicht und Körperorientierung regeln; umfasst die *Bogengänge* sowie den Utriculus und Sacculus, die das Nicken oder Kippen des Kopfes erkennen.

Virus Ein winziger Mikroorganismus, der erst wachsen oder sich reproduzieren kann, wenn er in eine lebende Zelle gelangt. Viren verursachen alle möglichen Krankheiten von Erkältungen bis hin zu AIDS.

Vulva Die äußeren Genitalien der Frau.

Wadenbein (Fibula) Der äußere der beiden Unterschenkelknochen. Siehe auch *Schienbein.*

Weiße Blutkörperchen (Leukozyten) Eine Gruppe verschiedenartiger Zellen, die im Blutkreislauf und im *Lymphsystem* zirkulieren und Infektionen bekämpfen.

Unwillkürliche Muskulatur Muskulatur, die sich nicht bewusst steuern lässt, für gewöhnlich Muskeln der Organe.
Wirbel Einer der 33 Knochen der Wirbelsäule.

Wurmfortsatz (Appendix) Eine kleine, schmale Tasche am Ende es ersten Dickdarmabschnitts, in der unteren rechten Ecke des Bauches.

Zervix Der Gebärmutterhals.

Zyste Ein geschlossener Hohlraum in einem Körpergewebe, der mit Gewebe, Flüssigkeit oder Gas gefüllt sein kann.

REGISTER

Fett gedruckte Seitenzahlen verweisen auf Einträge im Verzeichnis der Erkrankungen.

A

B

G

H

I

J

K

DANK

DANK DES HERAUSGEBERS

Dorling Kindersley dankt folgenden Personen für die Mitarbeit an diesem Buch: Elizabeth Wise für das Register; Katie John für das Glossar; Steve Setford für das Lektorat; Dr. Nicola Renton für zusätzlichen Text; Arran Lewis für zusätzliche Illustrationen; Christopher Rao, Jennifer Watt und Jonathan Moore für die Beratung bei den Illustrationen; Martyn Page und Claire Gell für zusätzliche Redaktionsassistenz; Daniel Byrne für die administrative Hilfe. Für die aktualisierte Ausgabe dankt der Herausgeber Martyn Page für den zusätzlichen Text und Kristina Routh für die medizinische Beratung.

Alle Illustrationen basieren auf Originalen von Peter Bull, veröffentlicht in **The Human Body Colouring Book** (DK, 2011).

BILDNACHWEIS

Der Verlag dankt folgenden Personen und Institutionen für die freundliche Genehmigung zum Abdruck ihrer Bilder:

(Abkürzungen: o-oben; u-unten; m-Mitte; l-links; r-rechts; g-ganz)

155 Science Photo Library: Cavallini James / BSIP. **156 Science Photo Library:** Du Cane Medical Imaging Ltd. **157 Science Photo Library:** Voisin / Phanie (mru). **158 Science Photo Library:** Scott Camazine (mlu). **159 Science Photo Library. 161 Science Photo Library:** (gor). **165 Science Photo Library:** Mike Devlin. **166 Getty Images:** Dept. Of Nuclear Medicine, Charing Cross Hospital / Science Photo Library. **167 Science Photo Library:** PHT (mlu). **168 Science Photo Library:** Simon Fraser / Newcastle Hospitals NHS Trust (ur). **175 Science Photo Library:** CC, ISM (m); Clinica Claros, ISM (ml). **177 Science Photo Library:** Western Ophthalmic Hospital. **183 Science Photo Library:** (gom). **184 Science Photo Library:** St. Bartholomew's Hospital (mlu). **185 Science Photo Library:** Michelle Del Guercio (mu); Voisin / Phanie (gor). **186 Science Photo Library:** Eye Of Science (ur); Science Source (m, mr). **188 Science Photo Library:** NIBSC. **189 Science Photo Library:** ISM (ur). **190 Science Photo Library:** David M. Phillips. **192 Science Photo Library:** Dr. P. Marazzi. **195 Science Photo Library:** Du Cane Medical Imaging Ltd (ur). **196 Science Photo Library:** Centre For Infections / Public Health England. **197 Science Photo Library:** BSIP (ur); A.B. Dowsett (gor). **198 Science Photo Library:** Dr. P. Marazzi. **199 Science Photo Library:** Veronika Burmeister, Visuals Unlimited. **200 Science Photo Library:** James Cavallini (ur). **201 Science Photo Library:** Garry Watson. **206 Science Photo Library:** Zephyr. **216 Science Photo Library:** Zephyr. **218 Science Photo Library:** Dr. R. Dourmashkin. **220 Getty Images:** Chris Barry / Visuals Unlimited, Inc. (gor). **221 Science Photo Library:** (ul). **222 123RF.com:** Tracy Hebden (ml). **Getty Images:** BSIP / UIG (mru). **224 Alamy Stock Photo:** Mediscan. **225 Getty Images:** BSIP / UIG (ur). **iStockphoto.com:** Cabezonication (gom). **226 Alamy Stock Photo:** RGB Ventures / SuperStock. **227 123RF.com:** paulandlara (mo). **228 123RF.com:** jarrod1. **229 Alamy Stock Photo:** Zoonar GmbH (ul). **230 Alamy Stock Photo:** Phanie (gom). **Getty Images:** Dr. Kenneth Greer (ur). **231 Alamy Stock Photo:** Hercules Robinson (ur). **Dreamstime.com:** Martin Pelanek (gor). **Science Photo Library:** Biophoto Associates (m). **232 Science Photo Library:** James Cavallini (or); Cavallini James / BSIP (ul). **233 Science Photo Library:** ISM (mlo); Dr. P. Marazzi (um). **234 Science Photo Library:** Dr. P. Marazzi. **235 Science Photo Library:** Moredun Animal Health Ltd. **236 Alamy Stock Photo:** Antje Schulte - Spiders and Co. (ur). **Science Photo Library:** ALAIN POL, ISM (gol). **237 Depositphotos Inc:** vladvitek. **238 Science Photo Library:** Steve Gschmeissner. **240 Dorling Kindersley:** Jerry Young. **241 Science Photo Library:** Dr. Lewis Baxter (m). **243 Depositphotos Inc:** GaudiLab (um). **Dr Brian McKay / acld.com:** (mro).

Coverfotos:

Vorn: **Getty Images / iStock:** fonikum (m) (Icons); **Shutterstock.com:** 12bit (om), Rawpixel.com (Kopf).
Hinten: **Getty Images / iStock:** fonikum (Icons).
Rücken: **Shutterstock.com:** 12bit (o).